Wendy Maltz

Zulassen.

Wege zur Selbstheilung
für Überlebende
sexueller Gewalt.

AF536892

Wendy Maltz

Zulassen.

Wege zur Selbstheilung für Überlebende sexueller Gewalt.

Aus dem Englischen
von Cornelia Holfelder von der Tann
und Marie Michael

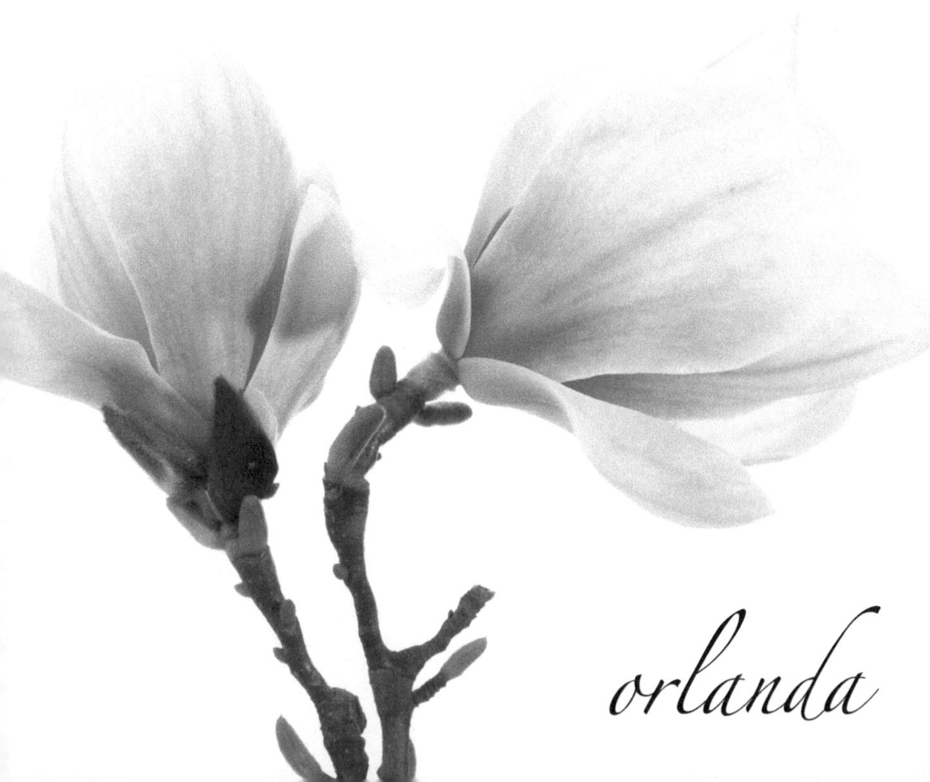

orlanda

Inhalt

Für Larry,
in Dankbarkeit für unsere Liebe

Dank

Viele Menschen haben zur Entstehung dieses Buchs beigetragen. Ich kann hier nur einige namentlich erwähnen, aber ich danke allen, die mir bei diesem Projekt geholfen haben.

Zuallererst geht mein Dank an all die vielen Missbrauchs-Überlebenden und Partner von Betroffenen, die ich im Rahmen meiner Therapiepraxis und meiner Forschungstätigkeit sowie bei Veranstaltungen und Workshops kennengelernt habe. Ihr Mut, ihre Ausdauer und ihre Erfolge sind mir beruflich wie privat ein großer Ansporn gewesen. Ich freue mich, dass so viele von ihnen bereit waren, von ihren persönlichen Kämpfen und Siegen zu erzählen. Ihre Worte verleihen diesem Buch Authentizität, Farbe und emotionale Aussagekraft. Ich widme es ihnen und allen Menschen, die an der Überwindung sexueller Missbrauchserfahrungen arbeiten.

Mein besonderer Dank gilt Harriet Goldhor Lerner, die die Wichtigkeit dieses Themas erkannte und mir mit ihren wertvollen Ratschlägen und ihrer freundlichen Unterstützung sehr geholfen hat.

Ich danke ferner allen Kliniker-Kollegen, die sich mit dem Problemkomplex Missbrauch und Sexualität beschäftigt haben. Ihre Erkenntnisse und Erfahrungen, Forschungsergebnisse und Aufsätze haben mir geholfen, die Behandlungsstrategien und -techniken zu entwickeln, die die Grundlage dieses Buchs bilden. Besonders wichtig innerhalb dieses neuen Wissenschaftsbereichs waren für mich die Arbeiten von Derek Jehu, Judith Becker, Peter Dimmock, Barry McCarthy, Patrick Carnes, Joe LoPiccolo, Christine Courteois, Jan Hindman und Mark Schwartz.

Danken möchte ich auch meiner Agentin Felicia Eth für ihren freundlichen, engagierten und kompetenten Einsatz sowie meinem Schwager Richard Garzilli für seine Beratung in Vertrags- und Rechtsfragen.

Beim Schreiben wurde mir von mehreren Seiten sachkundige Hilfe zuteil. Ganz besonders danke ich meiner Lektorin Janet Goldstein für ihren Beistand bei der Planung und Verwirklichung dieses Buchs. Mit ihrer Herzlichkeit, Klugheit und Kompetenz vermittelte Janet mir das nötige Vertrauen in meine schriftstellerischen Fähigkeiten. Ihr Gespür für innere Wachstumsprozesse hat entscheidend dazu beigetragen, dass mein Buch, wie ich hoffe, der Vielfalt der Persönlichkeiten und Probleme der Missbrauchs-Überlebenden gerecht wird. Es war wunderbar, mit einer Lektorin zu arbeiten, die mein Projekt engagiert unterstützte und von seiner Wichtigkeit überzeugt war.

Außerdem geht mein Dank an Dean Baker und Suzie Boss, die mich als erfahrene Schriftsteller von ihrem handwerklichen Können profitieren ließen. Dean Baker aus meiner Heimatstadt Eugene unterstützte mich mit freundlichen und kreativen Ratschlägen in der Anfangsphase meiner Arbeit. Insbesondere durfte ich von seiner Gabe profitieren, psychologischen Fachjargon in verständliche Alltagssprache zu übersetzen. Suzie Boss aus Portland, Oregon, hat mir durch ihren Beistand bei der Überarbeitung des Manuskripts entscheidend geholfen. Ihre ermutigende Haltung, ihr Verständnis und ihr schriftstellerisches Können sorgten dafür, dass das Buch von Fassung zu Fassung gedieh und schließlich seine jetzige Form annahm.

Mein Dank geht ferner an all diejenigen, die den ersten Entwurf lasen und mir durch ihr Feedback weiterhalfen, insbesondere Larry Maltz, Karla Baur, Peter Dimmock, Ellen Bass, Laura Davis, Norma Ragsdale, Susan und Dale Goodman, Bryan McCrea und meinen Vater Joe Becker. Ihrem Wissen, ihrem Scharfblick und ihrer Sensibilität verdanke ich wichtige Hinweise auf verbesserungs- und vertiefungsbedürftige Punkte.

Ich danke meiner Familie und meinen Freunden für die Ermutigung und Unterstützung während der zwei Jahre, die ich an diesem Buch geschrieben habe. Meine Freundinnen Sandy Solomon und Lucia Hardy halfen mir, im gemeinsamen Gespräch Schwerpunkte und Konturen meiner Arbeit zu entwickeln. Meine Eltern Joe und Arlene Becker, die mich den Wert von Ausdauer und Entschlossenheit lehrten, stärkten mir in dieser Zeit den Rücken. Meinen Geschwistern Jane Garzilli, Sara Evans und Bill Becker danke ich für ihr Verständnis und den Enthusiasmus, mit dem sie mein Projekt unterstützten. Meine Schwägerin Suzanne Jennings schickte mir aufmunternde Karten und Bücher, um mir über die unvermeidlichen Phasen hinwegzuhelfen, in denen ich mich diesem Berg von Arbeit nicht gewachsen fühlte.

Mein Mann Larry übernahm an unzähligen Tagen und Abenden Haushalt und Kinder, damit ich arbeiten konnte. Er diskutierte mit mir über Theorien und Konzepte und brachte neue Gesichtspunkte ein. Er freute sich über meine Fortschritte und tröstete mich, wenn ich verzagt war. Ohne sein Verständnis, seine Klugheit, seine Ermutigung, seine Liebe und Fürsorge wäre dieses Buch wohl nicht zustande gekommen.

Meine Kinder Jules und Cara haben mich ebenfalls nach Kräften unterstützt, obwohl es für sie manchmal nicht leicht war, eine Mutter zu haben, die so in ihrer Arbeit aufging. Sie halfen mir bei meinen Recherchen, indem sie Briefe frankierten, Adressen heraussuchten und mir beim Verschicken der Fragebögen halfen. Besonders gerührt haben mich die Umarmungen, Küsse und aufmunternden Worte, mit denen sie mich bedachten, wenn sie leise ins Arbeitszimmer geschlichen kamen, weil sie mich vermissten oder mir ihre Anteilnahme zeigen wollten. Angesichts der Opfer, die meine Familie brachte, der Beiträge, die sie leistete, und der unermüdlichen Unterstützung, die sie mir zuteilwerden ließ, kann man dieses Buch mit Fug und Recht als eine Maltz'sche Familienproduktion bezeichnen.

Ein besonderes Dankeschön geht an die Redakteure bei HarperCollins, Jessica McGrady, Stephanie Meyers und Calvert Morgan, für deren freundliche Unterstützung und die Überarbeitung der dritten Ausgabe dieses Buches. Außerdem möchte ich Larry noch einmal für die Hilfe bei einer weiteren Überarbeitung danken und dafür, dass er mich von der Aktualisierungsarbeit abgehalten hat, damit ich ihn zu Wanderungen, Kanutouren, Radtouren, Abendessen bei Sonnenuntergang und mehr zu begleitete.

Vorwort

Am Neujahrstag 1989 fuhr ich auf meinem Fahrrad durch den frischen, strahlenden Morgen. Ich radelte den Willamette River in meiner Heimatstadt Eugene in Oregon entlang. Ich beobachtete die Blaureiher, die über dem klaren Gebirgswasser dahinglitten, und hielt Ausschau nach Bisamratten oder vielleicht sogar einem Biber. Schließlich kam ich an mein Lieblingsplätzchen, einen Fußgängersteg, der sich im Bogen über den Fluss spannt. Als ich dort an der Brüstung lehnte, spürte ich von oben die Wärme der Sonne, während ich unter mir das Wasser stetig und mächtig dahinströmen sah.

Während ich so den Fluss betrachtete, wurde mir plötzlich klar, dass in den letzten Jahren ein besonderer Energiestrom in mein Leben eingeflossen war. Die 15 Jahre therapeutischer Arbeit mit Menschen, die Opfer von Inzest, Vergewaltigung oder anderen Formen sexuellen Missbrauchs geworden waren, hatten mir gezeigt, dass Männer wie Frauen die tiefgreifenden sexuellen Auswirkungen solcher Erfahrungen überwinden konnten. An diesem Morgen beschloss ich, öffentlich zu machen, was ich inzwischen über sexuelle Heilungsprozesse wusste – zum einen als Frau, die selbst mit den Nachwirkungen erlittenen sexuellen Missbrauchs zu kämpfen gehabt hatte, und zum anderen als Therapeutin, die auf die Behandlung sexueller Probleme spezialisiert war.

Dieses Buch ist das Resultat meines Neujahrsvorsatzes von damals. Ehe ich mit dem Schreiben begann, verwandte ich zunächst etliche Monate auf die wissenschaftliche Auseinandersetzung mit meinem Thema. Ich arbeitete Dutzende von Büchern und Zeitschriftenartikel durch und fahndete nach detaillierteren Informationen zur Heilung von missbrauchsbedingten sexuellen Problemen.

Ich fand in der Literatur nicht viel mehr darüber, als im Jahr 1986 vorgelegen hatte. Damals hatten Beverly Holman und ich das Buch *Incest and Sexuality: A Guide to Understanding and Healing* geschrieben, eine der ersten ausführlichen Arbeiten über die zerstörerischen Auswirkungen sexuellen Missbrauchs auf die Sexualentwicklung von Kindern und das spätere Sexualverhalten. Beverly und ich wussten damals, dass wir uns auf Neuland vorwagten, indem wir das Schweigen brachen, das so lange über diesem Thema gelegen hatte.

In den letzten Jahren haben die Medien dazu beigetragen, das tabuisierte Problem des sexuellen Missbrauchs ins öffentliche Bewusstsein zu rücken. In Talkshows, Illustrierten und Büchern kam es immer öfter zur Sprache. Doch noch immer ist vielen Leuten nicht bewusst, welch langfristige Nachwirkungen sexueller Missbrauch hat. Das hängt damit zusammen, dass es den meisten Menschen nach wie vor schwerfällt, offen über sexuelle Dinge zu sprechen.

Mein Studium der einschlägigen Fachliteratur bestätigte mir, was ich in meiner eigenen Praxis beobachtet hatte: Über die Heilung sexueller Missbrauchsfolgen liegt kaum Material vor, das den Betroffenen selbst von Nutzen sein könnte. Missbrauchs-Überlebende benötigen Informationen über spezifische Strategien und Techniken zur Überwindung solcher Nachwirkungen. Männliche Betroffene und solche, die nichtinzestuöse Formen sexuellen Missbrauchs erlitten haben, benötigen Hilfe, die speziell auf ihre Probleme abgestimmt ist. Außerdem ist es wichtig, dass die Partner der Missbrauchs-Überlebenden mehr darüber erfahren, welch wichtige Rolle sie in diesem Heilungsprozess spielen können.

Mein Ziel war es daher, ein umfassendes Heilungs-Handbuch zu schreiben, von dem alle Missbrauchs-Überlebenden profitieren können, ungeachtet ihrer speziellen Missbrauchserfahrung, ihrer bisherigen Bemühungen, damit fertigzuwerden, ihrer gegenwärtigen Lebensform und ihrer sexuellen Orientierung.

Um mein Material über meine eigene klinische Praxis hinaus auszuweiten, habe ich Missbrauchs-Überlebende interviewt, die mit anderen Therapeuten gearbeitet haben. Außerdem habe ich drei ausführliche Fragebögen erstellt und verschickt: eine 21-seitige Version für Betroffene und zwei kürzere für die Intimpartner von Betroffenen und einschlägig spezialisierte Therapeuten.

Ich fand meine Auskunftspersonen auf unterschiedliche Weise: über berufliche Kontakte, Lesungs- und Vortragsveranstaltungen, meine therapeutische Arbeit und Selbsthilfegruppen. Das Echo war erfreulich: Ich erhielt über 140 ausgefüllte Fragebögen zurück. Das bestätigte mir, was ich schon lange vermutet hatte: dass offenbar immer mehr Menschen aktiv daran arbeiten, die Folgen von sexuellem Missbrauch zu überwinden.

Während ich Informationen sammelte und auswertete, nahm das Buch nach und nach ein Eigenleben an, genau wie der Fluss. Auch wenn mich angesichts der vielen Arbeit zwischendurch der Mut verließ, gedieh das Buch dank der Hilfe und der Beiträge vieler Menschen weiter. Leute schrieben mir und wünschten mir alles Gute und betonten, wie wichtig mein Projekt sei. Eine Frau kritzelte auf die Rückseite ihres Fragebogens: »Wir brauchen alle Hilfe, die wir kriegen können.« Und ein männlicher Missbrauchs-Überlebender schrieb: »Ich würde mich sehr freuen, wenn meine Geschichte auch nur einem Menschen helfen könnte, obwohl ich wünschte, ein solches Buch wäre nicht nötig.« Und eine weitere Überlebende erklärte: »Ich bete dass möglichst viele Leute erkennen, wie ihre sexuellen Probleme mit dem Missbrauch zusammenhängen, und dass sie Hilfe suchen und finden.« Diese Reaktionen machten mir noch einmal deutlich, wie wichtig die Arbeit an sexuellen Problemen für Missbrauchs-Überlebende ist.

Aus meiner beruflichen und persönlichen Erfahrung weiß ich, wie zentral der sexuelle Aspekt bei der Überwindung von Missbrauchsfolgen ist und wie schwer es ist, diese Nachwirkungen anzugehen. Ich habe selbst zu verschiedenen Zeitpunkten meines Lebens verschiedenartige Missbrauchserfahrungen gemacht. Als ich sechs war, begann ein erwachsener Verwandter, mit mir zu flirten und sich mir gegenüber in sexuell verführerischer Weise zu verhalten. Er machte sexuelle Anspielungen, begleitet von suggestiven Bewegungen, was mich gleichzeitig erregte und verwirrte. Als ich mich dann Jahre später mit jungen Männern einzulassen begann, fühlte ich mich immer wieder von Typen angezogen, die diesem Verwandten in bestimmten Zügen glichen. Ich konnte nicht dagegen ankommen. Ich verwechselte sexuell verführerisches Verhalten mit Liebe und echtem Interesse.

Als ich auf dem Junior College war, ging ich eines Tages einen Fußweg über den Campus entlang, als plötzlich ein Mann mit offener Hose hinter den Büschen hervorsprang. Er packte mich und stieß mich gegen eine Mauer, berührte mich und versuchte, mich zu vergewaltigen. Ich schlug mit dem Buch auf ihn ein, das ich bei mir hatte: einer Abhandlung über Mahatma Gandhis Konzept des gewaltlosen Widerstands. Lange Zeit witzelte ich nur darüber, dass es ausgerechnet dieses Buch gewesen war. An die Angst und Ohnmacht, die ich in der Situation selbst empfunden hatte, wollte ich mich nicht erinnern. Der Mann ließ erst von mir ab, als er andere Leute näher kommen hörte.

An der Universität ging ich einmal mit einem Jurastudenten aus, den ich kaum kannte. Er lud mich ein, mit auf sein Zimmer zu kommen und Platten zu hören. Nach ein paar Küssen ging eine jähe Verwandlung mit ihm vor. Er schien plötzlich ein völlig anderer Mensch zu werden. Er packte mich, hielt mich fest und vergewaltigte mich. Ich fühlte mich benutzt und erniedrigt und war wütend auf mich selbst. Ich erzählte keinem Menschen davon. Erst Jahre später, als ich Bücher über Vergewaltigung las, in denen von ähnlichen Fällen die Rede war, gestand ich mir ein, was mir widerfahren war. Ich musste erst lernen, diesen Vorfall Vergewaltigung zu nennen und die Schuld nicht mehr bei mir zu suchen.

Diese eigenen Missbrauchserfahrungen und meine Ausbildung und Praxis als Sexualtherapeutin haben mich viel darüber gelehrt, was es heißt, sexuelle Missbrauchsfolgen zu überwinden. Ich weiß, wie schwer es sein kann, die Verleugnung aufzugeben und sich von Schuldgefühlen frei zu machen. Ich weiß, wie lange es dauern kann, alte Verhaltensmuster abzulegen, die den Missbrauch reproduzieren. Ich weiß, wie langsam man vorgehen muss, wenn man Berührung und Sex neu erleben lernen will, frei von Missbrauchserinnerungen. Und ich weiß, wie wichtig es ist, sich selbst zu achten und zu lieben und ein neues sexuelles Selbstverständnis zu entwickeln.

Mein berufliches Interesse an sexuellen Heilungsprozessen erwachte 1975 in Kalifornien. Damals arbeitete ich als feministische Therapeutin und Leiterin des Frauenzentrums von Berkeley mit Frauen, die sich mit den Folgen von Vergewaltigungs- und Missbrauchserlebnissen herumschlugen. Viele von ihnen empfanden Männern gegenüber Wut oder Angst. Die meisten hatten Probleme in intimen Beziehungen. Auch wenn die körperlichen Folgen längst abgeheilt waren – die seelischen Narben schmerzten weiter. Die Frauen waren noch immer in Hass-, Misstrauens- und Ohnmachtsgefühlen gefangen. Wir kämpften darum, uns »die Nacht zurückzuerobern«. Wir forderten, dass die Straßen sicherer werden müssten. Wir wollten eine Gesellschaft, in der Frauen keine sexuellen Übergriffe mehr zu fürchten hätten. Mir wurde zum ersten Mal klar, wie wichtig es war, dass missbrauchte Frauen ihre Geschichte erzählten und ihren Schmerz öffentlich machten, um andere vor Missbrauch zu schützen.

Einige Jahre später arbeitete ich in Castro Valley, Kalifornien, an der dortigen Junior High School. Meine Funktion war es, zu verhindern, dass extrem gefährdete Jugendliche in die Kriminalität abglitten. Viele dieser Jugendlichen waren sexuell missbraucht worden und hatten, nachdem der Missbrauch ans Licht gekommen war, eine Zeitlang in Erziehungsheimen gelebt. In den ausgehenden 70er Jahren hielten es die Gerichte noch für das Beste, die Opfer in einem solchen Fall aus der häuslichen Umgebung herauszuholen und »zu ihrem eigenen Schutz« in einer solchen Anstalt unterzubringen. (Inzwischen hält man es meist für richtiger, die Täter vor Gericht zu stellen und aus der Familie zu entfernen.) Zusammen mit einem anderen Therapeuten versuchte ich, diesen Jugendlichen durch verschiedene Formen therapeutischer Intervention zu helfen: Kommunikationstraining, Suchtprävention, Bewusstmachen der Familiendynamik. Doch erst als wir mit ihnen über Sex redeten, zeigten sich signifikante Verhaltensänderungen. Sexualität und Selbstwertgefühl waren für diese jungen Menschen untrennbar miteinander verwoben.

Einmal flüsterte mir in einem Sexualkundekurs ein 13-jähriges mexikanisches Mädchen ihre Definition von Orgasmus ins Ohr: »Das ist, wenn es weh tut, weh tut, weh tut, und dann ist es vorbei«, erklärte sie. Ein andermal strahlte ein Junge vor Erleichterung, als die Gruppe befand, ein Mann sei auch dann ein Mann, wenn er keinen Sex wolle. Als die Jugendlichen aufgefordert wurden, einen Mann und eine

Frau in unbekleidetem Zustand zu zeichnen, malten sämtliche Mädchen die männlichen Figuren mit erigiertem Penis. Mir wurde bewusst, wie nachhaltig die soziale und sexuelle Entwicklung dieser Kinder darunter gelitten hatte, dass sie verfrüht in sexuelle Aktivitäten hineingezogen worden waren. Es schien ihnen ungeheuer gut zu tun, mehr über gesunden Sex zu erfahren und offen über sexuelle Dinge reden zu können. Wir sprachen über das Recht, nein zu sagen, über Mannsein und Frausein und das Verhältnis von Liebe und Sex.

Nachdem ich dann 1978 nach Eugene gezogen war, eröffnete ich hier eine Privatpraxis. Ich spezialisierte mich auf die Behandlung von sexuellen Problemen bei Männern und Frauen. Ich bot Therapiegruppen für anorgasmische Frauen an und veranstaltete zusammen mit meinem Mann Larry, der ebenfalls Therapeut ist, Workshops für Paare. Ich erkannte bald auch hier ein Muster: Wenn es Menschen gelang, ihre sexuellen Probleme zu lösen, gewannen sie gleichzeitig an Selbstwertgefühl und Selbstbehauptungsfähigkeit.

Mit der Zeit behandelte ich immer mehr Erwachsene, die sich selbst als Missbrauchs-Überlebende zu erkennen gaben. Manche von ihnen kamen in die Therapie, um Gefühle aufzuarbeiten, die mit dem Missbrauch in Zusammenhang standen. Im Lauf der Behandlung sprachen sie dann auch über ihre sexuellen Probleme. Andere kamen ursprünglich wegen konkreter sexueller Schwierigkeiten und erzählten erst später, dass sie missbraucht worden waren. Ich sah immer deutlicher, dass viele Missbrauchs-Überlebende – gleichgültig, weshalb sie in die Therapie gekommen waren – ähnliche Probleme hatten. Der sexuelle Missbrauch hatte dauerhafte Störungen im Erleben von Nähe und Sexualität hinterlassen.

Wenn ich es bei diesen Klienten mit traditionellen sexualtherapeutischen Methoden versuchte, hatte ich meist wenig Erfolg. Sie befolgten meine Ratschläge entweder gar nicht oder nur halbherzig, was auch nicht viel nützte. Ich scheiterte an dem Dilemma, in dem viele Missbrauchs-Überlebende stecken: Sie möchten einerseits sexuelle Nähe genießen können, haben aber andererseits Schwierigkeiten, sexuelle Themen offen und direkt anzugehen.

Diese Klienten schienen durch ein doppeltes Tabu gehemmt: Sie konnten nur schwer über Sexualität sprechen, und sie hatten

Mühe, über den Missbrauch zu reden. Um ihnen zu helfen, begann ich, mich mit der wissenschaftlichen Forschung auf diesem Gebiet zu beschäftigen und schließlich auch selbst über meine Erfahrungen zu schreiben.

Nach und nach entwickelte ich spezielle Therapietechniken, die an den besonderen Bedürfnissen der Missbrauchs-Überlebenden ansetzten. Es ging dabei um grundlegende Dinge: bewusste Selbstwahrnehmung, Kommunikations- und Berührungstraining, Initiieren und Kontrollieren sexueller Kontakte, langsames und schrittweises Vorgehen und gezieltes Brückenschlagen zwischen verschiedenen Lernerfahrungen. Ich verfeinerte diese Techniken, indem ich mich an den Schwierigkeiten und Fortschritten meiner Klienten orientierte.

Auf diese Weise konnte ich zwar vielen meiner Klienten helfen, aber ich merkte doch, dass die Übungstechniken nur ein Aspekt des Heilungsprozesses waren. Um die Missbrauchsfolgen wirklich überwinden zu können, müssen die Überlebenden genau erkennen, was ihnen widerfahren ist, wie ihre Sexualität dadurch in Mitleidenschaft gezogen wurde, warum sich ihre konkreten Probleme entwickelt haben und wie sie ihre tiefsitzenden sexuellen Einstellungen und Verhaltensmuster ändern können. Diese neuen Einsichten und Erkenntnisse, die ich aus der Arbeit mit meinen Klienten gewonnen habe, sind in das vorliegende Buch eingeflossen. Diesen therapeutischen Ansatz zur Überwindung der sexuellen Folgen von Missbrauchserfahrungen benenne ich im Folgenden als *Sexual Healing*.

Auf den folgenden Seiten möchte ich Ihnen einen sicheren Weg zeigen, sexuelle Missbrauchsfolgen anzugehen. Ich werde modellhaft umreißen, was unter gesunder Sexualität zu verstehen ist, und beschreiben, wie Sie zu diesem Ziel gelangen können. Ich möchte es Ihnen erleichtern, offener mit sexuellen Dingen umzugehen und mit anderen darüber zu sprechen, und ich möchte Ihnen die Werkzeuge an die Hand geben, die Sie für Ihre Heilungsarbeit brauchen.

Dieses Buch gründet auf meiner festen Überzeugung, *dass kein Mensch ein Leben lang unter den sexuellen Folgeschäden eines Unrechts leiden soll, das ihm irgendwann in der Vergangenheit angetan wurde. Gesunder Sex ist etwas, was jedem von uns zusteht und wofür wir alle die Voraussetzungen schaffen können.*

Anmerkung:
Die meisten Zitate und Fallgeschichten in diesem Buch stammen aus Fragebögen, Interviews, Therapiesitzungen und Workshops. Namen und Details, die Hinweise auf die Identität der Überlebenden und Partner geben könnten, wurden geändert. An einigen Stellen habe ich authentisches Material zu exemplarischen Beispielen komprimiert.

Einleitung
Sexual Healing – Aufbruch zu neuen Erfahrungen

Das Leben ist eine abenteuerliche Erkundungsreise, kein Problem, das es zu bewältigen gilt.

Eine Missbrauchs-Überlebende

Auf der Junior High School war ich Spielführerin unseres Mädchen-Softball-Teams. An einem kühlen, taufeuchten Morgen scharten wir uns auf dem Sportplatz, bemüht, in unseren Shorts und gebügelten Blusen nicht allzu verlegen zu wirken, während Jungenhorden um uns herum ihre Runden zogen. Unsere adrette Sportlehrerin in ihrer gestärkten Bluse gab uns Tipps für das bevorstehende Spiel. Sie schärfte uns noch ein paar Regeln ein und setzte dann nach einer kurzen Pause flüsternd hinzu: »Wenn euch ein Ball in den Unterleib trifft, dann fasst euch an die *Knie* und schreit. Wenn er euch an der Brust trifft, dann haltet euch den *Kopf* und schreit.« Wir guckten uns verdutzt und verlegen an, bis ein paar von uns loskicherten. Rückblickend erkenne ich, was uns da eingeredet wurde: Attacken auf die Geschlechtsteile durfte man nicht beim Namen nennen.

Solche überkommenen kulturellen Tabus hindern uns daran, offen mit sexuellen Dingen umzugehen. Aus Verlegenheit, Scham und Angst versuchen wir, sexuelle Probleme zu ignorieren oder herunterzuspielen oder uns irgendwie darum herum zu mogeln. Wir tun, als könnten wir aus dem Tatbestand des sexuellen Missbrauchs das Wörtchen *sexuell* tilgen. Aber sexueller Missbrauch hinterlässt *sexuelle* Schädigungen.

Als Sexualtherapeutin helfe ich Überlebenden, diese Schädigungen zu überwinden. Ihr Ziel ist ein gesundes Sexualleben, wie es uns allen zusteht. Um es zu erreichen, müssen die Betroffenen die erlittenen Verletzungen ausheilen und sich ein neues Modell von Sexualität erschaffen, das auf Selbstbestimmung, Selbstachtung und emotionaler Nähe beruht.

Obgleich der Weg in jedem einzelnen Fall individuell verläuft, müssen doch fast alle Betroffenen die gleichen Regionen durchqueren und die gleichen Hindernisse überwinden. Dieses Buch soll ein Führer durch dieses schwierige Gelände sein. Es stellt eine Reihe von Techniken und Übungen vor, die Ihnen helfen können, die Nachwirkungen erlittenen sexuellen Missbrauchs zu identifizieren und zu überwinden.

Es wird Ihnen leichterfallen, sich für diesen Weg zu entscheiden, wenn Sie sich vor Augen halten, dass die verhängnisvollen Mythen, von denen das Thema sexueller Missbrauch so lange umgeben war – und die vielleicht auch Sie dazu veranlasst haben, Ihren Schmerz jahrelang für sich zu behalten –, zusehends hinterfragt und aufgebrochen werden. Die Hemmung, sexuelle Dinge beim Namen zu nennen, die so lange jede offene Diskussion über sexuellen Missbrauch verhindert hat, ist inzwischen ebenso obsolet wie die gestärkte Bluse meiner Sportlehrerin.

Allmählich beginnt unsere Gesellschaft, sich dem Problem des sexuellen Missbrauchs zu stellen und die Fakten zur Kenntnis zu nehmen.

Was Sie über sexuellen Missbrauch wissen sollten

Sexueller Missbrauch ist ein verbreitetes Übel
Schätzungen zufolge wurde jede dritte Frau und jeder vierte (anderen Quellen zufolge jeder siebte) Mann als Kind sexuell missbraucht. Sexueller Missbrauch von Erwachsenen – wie etwa Vergewaltigung in ihren verschiedenen Formen und sexuelle Ausbeutung – ist ebenfalls sehr häufig.

Gegen sexuellen Missbrauch ist niemand gefeit
Sexueller Missbrauch trifft Jungen und Mädchen, Männer und Frauen aller Hautfarben, Altersstufen, Kulturen, Religionen, sozioökonomischen Schichten und sexuellen Orientierungen.

Die Opfer trifft keine Schuld
Die Schuld am sexuellen Missbrauch trägt allein der Täter.

Viele Opfer können sich nicht an das Missbrauchsgeschehen erinnern
Schätzungen zufolge können sich etwa die Hälfte aller Überlebenden nicht oder nur unvollständig an den Missbrauch erinnern. Oft kehrt die Erinnerung erst dann wieder, wenn die Betroffenen Hilfe suchen.

Vielen Opfern fällt es schwer, über den Missbrauch zu sprechen
Aus Scham und Angst behalten viele Opfer den Missbrauch für sich. Überlebende haben oft viele Jahre stummen Leidens hinter sich.

Sexueller Missbrauch hat dauerhafte und schwerwiegende Nachwirkungen
Missbrauchstraumata können eine Vielzahl psychischer Störungen verursachen, etwa Depressionen, Angstzustände, Mangel an Selbstwertgefühl, selbstzerstörerisches Verhalten, Störungen des Sozialverhaltens, sexuelle Probleme, Ess-, Drogen- und Sexsucht. Außerdem bestehen Zusammenhänge zwischen sexuellem Missbrauch und gesundheitlichen Problemen wie Kopfschmerzen, Asthma, Herzrhythmusstörungen, Magenschmerzen, Darmkrämpfen, Unterleibsschmerzen, Ohnmachtsneigung, Schwindelanfällen etc.

Die Überwindung des Missbrauchstraumas ist möglich
Überlebende können die Auswirkungen des Missbrauchs überwinden, wenn sie bestimmte Heilungsschritte vollziehen. Dazu gehören die Identifizierung der Auswirkungen, das Aushalten von Erinnerungen, der Abbau von Schuldgefühlen, der Aufbau von Selbstvertrauen, Trauerarbeit, das Herauslassen von Zorn und Wut, das Sprechen über den Missbrauch, die Aufarbeitung von Gefühlen dem Täter gegenüber, der Schutz der eigenen Gesundheit und die Erfahrung, dass Sex unbedrohlich und

lustvoll sein kann. Inzwischen gibt es verschiedene Ressourcen, die Überlebenden bei der Heilung helfen können. Dazu zählen Bücher, Tonaufnahmen, Onlineforen, Beratungsstellen, Selbsthilfegruppen, Organisationen für Fälle sexuellen Missbrauchs und Konferenzen (s. Literaturliste).

Die Verbreitung von Information zum Thema Missbrauch und der Wandel der gesellschaftlichen Einstellung lassen bei manchen Betroffenen lange verdrängte Missbrauchserinnerungen hochkommen. Andere gelangen – wie ich – mit der Zeit und der fortschreitenden Sensibilisierung dahin, bestimmte Vorfälle als sexuellen Missbrauch zu klassifizieren. Immer mehr Betroffene schütteln ihre Scham ab und erklären offen: »Ja, mir ist das auch widerfahren.«

Doch überwunden ist der Missbrauch dadurch in den meisten Fällen noch lange nicht. Viele Überlebende hindert er weiterhin am lustvollen Erleben von sexueller Nähe. Sie haben Angst vor Sex. Sie haben oft schon Angst, auch nur über Sex zu reden.

Sexueller Missbrauch kann viele Facetten unserer Sexualität verzerren, z. B.:

- unser Verhältnis zu unserer Weiblichkeit bzw. Männlichkeit,
- unser Verhältnis zu unserem Körper, unseren Sexualorganen und unseren Körperfunktionen,
- unsere Vorstellung von Sex,
- unseren sexuellen Selbstausdruck,
- unser Erleben körperlicher Lust und Nähe.

Erst wenn Überlebende lernen, sexuelle Probleme offen und direkt anzugehen, können sie die Schädigung ihrer Sexualität überwinden.

Sexuelle Symptome erlittenen sexuellen Missbrauchs

Sexueller Missbrauch kann verschiedenartige sexuelle Probleme hervorrufen. Hier eine grobe Checkliste der Symptome, die mir in meiner klinischen Praxis am häufigsten begegnet sind. Diese und andere Probleme werde ich später noch ausführlicher behandeln, aber vielleicht möchten Sie an dieser Stelle schon einmal ankreuzen, welche der folgenden Aussagen auf Sie zutreffen.

Die zehn häufigsten Symptome erlittenen sexuellen Missbrauchs:

- Ich meide Sex, habe Angst vor Sex oder kein Interesse an Sex.
- Ich empfinde Sex als eine Pflicht.
- Körperliche Berührung löst bei mir negative Reaktionen wie Zorn, Ekel oder Schuldgefühle aus.
- Ich habe Schwierigkeiten, erregt zu werden oder lustvolle Empfindungen zu verspüren.
- Ich fühle mich beim Sex emotional distanziert oder nicht anwesend.
- Mich überkommen störende oder beunruhigende sexuelle Gedanken und Vorstellungen.
- Ich praktiziere zwanghafte oder unangemessene Formen von Sex.
- Mir fällt es schwer, intime Beziehungen einzugehen oder aufrechtzuerhalten.
- Ich habe beim Sex Schmerzen im Scheidenbereich oder Orgasmusprobleme.
- Ich habe Erektions- oder Ejakulationsprobleme.

Diese Symptome können gleich nach den erlittenen sexuellen Übergriffen auftreten, sich langsam herausbilden oder auch lange nach dem Missbrauchsgeschehen plötzlich auftauchen. Sie können aber auch schon vorhanden sein, ehe die Betreffenden erkennen, dass sie missbraucht wurden.

Sexuelle Missbrauchssymptome gehen oft nicht von selbst wieder weg. Um sie zu überwinden, müssen die meisten Betroffenen aktive Heilungsarbeit leisten. Dieser Prozess kann manchmal schwierig und mühsam sein, aber er lohnt sich. Kürzlich erklärte mir eine Überlebende: »Ich hatte fast alle diese Symptome, als ich vor einigen Jahren mit der Heilungsarbeit anfing. Inzwischen sind viele davon verschwunden, und mit den restlichen kann ich jetzt umgehen.«

Seien Sie nicht überrascht, wenn Sie zu Beginn der Heilungsarbeit angespannt und ängstlich sind. Diese Reaktionen sind ganz normal und legen sich, wenn Sie weitermachen. Vielleicht hilft es Ihnen, sich zu sagen, dass Sie auf dieser Reise am Steuer sitzen und das Tempo selbst bestimmen. Um Sie darauf einzustimmen, was Sie unterwegs erwartet, will ich zunächst auf ein paar grundsätzliche Fragen eingehen.

Wer kann nach diesem Buch vorgehen?

Jede/-r. Es ist nicht nötig, dass Sie sich an konkrete Missbrauchserlebnisse erinnern können oder dass Sie sich sicher sind, dass Sie sexuellem Missbrauch ausgesetzt waren. Im Verlauf der Heilungsarbeit werden Sie vielleicht genauer herausfinden, ob Sie je sexuell missbraucht wurden, und wenn ja, in welchem Ausmaß. Alles, was Sie mitbringen müssen, ist der Wunsch, mehr über sexuelle Heilungsmöglichkeiten zu erfahren, oder das Gefühl, dass Ihnen dieses Buch vielleicht zu einem befriedigenderen Erleben von Sexualität und Nähe verhelfen kann.

Ich wende mich auf den folgenden Seiten zwar in erster Linie an Missbrauchs-Überlebende, aber ich möchte zugleich auch Partnern, Therapeuten, Freunden und Angehörigen von Betroffenen die Möglichkeit geben, mehr über *Sexual Healing* zu erfahren und sich darüber zu informieren, wie sie diesen Prozess am besten unterstützen können. Außerdem helfen viele der hier vorgestellten Konzepte und Übungen auch bei der Überwindung von sexuellen Problemen, die nicht aus sexuellem Missbrauch erwachsen sind, sondern aus anderen Ursachen wie etwa sexualfeindlicher Erziehung, psychischen Belastungen, Beziehungsproblemen, Krankheiten oder Verletzungen oder negativen sexuellen Erlebnissen.

Den hier aufgezeigten Weg können Sie allein oder zusammen mit Ihrem Intimpartner einschlagen. Die 45-jährige Nancy, die mit den Nachwirkungen einer Vergewaltigung zu kämpfen hatte, arbeitete zunächst etliche Monate allein, ehe sie auch nur daran dachte, sich auf eine sexuelle Beziehung einzulassen. Einige Monate nach Beendigung der Therapie ging Nancy die stabilste und befriedigendste Beziehung ihres Lebens ein. Indem sie ihre Probleme zunächst allein anging, schuf Nancy die Voraussetzungen für eine neue Form von sexueller Nähe.

Wenn Sie in einer Intimbeziehung leben, kann Ihr Partner Ihnen helfen, indem er Sie verständnisvoll begleitet und unterstützt. Ein Missbrauchs-Überlebender erzählte mir, seine Frau habe ihm durch ihre Fähigkeit, frei und offen über Sex zu sprechen, sehr dabei geholfen, seine sexuellen Ängste abzubauen. Eine Betroffene erklärte, die Bereitschaft ihres Partners, sich über sexuellen Missbrauch zu informieren und mit ihr zusammen eine Therapie zu machen, habe ihr das Gefühl genommen, allein und verlassen zu sein. Sexueller Missbrauch und seine Überwindung betreffen in einer Intimbeziehung beide Partner. Wenn sie lernen, gemeinsam an der Heilung zu arbeiten, werden sie als Individuen und als Paar davon profitieren.

Wie geht der sexuelle Heilungsprozess vor sich?

Sexual Healing ist ein dynamischer Prozess. Es geht darum, dass die Betroffenen erkennen, wie sich der Missbrauch auf ihr sexuelles Erleben ausgewirkt hat, dass sie ihre Einstellungen zum Sex und ihre sexuellen Verhaltensmuster verändern und sich Fähigkeiten aneignen, die es ihnen ermöglichen, Sex auf eine neue, positive Weise zu erleben. Jede Veränderung auf einer Ebene fördert den Heilungsfortschritt in allen übrigen Bereichen.

Lynns Geschichte ist ein illustratives Beispiel für diesen Prozess. Als Lynn klein war, pflegte ihr älterer Bruder mit ihr im Bad zu verschwinden, wo er sie sexuell berührte und in sie einzudringen versuchte. Später heiratete Lynn ihren Highschool-Freund Hal. Von Anfang an hatte Lynn in ihrer Ehe Probleme mit dem Sex. Es kam immer seltener dazu, und wenn, war es oft schwierig und belastend.

Ehe Lynn sich entschloss, eine Therapie zu machen, ahnte sie nicht, dass ihre sexuellen Schwierigkeiten in der Beziehung zu Hal mit dem Missbrauch zusammenhingen. Erst als sie eines Nachts nach dem Sex haltlos zu weinen begann, wurde ihr klar, dass sie ein schwerwiegendes Problem hatte und Hilfe brauchte. In der Therapie erkannte Lynn dann Zusammenhänge zwischen den akuten Symptomen und dem Missbrauch durch ihren Bruder. Ihr wurde klar, dass sie Sex als eine Pflicht betrachtete, als etwas, das ihr von außen aufgezwungen wurde und das sie mit heftigen Schmerzen assoziierte. Ihr sexueller Rückzug in der Ehe hing eng mit alten Ängsten zusammen.

Diese neue Einsicht führte dazu, dass sich Lynns Einstellung zum Sex zu ändern begann. Sie merkte, dass ihre Vorstellung von Sex sich im Grunde auf sexuellen *Missbrauch* bezog. Sie erkannte, dass sie darum betrogen worden war, Sex als etwas Schönes, Lustvolles und Vergnügliches kennenzulernen. Zugleich begriff sie, dass sie trotz allem ein sexuell gesunder Mensch werden konnte.

Mit therapeutischer Hilfe erlernte Lynn neue Verhaltensmöglichkeiten. Sie entschied, die sexuelle Beziehung eine Zeitlang ganz ruhen zu lassen, um sich zuerst einmal die Zeit zu nehmen, Heilungsschritte zu vollziehen und zu lernen, dass es in ihrer Wahl stand, nein zu den sexuellen Avancen ihres Ehemanns zu sagen. So konnte Lynn aufhören, Sex mit Pflichterfüllung, Druck und Schuldgefühlen zu assoziieren. Sie verwandte Monate darauf, nicht-sexuelle Berührungsformen initiieren und genießen zu lernen. Zusammen mit Hal machte sie spezielle Übungen zur Entspannung und Dehnung der Scheidenmuskulatur. Während eines guten Jahrs intensiven Lernens und Erkundens gelang es Lynn nach und nach, die mit dem Missbrauch zusammenhängenden Gefühle zu verstehen und aufzuarbeiten.

In dem Maß, wie Lynn neue Verhaltensmöglichkeiten erwarb, erlebte sie neue sexuelle Gefühle. Ihre Reaktionen veränderten sich. Schließlich gelangte Lynn dahin, Sex als etwas zu sehen, das ihrer eigenen Kontrolle unterlag und ihrer eigenen Lust diente.

> *Vorher wusste ich gar nicht, was es heißt, ein »sexuelles Wesen« zu sein. Es war eine wundervolle Lernerfahrung, sexuelle Erregung zuzulassen. Ich bin immer noch dabei, mit meinen sexuellen Gefühlen umgehen zu lernenlernen … sie nicht abzustellen, sondern sich entwickeln zu lassen. Ich kann Hal einfach nur umarmen, wenn ich das will, oder ich kann mit ihm schlafen, wenn wir beide Lust dazu haben. Wenn mir nicht danach ist, kann ich es sagen. Ich hatte vorher nie das Gefühl, dass ich das selbst bestimmen kann.*

Auch Sie können sich auf eine sexuelle Erkundungsreise begeben. Sie können sich aufmachen, Ihre sexuellen Probleme zu identifizieren, herauszufinden, wie sich der erlittene Missbrauch auf Ihr Sexualleben ausgewirkt hat, alte Einstellungen und Verhaltensmuster abzulegen und Sex auf neue und gesunde Weise genießen zu lernen.

Sexuelle Verletzungen zu heilen gibt uns die Chance, auf einer fundamentalen Ebene zu gesunden und zu erstarken. Im Zuge des sexuellen Heilungsprozesses können Sie die alten Schädigungen überwinden und Ihr Recht einfordern, Sex neu und positiv zu erleben.

Wie lange dauert der sexuelle Heilungsprozess?

Beim *Sexual Healing* gibt es keine Patentrezepte und Wunderkuren. Plötzliche Durchbrüche sind selten. In den meisten Fällen stellen sich die Veränderungen im Lauf von Monaten oder Jahren allmählich ein. Der Heilungsprozess fordert Zeit und echtes Bemühen. Stück für Stück fügen sich neues Wissen und neue Einsichten, Einstellungs- und Verhaltensänderungen zusammen. Eingefleischte Denk- und Reaktionsmuster lassen sich nicht von heute auf morgen abbauen. Der Heilungsprozess verläuft fast nie so zügig, wie es sich die Betroffenen und ihre Partner wünschen. Wie eine Überlebende erklärt: »Man braucht so lange, wie man braucht.« Wenn Sie sich die nötige Zeit lassen, wird der Erfolg die Mühe lohnen.

Welche Rolle spielt *Sexual Healing* innerhalb der psychischen Verarbeitung von Missbrauchserfahrungen?

Heilungsprozesse können an ganz verschiedenen Punkten ansetzen und sehr unterschiedlich verlaufen. Viele Therapeuten und auch viele Betroffene sind der Meinung, dass die Arbeit an sexuellen Problemen die Abschlussphase der Überwindung von sexuellem Missbrauch darstellt. Die sexuellen Probleme treten oft dann ins Bewusstsein, wenn die Überlebenden ihre Angst- und Zorngefühle in Zusammenhang mit dem Missbrauch bearbeitet haben und sich generell besser fühlen und sorgsamer auf sich achten. Vielen Überlebenden scheint es leichterzufallen, sich mit dem schwierigen Thema Sex auseinanderzusetzen, wenn sie den Missbrauch bereits einigermaßen überwunden haben.

Auf der theoretischen Ebene erscheint diese Abfolge sehr einleuchtend, aber in der Praxis hält sich das Geschehen nicht immer daran. Sexuelle Probleme können an jedem Punkt des Heilungsprozesses in den Vordergrund treten. Manchmal ist ein konkretes sexuelles Problem der Anlass, therapeutische Hilfe zu suchen. So war es im Fall von Mitch, der als Halbwüchsiger von einer Nachbarin missbraucht wurde. Mitch erklärt: »Ich kam immer gleich zu Beginn des Geschlechtsverkehrs. Es war mir sehr peinlich. Ich wusste, dass irgendein Problem dahinterstecken musste, weil ich keine Schwierigkeiten hatte, mich länger zurückzuhalten, wenn ich mich selbst befriedigte.«

Als Mitch seinem Problem auf den Grund zu gehen versuchte, kam ihm die Erinnerung an den Missbrauch wieder. Es ging für ihn darum, seinen Zorn auf Frauen und seine Angst vor Demütigung zu bearbeiten. In die Therapie hatte ihn jedoch das Symptom geführt, das ihn am meisten beunruhigte: seine sexuelle Funktionsstörung.

Sexuelle Probleme können sich aber auch in der mittleren Phase des Gesundungsprozesses in den Vordergrund schieben, wenn den Betroffenen klarer geworden ist, was ihnen angetan wurde und wie sich der Missbrauch auf ihre Einstellungen, ihr Selbstwertgefühl und ihre Beziehungen auswirkt. Wenn die in Erscheinung tretenden sexuellen Probleme nicht bearbeitet werden, kann dies den allgemeinen Heilungsprozess gefährden.

Mary, eine lesbische Missbrauchs-Überlebende, verlor jedes sexuelle Interesse, während wir in der Therapie die mit dem Missbrauch verbundenen Gefühle durcharbeiteten. Das ist eine sehr häufige Reaktion, aber es belastete ihre Beziehung zu ihrer Partnerin Joann schwer. Joann war wütend und deprimiert. Sie fürchtete, dass Mary sie nicht mehr liebte und ihr nicht mehr vertraute. Mary fiel es schwer, sich auf ihren allgemeinen Gesundungsprozess zu konzentrieren, weil Joanns Reaktion sie beunruhigte. Für Mary war es wichtig, zuerst zusammen mit Joann die sexuellen Probleme anzugehen und neue Ausdrucksformen von Nähe und Liebe zu finden. Die sexuelle Heilungsarbeit ermöglichte in Marys Fall die wirksame Fortführung der allgemeinen therapeutischen Arbeit.

Die Bearbeitung spezifischer sexueller Probleme fördert oft die Gesundung auf anderen Ebenen. Der 25-jährige George, der von seinem Onkel missbraucht worden war, arbeitete in einer Selbsthilfegruppe an der Überwindung seines Alkoholproblems. Er hatte jedoch das Gefühl, nicht weiterzukommen. Wenn George von seinen Gruppentreffen nach Hause kam, fühlte er sich oft getrieben, zu pornographischen Vorlagen zu masturbieren. Dieses zwanghafte Sexualverhalten erfüllte ihn mit Scham und Selbsthass. Er machte sich Vorwürfe, weil er es nicht schaffte, offen und ehrlich zu den Mitgliedern seiner Selbsthilfegruppe zu sein. Als George seine sexuellen Probleme bearbeitete, gelang es ihm, aus diesem fatalen Teufelskreis auszubrechen. Er lernte seine sexuellen Impulse verstehen und kontrollieren, was seine Selbstachtung und sein Selbstwertgefühl stärkte.

Der sexuelle Heilungsprozess und die allgemeine Gesundung verhalten sich ähnlich zueinander wie Text und Musik bei einem Song: Bald tritt das eine in den Vordergrund, bald das andere, und dann wieder verschmelzen beide.

Wenn die sexuelle Heilungsarbeit in den allgemeinen Gesundungsprozess integriert wird, können die Betroffenen ihren Bedürfnissen entsprechend flexibel zwischen beidem hin- und herwechseln. Der sexuelle Heilungsprozess stärkt ihre Kräfte und ermöglicht weiteres Wachstum.

Werde ich bei der Arbeit an meinen sexuellen Problemen Hilfe brauchen?

Sexual Healing ist ein innerer Wachstumsprozess, in dessen Verlauf Sie sich eingehend damit beschäftigen werden, wer Sie sind, was Sie fühlen, was Ihnen in der Vergangenheit widerfahren ist und wie Sie jetzt mit sich selbst und anderen umgehen. Dieser Weg wird Sie durch Höhen und Tiefen führen. Er wird Sie beflügeln, neue Einsichten und neue Verhaltensmöglichkeiten zu gewinnen, aber wahrscheinlich werden Sie zwischendurch auch deprimiert oder aufgewühlt sein. Das kann Ihre Alltagsroutine ins Wanken bringen oder Ihre Funktionsfähigkeit beeinträchtigen. Professionelle Hilfe in Anspruch zu nehmen ist oft die beste Möglichkeit, sich Unterstützung zu sichern und den Heilungsprozess zu erleichtern.

Es gibt inzwischen Therapeuten und Therapeutinnen, die auf die Arbeit mit Missbrauchs-Überlebenden spezialisiert sind. Experten in den Bereichen sexueller Missbrauch und Sexualtherapie finden sich in der sozialen Arbeit, Psychologie, Psychiatrie und anderen Beratungsberufen. Der akademische Abschluss ist hierbei weniger wichtig als die Frage, ob der Therapeut speziell dafür ausgebildet ist, die sexuellen Folgen des sexuellen Missbrauchs zu heilen. Sehen Sie hierfür die Liste von Organisationen und Programmen im Ressourcenabschnitt durch.

Für Informationen zur Behandlung von sexuellem Missbrauch und Sexualtherapie und für Ratschläge dazu, wie man einen Therapeuten findet, können Sie Kapitel 11 »Getting Professional Help« des Buches *Incest and Sexuality* von Wendy Maltz und Beverly Holman lesen.

Sehr hilfreich kann es sein, sich einer Therapie- oder Selbsthilfegruppe anzuschließen, wo man Gelegenheit hat, mit anderen Betroffenen zusammenzukommen. Wenn Sie bereits in therapeutischer Behandlung sind, sollten Sie mit Ihrem Therapeuten oder Ihrer Therapeutin darüber sprechen, dass Sie gezielt an Ihren sexuellen Problemen arbeiten möchten.

Wenn Sie sich in selbstzerstörerischem oder extremem Verhalten gefangen fühlen, sollten Sie sich in jedem Fall qualifizierte therapeutische Hilfe suchen. Die sexuelle Heilungsarbeit wird in diesem Fall nicht sehr produktiv verlaufen oder sogar gar nichts nützen, solange andere, vordringlichere Probleme nicht angegangen werden. Unabdingbar ist professionelle Hilfe bei folgenden Problemen: Alkohol-, Medikamenten- oder Drogensucht, Selbstmordgedanken, Gewalttätigkeit, kriminellen oder unverantwortlichen sexuellen Praktiken, suchtartigem Sexualverhalten, psychischen Störungen wie schweren Depressionen oder multipler Persönlichkeit, Verstrickung in Missbrauchs- oder Misshandlungsbeziehungen. Diese schwerwiegenderen Probleme haben Vorfahrt, aber wenn Sie sie in Angriff genommen haben, können Sie die sexuelle Heilungsarbeit in Ihren allgemeinen Gesundungsprozess integrieren.

Wie kann ich dieses Buch am besten nutzen?

Es gibt viele Möglichkeiten, wie Sie dieses Buch nutzen können. Wenn der Gedanke, an Ihren sexuellen Problemen zu arbeiten, für Sie sehr beängstigend ist, können Sie sich vornehmen, »erst mal nur etwas darüber zu lesen«. Das Buch ist so aufgebaut, dass die in den ersten Kapiteln enthaltenen Informationen die Grundlage für die anschließend erläuterte aktive Heilungsarbeit bilden. Wenn Sie sich zunächst lediglich informieren wollen, können Sie diesen praktischen Teil einfach lesen, ohne die Anregungen zu befolgen, die Übungen zu machen etc. Auf diese Weise werden Sie ein ungefähres Bild davon bekommen, was *Sexual Healing* bedeutet und wohin es führt. Vielleicht werden Sie sich später zu aktiverer Heilungsarbeit bereit fühlen.

Sie können sich auch getrost einzelne Teile aus diesem Buch herauspicken. Lesen Sie, was Sie über *Sexual Healing* erfahren möchten, und machen Sie die Übungen, die Sie interessieren. Heilungsprozesse verlaufen individuell. Deshalb ist es wichtig, dass Sie sich den Inhalt dieses Buchs so zunutze machen, wie es Ihren derzeitigen Bedürfnissen entspricht.

Vielleicht gehören Sie aber auch zu der Gruppe von Lesern und Leserinnen, die sich schon länger mit den Folgen sexuellen Missbrauchs auseinandersetzen und bereits Erfahrung mit sexualtherapeutischen Techniken haben. In diesem Fall möchten Sie dieses Buch vielleicht auf eine aktivere Weise benutzen. Dann können Sie einen Stift zur Hand nehmen und die Checklisten und Übungen durcharbeiten und unterwegs Ihre Gedanken und Reaktionen festhalten.

In jedem Fall kann es hilfreich sein, während der Beschäftigung mit diesem Buch Aufzeichnungen zu machen. Die sexuelle Heilungsarbeit wird Sie mit Ihren innersten Gefühlen konfrontieren. Das Schreiben kann Ihnen helfen, diese Gefühle zu verarbeiten, und es gibt Ihnen gleichzeitig eine Chronik Ihres inneren Wachstumsprozesses an die Hand, die Ihnen später von Nutzen sein kann.

Wenn Sie bereits eine Therapie machen, können Sie das Buch benutzen, um den therapeutischen Prozess zu intensivieren, etwa indem Sie bestimmte Schwerpunkte identifizieren, auf die Sie sich dann in der Therapie konzentrieren können. Eine Möglichkeit wäre, dass Sie eine der Checklisten durchgehen oder eine Übung machen und dann in der Therapie über Ihre Reaktionen und Gefühle sprechen. Vielleicht möchten Sie auch einzelne Passagen markieren, die Ihnen besonders wichtig erscheinen, und sie dann in die Therapie einbringen.

Die richtige Methode, mit diesem Buch umzugehen, gibt es nicht. Es ist als ein Fundus an Hilfen und Anregungen gedacht, auf den Sie immer wieder zurückgreifen können.

Wie soll ich anfangen?

Starten Sie erst dann zu Ihrer Erkundungsreise, wenn Sie sich dazu bereit fühlen. Gehen Sie langsam voran. Halten Sie sich an Ihr eigenes Tempo. Vertrauen Sie sich selbst. Denken Sie daran: Es geht um Sie.

Und jetzt lassen Sie uns aufbrechen. Sie können die Verletzungen überwinden, die Ihnen in der Vergangenheit zugefügt wurden. Freuen Sie sich auf das, was Sie erwartet: ein Zuwachs an Selbstachtung, Befriedigung und Fähigkeit zu emotionaler Nähe. Indem Sie sich Ihre Sexualität aneignen, eignen Sie sich Ihr innerstes Selbst an.

Erster Teil
Der erste Schritt – der Situation ins Auge sehen

1. Die Konfrontation mit sexuellen Problemen

Dein Schmerz ist das Aufbrechen des Panzers, der dein Einsichtsvermögen umschließt.

Khalil Gibran, *Der Prophet*

An einem kühlen Novemberabend schlüpften Sally und Jim, in große, flauschige Badetücher gehüllt, hinaus auf ihre sichtgeschützte Terrasse. Sie deckten ihren Whirlpool auf, schälten sich aus den Handtüchern und ließen sich ins heiße Wasser gleiten. Im Whirlpool Entspannung zu suchen war eine ihrer liebsten gemeinsamen Abendbeschäftigungen. Für Jim waren das inzwischen die einzigen Momente, in denen sich Sally gern von ihm anfassen ließ. Seit ihrer Hochzeit vor sechs Jahren war ihr Sexualleben problematisch. Was Jim auch probierte, Sally schien nie erregt. Inzwischen gingen oft ein, zwei Monate ins Land, ohne dass sie miteinander schliefen. Und in letzter Zeit zuckte Sally schon zurück, wenn er sie nur umarmen wollte.

Aber heute Abend schien irgendetwas anders zu sein. Als sie in dem Becken saßen, begann Sally, Jim zu berühren. Er war zuerst erstaunt – fast schon schockiert. Sally streichelte ihn, wie sie es noch nie getan hatte. Jim lachte und sagte, das sei ja ein richtiger Überfall. Aber er freute sich auch. Doch plötzlich brach Sally in Tränen aus. Sie schluchzte haltlos. Jim fiel aus allen Wolken.

Er beugte sich zu ihr. »Was ist denn, Schatz?«, fragte er. Langsam und tränenerstickt sagte Sally: »Ich weiß nicht, warum, aber ich finde dich sexuell so langweilig. Ich habe nicht die mindeste Lust, mit dir zu schlafen. Ich bin kurz davor, mich auf eine Affäre mit einem anderen Mann einzulassen.«

Jim traute seinen Ohren nicht. Er hatte von alledem nichts geahnt. Sie hatten es immer vermieden, über die sexuelle Seite ihrer Beziehung zu reden, obgleich sie beide wussten, dass das ein Problem war. Es war, als ob seine Welt einstürzte. Liegt es an mir? Oder an ihr?, fragte er sich. Ich weiß es nicht. Ich habe schreckliche Angst.

Sally war ebenfalls völlig durcheinander. Später erinnerte sie sich:

In meinem Kopf war nur noch, dass mich dieser andere Mann, den ich praktisch gar nicht kannte, sexuell erregt hatte. Das war mir noch nie passiert. Ich hatte gar nicht gedacht, dass ich überhaupt zu solcher Erregung fähig wäre, und es machte mir Angst. Ich dachte: Wieso springe ich auf jemand anderen so heftig an und auf meinen Mann überhaupt nicht? An jenem Abend im Whirlpool strömten plötzlich alle diese Worte und Gefühle aus mir heraus. Es war schrecklich. Aber ich wusste, es war wichtig, dass meine ganze Traurigkeit endlich mal herauskam. Und es führte dazu, dass wir lange miteinander redeten und uns eingestanden, dass etwas nicht stimmte.

Dieser einschneidende Moment, in dem ihnen klar wurde, dass sie ein schwerwiegendes Problem hatten, wird den beiden ewig in Erinnerung bleiben. Doch als das Problem erst einmal offen dalag, konnten sie etwas dagegen tun. Ihr Hausarzt überwies sie zur therapeutischen Behandlung an mich. Sally hatte ihm schon früher einmal erzählt, dass sie als Kind sexuell missbraucht worden war.

Als Sally und Jim zum Beratungsgespräch zu mir kamen, erwartete sie der nächste Schock. Ich deutete an, dass Sallys sexuelles Desinteresse an Jim und ihre Hingezogenheit zu dem anderen Mann möglicherweise auf den Missbrauch durch ihren Bruder zurückgingen. Später schilderte Sally ihre anfängliche Verwirrung:

> *Ich konnte es mir nicht vorstellen. Wenn ich vorher irgendwelchen Leuten erzählt hatte, dass ich sexuell missbraucht worden war, hatten sie es immer heruntergespielt. Ich dachte, es sei nicht so schlimm, weil ich ja wusste, was passiert war, wer es getan hatte, warum es passiert war … Ich hatte mir eingeredet, dass ich es verarbeitet hätte und es mir keine Probleme mehr machte. Bei unserem ersten Beratungsgespräch fingen wir an, der Missbrauchsgeschichte näher nachzugehen, und ich merkte, dass das wirklich die Wurzel des Problems war.*

Heute, drei Jahre später, sind Jim und Sally immer noch dabei, nach und nach die sexuellen Probleme zu überwinden, die aus Sallys Missbrauchserfahrung erwachsen sind. Sie haben mir erzählt, dass sie inzwischen ein Maß an emotionaler Nähe und sexueller Befriedigung genießen, wie sie es nie für möglich gehalten hätten.

Geschichten wie diese höre ich in meiner therapeutischen Praxis immer wieder. Ich habe noch nie erlebt, dass Menschen froh und glücklich sind, weil sie endlich erkannt haben, dass sie sexuelle Probleme mit sich herumtragen. Im Gegenteil: Die Klienten kommen anfangs leidend und verzweifelt in die Therapie. Oft ist die Beziehung durch die ungelösten sexuellen Probleme schwer belastet, aber dennoch haben viele Missbrauchs-Überlebende, auch wenn sie schließlich Hilfe suchen, große Widerstände dagegen, sich mit ihren sexuellen Problemen zu befassen. Vielen Paaren ist gar nicht klar, dass ihre gegenwärtigen Schwierigkeiten in irgendeinem Zusammenhang mit früheren Missbrauchserlebnissen stehen.

Sich sexuellen Problemen zu stellen ist schwer. Es geht um sehr intime Dinge, die auszubreiten den meisten Leuten peinlich ist. Deshalb versuchen wir gern, sexuelle Probleme zu leugnen, oder wir hoffen, dass sie sich von selbst geben. Manchmal haben wir auch Angst, abgelehnt oder verachtet zu werden, wenn wir solche Probleme zugeben. Deshalb nehmen wir eine Menge Leiden auf uns, ehe wir uns eingestehen, dass wir ein schwerwiegendes Problem haben, und etwas dagegen unternehmen.

Was bringt uns dazu, dem Problem schließlich doch ins Auge zu sehen? Oft erfolgt diese Einsicht schlagartig in einer bestimmten Schlüsselsituation. Auf einmal können wir an uns heranlassen, dass da etwas nicht stimmt. Oder es ist uns zwar schon bewusst gewesen, aber wir erkennen erst jetzt plötzlich das Gewicht des Problems. Häufig muss die Verwirrung, Verzweiflung, Unbefriedigtheit oder Selbstzerstörung erst ein bestimmtes Maß erreichen, ehe wir bereit sind, uns dem Quell zu stellen. Dann öffnet uns der Leidensdruck eine Tür. Wir tun den ersten Schritt auf dem Weg zur Heilung.

Typische Bewusstwerdungssituationen

Es gibt ein paar typische Situationen, die Missbrauchs-Überlebende dazu bringen, sich ihren Problemen zu stellen. Prüfen Sie, welche der vier folgenden Aussagen auf Sie zutreffen:

- Ich bemerke an mir seltsame Verhaltensweisen, die ich mir nicht erklären kann.
- Meine sexuellen Schwierigkeiten bessern sich nicht.
- Mein Partner leidet.
- Es sind neue Umstände eingetreten, die mich das Problem klarer sehen lassen.

»Ich bemerke an mir seltsame Verhaltensweisen, die ich mir nicht erklären kann«

Sexuelle Probleme können dadurch ans Licht kommen, dass *wir plötzlich in seltsame Verhaltensweisen verfallen, die wir nicht verstehen, aber auch nicht leugnen können.* Vielleicht reagieren wir auf einmal ungewöhnlich auf normale Alltagssituationen.

Nachdem Doris zu einem Routine-Abstrich bei ihrem Gynäkologen gewesen war, fand sie sich plötzlich dabei wieder, dass sie eine halbe Stunde heulend in ihrem Auto saß. Michael wurde schlecht, als er eine öffentliche Toilette betrat. Myra merkte schockiert, dass ein Illustriertenartikel über einen Fall von sexuellem Missbrauch sie sexuell erregte.

Normale zwischenmenschliche Umgangsformen können Angst und Panik auslösen. Ein freundliches Schulterklopfen oder eine leichte Umarmung lassen Missbrauchs-Überlebende nicht selten erstarren. Schon der Gedanke, sich mit jemandem zum Ausgehen zu verabreden, kann unerträgliche Angst auslösen.

Ein homosexueller Psychologiestudent musste feststellen, dass seine Berührungsangst ihn daran hinderte, eine neue Therapiemethode zu erlernen.

> *Ich wollte Körperarbeit lernen. Dazu gehörten verschiedene Formen von Massage. Ich fürchtete mich panisch davor, dass mich jemand berührte. Im Kurs selbst stieg eine Menge Angst in mir hoch. Wenn ich heimkam, konnte ich mich sexuell nicht auf meinen Freund einlassen. Da habe ich gemerkt, dass ich Probleme mit Berührung und Sex hatte.*

Viele Missbrauchs-Überlebende reagieren widersprüchlich auf potentiell sexuelle Situationen. Sie fühlen sich hin- und hergerissen und haben das Gefühl, gleichzeitig zu wollen und nicht zu wollen. »Irgendetwas rastet plötzlich ein«, erklärt eine Betroffene. »Ich weiß gar nicht, dass es da ist, bis es um Sex geht. Dann fühle ich mich plötzlich wehrlos und eingesperrt.«

Manchen Missbrauchs-Überlebenden wird klar, dass sie sexuelle Probleme haben, wenn sie merken, wie sie ihren Partnern widersprüchliche Signale geben. Eine Frau erklärt:

> *Ich will, dass mein Mann mich sexuell attraktiv findet. Ich tue alles, um gut auszusehen. Ich kleide mich sexy und lackiere meine Nägel. Aber wenn er dann sexuell auf mich anspringt, werde ich ärgerlich. Warum reagiere ich enttäuscht, wenn ich doch froh sein sollte?*

Manchmal beunruhigt es die Betroffenen auch, dass sie immer dann heftiges sexuelles Verlangen entwickeln, wenn Sex ausgeschlossen ist. »Tagsüber bei der Arbeit platze ich fast vor Begierde«, erklärt ein Mann. »Aber abends oder am Wochenende, wenn es möglich wäre, weiche ich dem Sex aus. Ich meide ihn regelrecht. Manchmal sehe ich fern, bis ich auf der Couch einschlafe, oder ich arbeite bis spät in die Nacht, ehe ich heimgehe.« Eine Frau mit Missbrauchserfahrung verhielt sich ähnlich. »Ich fange Streit mit meinem Freund an, nur um nicht mit ihm schlafen zu müssen«, berichtete sie. »Am Wochenende plane ich morgens den ganzen Tag durch, damit wir immer beschäftigt sind und uns nicht nahekommen können. Ich verstehe nicht, *wieso ich lieber das Klo putze, als mit ihm ins Bett zu gehen!*«

Manche Missbrauchs-Überlebenden sind regelrecht schockiert von ihren eigenen unbewussten Reaktionen auf Berührung und Sex. Sie merken, dass sie irrational mit ihren Intimpartnern umspringen oder ihnen gar weh tun. Eine Frau schlug plötzlich nachts im Schlaf ihren Mann heftig auf den Rücken. Er war perplex. Aber weil er ein eher sanftmütiger Mensch war, weckte er sie auf, um sie ganz ruhig zu bitten, damit aufzuhören. Es machte sie sehr betroffen, dass sie Gefühle an ihm ausließ, die er in keiner Weise verdient hatte.

Sexuelle Annäherungsversuche können heftige Reaktionen auslösen. Eine Frau erzählt: »Ich wurde immer sehr ärgerlich auf meinen Mann, wenn er Sex wollte. Einmal bin ich so wütend geworden, dass ich ihn *gebissen* habe. Ich hatte keine Ahnung, warum ich wütend war.«

Die Betroffenen merken oft selbst, dass ihr Verhalten in sexuellen Situationen unangemessen ist. Eine 17-jährige Missbrauchs-Überlebende schockierte einen jungen Mann beim ersten Rendezvous damit, dass sie nach dem ersten Kuss seinen Hosenreißverschluss öffnete und ihn oral zu stimulieren begann. Sie erinnerte sich nicht, jemals vorher oralen Sex praktiziert zu haben:

> *Ich war wie in Trance. Es war, als käme da ein Teil von mir zum Vorschein, der darauf abgerichtet war und nur darauf gewartet hatte, loszulegen. Der Junge sagte, ich solle aufhören. Ich war völlig verdattert, und es war mir schrecklich peinlich. Ich hätte es schon schockierend gefunden, ihn überhaupt von mir aus zu berühren.*

Rachel war ebenfalls beunruhigt über ihr Sexualverhalten:

> *Ich hatte eine Beziehung, die mir wirklich viel bedeutete. Ich bekam immer größere Probleme im intimen Zusammensein. Ich merkte, dass ich mich irrational verhielt und entweder verächtlich mit meinem Freund umsprang oder mich an ihn klammerte. Ich wollte ständig Sex und Aufmerksamkeit. Aber wenn mein Freund mit mir schlafen wollte, fing ich an, haltlos zu weinen, und wenn wir dann schließlich Sex hatten, war ich so angespannt, dass ich nicht zum Orgasmus kam.*

Fran war betroffen, als sie merkte, dass sie beim Sex ihr Lustempfinden abschaltete:

> *Mittendrin fixierte ich mich plötzlich auf irgendeinen kleinen Pickel auf dem Rücken meines Partners. Das ging so weit, dass ich emotional völlig ausstieg. Ich klemmte alle meine Gefühle ab und musste schließlich aufhören. Ich konnte nicht weitermachen.*

Angie merkte ebenfalls, dass sie sich selbst jede sexuelle Lust verwehrte:

> *Beim Sex mit meinem Freund wurde ich plötzlich total verkrampft. Meine Gedanken zerflossen und zerrannen. Ich konnte nicht zum Orgasmus kommen. Ich konnte mich nicht konzentrieren. Ehe ich so weit war, kam immer wieder dieser Kurzschluss. Ich wusste nicht, was mit mir los war. Es war beängstigend.*

So irrational und beunruhigend solche Reaktionen erscheinen mögen, haben sie doch ein Gutes: Sie können uns darauf aufmerksam machen, dass wir ein Problem haben. Diese Einsicht zieht meist die Motivation nach sich, etwas zu verändern.

Beim Sex mit meinem Mann überrollte mich plötzlich eine Welle von Zorn. Ich schrie innerlich Sachen wie: »Ich hasse Männer! Ich hasse Schwänze. Ich hasse es, dass die Kerle ihren Spaß dabei haben und ich nicht!« Ich drehte mich weg und heulte und schrie. Nach einer Weile hörte das Schreien auf, und stattdessen war da in mir eine resolute Stimme, die sagte: »Ich will das so nicht mehr!« Kurz darauf suchte ich therapeutische Hilfe, und die Missbrauchserinnerungen kamen hoch.

»Mein sexuelles Problem wird nicht besser«

Dass etwas nicht stimmt, kann auch dadurch offensichtlich werden, dass ein konkretes sexuelles Problem ohne erkennbare medizinische Ursache hartnäckig fortbesteht und die daraus erwachsende Angst und Anspannung immer größer werden.

Dawn beunruhigte es, dass sie, sechs Monate nachdem sie vergewaltigt worden war, immer noch keinen Sex mit ihrem Mann wollte. Jo, die als Kind missbraucht worden war, konnte beim Sex mit ihrem Freund nicht zum Orgasmus kommen, obgleich sie ihn liebte, ihm vertraute und sich bei ihm sicher fühlte.

Manche Missbrauchs-Überlebenden sabotieren immer wieder ihr eigenes Bestreben, engere Beziehungen einzugehen. Ein 25-jähriger Mann wollte sich gern um Frauen bemühen, erstarrte aber jedes Mal, wenn er mit einem weiblichen Wesen zu tun hatte.

Ich war sehr unglücklich, weil ich immer so schüchtern und verschlossen war und so gut wie nichts herausbekam, wenn ich einer Frau gegenüberstand, die mir gefiel und die ich eigentlich gern näher kennenlernen wollte. Wenn ich anfing, mit einer Frau zu reden, wurde ich total nervös. Ich fühlte mich unwohl und hatte irgendwie Angst.

Es ist schmerzlich, sich eingestehen zu müssen, dass man sich selbst Lust abschneidet, die andere Leute genießen können. Manche Missbrauchs-Überlebenden fühlen sich in einem Netz aus negativen Einstellungen zum Sex, Hemmungen und unbefriedigenden Erfahrungen gefangen. »Das Schlimmste am Sex ist das Vorspiel«, sagte eine Frau. »Der Geschlechtsverkehr selbst ist nicht mehr so schlimm, weil ich dann weiß, es ist bald vorbei.« Eine andere Betroffene empfindet ähnlich:

> *Sex ist eine Qual, keine Möglichkeit, Nähe oder Lust zu erleben. Ich sage mir, okay, ich lasse es diesmal über mich ergehen – vielleicht geht es ja nicht so lange –, und wenn es vorbei ist, habe ich wieder eine Zeitlang Ruhe. Es macht mir zu schaffen, dass ich Sex so ähnlich empfinde wie Müllrunterbringen – als etwas, was man regelmäßig machen muss und was immer nur ein Weilchen vorhält.*

Aber auch die ständige Selbstverleugnung und Unoffenheit können die Betroffenen mit der Zeit dahin bringen, sich einzugestehen, dass etwas im Argen liegt. Wenn sie Lust vortäuschen, sich ausschließlich auf die Lust des Partners konzentrieren oder nicht äußern, was sie selbst für ihre sexuelle Befriedigung brauchen, erwachsen daraus Selbsthass und emotionale Distanz und Verbitterung dem Partner gegenüber. Eine Missbrauchs-Überlebende schildert diesen Mechanismus:

> *Ich habe meine eigenen sexuellen Gefühle abgestellt und mich ganz darauf konzentriert, die Wünsche und Bedürfnisse meines Partners zu befriedigen. Weil ich überhaupt nicht auf meine eigenen Gefühle achte, fühle ich mich oft benutzt und erniedrigt.*

Wer routinemäßig die eigenen Gefühle verleugnet, verstrickt sich leicht in ein Theaterspiel, aus dem herauszukommen schwer ist. Candy spielte ihrem Freund zwei Jahre lang Orgasmen vor. Dann hielt sie es nicht mehr aus. Obgleich es ihr sehr schwerfiel, beschloss sie, ihrem Freund die Wahrheit zu sagen.

> *Ich brauchte das Gefühl, für Männer besonders toll zu sein – und das Beste, was mir einfiel, war, im Bett gut zu*

sein. Sie waren richtig berauscht von mir. Lange Zeit hatte ich dabei gar nicht das Gefühl, mich selbst zu verleugnen, weil es mir ja eine Menge psychische Befriedigung gebracht hat, zu sehen, wie sehr ich sie erregte. Aber als ich dann angefangen habe, mich selbst ernster zu nehmen und meinen Partner mehr als Freund zu sehen, kam es mir so verlogen vor, es ihm nicht zu sagen.

Ihr Freund war zwar schockiert und verletzt, freute sich aber auch über die neue Ebene von Ehrlichkeit und Vertrauen, die ihr Geständnis zwischen ihnen möglich gemacht hatte. Jetzt konnten sie beide gemeinsam mit der Heilungsarbeit beginnen.

Viele Missbrauchs-Überlebende kommen an einen Punkt, an dem sie sich nicht mehr länger selbst verleugnen wollen. Sie gestehen sich ein, dass sie ein Problem haben, mit dem sie sich auseinandersetzen müssen.

Manchmal kann der auslösende Faktor auch darin bestehen, dass die Betroffenen das Gefühl haben, ihr Sexualverhalten nicht kontrollieren zu können. Sie fühlen sich ihrer zwanghaften Sucht nach Sex ausgeliefert. Sie merken vielleicht, dass sie nicht aufhören können, wahllos sexuelle Kontakte einzugehen, heimliche Affären oder gefährliche sexuelle Aktivitäten zu suchen. Das erschreckt sie. »Ich fühle mich, als ob ich in einem Haus lebe, das halb über einer Klippe hängt«, meint ein Betroffener.

Mangelnde Kontrolle über das eigene Sexualverhalten bringt Unoffenheit, Scham, Schuldgefühle und Angst mit sich. Diese Gefühle nagen an unserem Selbstwertgefühl. Suchtartiges und zwanghaftes Sexualverhalten kann den Aufbau gesunder Intimbeziehungen verhindern. Eine 23-jährige Frau berichtet:

Eines Tages wachte ich auf, und mir wurde klar, dass ich mit drei Männern gleichzeitig »ging«. Ich war mit allen dreien gleich beim ersten Treffen ins Bett gegangen und schlief immer noch mit ihnen. Ich fühlte mich völlig unfähig, mich zu kontrollieren. Ich hasste mich. Mit keinem dieser Männer machte mir der Sex Spaß, keiner von ihnen bedeutete mir etwas! Mein Leben war ein einziges Chaos, und ich steuerte auf die Katastrophe zu. Ich hatte Selbstmordgedanken. Aber irgendwie dämmerte mir, dass ich die Kontrolle erlangen und auf mich aufpassen musste. Zum ersten Mal im Leben war mir klar, dass ich mit niemandem schlafen wollte und es auch nicht musste. Ich konnte einfach nicht mehr. Einen Monat später, als ich diese Beziehungen beendet hatte und ohne Sex lebte, kam mir die Erinnerung an den Missbrauch durch meinen Vater.

Die Angst vor sexuell übertragbaren Krankheiten wie etwa Aids bringt viele Menschen dazu, ihre suchtartigen sexuellen Verhaltensmuster als ernsthaftes Problem zu begreifen. Missbrauchs-Überlebende, die zwanghaft flüchtige sexuelle Kontakte suchen und dabei oft nicht auf Schutzmaßnahmen wie die Benutzung von Kondomen und Verhütungsmitteln achten, erschrecken heute noch mehr, wenn sie merken, dass sie in ihrem Drang, zu gefallen oder sich Zuwendung in Form von Sex zu holen, nicht nur Krankheit, Unfruchtbarkeit oder eine ungewollte Schwangerschaft riskieren, sondern auch eine tödliche Infektion.

Ein anderer Anstoß kann die Besorgnis wegen einsamer sexueller Aktivitäten und Phantasien sein. Manche Missbrauchs-Überlebenden erkennen es schließlich als Problem, dass sie zwanghaft masturbieren, pornographische Vorlagen oder Missbrauchsphantasien brauchen, um erregt zu werden, oder normale Alltagssituationen zwanghaft sexualisieren. Ein Überlebender, der nicht Volleyball spielen kann, ohne dass ihn seine Teamkameraden sexuell erregen, wird vielleicht schließlich bereit sein, sich einzugestehen, dass er ein Problem hat.

»Mein Partner leidet«

Der Heilungsprozess kann nur dann erfolgreich verlaufen, wenn der/die Missbrauchs-Überlebende selbst etwas verändern will und nicht meint, es tun zu müssen, um eine zerrüttete Beziehung zu retten. Dennoch kann der erste Schritt darin bestehen, dass die Betroffenen *mehr über das seelische Leid des Partners erfahren und die Situation positiv verändern wollen.*

Der Partner leidet oft mehr unter den sexuellen Problemen. Die Betroffenen selbst kümmert es manchmal gar nicht weiter, dass sie suchtartige sexuelle Verhaltensmuster haben, keine sexuelle Befriedigung finden oder Sex überhaupt meiden. Sie würden vielleicht sagen: »Ich fände es prima, wenn wir keinen Sex mehr hätten.« Was ihnen am meisten zusetzt, ist oft, mit ansehen zu müssen, wie der Partner leidet. Eine Betroffene beschreibt ihr Dilemma:

> *Ich habe meinen Partner immer zurückgestoßen, weil ich beim Sex total erstarrte und nicht wusste, warum. Ich habe nie an den Missbrauch gedacht, wenn wir miteinander geschlafen haben, aber mein Unterbewusstsein hat sich offenbar daran erinnert. Mein Partner hatte das Gefühl, dass irgendetwas mit ihm war und ich ihn nicht wollte. Er dachte, er sei ein ganz schrecklicher Mensch, weil er Sex wollte. Für ihn war es schlimm, und mir hat es weh getan, ihn leiden zu sehen.*

Die Partner leiden oft unter ängstlicher Anspannung, Depressionen und psychischen Belastungen, die aus den sexuellen Problemen erwachsen. Wenn sich der andere Teil der körperlichen Nähe entzieht oder beim Sex emotional gar nicht anwesend ist, wird sich der Partner leicht abgelehnt, unzulänglich und sexuell unattraktiv fühlen.

Daniel saß in der ersten Therapiesitzung neben seiner Frau, die als Kind missbraucht worden war, und erklärte:

> *Es tut mir weh, wenn meine Frau mir vermittelt, dass Sex etwas Abstoßendes ist. Sie sagt immer: »Mach schon, bring es hinter dich. Wie kannst du mich denn wollen? Ich bin doch so dick. Du machst dir doch gar nichts aus mir, du benutzt mich doch bloß.« Warum ist sie so defensiv? Sie meint immer, ich wollte ihr etwas tun. In letzter Zeit denke ich, ich würde gar nicht mehr wollen, selbst wenn die Initiative von ihr käme. Für sie gibt es überhaupt keinen*

Zusammenhang zwischen Liebe und Sex. Ich habe es aufgegeben. Ich habe mich sexuell zurückgezogen und fühle mich richtig eingetrocknet. Für meine Frau empfinde ich nur noch eine allgemeine Zuneigung und freundschaftliche Gefühle. Aber mein Herz verschließt sich immer mehr. Ich glaube nicht mehr daran, dass sie sich je ändert. Ich erwarte nicht mehr, dass es anders wird. Ich trage mich mit dem Gedanken, auszuziehen. Ich bin es leid, immer nur verärgert und frustriert zu sein.

Missbrauchs-Überlebende, die zwanghaft sexuelle Aktivitäten suchen, können ihren Partnern großen Schmerz zufügen, vor allem durch Lügen und Heimlichtuerei. Die bisexuelle Bev war schockiert, als ihre Freundin schließlich genug hatte und sie zu verlassen drohte. Bev erklärte: »Da ist mir endlich aufgegangen, wie weh ich ihr getan habe, wenn ich mich immer beklagt habe, dass wir nicht genug Sex hätten, oder wenn ich mich von ihr abgewandt habe, um mit anderen zu flirten.«

Nicht selten entwickeln die Partner selbst sexuelle Probleme. Sie verlieren vielleicht das Interesse am Sex, oder sie kommen nicht mehr oder nur noch vorzeitig zum Orgasmus. (Im elften Kapitel werden wir uns eingehender damit beschäftigen, wie Partner zu indirekten Missbrauchsopfern werden können.)

Ein Beispiel ist Meg, die Frau eines Missbrauchs-Überlebenden. Sie reagierte auf die Schwierigkeiten ihres Mannes schließlich selbst mit sexuellen Problemen.

Beim Sex wird mein Mann so nervös und verkrampft, dass ich mich kaum noch bewegen darf. Aber ich habe mich immer gern viel bewegt. Das gehörte für mich zur Lust am Sex. Wenn er jetzt zu mir sagt, ich soll mich nicht bewegen, steige ich innerlich aus. Ich werde nicht mehr feucht, und meine Scheide tut mir weh. Inzwischen ist Sex für mich schmerzhaft. Aber ich habe das Gefühl, dass ich nichts sagen kann, weil ich ihn sonst vielleicht entmutige. Manchmal passiert es bei der Arbeit oder bei einer Party, dass ein

Freund auf mich zukommt und mich umarmt oder meine Schulter drückt. Dann muss ich immer daran denken, wie ich Berührungen früher genossen habe und wie leicht alles vor dieser Beziehung war.

Manchmal wird der Partner aus Unzufriedenheit eine Affäre eingehen. Der Schock kann den anderen Teil zwar dazu bringen, das Problem an sich heranzulassen, aber letztlich wird vor allem das Vertrauen in den Partner leiden. Der/die Missbrauchs-Überlebende wird sich verraten fühlen und erst recht Schwierigkeiten haben, sich mit den sexuellen Problemen auseinanderzusetzen, die zu der Affäre geführt haben. Oder aber der verletzte Teil wird sich verzweifelt in die Arbeit an den sexuellen Problemen stürzen, um nicht ganz verlassen zu werden. In jedem Fall wird der Heilungsprozess erschwert.

Vielfach fühlt sich der Partner regelrecht in der Falle. Er möchte die Beziehung aufrechterhalten, ist aber verärgert und traurig, weil er auf körperliche Nähe verzichten muss.

Für Missbrauchs-Überlebende kann es sehr schwer sein, mit ansehen zu müssen, wie der Partner leidet. Viele reagieren mit Scham, Zorn auf sich selbst oder Schuldgefühlen. Wenn Sie auch dazugehören, sollten Sie sich vor Augen halten, dass der Missbrauch, der jetzt Ihre Beziehung belastet, nicht Ihre Schuld war. Die Gefühle des Partners sind eine normale Reaktion auf die Situation, für die Sie jedoch nichts können. Denken Sie daran, dass sich im Zuge des Heilungsprozesses die Beziehung und damit die Situation für beide Partner verbessern wird.

»Es sind neue Umstände eingetreten, die mich das Problem klarer sehen lassen«

So wie der berühmte Wassertropfen das Fass zum Überlaufen bringt, *kann ein bestimmtes Erlebnis uns schließlich zwingen, die Augen aufzumachen* und unsere Probleme zu sehen.

Marsha musste sieben unglückliche Beziehungen durchleiden, bis sie schließlich erkannte, dass sie Sex als Köder benutzte:

Nach dem Ende meiner letzten Beziehung fing ich an, mir genauer anzuschauen, welche Rolle Sex für mich spielte. Ich erkannte, dass ich Sex benutzte, um einen Mann zu ködern, damit er mein Bedürfnis nach Wärme und Sicherheit befriedigte. Wenn ich mir dann sicher war, dass er angebissen hatte, klappte es mit dem Sex nicht mehr.

Als Marsha dieses Muster erkannt hatte, konnte sie nicht länger den sexuellen Ängsten und Schwierigkeiten ausweichen, die sie bisher nicht in ihr Bewusstsein hatte dringen lassen.

Für Howard fiel der letzte Tropfen, als er bei einem Treffen mit einer großen Runde von Freunden und Bekannten an einem Restauranttisch saß:

Ich sah mich um und merkte plötzlich, dass ich mit allen Frauen in der Runde im Bett gewesen war, aber zu keiner wirklich eine Beziehung hatte. Da wusste ich, dass etwas nicht stimmte.

Der Augenblick der Erkenntnis kommt oft auch dann, wenn die Betroffenen gerade ein anderes Problem wie etwa eine Sucht, eine Essstörung, eine körperliche Krankheit, kriminelle Verhaltensweisen oder psychische Störungen einigermaßen überwunden haben. Der Genesungsprozess verändert ihre Wahrnehmung. Er gibt ihnen die Chance, sich selbst ehrlicher und nüchterner zu sehen. Dann kommen oft sexuelle Probleme zum Vorschein, die vorher maskiert waren oder geleugnet wurden.

Eine Missbrauchs-Überlebende fand sich mit ihren sexuellen Problemen konfrontiert, als sie ihren Drogenkonsum aufgab:

Bevor mir die Sache mit dem Missbrauch bewusst wurde, hatte ich etwa vier Jahre lang Marihuana geraucht und später dann auch noch Kokain geschnupft, um etwas vom Sex zu haben. Als ich dann an meinen Problemen arbeitete, beschloss ich, keine Drogen mehr zu nehmen. Als ich es ließ, wurde der Sex für mich sehr unbefriedigend. Er kam mir so flach und seicht vor und hatte nichts mit Nähe oder Liebe zu tun.

Die Drogen hatten den Schmerz, den der erlittene Missbrauch verursacht hatte, viele Jahre lang betäubt.

Der 32-jährige Matt, der von seiner Mutter missbraucht worden war, nahm an einem Zwölf-Punkte-Programm der Anonymen Alkoholiker[1] teil, als ihm bewusst wurde, dass er selbst auch schon sexuellen Missbrauch begangen hatte. Als er eine Liste all der Dinge aufstellte, die er anderen Menschen aufgrund seiner Trinkerei angetan hatte, gab er vor sich selbst zu, dass er schon einmal eine Frau nach einer Verabredung vergewaltigt hatte. Er erinnert sich an die Auswirkungen dieses Eingeständnisses:

Als ich diesen Schritt vollzog, wurde mir klar, dass ich Probleme mit Nähe hatte und eine Menge sexuelle Aggressionen gegen Frauen. Ich hatte gedacht, der Alkohol sei schuld gewesen, aber das stimmte nicht. Dass ich selbst einen anderen Menschen missbraucht habe, hat in mir ungeheure Schuldgefühle hervorgerufen und den Wunsch nach Wiedergutmachung geweckt. Ich will wissen, warum ich das getan habe und was ich tun kann, damit es nie wieder passiert.

Cory, ein anderer Missbrauchs-Überlebender, begann ebenfalls, seine sexuellen Probleme anzugehen, nachdem ihm klar geworden war, dass er Alkoholiker war und selbst Missbrauch begangen hatte. Aus Angst, dass er es noch einmal tun könnte, beschloss er, sich mit seinen eigenen Schwierigkeiten auseinanderzusetzen. Die sexuelle Gesundung wurde für ihn ein Hauptziel seiner Arbeit an sich selbst.

Ich ging in die Therapie, weil ich in betrunkenem Zustand versucht hatte, meinen Neffen im Bett sexuell zu berühren. Ich wurde erwischt und rausgeschmissen. Das war das

---

1 https://www.anonyme-alkoholiker.de/downloads/Zw%C3%B6lf-Schritte.pdf

letzte Mal, dass ich getrunken habe, und es ist jetzt schon zweieinhalb Jahre her. Aber in mir hatte sich nichts geändert, und es machte mich wahnsinnig, wenn ich daran dachte, was ich getan hatte. Mir war klar, dass ich mehr über mich herauskriegen musste, damit ich mich nicht irgendwann wieder besaufen und nichts mehr mitkriegen und jemandem etwas tun würde. In der Therapie habe ich gemerkt, dass ich so viele Jahre getrunken habe, um die Verwirrung und die Scham und die Schuldgefühle in Zusammenhang mit meiner Sexualität in Schach zu halten. Als ich trocken war und meine Gefühle wahrnehmen lernte, konnte ich alles besser sehen: mich selbst, was ich machte und was wirklich mit mir passiert war.

Marylin, die infolge des erlittenen Missbrauchs an einer multiplen Persönlichkeit litt, erkannte ihre sexuellen Probleme erst, als ihre Gesundung bereits große Fortschritte gemacht hatte. Marilyn hatte über viele Jahre eine separate Persönlichkeit gehabt, die beim Sex herauskam. Als die Therapie Erfolge zeigte, begann diese bisher abgespaltene Persönlichkeit, mit anderen Teilen zu verschmelzen, und schließlich verschwand sie ganz. Marilyn hatte jetzt plötzlich sexuelle Probleme und Angst vor Sex. Diese Gefühle zu spüren war für sie ein wichtiger Meilenstein. Aber sie war darüber trotzdem nicht sehr erfreut.

Die abgespaltene Persönlichkeit, die für mich den Sex übernahm, hatte damit kaum Probleme, außer dass sie immer die Kontrolle behalten wollte. Jetzt habe ich mit Sex viel mehr Schwierigkeiten, weil mehr von mir dabei anwesend ist.

Bei vielen Missbrauchs-Überlebenden bringt die Aufarbeitung des Missbrauchs bisher unerkannte sexuelle Probleme an die Oberfläche. Bilder des Missbrauchsgeschehens verfolgen sie, und sie merken plötzlich, wie verwundbar sie sich beim Sex fühlen. Nattie beschreibt eine solche Reaktion:

> *Bis ich das mit dem Missbrauch herausfand, hatte ich keine Orgasmusprobleme. Seit mir vor vier Jahren die Erinnerung wieder gekommen ist, habe ich Schwierigkeiten mit meiner Empfindungsfähigkeit, mit der Erregung und dem Orgasmus, sowohl allein als auch mit einem Partner. Jetzt sind diese Probleme da, und ich kann sie nicht mehr ignorieren.*

Sich der eigenen sexuellen Probleme bewusst zu werden ist fast immer schwer. Ein Missbrauchs-Überlebender vertraute mir seinen Schmerz an:

> *Für mich gelten alle vier Auslöser, die Leute dazu bringen, ihr Problem zu erkennen. Das schmerzt höllisch – mir ist nur zu klar geworden, wie isoliert ich mein Leben lang gewesen bin.*

Sexuelle Probleme anzuerkennen mag schmerzhaft sein. Aber mit dem Schmerz kommt die Chance zur Heilung. Wenn sexuelle Probleme an die Oberfläche gelangen, bedeutet das häufig, dass wir insgesamt in die Schlüsselphase des Heilungsprozesses eingetreten sind. Wenn wir uns erst einmal eingestanden haben, dass etwas nicht stimmt, können wir unsere Kräfte darauf richten, die Probleme zu verstehen und zu überwinden. Die Arbeit an unseren sexuellen Problemen kann uns tiefe Einsichten in uns selbst eröffnen und uns helfen, unsere Beziehungen zu anderen Menschen entscheidend zu verbessern. Die Reise hat begonnen.

2. Den Missbrauch sich selbst und anderen eingestehen

Die Ursache meiner Verzweiflung war nicht das Dunkel, es waren die Verletzungen, die es verbarg.

Louise Wisechild, *The Obsidian Mirror*

Vor ein paar Jahren sah ich abends im Fernsehen eine Show, in der Barbara Walters einen meiner Lieblings-Fernsehstars interviewte: Don Johnson aus »Miami Vice«. Auf einem Sofa in seinem tollen Haus ausgestreckt, erzählte Don von den Sonnen- und Schattenseiten seines Lebens. Er sprach von seinen Kämpfen gegen Drogen, Alkohol und Arbeitssucht. Dann erzählte er von seinen Beziehungen zu Frauen – wie aufregend und attraktiv er sie finde. Ich sah, wie sein Energiepegel stieg und sein Atem schneller ging. Er schien plötzlich wie berauscht.

Don sagte, sein Problem sei, dass ihm die Frauen zu gut gefielen und dass es ihm schwerfiele, länger mit einer zusammenzubleiben. Zwar würden sich mit der Zeit innige Freundschaft und Nähe entwickeln, aber er finge dann an, sich anderweitig umzusehen.

Ich dachte plötzlich: Dieser Mann ist sexuell missbraucht worden! Was er schilderte, klang genau wie das, was ich so oft in meiner Praxis von erwachsenen Missbrauchs-Überlebenden zu hören bekam. Aber dann rief ich mich zur Ordnung. Ich hatte wohl einfach zu viel gearbeitet. Ich sah schon Missbrauch, wo wahrscheinlich nie welcher gewesen war.

Und dann geschah es. Barbara beugte sich vor und fragte lächelnd: »Don, stimmt es, dass Sie Ihre erste sexuelle Beziehung schon im zarten Alter von zwölf Jahren hatten, und zwar mit Ihrem 17-jährigen Kindermädchen?« Mir fiel die Kinnlade herunter. Don grinste Barbara an. Er neigte den Kopf, und seine blauen Augen zwinkerten. »Das stimmt«, sagte er. »Und mein Puls geht heute noch schneller, wenn ich nur daran denke.« Barbara schien nicht im mindesten alarmiert.

Am nächsten Tag schrieb ich Barbara Walters einen Brief, um sie über sexuellen Missbrauch von Jungen aufzuklären. Wäre Don ein zwölfjähriges Mädchen gewesen und das Kindermädchen ein 17-jähriger Bursche, hätte niemand gezögert, die Sache als Missbrauch zu bezeichnen, so fügsam oder »willig« das Opfer auch gewesen sein mochte. Ein solcher Sexualkontakt war altersunangemessen und ausbeuterisch, ob das Kind nun ein Junge oder ein Mädchen war. Es spricht manches dafür, dass Don Johnsons Probleme mit längeren Beziehungen auf diesem Erlebnis und vielleicht noch anderen ähnlicher Art beruhen.

Don war keineswegs, wie viele Leute gedacht haben mögen, ein »Glückspilz«. Er war sexuell missbraucht worden und hatte es selbst noch nicht begriffen.

Dem sexuellen Missbrauch ins Gesicht zu sehen ist ein wichtiger Schritt zur Heilung. Erst dadurch wird es möglich, die eigentlichen Ursachen der akuten sexuellen Probleme zu erkennen.Manchen Überlebenden fällt dieser Schritt nicht weiter schwer: Ihnen ist klar, dass sie missbraucht wurden und dass ihre sexuellen Probleme daher rühren. So wird eine Frau, die vergewaltigt wurde, wahrscheinlich den Zusammenhang sehen, wenn sie plötzlich beim Sex statt Lust nur noch Angst empfindet.

Für viele Missbrauchs-Überlebende ist dieser Schritt jedoch sehr schwer. Sie erinnern sich vielleicht an bestimmte Vorkommnisse, können sie aber nicht als sexuellen Missbrauch klassifizieren, oder sie haben die betreffenden Erlebnisse als unwichtig beiseitegeschoben. Vielleicht können sie sich auch gar nicht richtig daran erinnern. Außerdem fällt es oft auch schwer, sich selbst und anderen die eigene Opferrolle einzugestehen.

Ich selbst habe Jahre gebraucht, um mir darüber klar zu werden, dass ich bei einer Verabredung vergewaltigt wurde, obgleich ich wusste, was passiert war und wie ich mich dabei gefühlt hatte. Ich musste erst begreifen, dass es tatsächlich eine Vergewaltigung gewesen war und ich das Opfer. Ich musste mich erst genauer erinnern und aufhören, mir selbst die Schuld zu geben, ehe ich dieses Erlebnis wirklich als Missbrauch identifizieren konnte.

Dem sexuellen Missbrauch ins Gesicht zu sehen kann den Betroffenen lange Jahre der Verwirrung, des Leidens und fehlgelenkter Therapieversuche ersparen. Jean, inzwischen in den Vierzigern, erzählt die Geschichte ihrer frustrierenden Bemühungen:

> *Mit 19 habe ich geheiratet. Die Ehe hat ein paar Jahre gedauert. Ich habe Sex gehasst und nach Möglichkeit vermieden. Schließlich hat mich mein Mann wegen einer anderen Frau verlassen. Ich hatte eine Reihe kurzer Affären, schlief mit vielen Männern, weil ich etwas suchte, etwas fühlen wollte. Ich ging zu Therapeutinnen. Eine sagte mir, ich solle mir einen Mann suchen, der genauso wenig Interesse an Sex hätte. Eine andere meinte, ich solle mir ein Buch über Selbstbefriedigung und einen Vibrator kaufen. Ich habe meinen Körper kennengelernt und kam zum Orgasmus, aber mit einem anderen Menschen fühlte ich immer noch nichts. Ich versuchte es mit Rebirthing, Meditation usw., aber es hat noch zehn Jahre gedauert, bis mich schließlich jemand gefragt hat, ob ich als Kind missbraucht worden sei. Jetzt bin ich auf einem neuen Weg.*

Nachdem Jean sich des Missbrauchs bewusst geworden war, konnte sie die eigentlichen Ursachen ihrer sexuellen Probleme angehen. Von da an verlief ihr Heilungsprozess sehr viel erfolgreicher.

In diesem Kapitel will ich einige Konzepte und Hilfsmittel vorstellen, die es Betroffenen erleichtern können, sich den erlittenen sexuellen Missbrauch in vollem Umfang einzugestehen. Dieser Prozess besteht aus vier Schritten. Es gilt:

- sich darüber klar zu werden, was sexueller Missbrauch ist,
- Bewusstseinsblockaden zu überwinden,
- sich an den Missbrauch zu erinnern und
- anderen von dem Missbrauch zu erzählen.

Was ist sexueller Missbrauch?

Wenn Sie genauer wissen, was unter sexuellem Missbrauch zu verstehen ist, können Sie leichter feststellen, ob und wie Sie missbraucht wurden.

Obgleich sexueller Missbrauch viele Formen annehmen kann (s. Kasten), ist allen diesen Varianten doch eines gemeinsam: Sexueller Missbrauch liegt immer dann vor, *wenn eine Person eine andere mittels sexueller Aktivitäten oder sexueller Suggestion dominiert und ausnutzt.* Sexuelle Gefühle und Verhaltensweisen werden dazu benutzt, einen anderen Menschen zu erniedrigen, zu demütigen, zu verletzen oder in anderer Weise zu missbrauchen. Dabei spielen oft Zwang oder Vertrauensmissbrauch mit.

Der sexuelle Missbrauch kann direkt, schmerzhaft und offensichtlich sein, wie etwa bei einer Vergewaltigung durch eine fremde Person. Er kann aber auch indirekt und sogar subtil sein, etwa wenn das Opfer von einer Person sexuell gestreichelt wird, die gleichzeitig beteuert, dass sie aus Liebe handelt.

Häufige Formen des sexuellen Missbrauchs

Die klinische Definition des sexuellen Missbrauchs erweitert sich zunehmend, da in unserer Gesellschaft das Bewusstsein für die Bandbreite der sexuellen Übergriffe wächst. Ein konkretes Missbrauchserlebnis kann in mehrere Kategorien zugleich fallen.

Sexueller Missbrauch von Kindern: Sexuelle Handlungen von Erwachsenen oder Jugendlichen mit Kindern, die vom Täter dominiert bzw. kontrolliert werden: etwa das Entkleiden und Betasten kleiner Mädchen durch ältere Jungen. Diese Form des Missbrauchs wird manchmal von Fremden, meist aber von Vertrauens- und Autoritätspersonen begangen.

Inzest: Die häufigste Form des Kindesmissbrauchs, verübt durch Familienangehörige wie Vater, Mutter, Stiefvater, Stiefmutter, Geschwister, Tanten, Onkel, Cousins, Cousinen und Großeltern.

Belästigung: Sexueller Missbrauch mit sexueller Stimulation von Körper- und Genitalbereichen, einschließlich der Penetration. Dies kann in jedem Alter geschehen, durch Täter jeden Alters.

Vergewaltigung durch fremde Täter: Gewaltsamer sexueller Übergriff, bei dem sich Zorn, Aggression oder Machtgier Bahn brechen. Kann, muss aber nicht die Penetration von Körperöffnungen (Mund, Anus, Vagina) beinhalten.

Vergewaltigung durch Täter aus der Bekanntschaft: Sexueller Missbrauch, der nicht notwendigerweise gewaltsamer Natur sein muss, durch eine Person, die das Opfer kennt, oft einen Freund oder Bekannten.

Vergewaltigung in der Ehe: Sexueller Missbrauch durch den Ehepartner oder einen langjährigen Intimpartner.

Erzwungener Sexualkontakt: Übergriffe auf die Sexualorgane des Opfers mit Zwangs- oder Gewaltmitteln. Diese Kategorie deckt eine Vielfalt von Sexualdelikten ab und wird häufig zur Bezeichnung von Vergewaltigungsakten an Knaben und Männern benutzt.

Exhibitionismus oder Exponierung: Das Präsentieren des kompletten oder von Teilen des nackten Körpers in dem Versuch, ein Opfer zu schockieren, einzuschüchtern oder sexuell zu erregen. Dies kann das vorschnelle und/oder unerwünschte Teilen von pornographischen Materialien beinhalten.

Voyerismus: Heimliches oder offenes Beobachten des Opfers im nackten Zustand oder in intimen Situationen zum Zweck der eigenen sexuellen Befriedigung.

Obszöne Telefonanrufe oder E-Mail-Nachrichten: Verletzung der Privatsphäre eines Opfers mit sexuell suggestiven Nachrichten über Telefon oder Internet, um ein Opfer zu schockieren, einzuschüchtern oder sexuell zu erregen.

Sadistischer sexueller Missbrauch: Sexueller Missbrauch, bei dem der Täter das Opfer zu Furcht-, Schreckens- oder Schmerzreaktionen zu treiben versucht, um seine eigene sexuelle Erregung zu steigern. Beinhaltet oft Fesselung, pseudoreligiöse Riten, Missbrauchshandlungen durch mehrere Täter gleichzeitig, die Verwendung von Tieren, das Einführen von Gegenständen, Folter oder Verstümmelung.

Sexuelle Ausbeutung: Ausnutzen des Opfers als Sex- oder Foto-Objekt, um Geld oder sexuelle Befriedigung herauszuschlagen.

Sexuelle Belästigung: Ausnutzen von Geschlechts-, Status- oder Machtvorteilen, um das Opfer einzuschüchtern oder zu kontrollieren oder sexuelle Kontakte zu erpressen. Kann sich in Form von aufdringlichem Flirten und suggestiven sexuellen Bemerkungen äußern.

Diskriminierung des Geschlechts des Opfers: Entwertung der Geschlechtsidentität des Opfers, oft mit sexuellen Untertönen: etwa das Kleiden von Jungen mit Mädchenkleidern oder umgekehrt und verbale Verunglimpfung des Geschlechts, dem das Opfer angehört.

»Gay bashing«: Tätliche Angriffe auf homosexuelle oder vermeintlich homosexuelle Opfer.

Sexuelle Gewalt: Jeder gewaltsame Übergriff, bei dem die Sexualorgane des Opfers betroffen sind.

Anmerkung:
Gesetzliche Definitionen von sexuellem Missbrauch sind viel enger und können nicht als Grundlage für die Bestimmung, ob es sich bei einer Erfahrung um sexuellen Missbrauch handelt, herangezogen werden. Leider schützen die Opfer in vielen Teilen unseres Landes keine Gesetze vor bestimmten Arten von sexuellem Missbrauch, wie z. B. der Vergewaltigung in der Ehe,

sexueller Belästigung, der Diskriminierung des Geschlechts des Opfers, »gay bashing«, unerwünschter Internetpornographie und Missbrauch in indirekter und subtiler Form.

Meist beinhaltet der Missbrauch direkte Berührung. Missbrauch kann aber auch dann vorliegen – und sexuelle Schädigungen hinterlassen –, wenn wenn keine Berührung stattgefunden hat. Wer sexuelle Belästigung per Telefon ertragen muss oder gezwungen wird, für Porno-Fotos zu posieren, erleidet ebenfalls sexuellen Missbrauch, obgleich es vielleicht nie zur körperlichen Berührung durch den Täter kommt.
Diese Erweiterung der Definition des sexuellen Missbrauchs hat schon vielen Überlebenden geholfen, das, was ihnen widerfahren ist, richtig zu identifizieren und anderen zu vermitteln, was es für sie bedeutete. »Zu Anfang meiner Ehe, vor 19 Jahren, habe ich meinem Mann nur erzählt, dass ich ein sexuelles Verhältnis mit meinem Stiefvater hatte«, schrieb eine Betroffene. »Sexueller Missbrauch war 1969 noch kein gängiger Begriff, und *Vergewaltigung* schien mir nicht korrekt und *Inzest* auch nicht, weil wir ja nicht blutsverwandt waren.« Diese sprachliche Verharmlosung führte jedoch dazu, dass ihr Mann lange nicht begriff, dass sie tatsächlich missbraucht worden war und dadurch schwerwiegende Schädigungen erlitten hatte.

Um Ihnen zu helfen, genauer zu verstehen, was sexueller Missbrauch bedeutet, und festzustellen, ob Sie selbst missbraucht wurden, lege ich Ihnen jetzt vier Fragen vor, über die Sie nachdenken sollen. Jedes Ja qualifiziert ein bestimmtes Erlebnis als sexuellen Missbrauch.

1. Waren Sie in der Lage, frei und eigenverantwortlich in die sexuelle Aktivität einzuwilligen?
   Ja Nein

Wenn Sie belästigt, eingeschüchtert, manipuliert oder zu sexuellen Handlungen gezwungen wurden, konnten Sie nicht frei und eigenverantwortlich einwilligen. Das Gleiche gilt, wenn Sie unter Drogen, Alkohol oder Medikamenten standen, geschlafen haben, bewusstlos oder in anderer Weise nicht völlig bei sich waren. Kinder sind aufgrund des Alters- und Größenunterschieds, des Machtgefälles, des unterschiedlichen Wissens- und Reifestandes grundsätzlich nicht in der Lage, frei und eigenverantwortlich in sexuelle Handlungen mit *Erwachsenen oder auf Erwachsenenart einzuwilligen.*

2. Spielte bei den sexuellen Handlungen das Ausnutzen einer Vertrauensbeziehung eine Rolle?
   Ja Nein

Wenn eine Person, die für Sie sorgen oder auf Sie aufpassen sollte oder Ihnen gegenüber eine sonstige Autoritätsposition innehatte, dieses Verhältnis nutzte, um Sie zu sexuellen Handlungen zu zwingen oder aufzufordern, sind Sie sexuell ausgenutzt und somit missbraucht worden. Das ist etwa dann der Fall, wenn ein Elternteil oder ein/-e Verwandte/-r, ein/-e Lehrer/-in, eine religiöse Autoritätsperson oder ein/-e Therapeut/-in die bestehende Vertrauensbeziehung für sexuelle Handlungen missbraucht. Ein Vorgesetzter, der seinen Status nutzt, um Untergebene zu sexuellen Handlungen zu veranlassen, missbraucht ebenfalls seine Macht. (Dabei spielt es keine Rolle, von wem die Initiative ausging. Autoritätspersonen missbrauchen ihre Position auch dann, wenn sie reagieren.)

3. Waren die sexuellen Handlungen durch Gewalt oder Zwang charakterisiert?
   Ja Nein

Jede Situation, in der Sie gegen Ihren Willen festgehalten oder gefesselt, durch physische Gewalt gezwungen, bedroht oder verletzt wurden, ist sexueller Missbrauch. Jeder Mensch hat das Recht, selbst zu kontrollieren, was physisch mit ihm geschieht. Wenn das jemandem in einer sexuellen Situation durch eine andere Person verwehrt wird, liegt sexueller Missbrauch vor.

4. Haben Sie sich missbraucht gefühlt?
   Ja Nein

Für den Heilungsprozess ist entscheidend, ob *Sie* sich sexuell missbraucht gefühlt haben. Gefühle sind real. Man kann sie nicht auslöschen. Vertrauen Sie Ihren Gefühlen im Hinblick auf ein bestimmtes sexuelles Erlebnis. Wenn Sie es als merkwürdig oder ausbeuterisch empfunden haben, dann ist es egal, wie andere es sehen – es hat negative Spuren hinterlassen. Das ist es, was zählt.

Ich selbst halte mich bei der therapeutischen Arbeit mit Missbrauchs-Überlebenden an diese Definition: Sexueller Missbrauch ist die Schädigung der Sexualität eines anderen Menschen durch sexuelle Machtausübung, Manipulation und Ausbeutung. Sexueller Missbrauch ist jede Handlung, die die sexuellen Rechte eines anderen Menschen verletzt. Durch die Verletzung dieser Rechte leidet die Sexualität des Opfers Schaden.

In meiner langjährigen Praxis als Sexualtherapeutin habe ich acht sexuelle Grundrechte identifiziert, die uns schützen und es uns ermöglichen, eine positive Einstellung zur Sexualität und gesunde sexuelle Verhaltensweisen zu entwickeln:

1. Das Recht, eine gesunde Einstellung zur Sexualität zu entwickeln
2. Das Recht auf eine unverletzliche sexuelle Intimsphäre
3. Das Recht auf Schutz vor körperlicher Vereinnahmung und Schädigung
4. Das Recht, nein zu sexuellen Handlungen zu sagen
5. Das Recht, Berührungen und sexuelle Kontakte selbst zu kontrollieren
6. Das Recht, sexuelle Erregung abzustellen, wenn sie sich unangemessen oder unangenehm anfühlt
7. Das Recht, sich sexuell entsprechend den eigenen Präferenzen und Orientierungen zu entwickeln
8. Das Recht auf gesunde sexuelle Lust und Befriedigung

Durch sexuellen Missbrauch werden die Opfer im Hinblick auf diese Grundrechte verwirrt. Der Täter benutzt das Opfer, um seine eigenen emotionalen und körperlichen Bedürfnisse zu befriedigen, und ignoriert dessen Rechte, was oft ein Gefühl der Ohnmacht hinterlässt. Sexueller Missbrauch ist ein höchst egozentrischer Akt, und obgleich die Täter oft versuchen, sich selbst und den Opfern das Gegenteil einzureden, passiert er nicht versehentlich. Die missbrauchende Person fügt dem Opfer entweder bewusst Schaden zu oder weiß doch zumindest, dass das, was sie tut, Schaden verursachen kann. In jedem Fall wird das Opfer seiner sexuellen Rechte beraubt.

Dem erlittenen Missbrauch ins Gesicht zu sehen setzt jedoch mehr voraus als nur die Kenntnis der verschiedenen Formen von Missbrauch und das theoretische Wissen um die eigenen sexuellen Rechte. Oft müssen zuerst bestimmte Blockaden aufgelöst werden, die uns daran hindern, uns des Missbrauchs voll und ganz bewusst zu werden.

Bewusstseinsblockaden auflösen

Die wichtigsten Blockaden, die uns daran hindern, uns des erlittenen Missbrauchs in vollem Umfang bewusst zu werden, sind:

- die Unsicherheit, wie ein bestimmtes Vorkommnis zu bewerten ist,
- die Verwirrung, die aus der konkreten Form des Missbrauchs resultiert,
- das Festhalten an Entschuldigungen und Verharmlosungen.

Wir wollen uns jetzt diese Blockaden genauer ansehen, um Möglichkeiten zu finden, wie sie sich überwinden lassen.

Blockade 1: Die Unsicherheit, wie ein bestimmtes Vorkommnis zu bewerten ist

Manche Betroffenen wissen nicht genau, wie sich Missbrauch von anderen sexuellen Aktivitäten unterscheidet, und haben deshalb Schwierigkeiten, bestimmte sexuelle Erlebnisse einzuordnen.

Ob ein Vorkommnis Missbrauch war oder nicht, kann von graduellen Abstufungen und von den Umständen abhängen. Manchmal muss man den gesamten Kontext betrachten. So kann etwa ein Vater mit seiner dreijährigen Tochter baden, ihr helfen, ihre Genitalregion zu waschen, und abends im Bett mit ihr kuscheln, ohne dass es etwas mit sexuellem Missbrauch zu tun hat. Ganz anders sieht die Sache aus, wenn der Vater das Mädchen zwingt, mit ihm in die Badewanne zu steigen, obgleich es nicht will, wenn er sich länger oder in schmerzhafter Weise an den Genitalien der Kleinen zu schaffen macht, wenn er sie ermahnt, niemandem davon zu erzählen, wenn er sie in der Absicht berührt, sie sexuell zu erregen, oder wenn es ihn selbst erregt.

Nacktheit, Berühren, Streicheln, Küssen und Umarmen sind natürliche Dinge. Missbrauch wird erst durch einen bestimmten Kontext daraus: wenn gegebene Grenzen nicht respektiert werden. Manchmal muss man die gesamte Dynamik der Beziehung betrachten, um beurteilen zu können, ob es sich um Missbrauch gehandelt hat oder nicht.

> *Als ich etwa fünf war, pflegte ich mit Bobby, einem gleichaltrigen Nachbarsjungen, Fangen und Verstecken zu spielen oder zu schaukeln. Eines Tages sagte Bobby: »Komm mit. Wir gehen in die Garage, in Dad's Auto.« Ich folgte ihm gespannt. Wir öffneten die Wagentür und kletterten auf die glänzenden Kunstledersitze. Dann sagte Bobby: »Wenn du mir deins zeigst, zeig ich dir meins.« Er wartete auf meine Antwort. Ich war einverstanden. Etwa zehn Sekunden lang kauerten wir auf den Wagensitzen, um unsere Unterhosen herunterzuziehen und uns gegenseitig unsere Genitalien zu zeigen. (Ich denke, was wir zu sehen bekamen, erstaunte uns beide ein bisschen.) Dann stiegen wir wieder aus. Wir gingen nach draußen und spielten weiter. Ich erzählte niemandem davon, weil mir klar war, dass es ein Geheimnis war, und weil es mich auch ein bisschen verlegen machte. Aber ich fand es auch nicht schlimm. Das finde ich bis heute nicht. Es war ein Kinderspiel. Etwas ganz Normales.*

Viele von Ihnen werden sich an ähnliche Kindheitserlebnisse erinnern. Solche Interaktionen sind eine häufige und gesunde Ausdrucksform sexueller Neugier und wichtig für die Entwicklung einer positiven Einstellung zur eigenen Sexualität. Wir waren gleich alt und gleich groß. Keiner von uns fühlte sich vom anderen eingeschüchtert oder kontrolliert, gedrängt oder gezwungen. Keiner von uns fühlte sich in irgendeiner Weise hereingelegt, verletzt, erniedrigt oder verraten. Dieses Geschehen im Auto war kein sexueller Missbrauch, für Bobby nicht und für mich auch nicht.

Andere sexuelle Traumata, etwa durch versehentliche Verletzungen oder medizinische Prozeduren, können ebenso schockierend sein wie sexueller Missbrauch und ähnliche Auswirkungen im sexuellen Bereich zeitigen, fallen aber doch nicht unter diese Definition. Wenn ein Kind auf einem Herrenrad sitzt und jemand absichtlich am Lenker rüttelt, so dass es vom Sattel auf die Stange rutscht und sich weh tut, kann sich das anfühlen wie ein schmerzhafter Angriff auf die eigenen Genitalien. Das Kind fühlt sich gedemütigt, die Genitalien schmerzen, und es weiß, dass der andere es absichtlich getan hat. Was ihm widerfahren ist, war ein Übergriff, aber er war nicht unbedingt darauf gerichtet, es sexuell zu attackieren oder auszunutzen.

Auch als Erwachsene haben wir manchmal negative sexuelle Erlebnisse. Es kann sein, dass wir gelegentlich das Gefühl haben, der Partner kümmert sich nicht darum, was wir empfinden. Vielleicht empfinden wir den Sex als unangenehm oder schmerzhaft. Oder wir sind verletzt, wenn der Partner nach dem Sex abrupt aufsteht und geht. Aber das alles ist als solches noch kein Missbrauch.

Auch wenn Sie sich an sexuelle Traumata oder negative Erlebnisse erinnern, die Sie nicht als Missbrauch empfinden, sollten Sie sich vor Augen halten, dass der Weg zu ihrer Überwindung oft sehr ähnlich ist wie der Heilungsprozess nach echten Missbrauchserfahrungen. Sie können trotzdem von diesem Buch profitieren.

Blockade 2: Verwirrung aufgrund bestimmter Aspekte der Missbrauchssituation selbst

Viele Überlebende haben Probleme, den sexuellen Missbrauch als solchen zu identifizieren, weil bestimmte Aspekte der Missbrauchssituation selbst dies erschweren. Einige verwirrende Faktoren will ich hier kurz erörtern:

Der Missbrauch wurde für etwas anderes ausgegeben
Die Täter verleugnen oft, was sie machen, und rationalisieren ihr Verhalten mit allen möglichen Begründungen. Diese Verleugnung kann das Opfer verwirren.

Nehmen wir an, ein junges Mädchen trifft sich mit einem jungen Mann, und dieser greift ihr plötzlich unter die Kleider und fängt an, sie zu betasten. Dem Mädchen ist das unangenehm, und es sagt ihm, er soll aufhören. Mit einiger Wahrscheinlichkeit wird es als Reaktion zu hören bekommen: »Was hast du denn? Warum bist du denn so verklemmt? Es war doch nur Spaß.« Daraufhin wird das Mädchen wahrscheinlich selbst zweifeln, ob es sich tatsächlich um sexuellen Missbrauch handelte oder ob es einfach nur verklemmt ist.

Missbraucher finden die verblüffendsten Rechtfertigungen für ihr Tun: »Ich bringe dir nur bei, wie Sex geht, damit du mal eine gute Liebhaberin wirst.« – »Wir haben doch nur ein bisschen Spaß gehabt.« – »Du hast es doch selbst provoziert, so wie du dich anziehst.« Viele Opfer glauben diesen Ausflüchten und haben später große Schwierigkeiten, den Missbrauch als solchen zu erkennen.

Liz begriff viele Jahre nicht, dass ihre Mutter sie missbrauchte, weil diese ihr eine vorgeschobene Erklärung für ihr Verhalten gegeben hatte.

> *Meine Mutter kam nachts mit der Taschenlampe in mein Zimmer und machte mir einen Einlauf. Sie machte es nachts, weil ich mich tagsüber dagegen wehrte. Außerdem steckte sie mir den Finger in die Scheide. Sie meinte, sie wolle prüfen, ob sie sich auch schön gerade entwickle. Sie zog Lust daraus, mir Schmerz zuzufügen. Ich erinnere mich auch, dass sie mir Zäpfchen verabreichte, manchmal gleich mehrere auf einmal. Sie hatte eine ganze Menge solcher Schmerz-Rituale. Ich sagte ihr, dass diese Dinge nicht nötig seien, aber sie meinte, das wisse sie selbst am besten. Als Kind habe ich das alles nicht als sexuellen Missbrauch wahrgenommen. Ich habe die Erklärung meiner Mutter hingenommen, dass alle diese Prozeduren medizinisch notwendig waren. Selbst als ich älter wurde*

und merkte, dass diese sadistischen Quälereien mit Medizin nichts zu tun hatten, dachte ich immer noch, dass sie es gut meinte und nur verkehrt anfing. Innerlich legte ich das alles unter M wie Medizin ab, statt unter S wie sexueller Missbrauch.

John wurde ebenfalls mit vorgeschobenen Erklärungen abgefertigt. Weil er als kleiner Junge nachts einnässte, wickelte ihn seine Mutter. Sie fuhr damit fort, bis er 13 war. Manchmal stach sie ihn mit der Sicherheitsnadel »versehentlich« ins Gesäß. Das Gewickeltwerden war für John demütigend, belastend und sexuell befrachtet. Einige Jahre nachdem seine Mutter damit aufgehört hatte, näherte sie sich ihm sexuell.

In der Therapie erkannte John, dass auch schon das Wickeln sexueller Missbrauch gewesen war. Er erinnerte sich, dass er eine Woche nach dem sexuellen Übergriff seiner Mutter in der Schule einem Mädchen die Kleider heruntergerissen und es mit Sicherheitsnadeln gestochen hatte.

Die meisten Missbrauchsopfer werden nicht selbst zum Täter, aber für die, die andere missbrauchen, ist es doppelt wichtig, genau herauszufinden, was ihnen selbst angetan wurde. Die Erinnerung an den Missbrauch durch die Mutter half John verstehen, warum er die Mitschülerin gepeinigt hatte.

Manchmal verwirrt der Täter das Opfer, indem er sagt, dass sein Verhalten Ausdruck von Liebe sei. »Komm her, Prinzesschen. Daddy tut dir nichts. Daddy will dir nur etwas zeigen, was sich schön anfühlt, weil er dich lieb hat.« Das kleine Mädchen, das glaubt, was der Vater ihm sagt, wird später nur schwer erkennen können, dass ihm etwas angetan wurde.

Viele Menschen, die schon als kleine Kinder missbraucht wurden, erklären, dass sie das, was ihnen widerfuhr, gar nicht richtig einzuordnen vermochten, weil sie noch nicht sprechen konnten, nichts von Sex wussten oder nicht über die Worte dafür verfügten, es jemandem zu schildern. Diese Naivität macht die Opfer besonders empfänglich für die vorgeschobenen Erklärungen des Täters.

Der Missbrauch entwickelte sich allmählich und über lange Zeit

Schwer identifizierbar ist der Missbrauch auch dann, wenn er sich langsam entwickelt. Oft ziehen sich die Täter ihre Opfer allmählich heran, indem sie nach und nach von harmloseren, nichtsexuellen Aktivitäten zu offen sexuellen Handlungen übergehen. Das ist etwa dann der Fall, wenn eine Mutter ihren halbwüchsigen Sohn monatelang bittet, ihr abends die Beine zu massieren, ehe sie ihn schließlich zu sexuellen Aktivitäten ermutigt.

Oft finden die Täter diese »Zurichtung« sexuell erregend. Zudem gibt sie ihnen eine Handhabe, das Opfer zum Schweigen zu zwingen. »Wenn du etwas erzählst, wird dir keiner glauben, dass du es nicht gewollt hast. Du hast ja schon lange solche Sachen mit mir gemacht«, könnte das Argument lauten.

Tom erklärte mir in der Therapie, als er fünf gewesen sei, habe sein Vater oft mit ihm zusammen auf der Couch ferngesehen. Der Vater habe mit gespreizten Beinen auf dem Rücken gelegen und er selbst mit dem Kopf in seinem Schoß. Nach einigen Monaten habe der Vater begonnen, während der Werbeeinblendungen nach nebenan zu gehen und zu masturbieren, wohl wissend, dass Tom ihn beobachtete. Wiederum einige Monate später habe der Vater ihm befohlen, sich auszuziehen, und ihm den Finger in den After gesteckt. Rückblickend erkannte Tom, dass sein Vater ihn über Jahre für den eigentlichen Sexualkontakt »zugerichtet« hatte. Er begriff, dass alle diese Geschehnisse bereits sexueller Missbrauch gewesen waren.

Der Missbrauch erfolgte indirekt

Sexueller Missbrauch kann auch vermittelt erfolgen. Das wurde mir durch meine Klientin Barbara klar, die Angst vor Sex und sexuellen Berührungen hatte und ihrem Mann verübelte, dass er sexuelle Forderungen an sie stellte. Barbara konnte sich an keinerlei unangemessene sexuelle Kontakte in ihrer Kindheit erinnern. Bei näherem Hinsehen stellte sich jedoch heraus, dass ihr Stiefvater zu Hause irritierende Dinge getan hatte.

> *Morgens, wenn meine Schwester und ich am Küchentisch saßen und meine Mutter Frühstück machte, kam es vor,*

dass mein Stiefvater von hinten an meine Mutter herantrat, ihr an die Brüste griff und sie vor unseren Augen betastete. Uns war das unangenehm, und wir wollten weg, und meine Mutter sagte, er solle aufhören. Aber es half nichts. Er befummelte sie immer weiter, und wir mussten zugucken.

Obgleich Barbara selbst von ihrem Stiefvater nie berührt wurde, erlitt sie durch diesen Missbrauch doch Schaden, da er sie veranlasste, Sex mit Angst, männlicher Machtausübung und Kontrolle zu assoziieren. *Eine schädigende Wirkung tritt auch dann ein, wenn das Opfer verletzenden sexuellen Denk- und Verhaltensmustern indirekt ausgesetzt ist.* Ein Familienmitglied mit solchen Verhaltensweisen kann auch den Familienmitgliedern, die nicht direkt missbraucht werden, schädigende sexuelle Muster vermitteln. (Im fünften Kapitel werde ich detaillierter auf eine bestimmte Art von Einstellung zum Sex eingehen, die durch Missbrauch erlernt wird und die ich daher das Missbrauchs-Denkraster nenne.)

Kinder können vielen Formen von indirektem Missbrauch ausgesetzt sein, etwa Pornographie, sexuellen Heimlichkeiten oder demütigenden sexuellen Anspielungen. In manchen Familien bestimmt der Missbrauch regelrecht die Atmosphäre, da er ständig in der Luft hängt wie abgestandener Zigarettenrauch.

Der Missbrauch wird durch geschlechtsspezifische Rollenerwartungen verschleiert

Sexueller Missbrauch kann durch gesellschaftliche Rollenmuster verschleiert werden, die Männern und Frauen bestimmte Verhaltensweisen vorschreiben. So gelten in unserer Kultur Frauen immer noch als sexuell passiv, Männer dagegen als sexuell aggressiv.

Vor einigen Monaten kam meine 17-jährige Klientin Tina empört in meine Praxis gestürmt, in der Hand einen Zeitungsausschnitt mit einer bekannten Ratgeber-Spalte. Ein junges Mädchen hatte an die Kolumnistin geschrieben und sich beklagt, der Vater einer Freundin bestehe jedes Mal, wenn sie ins Haus käme, darauf, sie zur Begrüßung zu umarmen und auf den Mund zu küssen. Sie schrieb weiter, sie und ihre Freundinnen glaubten zwar, dass er es nur nett meine, aber es sei ihnen sehr unangenehm. Die Kolumnistin gab dem jungen Mädchen den Rat, den Vater der Freundin das nächste Mal lächelnd zu begrüßen, den Kopf abzuwenden und ihm die Wange zum Kuss hinzuhalten. Tina sagte: »Ich kann es nicht fassen, dass sie ihr so was rät. Ist das denn kein sexueller Missbrauch? Haben die Mädchen denn nicht das Recht, dem Kerl zu sagen, er soll sie gefälligst ganz in Ruhe lassen?« Tina hatte recht. Es war sexueller Missbrauch.

Die Kolumnistin sah das vermutlich deshalb nicht, weil sie ganz darauf ausgerichtet war, junge Mädchen zu Respekt und Höflichkeit gegenüber Erwachsenen anzuhalten. Schließlich wird das von Mädchen und Frauen erwartet. Aber dieser Mann erzwang sexuelle Privilegien. Er nutzte sein Alter, seine Größe und seine Position, um sich von den Mädchen intime »Nettigkeiten« zu holen. Die Kolumnistin riet den Mädchen, ihre eigenen Gefühle zu unterdrücken und sich aus Höflichkeit küssen zu lassen. Diese Haltung leistet dem sexuellen Missbrauch Vorschub.

Wir sehen solche Vorkommnisse oft anders, wenn wir die Geschlechtszugehörigkeit der Beteiligten vertauschen. Man stelle sich vor, in dem Brief sei es um die Mutter eines 17-jährigen Schülers gegangen, die die Freunde ihres Sohnes gegen deren Willen umarmt und küsst. Würde nicht jeder peinlich berührt zusammenzucken und ihr sexuelle Absichten unterstellen? Würde sie nicht sofort als perverse Alte gelten? Würden wir es einem Jungen verübeln, wenn er sich wehren oder jeden körperlichen Kontakt vermeiden würde?

Geschlechtsrollennormen können uns aber auch den Blick für den Missbrauch von Jungen durch Mädchen und Frauen verstellen. Es kann leicht passieren, dass ein Junge von einer Frau missbraucht wird und es – wie Don Johnson – selbst nicht merkt.

Fred wurde ebenfalls von seiner Babysitterin missbraucht. In der Therapie schilderte er den Vorfall:

> *Als ich sieben war, ging ich einmal abends früher ins Bett, weil mir nicht gut war. Meine 15-jährige Babysitterin legte sich zu mir und sagte, ich dürfte an ihren Brüsten nuckeln.*

> *Sie zeigte mir auch, wie ich meine Finger in ihre Scheide stecken sollte. Ich habe das immer als sexuelles Experimentieren gesehen. Aber wenn ich mir das Gleiche zwischen einem männlichen Babysitter und einem kleinen Mädchen vorstelle, habe ich kein Problem, es als sexuellen Missbrauch zu identifizieren.*

Blockade 3:
Das Festhalten an Entschuldigungen und Verharmlosungen

Viele Überlebende können das, was sie erlebt haben, deshalb nur schwer als Missbrauch begreifen, weil sie das Geschehen verharmlosen oder sich selbst die Schuld geben. Es kann sein, dass man zwar weiß, dass etwas Schlimmes oder Unangemessenes mit einem gemacht wurde, dass man aber trotzdem das Gewicht des Missbrauchs nicht recht erfassen kann.

Für manche Betroffenen ist es schwer, ihre eingefleischte Sicht der Dinge aufzugeben, obgleich sie es vom Verstand her besser wissen. Sie schützen vielleicht ihr positives Bild von der Person, die sie missbraucht hat. So erklärte mir eine Missbrauchs-Überlebende: »Grandpa war ein wunderbarer Großvater. Er ging mit mir angeln, las mir vor und kam zu Schulaufführungen, wenn niemand anders dafür Zeit hatte. Er hätte mir nie bewusst irgendetwas antun können.« Indem wir die Wahrheit leugnen, vermeiden wir vielleicht das schmerzliche Gefühl, verraten worden zu sein, oder die Erinnerung an unsere eigene Verstörtheit. Diese Motive können so stark sein, dass sie uns daran hindern, den Missbrauch als solchen wahrzunehmen. Die wichtigsten Entschuldigungen und Verharmlosungen sind:

Ich habe mich ja nicht gewehrt

Rufen, Schreien, Reden und Sich-Wehren können zwar manchmal den Missbrauch verhindern oder abstellen, aber Tatsache ist, dass Widerstand in vielen Fällen einfach nicht möglich ist oder nichts nützt. Der Mann, der mich nach einer Verabredung vergewaltigte, war so entschlossen und so von Sinnen, dass ich instinktiv spürte, dass jeder Widerstand vergeblich und gefährlich gewesen wäre. Dass ich mich nicht gewehrt hatte, machte es mir schwer, zu erkennen, dass es tatsächlich eine Vergewaltigung gewesen war.

Kinder und auch viele Erwachsene setzen sich gegen eine übermächtige Bedrohung nicht aktiv zur Wehr. Wenn wir sehen, dass der Aggressor älter, größer und stärker ist, werden wir oft befinden, dass es das Beste ist, stillzuhalten. Wenn wir nicht weglaufen können und niemand unsere Hilferufe hören würde, können wir nur kapitulieren. Außerdem erfolgt sexueller Missbrauch oft so rasch, dass man gar keine Gelegenheit hat, sich zu widersetzen. Missbrauch ist Missbrauch, auch wenn sich das Opfer nicht wehrt. Unterwerfung ist keine Einwilligung.

Es hat mir ja gefallen

Manchmal stellt sich das Opfer auf den Missbrauch ein, indem es ihn nutzt, um sich Zuwendung, Zärtlichkeit, Vergünstigungen oder Belohnungen zu holen. Es wird vielleicht sogar aktiv kooperieren und auch psychische Befriedigung oder körperliche Lust daraus ziehen. Vielleicht kommt der Missbrauch seelischen Bedürfnissen entgegen, die auf andere Weise nicht befriedigt werden. Aber diese kreativen Bewältigungsmechanismen ändern nichts am Missbrauchs-Charakter des Geschehens. Die sexuelle Aktivität verstößt dennoch gegen die langfristigen Interessen des Opfers, ist mit einem sozialen Stigma behaftet und vermittelt schädliche sexuelle Denk- und Verhaltensmuster. Die Heimlichkeit und die Schuldgefühle, die der Missbrauch mit sich bringt, können für das Opfer eine enorme psychische Belastung darstellen.

Ein homosexueller Klient, der von seinem älteren Bruder missbraucht worden war, erklärte, die therapeutische Arbeit habe ihm klargemacht, dass man Sex mit halbwüchsigen Jungen kaum – wenn überhaupt – jemals mit »Verführung« rechtfertigen könne. Er erzählte:

> *Ich höre oft, wie pädophile Schwule ihr Verhalten damit rechtfertigen, dass sie sagen: »Der Junge hat mich verführt.« Als Teenager habe ich versucht, meinen Onkel zu verführen, der sexuell hinter meiner Schwester her war. Es hat nicht geklappt, und damals fand ich das schade. Aber von heute*

aus gesehen, so, wie ich heute denke, würde ich es als sexuellen Missbrauch klassifizieren, wenn er Sex mit mir gehabt hätte. Er war erwachsen und für seine sexuellen Handlungen verantwortlich. Er hätte zwischen gesundem und ungesundem Sex unterscheiden können müssen. Nur weil ich schwul war und mit meinem Onkel Sex haben wollte, wäre das noch lange nicht okay gewesen.

Ich habe doch körperlich reagiert

Der menschliche Körper ist sehr sensibel, und am empfindlichsten sind die Nerven unserer Geschlechtsteile. Wenn diese Zonen durch Berührungen oder andere Reize stimuliert werden, reagieren die Nerven. Sexuelle Reaktionen können sich automatisch einstellen. Es kann sein, dass ein halbwüchsiger Junge in einer Missbrauchssituation dadurch erregt wird, dass er die Erektion des Täters sieht. Ebenso können die Brustwarzen eines Mädchens bei einer Vergewaltigung hart werden, wenn der Täter sie stimuliert. Missbrauch ist Missbrauch, egal, ob das Opfer sexuell reagiert.

Es war doch keine große Sache

Wiederholte Missbrauchserlebnisse können das Opfer gegen sexuellen Missbrauch abstumpfen lassen. Er erscheint ihm mit der Zeit »normal« und gang und gäbe. Eine Frau, die als Kind missbraucht worden war, berichtet von ihrer Reaktion auf einen kürzlich erlebten Vergewaltigungsversuch:

Es war ein herrlicher Tag. Ich ging in die Park-Toilette. Ein Kerl packte mich und fing an, mich sexuell zu berühren. Ich sagte, draußen stünde mein Freund mit einem großen weißen Hund. Er ließ mich los. Später meinte mein Freund, er fände es erstaunlich, dass ich die Sache so herunterspielen würde. Ich dachte: Das passiert doch andauernd. Später wurde mir klar, dass ich inzwischen solche Toleranzen gegenüber sexuellem Missbrauch entwickelt hatte, dass ich es gar nicht mehr merkte, wenn er mir widerfuhr.

Manchmal spielen die Betroffenen den Missbrauch auch herunter, weil er keine offen sexuellen Handlungen beinhaltete oder nicht zur Penetration oder zum Orgasmus des Täters führte. Zahlreiche Untersuchungen belegen jedoch, dass der versuchte erzwungene Geschlechtsverkehr oder die »nicht vollendete Vergewaltigung« auf das Opfer ganz ähnliche Auswirkungen hat wie ein »ausgewachsener« sexueller Übergriff. Ein bisschen Missbrauch ist auch Missbrauch.

Oft messen Überlebende auch mit zweierlei Maß: Sie reagieren auf den Missbrauch, den eine enge Freundin oder ein Freund erlitten hat, viel betroffener als auf das, was ihnen selbst widerfahren ist.

Wenn die Betroffenen erst einmal aufhören, den Missbrauch zu verharmlosen, empfinden sie oft große Erleichterung. Eine Frau, die als Kind von ihrem Großvater missbraucht wurde, erklärt:

> *Als ich den Missbrauch nicht mehr leugnete, habe ich ihn zunächst verharmlost. Ich sagte mir: »So schlimm war es doch gar nicht. Er hat ja nur meine Brust berührt. Ich war es doch, die etwas Sexuelles daraus gemacht hat.« Aber diese Verleugnung hat mich verwirrt und deprimiert. Dann habe ich gelernt, dass es auch Missbrauch ist, wenn jemand die Brust eines kleinen Mädchens unter der Bluse betastet. Meine Depressionen verschwanden, als ich meinem Großvater die Schuld gab. Das ist der einzige Weg.*

Bei mir war es ja längst nicht so schlimm wie bei anderen

Für *Sie* zählt, was Sie erlitten haben. Es ist sinnlos, Vergleiche zu dem anzustellen, was andere durchgemacht haben. Menschen reagieren unterschiedlich auf sexuellen Missbrauch. Wir haben unterschiedliche Kräfte, Toleranzen und Stabilisierungsfaktoren. Für Sie kann der Missbrauch genauso traumatisch gewesen sein wie für ein anderes Opfer, bei dem er länger dauerte und schmerzhafter war. Wenn Sie missbraucht worden sind – egal wie schlimm im Vergleich zu anderen –, ist Ihre Sexualität dadurch beschädigt worden. Diese Schädigung ist real, und das allein zählt.

Ich war ja selbst schuld

An sexuellem Missbrauch ist niemand anders schuld als der Täter selbst. Wenn Sie sich selbst die Schuld geben, kann das ein Versuch sein, nachträglich ein Gefühl der Kontrolle oder des Einflusses auf das Missbrauchsgeschehen zu erlangen und die Hilflosigkeit und Ohnmacht nicht wahrhaben zu müssen: Wenn ich es selbst verschuldet habe, heißt das, ich hätte es auch abstellen können. Wie immer Sie sich verhalten haben – Sie hatten das Recht, nicht sexuell missbraucht zu werden.

Manche Überlebenden glauben, dass das, was ihnen widerfahren ist, die Strafe für ihre Schlechtigkeit oder Ungezogenheit war. Wenn ich ihn in Ruhe gelassen hätte, mag ein Betroffener denken, dann hätte mein Onkel mich nicht angefasst. Leider hält sich der falsche Glaube, dass das Opfer den Missbrauch selbst »verursachen« kann, in unserer Gesellschaft immer noch hartnäckig. Das trägt zur Verwirrung der Betroffenen bei. In den Medien und in den Gerichtssälen werden – vor allem weibliche – Vergewaltigungsopfer noch weiter gedemütigt, indem ihnen unterstellt wird, sie hätten das Geschehen durch ihre Kleidung oder ihre Art, zu leben, »provoziert«. Um Missbrauch als solchen identifizieren zu können, ist es wichtig, sich von diesen falschen gesellschaftlichen Vorstellungen frei zu machen.

Missbrauchsopfer zweifeln vor allem dann an ihrer eigenen Schuldlosigkeit, wenn Verführung oder Manipulation im Spiel war, wenn keine offene Bedrohung vorlag oder auch wenn der Missbrauch zu Hause stattfand oder an einem anderen Ort, den sie freiwillig aufgesucht hatten. Als Jean zu mir in die Therapie kam, war sie verstört, weil sich zwischen ihr und ihrer letzten Therapeutin eine sexuelle Beziehung entsponnen hatte. Die Affäre hatte angehalten, während Jean einmal in der Woche zu dieser Frau in die Therapie gegangen war. Obgleich das Verhältnis Jean so verwirrt und belastet hatte, dass sie schließlich die Therapie abgebrochen hatte, war ihr doch nicht klar, dass es sexueller Missbrauch gewesen war. Um sich von ihren Selbstvorwürfen frei machen zu können, musste Jean zuerst lernen, dass *jeder* Therapeut ethisch und moralisch verpflichtet ist, keine sexuellen Beziehungen mit Klienten einzugehen. Selbst wenn sie die Therapeutin aktiv verführt hatte, war Jean doch nicht verantwortlich.

Es war Sache der Therapeutin, zu verhindern, dass es zu einer sexuellen Affäre kam. Als Jean aufhörte, die Schuld bei sich zu suchen, wurde ihr bewusst, dass das Verhalten der Therapeutin sexueller Missbrauch gewesen war.

Sich einzugestehen, dass ein bestimmtes Erlebnis sexueller Missbrauch war, kann sehr schwer sein, aber es zu leugnen verschlingt ebenfalls immense psychische Energien. Wenn wir schließlich von unseren Verharmlosungen und Entschuldigungen lassen können, setzen wir diese Energien für den Heilungsprozess frei.

Den Missbrauch erinnern

Etwa die Hälfte aller Missbrauchs-Überlebenden können sich nicht oder nur unvollständig an das Geschehen erinnern. Manche wissen nichts über die konkreten Einzelheiten, erinnern sich aber an Gefühle wie Zorn oder Angst. »Ich weiß nicht, wo ich war oder mit wem ich zusammen war, aber ich erinnere mich, dass ich schreckliche Angst davor hatte, dass mir im Genitalbereich weh getan wurde, und dass ich mich schämte«, sagte eine Überlebende. Andere Betroffene haben die Gefühle vergessen, erinnern sich aber an das Geschehen selbst. Eine Klientin erzählte mir so unbeteiligt von ihren Inzest-Erlebnissen, dass sie sich anhörte wie eine Nachrichtensprecherin. Erst als sie sich an ihre Gefühle erinnern konnte, wurde ihr *emotional* klar, dass sie missbraucht worden war.

Wenn Sie das Gefühl haben, missbraucht worden zu sein, sich aber an nichts erinnern können, ist es wahrscheinlich, dass es tatsächlich so war. Der Verdacht, sexuell missbraucht worden zu sein, kommt nicht einfach aus dem Nichts. Ein solcher Verdacht kann sehr quälend sein. Niemand trägt gern die Vorstellung mit sich herum, dass ihm als Kind etwas Schlimmes angetan wurde, noch dazu womöglich von einer geliebten Person.

Der Erinnerungsverlust hat Gründe

Es kann viele Gründe haben, wenn sich Betroffene nicht an den Missbrauch erinnern können. Vielleicht waren sie noch zu klein, um Gedanken zu formen oder ihre Gefühle in Worte fassen zu können.

Wenn sie schon sprechen konnten, fehlten ihnen vielleicht die Wörter für die sexuellen Aktivitäten, die sich abspielten. Es ist viel schwerer, sich an etwas zu erinnern, wenn man keine Worte hat, um es zu beschreiben. Die Erinnerung kann auch dadurch erschwert sein, dass das Opfer bewusstlos war, schlief oder unter Alkohol oder anderen Drogen stand.

Der Erinnerungsverlust kann ein wichtiges Mittel sein, mit dem Missbrauch fertigzuwerden. Wenn ein Vater etwas tut, was dem Kind merkwürdig vorkommt und vielleicht an sein Bild von seinem Dad rühren könnte, kann es sein, dass das Kind unbewusst beschließt, die Sache lieber zu vergessen. Unter einer solchen traumatischen Amnesie leiden Überlebende vor allem dann, wenn der Missbrauch extrem gewaltsame oder bizarre Formen hatte. In diesem Fall bewirkt der Schock einen absoluten Erinnerungsverlust.

Der Erinnerungsverlust kann aber auch vor unerträglichen oder andauernden psychischen Belastungen schützen. Sexueller Missbrauch ist oft verwirrend, schmerzhaft, bestürzend, beschämend und erniedrigend. Wenn niemand da ist, mit dem das Kind offen darüber reden kann, wenn es keine Möglichkeit hat, seine Gefühle zu verarbeiten, oder wenn Menschen, denen es etwas erzählt, die Vorfälle herunterspielen oder dem Opfer selbst die Schuld geben, wird es vielleicht zu dem Schluss kommen, dass es am besten fährt, wenn es die Sache einfach vergisst.

Erinnerungsverlust schützt auch vor schmerzlichen Gefühlen, die indirekt mit dem Missbrauch zusammenhängen. Vielleicht hat der/die Überlebende Angst, dass die Erinnerung an den Missbrauch an andere Dinge rührt: Warum hat meine Mutter mich nicht vor meinem Vater beschützt? Sie muss es doch gewusst haben. *Hat es sie nicht gekümmert?*

Meiner Erfahrung nach würden die meisten Überlebenden, die vermuten, dass sie missbraucht wurden, sich aber nicht oder kaum an konkrete Vorfälle erinnern können, gern mehr darüber wissen, was ihnen widerfahren ist. »Sich nicht an die eigene Vergangenheit erinnern zu können ist, wie tot zu sein und sich nicht an sein Leben erinnern zu können«, sagte eine Betroffene zu mir. Und eine andere meinte: »Für mich ist es schwer zu akzeptieren, dass da vielleicht

Teile von mir sind, die ich vergessen habe – Dinge, die mir widerfahren sind und von denen ich nichts weiß.« Im Zuge des Heilungsprozesses möchten viele Betroffene Zugang zu diesen abgekapselten Erinnerungen bekommen.

Erinnerungen kann man nicht herbeizwingen

Für den Heilungsprozess ist es nicht unbedingt notwendig, sich an die konkreten Einzelheiten des Missbrauchs zu erinnern. Wenn diese Erinnerung jedoch wiederkehrt, kann das die Fortschritte erheblich beschleunigen, da die Überlebenden dem Missbrauch dann wirklich ins Gesicht sehen und daher zielgerichteter an seiner Überwindung arbeiten können.

Die Erinnerung kommt oft erst dann, wenn die Betroffenen dafür bereit sind. Robin begann, sich an den erlittenen Missbrauch zu erinnern, als sie sich stärker, durchsetzungsfähiger und von ihrer Lebenssituation her sicherer fühlte. Ihre Erinnerungen kamen nach und nach. »Ich ließ nicht mehr zu, als ich verkraften konnte. Ich bin dem Teil von mir dankbar, der das alles bisher drunten gehalten hat«, erklärte sie später.

Sich zu erinnern kostet Zeit und Energie. Eine Betroffene meinte: »Wenn ich genauso viel Zeit ins Erinnern stecken könnte wie ins Vergessen, würde mir sicher noch viel mehr wieder einfallen.«

Wahrscheinlich werden Sie feststellen, dass die Erinnerungen ganz von selbst kommen, wenn Sie auf dem Weg zur sexuellen Gesundung sind. Die hier vorgestellten Heilungsschritte regen Sie an, über Sex und sexuellen Missbrauch nachzudenken, und das kann als solches schon den Erinnerungsprozess stimulieren (s. Kasten).

Wenn Sie genau auf Ihre sexuellen Reaktionen und Gedanken achten, werden Sie mit einiger Wahrscheinlichkeit Verbindungen zu früheren Missbrauchserlebnissen erkennen. Bei einer meiner Klientinnen förderte das Nachdenken über ihre Angst vor schmierigen Substanzen die Erinnerung zutage, wie ihr Großvater früher auf sie ejakuliert hatte. Ein Klient konnte seine Angst davor, von Männern an den Schultern berührt zu werden, dazu zurückverfolgen, dass er als Kind von seinem Onkel zum Oralverkehr gezwungen worden war. So bestürzend solche Erinnerungen sind, helfen sie doch, das

Rätsel zu lösen, woher bestimmte sonderbare Reaktionen oder Gedanken kommen, und die Erinnerung an das Missbrauchsgeschehen zutage zu fördern.

Die 33-jährige Bonnie stieß durch die Entschlüsselung ihrer sexuellen Reaktionen und Verhaltensmuster schließlich auf eine tief verschüttete Erinnerung. Als Bonnie zu mir in die Therapie kam, litt sie an verschiedenen sexuellen Problemen, wie sie typisch für Missbrauchs-Überlebende sind: Sie war nicht orgasmisch, verabscheute es, ihre Genitalien zu berühren, und mied den Sex mit ihrem Mann. Bonnie konnte sich nicht an Missbrauchserlebnisse erinnern, hatte aber das Gefühl, dass etwas zwischen ihr und ihrem Vater passiert war. Es erschien ihr merkwürdig, dass sie als Teenager darauf bestanden hatte, dass an ihrer Schlafzimmertür ein Riegel angebracht wurde.

Wie Sie die Wiederkehr der Erinnerung fördern können

Zwar kehrt bei den meisten Opfern die Erinnerung an den Missbrauch von selbst wieder, sobald sie dazu bereit sind, aber manchmal haben die Betroffenen das Gefühl, nicht weiterzukommen. Vielleicht möchten auch Sie den Erinnerungsprozess aktiv unterstützen. Eine gute Möglichkeit ist es, eine Therapie zu machen, um sich einen sicheren Rahmen zu schaffen, der das Auftauchen von Erinnerungen fördert. Es gibt eine Vielzahl von Möglichkeiten, diesen Prozess zu intensivieren, etwa Hypnose, das Befragen von Familienmitgliedern oder Verwandten, das Betrachten alter Fotoalben, von Bauplänen früherer Wohnungen, Erinnerungsstücken etc.

Wenn Sie sich bereit fühlen, Ihren Missbrauchserinnerungen auf die Spur zu kommen, können Ihnen die folgenden Übungen eine Hilfe sein. Sie setzen direkt an sexuellen Assoziationsauslösern an. Es kann sein, dass Sie das, was dabei heraufkommt, beunruhigt oder sogar beängstigt. Gehen Sie deshalb langsam vor. Suchen Sie sich Unterstützung. Schaffen Sie sich einen sicheren Rahmen. Versuchen Sie nicht, die Erinnerung zu forcieren. Sie wird kommen, wenn Sie sie verkraften können. Es ist hilfreich, schriftlich festzuhalten, was Ihnen wieder einfällt.

1. Besinnen Sie sich auf Ihre Kindheit. Gab es in Ihrer Kindheit Phasen, in denen Sie eines der gängigen Anzeichen von sexuellem Missbrauch zeigten? Zu diesen gehören Schlaflosigkeit; Alpträume; Bettnässen; übermäßige Masturbation; Rückfall in infantiles Verhalten; explizites sexuelles Wissen; Verhalten oder eine für Ihr Alter ungewöhnliche Sprache; Depression; Zurückgezogenheit; häufige Genitalinfektionen; starke Kopfschmerzen; unerklärliches Würgen; Ritzen oder Selbstverstümmelung; wiederkehrende Bauchschmerzen; Essstörungen; Drogen- und Alkoholmissbrauch; Selbstmordversuche; Schulschwänzen; Leistungsveränderung in der Schule; ein eingeschränktes soziales Leben; Von-zu-Hause-Weglaufen; das Zeigen offen verführerischen Verhaltens; Aufmerksamkeit erregendes oder straffälliges Verhalten. Gab es Zeiten, in denen Sie besonders anfällig für sexuellen Missbrauch waren? Gab es jemanden in Ihrer Vergangenheit, den Sie gefürchtet oder konsequent gemieden haben? Gab es jemanden in Ihrer Vergangenheit, der die Möglichkeit, das Interesse und die Neigung hatte, sexuellen Missbrauch zu begehen?
2. Besinnen Sie sich auf Ihre frühesten sexuellen Erlebnisse. Wer tat was? Wie und wann? Handelte es sich bei diesen Geschehnissen um sexuellen Missbrauch?
3. Achten Sie auf die Gefühle, Bilder und Gedanken, die beim oder nach dem Sex in Ihnen aufsteigen. Wenn Sie irgendeine scheinbar bizarre oder irrationale Reaktion an sich bemerken, nehmen Sie sie ernst. Gibt es bestimmte sexuelle Aktivitäten, die Sie in einem zwanghaften Ausmaß reizen oder Ihnen Angst machen? Sind Sie über die Stimulation bestimmter Körperteile aufgebracht? Vermeiden Sie bestimmte Arten von Berührung? Wie lange haben Sie diese Gefühle schon? Sind Sie möglicherweise unter bestimmten Umständen aufgekommen? Was könnten diese sexuellen Aktivitäten mit dem Missbrauch zu tun haben?
4. Während Gefühle und Erinnerungen auftauchen, denken Sie daran: Sie sind der wichtigste Richter Ihrer Vergangenheit. Es

sei denn, sie haben an einem Erlebnis teilgenommen oder waren Zeugen einer Situation, kann Ihnen niemand – kein Familienmitglied, Freund, Therapeut oder Arzt – sicher sagen, was mit Ihnen passiert ist oder nicht. Seien Sie geduldig. Behalten Sie einen offenen Geist. Vertrauen Sie Ihren starken emotionalen, körperlichen und sexuellen Reaktionen. Ehren Sie Ihr Bauchgefühl. Während die Erinnerung an sexuellen Missbrauch die sexuelle Heilung erleichtern kann, ist sie keine Voraussetzung für die Genesung. Unabhängig von Ihrer Erinnerungsqualität können Sie sich weiterentwickeln und eine gesündere Sexualität entwickeln. Bücher über die allgemeine Genesung nach sexuellem Missbrauch finden Sie im Ressourcenabschnitt. Insbesondere Ellen Bass und Laura Davis, *The Courage to Heal*; Laura Davis, *The Courage to Heal Workbook*; und Mike Lew, *Victims No Longer.*

5. Nehmen Sie sich Zeit und phantasieren Sie, wie sich der Missbrauch zugetragen hat. Es ist egal, ob das, was Ihnen in den Sinn kommt, »stimmt« oder plausibel ist. Lassen Sie Ihrer Phantasie die Zügel schießen und sich ganz von Ihrer Intuition leiten. Regulieren Sie das Tempo so, wie es Ihnen angenehm ist. Stellen Sie sich die folgenden Fragen, oder bitten Sie eine Vertrauensperson oder Ihren Therapeuten/Ihre Therapeutin, sie Ihnen zu stellen:
   Welche Tageszeit ist es?
   Was machst du? Bist du draußen oder drinnen?
   Was passiert um dich herum?
   Ist noch jemand bei dir? Ein Mann oder eine Frau?
   Welche Arten von Berührung erlebst du?
   Welche Teile deines Körpers sind betroffen?
   Was siehst, hörst, spürst du?
   Was fühlst du? Zorn, Angst, Erregung, Verwirrung?

Wie endet es?
Wie fühlst du dich, nachdem es vorbei ist?
Halten Sie inne, und denken Sie noch einmal über diesen Teil der Übung nach. Sprechen Sie darüber, oder schreiben Sie etwas dazu auf. Wenn Sie sich bereit fühlen, fahren Sie mit

den weiteren Fragen fort:

Wer könnte/-n am ehesten der/die Täter gewesen sein?

Wann könnten Sie am ehesten sexuellem Missbrauch ausgesetzt gewesen sein?

Wäre es für Sie wichtig gewesen, diesen Vorfall zu vergessen?

In einer Therapiesitzung sprach Bonnie darüber, dass sie ein paar Tage zuvor in unkontrollierbares Schreien ausgebrochen war, als sie in der Badewanne ein Büschelchen Schamhaare gesehen hatte. Kurz darauf hatte sie geträumt, dass sie sechs Jahre alt war. Im Traum hatte ihr Vater ihr ein paar Luftballons geschenkt. Dann hatte er sie aufs Bett gelegt und sexuell berührt. Bonnie war aufgewacht, als ihr Körper im Traum orgastisch gezuckt hatte. Sie wusste, dass der Traum wiedergab, was viele Jahre zuvor geschehen war. Da sie das erste Mal während des Missbrauchs zum Orgasmus gekommen war, hatte sie es seither vermieden. »Gebranntes Kind scheut das Feuer«, meinte sie. Als diese Missbrauchserinnerung zurückgekehrt war, konnte Bonnie langsam darauf hinarbeiten, den Orgasmus neu erleben zu lernen – frei von Missbrauchs-Assoziationen.

Den eigenen Erinnerungen trauen

Wenn Erinnerungen an Geschehnisse und Gefühle hochkommen – trauen Sie ihnen. Sie mögen anfangs vielleicht keinen Sinn ergeben, aber wenn sich viele Einzelteile zusammenfügen, werden Sie vielleicht doch ein genaueres Bild davon bekommen, was Ihnen widerfahren ist. Eine Betroffene erklärt:

> *Dieser Prozess war so, wie wenn man einzelne Puzzleteilchen in lauter verschiedenen Schubladen findet und sie zu einem Bild zusammensetzt, das man noch nie vorher gesehen hat.*

Bei einer anderen Klientin kamen die Erinnerungen an das Inzestgeschehen als plötzliche Vision während einer Gruppentherapiesitzung. Sie berichtet: »Ich sah meinen Vater auf mir liegen und mein

Gesicht küssen. Ich war fassungslos und fing an zu weinen. Danach kam das Bild immer wieder, und jedes Mal sah ich mehr.«

Obgleich die meisten Betroffenen sehr erleichtert sind, wenn sie sich an frühere Missbrauchsszenen erinnern können, kann es doch sein, dass sie zunächst bestürzt sind und vielleicht sogar extreme Angst oder heftigen Zorn verspüren. Durch den Schock können auch vorübergehend sexuelle Probleme auftreten.

Hank war sehr überrascht, als er sich nach 18 Jahren an die Gefühle erinnerte, die es bei ihm ausgelöst hatte, als unerfahrener 16-Jähriger von einer älteren Frau verführt zu werden. Ein Tagebucheintrag zeigt, wie ihm das Schreiben half, seine Gefühle zu verstehen:

> *Ich war erstaunt, fast schon schockiert, als ich die Bitterkeit, die Reue, die Traurigkeit und die Verwirrung und Hilflosigkeit fühlte, die es in mir ausgelöst hatte, zu etwas verführt zu werden, wovon ich nicht wusste, ob ich es wollte. Es ist kaum fassbar, dass diese Gefühle die ganze Zeit einfach verdrängt waren. Sie fing an, mich zu umarmen und zu küssen, und sagte dann, ich solle mich ausziehen. Ich hatte das Gefühl, dass mir gar keine Wahl blieb, dass ich es tun musste. Ich weiß nicht recht, ob das nun eine Vergewaltigung oder so etwas war. Irgendetwas stimmte nicht. Ich hatte nicht das Gefühl, dass ich das Recht hatte, mir zu überlegen, ob ich wirklich bereit war, sexuell bis zum Letzten zu gehen. Das Verhältnis dauerte zwei Wochen. Dann war es vorbei. Ich habe mich ihr nie nahe gefühlt und in ihrer Gegenwart nie ich selbst sein können. Das ist so traurig, dass ich jetzt beim Schreiben anfange zu weinen, was ich wegen dieser Sache noch nie getan habe. Sie wurde von mir schwanger. Ich sagte, ich könne doch keinen richtigen Vater abgeben. Sie bestand darauf, das Kind mit ihrem Mann zusammen großzuziehen, was mir über die Jahre sehr zugesetzt hat. Ich hab seither immer Schwierigkeiten gehabt, Frauen zu vertrauen und mit ihnen intim zu werden.*

So schwer der Erinnerungsprozess auch sein mag, denken Sie daran, dass Sie stärker sind als das, was Ihnen widerfahren ist. Sie haben den Missbrauch überlebt, und Sie werden auch die Erinnerungen überleben. Und diese Erinnerungen helfen Ihnen, den Missbrauch zu überwinden.

Anderen von dem Missbrauch erzählen

»Heimlichkeiten machen krank« ist ein geflügeltes Wort bei den Anonymen Alkoholikern. Das gilt auch für die Überwindung von sexuellem Missbrauch. Geheimhaltung nährt die Scham und hat schädliche Auswirkungen auf die wichtigen Beziehungen. Auch wenn Überlebende innerlich wissen, dass das, was ihnen widerfahren ist, sexueller Missbrauch war, erkennen sie es doch erst dann voll und ganz an, wenn sie es anderen mitteilen. Mit anderen darüber zu sprechen, ermöglicht es, sich von der Vergangenheit frei zu machen.

Dennoch zögern viele Missbrauchs-Überlebende, ihr Geheimnis anderen zu eröffnen. Oft kämpfen sie immer noch mit dem Redeverbot, das der Täter verhängte. Manchmal müssen sie zuerst die Angst überwinden, was andere von ihnen denken könnten. Oder aber sie müssen erst noch auf einer tieferen Ebene an sich heranlassen, was ihnen angetan wurde.

Wenn Sie wissen, dass Sie sexuell missbraucht wurden, haben Sie vielleicht schon mit anderen darüber geredet. Vielleicht ist Ihnen der Gedanke aber auch völlig neu. Damit Sie gegebenenfalls Ihre eigenen inneren Blockaden besser zu fassen kriegen, wollen wir uns jetzt ein paar Gründe ansehen, die erwachsene Missbrauchs-Überlebende davon abhalten, offen zu reden.

»Ich will nicht als hilfloses Opfer gesehen werden«

Über Missbrauchserlebnisse zu reden bedeutet, vor sich selbst und anderen zuzugeben, dass man einmal ein wehrloses Opfer war. Das kann schwerfallen, da in unserer Gesellschaft Werte wie Eigenständigkeit und Selbstbestimmtheit ganz oben rangieren. Niemand gesteht gern ein, sich in Situationen befunden zu haben, in denen er machtlos und ausgeliefert war und ausgenutzt wurde.

Aber auch wenn wir es gerne glauben möchten, haben wir nicht immer die Kontrolle über das, was mit uns passiert. Einzugestehen, dass man einmal hilflos war, heißt zugleich, die grundlegende Verletzlichkeit des Menschen anzuerkennen.

Auch wenn die Missbrauchsopfer damals keine Kontrolle über das Geschehen hatten, liegt es doch jetzt in ihrer Hand, wie sie damit umgehen. Sich einzureden, dass man so verwirrende und schmerzliche Erlebnisse für sich behalten muss, heißt, sich selbst immer weiter zum Opfer zu machen. »Ich musste zuerst akzeptieren und eingestehen, dass ich ein hilfloses Opfer war, ehe ich mich als Überlebender fühlen konnte«, erklärt ein Betroffener.

»Die Sache mit dem Missbrauch ist mir peinlich, und ich schäme mich dafür«

Sexueller Missbrauch ist ein Übergriff im intimsten Bereich. Es fällt uns ohnehin oft schwer, mit anderen über sexuelle Erlebnisse zu reden. Die meisten von uns würden eher zugeben, dass ihnen jemand den Wagen gestohlen oder einen Schlag ins Gesicht verpasst hat, als darüber zu sprechen, dass jemand sie an intimen Körperstellen berührt hat.

Beim Missbrauch sind aber in der Regel Sexualorgane und oft auch sexuelle Gefühle involviert. Betroffene, die sich scheuen, über solche intimen Übergriffe zu sprechen, sollten sich klarmachen, dass sie selbst nichts getan haben, was Scham rechtfertigen würde. Wenn es um eine Brust- oder Prostataoperation ginge, würden sie doch wohl auch mit den Menschen, die ihnen am nächsten stehen, darüber reden und bei ihnen Rückhalt und Unterstützung suchen. Also sollte sich auch niemand scheuen, in diesem Fall das Gleiche zu tun.

»Man wird mich als Mann nicht mehr für voll nehmen«

Männlichen Überlebenden fällt es oft besonders schwer, über ihre Missbrauchsgeschichte zu sprechen. Ein Betroffener berichtet:

> *Der schwerste Teil des Heilungsprozesses war es für mich, damit herauszukommen und offen zu sagen, dass ich sexuell missbraucht worden bin. Bis vor zwei Jahren habe ich*

gar nicht gewusst, dass Männer und Jungen auch vergewaltigt werden können. Von uns denkt ja keiner, dass wir je in die Opferrolle geraten könnten.

In unserer Gesellschaft wird Jungen vermittelt, dass ein richtiger Mann immer fähig ist, für sich einzustehen und sich zu wehren. Außerdem lernen sie, dass ein Mann mit Schmerzen und Verletzungen selbst fertigzuwerden hat, statt Beistand zu suchen. Deshalb befürchten viele männliche Missbrauchs-Überlebende, dass andere denken könnten, sie seien zu schwächlich, um sich zu verteidigen und durchzusetzen.

Männern wird außerdem beigebracht, ihre Gefühle und Empfindlichkeiten nicht zu zeigen. Das kann bewirken, dass ein männlicher Überlebender fürchtet, eine Schleuse zu öffnen, wenn er einmal anfängt, über den Missbrauch zu sprechen – dass er Angst hat, all der aufgestaute Schmerz und die zurückgehaltenen Gefühle könnten hervorbrechen und ihn überschwemmen.

Viele männliche Überlebende fürchten auch um ihr sexuelles Image. In unserer Kultur gilt Sex für Männer als ein Abenteuer, als etwas, das sie jederzeit toll und aufregend zu finden haben. Das kann bewirken, dass Missbrauchsopfer an ihrer Männlichkeit zweifeln, weil sie den Sex in der Missbrauchssituation nicht so erlebt haben. Da die meisten männlichen Überlebenden von Männern missbraucht wurden, fürchten heterosexuelle Betroffene oft, für homosexuell gehalten zu werden, wenn sie von dem Missbrauch erzählen. Schwule Männer machen sich oft Gedanken, ob der Missbrauch dazu geführt hat, dass sie Männer begehren.

Für männliche Betroffene ist es wichtig, diese restriktiven Männlichkeitsnormen in Frage zu stellen. Offen zu sagen, dass man missbraucht wurde, ist kein Zeichen von Schwäche. Sich selbst und anderen gegenüber ehrlich zu sein erfordert im Gegenteil viel Mut und Stärke.

In letzter Zeit haben eine Reihe von Männern, wie der Tour-de-France-Sieger Greg LeMond, der Schauspieler Todd Bridges, die Hockeyspieler Theo Fleury und Sheldon Kennedy, der Olympiasieger Greg Louganis, der Senator von Massachusetts Scott Brown, der

Boxer Sugar Ray Leonard und der CNN-Nachrichtensprecher Don Lemon ihre Missbrauchsgeschichten offengelegt. Da schätzungsweise jeder sechste Mann als Kind sexuell missbraucht wurde, helfen diese Enthüllungen Männern, unnötige Scham und emotionale Isolation zu überwinden.

»Ich bin als Frau dadurch entwertet«

Weibliche Überlebende müssen mit anderen gesellschaftlichen Normen kämpfen. Sie befürchten oft, als Flittchen oder als minderwertiges weibliches Wesen angesehen zu werden, wenn sie ihre Missbrauch-Geschichte eingestehen. Diese Ängste resultieren aus tradierten gesellschaftlichen Denkmustern. So wurden Gesetze gegen Vergewaltigung ursprünglich nur deshalb erlassen, weil die Ehemänner und Väter eine Handhabe brauchten, um den Wert ihrer Frauen und Töchter zu sichern. Frauen galten als Besitz, den es vor der Beschädigung durch andere Männer zu schützen galt. Langsam gilt diese Sicht der Frau als bewegliche Habe als überlebt. In den letzten Jahren haben viele prominente Frauen den Schritt gewagt, öffentlich zu erklären, dass sie sexuell missbraucht wurden. Die Talkshow-Moderatorin Oprah Winfrey, die Senatorin von Florida Paula Hawkins, die Tänzerin Cheryl Burke, die ehemalige Miss America Marilyn Van Derbur und zahlreiche Schauspielerinnen, darunter Kelly McGillis, Ashley Judd, Mackenzie Phillips, Mo'Nique, Teri Hatcher und Queen Latifah, haben sich anderen Frauen darin angeschlossen, Scham zu überwinden und das Schweigen zu brechen, um früheren sexuellen Missbrauch offenzulegen. Da fast die Hälfte aller Frauen irgendwann im Leben sexuell missbraucht wird, braucht keine Betroffene Angst zu haben, mit ihrer Geschichte allein dazustehen. Ich selbst habe mich inzwischen daran gewöhnt, bei Lesungen und Vortragsveranstaltungen zu sagen, dass ich missbraucht wurde. Ich hatte zwar anfangs auch Angst, dass das meinem Ansehen schaden würde, aber tatsächlich war genau das Gegenteil der Fall. Jedes Mal kommen hinterher Leute zu mir, um mir zu sagen, wie hoch sie es mir anrechnen, dass ich offen über meine eigene Missbrauchsgeschichte rede.

Der erlittene sexuelle Missbrauch schmälert weder den Wert einer Frau noch die Männlichkeit eines Mannes. *Genau wie ein Raub-*

überfall ist sexueller Missbrauch ein Verbrechen, das an einem verübt wurde und das nichts über die eigene Person aussagt.

»Ich darf nicht darüber reden«

Eine zusätzliche Belastung ist es, wenn der Täter oder die Täterin noch lebt und mitbekommen könnte, was das Opfer tut. In diesem Fall befürchten die Überlebenden oft schlimme Folgen, wenn sie mit jemandem über den Missbrauch reden. Das kann es selbst in einer engen, vertrauensvollen Beziehung sehr schwer machen, offen zu sprechen.

Manchmal hält sich über lange Zeit eine irrationale Angst vor dem Täter. Ich bezeichne das als »Santa Claus is watching you«-Phänomen. Da der Täter oft eine Autoritätsperson war, trauen die Überlebenden ihm zuweilen eine völlig unrealistische Macht zu, ihr Leben zu kontrollieren: Er weiß, wann sie schlafen und wann sie wach sind und wann sie brav oder böse sind. Also gilt es, brav zu sein.

Betroffene, die dieses Gefühl mit sich herumtragen, müssen sich klarmachen, dass sie nicht mehr ohnmächtig sind. Sie haben jetzt Möglichkeiten, sich Unterstützung zu holen, die sie in der Missbrauchssituation selbst nicht hatten. Der Täter ist es, der etwas zu fürchten hat, wenn das Opfer nicht mehr länger willens ist, den Missbrauch geheim zu halten. Er ist es, dem soziale und juristische Konsequenzen drohen.

»Ich habe Angst vor den Reaktionen der Leute«

Über sexuellen Missbrauch offen zu reden ist ein Risiko. Niemand kann vorhersagen, wie andere darauf reagieren werden. Obgleich in den letzten Jahren ein gewisser Bewusstseinsprozess eingesetzt hat, gibt es doch immer noch Menschen, die auf eine solche Enthüllung negativ reagieren. Sie werden vielleicht nicht glauben, dass es wirklich so war, oder dem Opfer die Schuld geben, ihm vorwerfen, dass es sich nicht schon früher dagegen gewehrt hat, oder ihm vermitteln, dass es in irgendeiner Weise beschädigt und entwertet sei.

Eine Überlebende erzählt von der negativen Reaktion eines Ex-Partners, dem sie ihre Geschichte anvertraute:

Mir kamen die ersten Erinnerungen an den Missbrauch, als ich ein Verhältnis mit einem Mann hatte, den ich nicht besonders gut kannte. Ich erzählte ihm, was mir wieder zu Bewusstsein kam. Er konnte nicht verstehen, wieso ich unbedingt die Vergangenheit wieder aufwühlen musste (als hätte ich die Wahl gehabt). Er unterstützte mich nicht, wenn mir die Erinnerungen wieder kamen und die ganzen schlimmen Gefühle mit hochbrachten. Er gab mir immer nur Ratschläge, wie ich das Problem möglichst schnell ad acta legen sollte. Ich hatte ein schlechtes Gewissen und fühlte mich alleingelassen und wütend. Ich habe die Beziehung bald darauf beendet. Inzwischen hat mir mein Ex-Partner erklärt, seine Reaktion hätte damit zu tun gehabt, dass es für ihn schwer gewesen sei, mich so leiden zu sehen.

Eine andere Überlebende erzählte von ihrer Angst, als sie mit 39 beschlossen hatte, ihren Eltern zu sagen, dass sie vom Bruder ihrer Mutter missbraucht worden war – 33 Jahre zuvor. Sie befürchtete, ihre Eltern würden nicht glauben, dass es Missbrauch gewesen war, und den Onkel in Schutz nehmen oder gar nicht reagieren. Diese Ängste veranlassten sie schließlich, sich mit ihren eigenen Zweifeln auseinanderzusetzen. War es wirklich Missbrauch gewesen? War es überhaupt wirklich passiert? Als sie sich selbst darüber klar war, was sich zugetragen hatte, konnte sie auch mit ihren Eltern darüber sprechen.

Als ich meine Eltern dann schließlich anrief, war ich mir so weit sicher, dass ich wusste, ich würde bei mir bleiben, egal, wie sie reagieren würden. Natürlich hoffte ich, dass sie mich bestärken und unterstützen würden. Aber ich wusste, das Entscheidende für mich war, es zu sagen – mich selbst zu hören, wie ich es ihnen sagte. Denn das bedeutete, dass ich meine Scham und meine Zweifel überwunden hatte.

Mit anderen über den Missbrauch zu reden ist etwas, was wir aus freien Stücken und für uns selbst tun. Da es riskant ist, gilt es, vorsichtig zu sein und es so anzufangen, wie es uns für uns selbst am hilfreichsten erscheint.

Wir können das Risiko verringern und die Wahrscheinlichkeit positiver Reaktionen erhöhen, indem wir uns gut überlegen, wie wir unsere Geschichte preisgeben wollen. Halten Sie sich am besten an die Devise: *Vorsichtig und schrittweise über den Missbrauch reden.*

Beginnen Sie mit engen Freunden, Familienmitgliedern oder Liebespartnern, von denen sie sich auch sonst emotional unterstützt fühlen, oder reden Sie in einer vertraulichen Therapie- oder Beratungssitzung oder mit anderen Missbrauchs-Überlebenden. Dort können Sie mitfühlendes Interesse voraussetzen. Eine Betroffene, die zum ersten Mal mit ihrer Therapeutin über den Missbrauch sprach, erklärte: »Ich brauchte eine Person, bei der ich mich sicher fühlte, um darüber zu reden. Ich brauchte einen Zeugen, wo es bisher keinen gegeben hatte, einen Menschen, der mich weder ablehnen noch mir seine eigenen Reaktionen überstülpen würde.«

Es gibt kein Patentrezept dafür, wer für diese »Zeugenfunktion« am besten geeignet ist. Überlegen Sie, wer Ihnen aufmerksam, mitfühlend und solidarisch zuhören könnte. Manchmal wird das am ehesten eine Selbsthilfegruppe sein.

> *Die Selbsthilfegruppe bot mir die Möglichkeit, zu erkennen, dass ich nicht allein war, dass es andere Menschen mit ganz ähnlichen Erfahrungen gab. Zugleich habe ich dort Leute gefunden, die mich verstanden und nicht verurteilten. Dort habe ich angefangen, über meine Geschichte zu reden und anderen zu vertrauen.*

Nicht jeder weiß über sexuellen Missbrauch Bescheid. Führen Sie Ihre Zuhörer deshalb erst einmal an das Thema heran, indem Sie ihnen Informationen vermitteln. Wenn Sie möchten, können Sie ihnen auch schriftliches Material zu lesen geben. (Im neunten Kapitel werde ich noch genauer darauf eingehen, wie Partner von Betroffenen mehr über sexuellen Missbrauch lernen können.)

Beginnen Sie mit einer allgemeineren Einleitung wie: »Mir ist als Kind etwas widerfahren, worüber ich nur schwer sprechen kann.« Testen Sie das Interesse: »Ich würde euch gern mehr davon erzählen, aber ich weiß nicht, ob ihr es hören möchtet.« Sagen Sie, was Sie von Ihren Zuhörern brauchen: »Da das für mich ein heikles Thema ist, brauche ich Verständnis und Unterstützung, wenn ich darüber rede. Meint ihr, das geht?« Gehen Sie vorsichtig und allmählich mehr in die Details: »Ich bin sexuell missbraucht worden.« – »Mein Onkel hat mich missbraucht.« – »Mein Onkel hat oralen Sex mit mir gehabt.«

Machen Sie sich auf verschiedenartigste Reaktionen gefasst. Wenn jemand Ihnen die Schuld geben will, sagen Sie sich noch einmal entschieden, dass der Täter schuld war und nicht Sie. Wenn Sie gefragt werden, warum Sie denn so lange geschwiegen haben, erklären Sie, dass es den meisten Überlebenden schwerfällt, sich selbst und anderen den Missbrauch einzugestehen. Wenn jemand den Täter zur Rede stellen will, bestehen Sie nachdrücklich darauf, dass das auf keinen Fall ohne Ihr Einverständnis geschehen soll und dass bei allem, was mit Ihrer Missbrauchsgeschichte zu tun hat, die Entscheidung bei Ihnen liegt.

Aber machen Sie sich auch auf positive Reaktionen gefasst. Wenn Sie *vorsichtig und schrittweise über den Missbrauch sprechen*, ist die Wahrscheinlichkeit groß.

Eine Betroffene erzählt:

> *Als ich meinem Partner gesagt habe, dass mein Bruder mich sexuell missbraucht hat, war er zuerst schockiert und sprachlos, aber ich hatte das Gefühl, dass er verständnisvoll reagierte und mich nicht verurteilte. Ich war sehr erleichtert, dass es heraus war. Mir fiel ein großer Stein vom Herzen.*

Und eine andere Überlebende berichtet:

> *Als mein Mann und ich nach einem Beratungsgespräch heimkamen, fragte er mich, was denn bei dem Missbrauch*

genau passiert sei. Ich fühlte mich auch bereit, ihm mehr zu sagen. Ich erklärte ihm zuerst, dass es für mich schwer sei, darüber zu reden. Dann erzählte ich ihm, dass mein Bruder meine Brüste und meinen Vaginalbereich berührt und auf mir ejakuliert hatte. Ich weinte und zitterte dabei. Mein Mann hielt mich in den Armen. Er weinte mit mir. In diesem Moment habe ich mich ihm näher denn je gefühlt.

Über den Missbrauch zu sprechen gibt Ihnen die Möglichkeit, ehrlich zu sich selbst und zu anderen zu sein. Es kann Sie von unnötigen Scham- und Schuldgefühlen befreien. Es ist Ausdruck Ihrer Stärke und Ihrer Fähigkeit, den Missbrauch zu überwinden. Es mag zwar im Moment schmerzlich und beängstigend sein, aber langfristig wird es Sie erleichtern und Ihnen Kraft geben. »Ich bin so froh, dass der Missbrauch vorbei ist«, sagte eine Überlebende. »Die meisten dieser hässlichen Monster, die in meinem Dunkel genistet haben, sind jetzt hervorgekrochen und am Licht eingegangen.«

Indem Sie den Missbrauch sich und anderen eingestehen, können Sie es schaffen, die Katastrophe als Teil Ihrer Lebensgeschichte zu akzeptieren und in einen Quell von Stärke zu wenden. Sie nehmen das Heft in die Hand und können darangehen, etwas gegen die Folgen zu tun. Wenn Sie Ihre Missbrauchsgeschichte erzählen, tun Sie es hocherhobenen Hauptes! Sie sind kein Opfer mehr. Sie sind ein/-e Überlebende/-r und auf dem Weg, Ihre Kräfte freizusetzen.

3. Die sexuellen Auswirkungen feststellen

Den Schaden ins Auge zu fassen war schmerzlich, aber auch befreiend. Als mir klar war, welche Verluste und Verletzungen ich davongetragen hatte, konnte ich darangehen, etwas zu verändern. Es hat mich eine Menge Tränen gekostet, aber es hat mir auch Kraft gegeben.

Eine Überlebende

Der 35-jährige Adam und seine Frau Marge waren in die Paartherapie gekommen, um an ihren sexuellen Problemen zu arbeiten. In den letzten Wochen hatte Adam Marge nach und nach gestanden, dass er mit 13 im Ferienlager von einem der Leiter missbraucht worden war. Zwölf Jahre hatte er gebraucht, um das vor sich und nach außen hin einzugestehen. Marge war zuerst überrascht, dann aber sehr mitfühlend.

Im Anschluss an die Enthüllung wurde Adam immer deprimierter. Er brach bei der Arbeit plötzlich in Tränen aus. Er konnte nicht mehr richtig schlafen. Marge machte sich allmählich Sorgen, was die bewusste Präsenz des Missbrauchserlebnisses für ihre Beziehung bedeuten würde.

Eines Tages hörte Marge in der Therapie wortlos zu, wie Adam seinen emotionalen Aufruhr schilderte. Sie wurde zunehmend unruhig und sagte schließlich: »Ich kann es nicht ertragen, dich so leiden zu sehen. Warum kannst du nicht einfach die Vergangenheit ruhen lassen und unser Leben genießen?«

Adam richtete sich auf seinem Stuhl auf, holte tief Luft und ließ eine lange aufgestaute Flut von Gefühlen aus sich heraus:

Es wäre mir weiß Gott auch lieber, wenn das so einfach wäre. Aber das ist es nicht. Seit dieser Missbrauchsge-

schichte denke ich immer, ich bin vielleicht schwul. Dann erscheint mir dieses ganze Hetero-Leben mit dir und den Kindern wie ein einziges Theater. Weißt du noch, wie ich dich immer gedrängt habe, mit mir zu schlafen? Das habe ich getan, weil ich dachte, dann würden diese Phantasien vom Sex mit Männern verschwinden. Wegen dieser Missbrauchsgeschichte zweifle ich nicht nur an meiner Heterosexualität, sondern auch an meinem Wert als Mensch. Was dieser Kerl mit mir gemacht hat, macht es mir bis heute schwer, mit dir intim zu sein.

Adam traten die Tränen in die Augen. Marge sah ihn an und sagte: »Tut mir leid. Mir war nicht klar, wie schlimm diese Sache war.«

Sexueller Missbrauch ist nicht einfach etwas, was einmal war und jetzt vorbei ist und keine Rolle mehr spielt. Er kann für das Opfer tiefgreifende und anhaltende Auswirkungen auf alle Lebensbereiche haben – auf seine Einstellungen, sein Selbstbild, seine Beziehungen, seine Sexualität. Es fordert viel Kraft, diese Auswirkungen zu identifizieren, zu verstehen und zu verändern. Adam hat durch harte innere Arbeit erkannt, welche vielfältigen Folgen der Missbrauch hinterlassen hat, und ist jetzt dabei, wichtige Zusammenhänge zwischen dem Missbrauchserlebnis und seinen gegenwärtigen sexuellen Problemen herzustellen. Marge werden diese Zusammenhänge ebenfalls immer bewusster. Sie sind beide auf dem Weg der Heilung.

Viele Überlebende ahnen zwar auf einer allgemeineren Ebene, dass der Missbrauch tiefgreifende Folgen für sie gehabt hat, durchschauen aber nicht genau, wie er sich im Einzelnen auf ihre Sexualität ausgewirkt hat. Die Folgen können jedoch bis in das gegenwärtige Sexualleben der Betroffenen hineinreichen und immer weiter Probleme verursachen.

Manche sexuellen Auswirkungen geben sich einige Monate nach dem Missbrauch wieder, viele jedoch nicht. Diese Folgen werden manchmal durch das Sexualverhalten und den Lebensstil der Überlebenden kaschiert und treten erst viele Jahre später zutage.

Vielleicht fühlt es sich für Sie gar nicht so an, als wäre Ihr gegenwärtiges Sexualverhalten eine »Spätfolge« von irgendetwas. Wenn Sie Sex meiden, werden Sie vielleicht denken: Ich bin einfach ein Mensch, dem an Sex nichts liegt. Warum machen die Leute alle so viel Wind darum? Ich komme prima ohne Sex aus. Das kann stimmen. Es kann aber auch sein, dass Ihr jetziges Empfinden und Verhalten durch frühere Missbrauchserlebnisse geprägt wurde.

Umgekehrt mag ein Überlebender, der zwanghaft Sex sucht, seine Probleme damit rationalisieren, dass er sich sagt: Ich habe nun mal Spaß am Sex. Sex liegt mir. Darin bin ich gut. Ich möchte am liebsten immer und mit allen möglichen Leuten Sex. Ich verstehe nicht, wieso die Leute alle so verklemmt sind. Auch das kann stimmen, aber vielleicht erwächst dieses übersteigerte Verlangen nach Sex auch aus dem, was der Betroffene im Zuge des Missbrauchs über sich selbst und über Sex zu denken gelernt hat. Er ist sich vielleicht gar nicht darüber im Klaren, welche negativen Folgen dieses Sexualverhalten langfristig für ihn hat.

Die komplexen Auswirkungen des Missbrauchs für die eigene Sexualität zu erkennen kann bestürzend sein. Es ist unangenehm, das eigene Sexualverhalten zu hinterfragen, und es ist traurig, feststellen zu müssen, dass der Missbrauch tiefgreifende Folgen hinterlassen hat. Man merkt vielleicht zum ersten Mal, dass am eigenen Umgang mit Sex etwas nicht stimmt. Ein Betroffener berichtet:

> *Der schlimmste Teil des Heilungsprozesses, der mich unglaublich zornig gemacht hat, war die Erkenntnis, dass der Missbrauch immer noch Folgen für mein Leben hatte, die mir gar nicht bewusst gewesen waren. Es ging um subtile, unterbewusste Mechanismen, die sich darauf auswirkten, was in meinen intimen Beziehungen passierte und welche Art von sexueller Erregung ich suchte. Ich musste alle diese Auswirkungen zuerst einmal identifizieren, ehe ich sie überwinden konnte.*

Um die Nachwirkungen von Missbrauchserfahrungen zu wissen kann schmerzlich sein. Nicht darum zu wissen ist aber oft noch schlimmer, weil die Betroffenen jahrelang in ihrer Verwirrung und ihrem Schmerz gefangen bleiben und sich selbst den Weg zu gesunder sexueller Lust versperren.

Die Auswirkungen des Missbrauchs zu identifizieren wird Ihnen zugleich den Weg zu ihrer Überwindung weisen. Wenn Sie erst einmal erkannt haben, wie Ihre Sexualität geschädigt ist, können Sie Ihre Energien auf gezielte Heilungsschritte richten. Sie wissen, auf welche Bereiche Sie sich besonders konzentrieren und wo Sie in einem späteren Stadium des Heilungsprozesses Veränderungen einleiten müssen.

In diesem Kapitel werde ich Ihnen eine Checkliste zur Bestimmung der sexuellen Auswirkungen des Missbrauchs an die Hand geben. Wenn Sie sich nicht oder kaum an den Missbrauch erinnern können oder sich vielleicht noch gar nicht im Klaren darüber sind, ob Sie wirklich missbraucht wurden, kann Ihnen diese Checkliste helfen, frühere Erlebnisse genauer zu fassen zu bekommen. Im Weiteren werden Sie noch mehrfach auf diese Liste zurückgreifen können, wenn es darum geht, Ihre Einstellung zur Sexualität und Ihre sexuellen Verhaltensmuster zu verändern.

Diese Checkliste ist so angelegt, dass sie es Ihnen erleichtert, sich Ihr gegenwärtiges Sexualleben und Ihre Probleme genauer vor Augen zu führen, und Ihnen Hinweise darauf gibt, wo die Schwerpunkte Ihres persönlichen Heilungsprozesses liegen müssen.

In den nachfolgenden Kapiteln werden Sie mehr über die verschiedenen Auswirkungen erfahren: wie sie zustande kamen und was Sie tun können, um sie zu überwinden. Im Moment geht es erst einmal darum, ein ehrliches und detailliertes Zustandsbild Ihres Sexuallebens zu bekommen. Jeder Überlebende erlebt und verarbeitet den Missbrauch individuell. Es gibt daher keine richtigen oder falschen Antworten.

Checkliste zu den sexuellen Auswirkungen

1. Einstellung zum Sex

Sexueller Missbrauch hinterlässt eine falsche, negative Einstellung zum Sex, die oft gar nicht bewusst ist. Vielleicht fällt es Ihnen schwer, zwischen Missbrauchs-Sex und gesundem Sex zu unterscheiden. Missbrauchs-Täter infizieren ihre Opfer mit einer missbrauchsorientierten Sicht von Sex, dem Missbrauchs-Denkraster. Diese Grundeinstellung kann sich auf alle Aspekte der Sexualität auswirken: den Sexualtrieb, das Sexualverhalten, die sexuelle Rolle, die intimen Beziehungen, das Wissen um sexuelle Funktionsabläufe und die moralische Einstellung. Wie wirkt sich das Missbrauchs-Denkraster bei Ihnen aus? Setzen Sie ein Häkchen vor jede Aussage, der Sie zustimmen, und ein Fragezeichen vor jede Aussage, der Sie manchmal oder teilweise zustimmen. Die übrigen Aussagen sollten Sie gar nicht markieren.

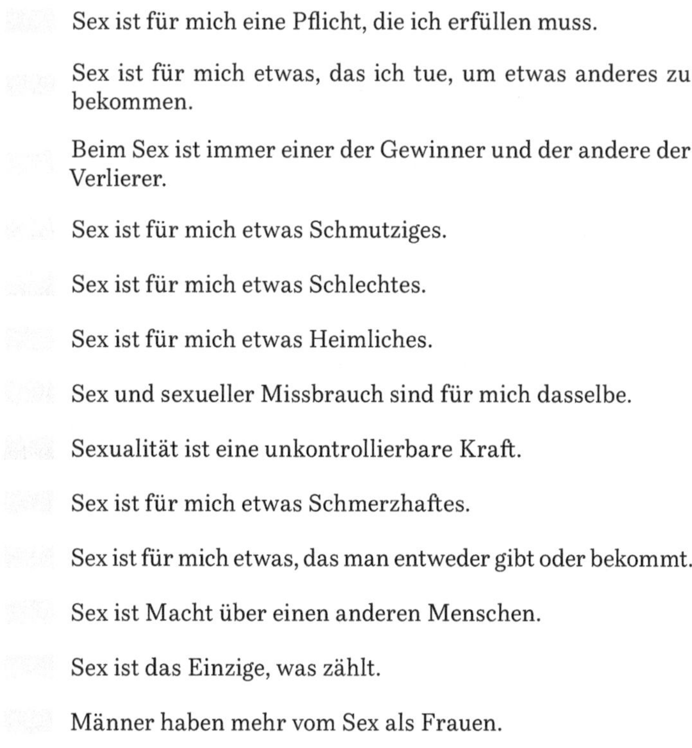

Sex ist für mich eine Pflicht, die ich erfüllen muss.

Sex ist für mich etwas, das ich tue, um etwas anderes zu bekommen.

Beim Sex ist immer einer der Gewinner und der andere der Verlierer.

Sex ist für mich etwas Schmutziges.

Sex ist für mich etwas Schlechtes.

Sex ist für mich etwas Heimliches.

Sex und sexueller Missbrauch sind für mich dasselbe.

Sexualität ist eine unkontrollierbare Kraft.

Sex ist für mich etwas Schmerzhaftes.

Sex ist für mich etwas, das man entweder gibt oder bekommt.

Sex ist Macht über einen anderen Menschen.

Sex ist das Einzige, was zählt.

Männer haben mehr vom Sex als Frauen.

Ich glaube, dass man beim Sex dem anderen gegenüber keine Verantwortung hat.

Ich glaube, dass Sex die Leute zu verrücktem Verhalten treibt.

Ich glaube, dass Männer das Recht haben, Sex von Frauen zu fordern.

Sex ist für mich ein Mittel, schmerzhaften Gefühlen zu entgehen.

Sex ist für mich oder andere erniedrigend.

Sex ist eine Sucht.

Sex ist ein Spiel.

Sex ist die Bedingung dafür, Liebe zu bekommen.

2. Das sexuelle Selbstbild

Sexueller Missbrauch und seine Folgen können sich unterbewusst auf das Bild der Opfer von sich selbst und vom Sex auswirken. Sie haben vielleicht ein wenig positives Selbstbild, weil sie sich als sexuell beschädigt begreifen. Oder aber sie haben ein überhöhtes Selbstbild, weil sie glauben, dass Sex Macht verleiht. Um sexuelle Verhaltensmuster ändern zu können, ist es unerlässlich, sich vor Augen zu führen, wie man sich selbst als sexuelles Wesen sieht.

Setzen Sie ein Häkchen vor jede Aussage, der Sie beistimmen, und ein Fragezeichen vor jede Aussage, der Sie manchmal oder teilweise beistimmen.

Ich bin sexuell eine leichte Beute.

Meine Sexualität ist widerwärtig.

Ich hasse meinen Körper.

Mit mir stimmt sexuell etwas nicht.

Ich weiss nicht genau, ob ich homo- oder heterosexuell bin.

Ich habe das Gefühl, die Kontrolle zu verlieren, wenn ich mich sexuell gehenlasse.

Ich fühle mich überhaupt nicht als sexuelles Wesen.

Ich fühle mich sexuell als Opfer.

Ich bin sexuell unzulänglich.

Ich kann bestimmte Zonen meines Körpers nicht leiden.

Ich will Sex aus falschen Gründen.

Ich muss beim Sex immer die Kontrolle behalten.

Ich habe nicht das Recht, meinen Körper irgendjemandem zu verweigern, der ihn will.

Ich werde nur für das geliebt, was ich sexuell gebe.

Ich bin zu sehr auf Sex aus.

Ich habe kein Recht, die sexuelle Interaktion selbst zu bestimmen.

Mir geht es vor allem darum, meinen Partner sexuell zu bedienen.

Wenn ich Sex will, bin ich genauso pervers wie ein Missbrauchs-Täter.

Ich gebe mir selbst die Schuld an früheren Missbrauchserlebnissen.

Ich kriege sexuell das, was ich verdient habe.

Ich wünschte, ich gehörte dem anderen Geschlecht an.

- Ich bin wegen meiner sexuellen Vergangenheit weniger wert als andere.
- Mich kann man leicht sexuell dominieren.
- Ich wäre am glücklichsten in einer Welt, in der es keinen Sex gäbe.
- In einer Welt ohne Sex könnte ich nicht leben.
- Sex ist für mich eine Leistung, die ich erbringe.
- Ich habe sexuelle Dinge getan, die ich mir nie verzeihen werde.
- Ich bin sexuell abnormal.
- Ich bin nicht als Person liebenswert, sondern nur, wenn ich sexuell bestimmte Dinge tue.
- Ich bin ein Sexualobjekt.
- Ich fühle mich wegen meines Geschlechts minderwertig.

3. Automatische Reaktionen auf Berührung und Sex

Sexueller Missbrauch kann konditionierte Reflexe auf Berührung und Sex hinterlassen. Manche Überlebenden geraten in Panik, meiden potentiell sexuelle Situationen und möchten am liebsten weglaufen, wenn sich ihnen jemand sexuell nähert. Andere erstarren und fühlen sich hilf- und wehrlos. Wieder andere reagieren übererregt und suchen zwanghaft gefährliche sexuelle Aktivitäten. Manche Betroffenen betäuben beim Sex alle Empfindungen, setzen sich innerlich von dem äußeren Geschehen ab oder geraten in unangemessene Erregung. Sexuelle Situationen und Berührungen können negative Gefühle wachrufen, die auf die Missbrauchssituation zurückgehen. Plötzliche Rückblenden können den Missbrauch heraufbeschwören und sexuelle Nähe und Befriedigung verhindern.

Setzen Sie ein Häkchen vor jede Aussage, der Sie zustimmen, und ein Fragezeichen vor jede Aussage, der Sie manchmal oder teilweise zustimmen.

Ich habe Angst vor Sex.

Ich habe wenig Interesse an Sex.

Ich habe Angst vor bestimmten sexuell besetzten Körperteilen.

Der Gedanke an Sex beschäftigt mich ständig.

Ich entziehe mich potentiell sexuellen Situationen.

Mir drängen sich sexuelle Gedanken und Phantasien auf, ohne dass ich etwas dagegen tun kann.

Wenn mich sexuelles Verlangen überkommt, werde ich extrem nervös oder beklommen.

Beim Sex fühle ich mich besonders stark und mächtig.

Ich reagiere in Situationen erregt, in denen das nicht angemessen ist.

Ich bin ständig auf der Suche nach sexuellen Gelegenheiten.

Wenn mich jemand berührt, glaube ich immer gleich, dass die betreffende Person Sex mit mir will.

Ich werde völlig wehrlos, wenn sich mir jemand sexuell nähert.

Ich habe ungesunde sexuelle Vorlieben und Wünsche.

Ich habe beim Sex oft plötzliche Rückblenden.

Beim Sex drängen sich mir unerwünschte Phantasien dazwischen.

Mich erregen Vorstellungen von schmerzhaftem Sex.

Berührung versetzt mich in Panik.

Ich fühle mich beim Sex emotional distanziert.

Beim Sex zieht sich mein Denken aus meinem Körper zurück.

Ich fühle mich beim Sex als jemand anders.

Ich bin beim Sex furchtbar nervös.

Ich empfinde bei sexuellen Berührungen negative Gefühle wie Angst, Zorn, Scham, Schuldgefühle oder Ekel.

Ich werde sexuell erregt, wenn ich es gar nicht will.

Ich fühle mich nach dem Sex oft von negativen Gefühlen gequält.

Ich reagiere beim Sex sehr empfindlich auf bestimmte Gerüche, Dinge, die ich sehe, Geräusche oder Empfindungen.

4. Sexuelle Verhaltensmuster
Sexueller Missbrauch kann die Fähigkeit zu gesunder sexueller Lust nachhaltig beeinträchtigen. Wenn die Betroffenen schädliche sexuelle Verhaltensmuster erlernen und in ungesunde, zwanghafte oder abnorme sexuelle Praktiken eingeführt werden, können sie als Resultat sexuellen Selbstausdruck als etwas Heimliches und Schambeladenes sehen. Manche Betroffenen meiden Sex ganz und schneiden sich so die Entdeckung gesunder Formen von Sex ab. Andere sind zwanghaft auf Sex fixiert. Manche Überlebenden reinszenieren den Missbrauch in dem unbewussten Bestreben, tiefsitzende emotionale Konflikte von damals zu lösen. Es ist wichtig, dass Sie solche Reaktionen identifizieren, damit Sie Ihre sexuellen Verhaltensmuster verstehen lernen und schließlich positiv verändern können. Setzen Sie ein Häkchen vor jede Aussage, der Sie zustimmen, und ein Fragezeichen vor jede Aussage, der Sie manchmal oder teilweise zustimmen.

Ich isoliere mich sozial.

Ich bin unfähig, sexuelle Aktivitäten zu initiieren.

Ich meide Situationen, die zu Sex führen könnten.

Ich kann nicht nein zum Sex sagen.

Wenn es zum Sex kommt, geht mir das Gefühl für meine körperlichen Grenzen verloren.

Ich muss unter Alkohol oder anderen Drogen stehen, um Sex richtig genießen zu können.

Ich gebe Geld aus, um Sex zu kriegen.

Ich weiß nie recht, wann und wie ich Sex will.

Ich lasse mich auf gesundheitsgefährdende sexuelle Aktivitäten ein (achte nicht auf Ansteckungsschutz und Empfängnisverhütung).

Ich lasse mich auf Sex ein, um finanziellen oder materiellen Gewinn daraus zu ziehen.

Ich habe mehr Sexualpartner, als gut für mich ist.

Ich agiere sexuelle Phantasien auf Arten und Weisen aus, die für andere schmerzhaft oder schädlich sind.

Ich manipuliere andere zu sexuellen Aktivitäten.

Ich habe sadomasochistischen Sex.

Ich habe mehrere Sexualpartner nebeneinander.

Ich lasse mich sexuell mit Menschen ein, die eine andere primäre Beziehung haben.

Ich ziehe Missbrauchsphantasien heran, um mich sexuell zu erregen.

Ich bin süchtig nach bestimmten sexuellen Praktiken.

Ich masturbiere zwanghaft.

- Ich lasse mich auf heimliche sexuelle Aktivitäten ein.
- Ich lasse mich auf sexuelle Aktivitäten ein, die mir schaden könnten.
- Ich gehe sexuellen Aktivitäten nach, die negative Folgen für andere haben könnten.
- Ich lasse mich auf Sex ein, wenn ich eigentlich nicht will.
- Ich weiß nicht recht, was bei einer Verabredung angemessene Berührungsformen sind und was nicht.
- Ich benutze oft missbrauchsverherrlichende Pornographie, um mich zu erregen.
- Es fällt mir schwer, sexuelle Berührungen, die ich nicht will, zurückzuweisen.
- Mein sexuelles Verhalten hat Probleme mit meiner primären Beziehung, meiner Arbeit oder meiner Gesundheit verursacht.
- Ich benutze Sex, um mich besser zu fühlen, wenn es mir schlecht geht.

5. Intime Beziehungen

Sexueller Missbrauch beeinträchtigt die Fähigkeit, gesunde Sexualbeziehungen einzugehen und aufrechtzuerhalten. Er führt oft dazu, dass sich die Betroffenen Partner suchen, die ihnen nicht guttun. Andere Überlebende können kein Vertrauen zu Partnern entwickeln, die ihnen wirklich Zuneigung und Interesse entgegenbringen. Viele Betroffene haben Angst vor Nähe oder können sie nur eingeschränkt erleben. Die sexuellen Schwierigkeiten vieler Überlebender haben emotionale und sexuelle Probleme auf Seiten des Partners zur Folge. Zu wissen, wo die Schwierigkeiten in der Beziehung liegen und inwiefern diese auf den Missbrauch zurückgehen, hilft oft beiden Partnern, an ihren jeweiligen Problemen zu arbeiten und mehr Nähe in der Beziehung herzustellen. Setzen Sie ein Häkchen vor jede Aussage, der Sie zustimmen, und ein Fragezeichen vor jede Aussage, der Sie manchmal oder teilweise zustimmen.

Ich fühle mich zu Partnern hingezogen, die Sex von mir fordern.

Ich habe Angst vor emotionaler Verletzlichkeit in Beziehungen.

Ich schaffe es nicht, Partner zu finden, die mir guttun würden.

Ich fühle mich verpflichtet, meinen Partner sexuell zufriedenzustellen.

Meine Intimbeziehungen scheitern immer.

Ich habe Schwierigkeiten, Nähe und Sex zu vereinbaren.

Ich kann mir nicht vorstellen, dass ein Partner mir wirklich treu sein könnte.

Ich verberge in Intimbeziehungen meine Gefühle.

Jeder Partner würde mich verstoßen, wenn er über meine sexuelle Vergangenheit Bescheid wüsste.

Es fällt mir schwer, Sex mit einem Beziehungspartner zu initiieren.

Mein Intimpartner ist ständig unzufrieden mit unserem Sexualleben.

Unsere Beziehung würde zerbrechen, wenn wir keinen Sex mehr hätten.

Ich möchte gern einem Intimpartner treu sein, kann es aber nicht.

Mein Intimpartner erinnert mich an die Person, die mich missbraucht hat.

Mein Intimpartner fühlt sich von mir missbraucht.

Ich möchte nach dem Sex so schnell wie möglich vom Partner wegkommen.

Mein Partner fühlt sich von mir sexuell zurückgewiesen.

Mein Partner fühlt sich von mir sexuell unter Druck gesetzt.

Es fällt mir schwer, meine sexuellen Wünsche und Bedürfnisse zu äußern.

Ich habe Angst vor emotionaler Nähe mit meinem Partner.

6. Sexuelle Funktionsstörungen

Sexueller Missbrauch kann zu spezifischen sexuellen Funktionsstörungen führen, sei es, weil das Opfer dabei ungesunde sexuelle Reaktionsmuster erlernt hat, oder weil der Stress und die Angst der Missbrauchssituation immer noch das sexuelle Erleben überschatten. Solche sexuellen Probleme schränken das Erleben von sexueller Nähe und Befriedigung ein oder verhindern es. Indem Sie genau feststellen, wo Ihre sexuellen Funktionsprobleme liegen, machen Sie zugleich Schwerpunkte Ihrer weiteren Heilungsarbeit aus.

Setzen Sie ein Häkchen vor jede Aussage, der Sie zustimmen, und ein Fragezeichen vor jede Aussage, der Sie nur manchmal oder teilweise zustimmen.

Ich habe Schwierigkeiten, sexuelle Erregung aufzubauen.

Ich habe Schwierigkeiten, sexuelle Empfindungen zu verspüren.

Ich mag meinen Genitalbereich nicht berühren.

Ich habe Schwierigkeiten, zum Orgasmus zu kommen, wenn ich mich selbst stimuliere.

Ich habe Schwierigkeiten, mit einem Partner zum Orgasmus zu kommen.

Ich habe kein sexuelles Verlangen. Ich habe kaum je Lust auf Sex.

Ich kontrolliere meine sexuellen Reaktionen zu stark.

Meine Orgasmen haben mehr mit Spannungsabfuhr als mit Lust zu tun.

Meine Orgasmen sind nicht besonders lustvoll. Für mich ist Sex generell nicht besonders lustvoll.

Es gibt nur einige wenige sexuelle Aktivitäten, bei denen mir wohl ist.

Für Männer

Ich habe Schwierigkeiten, eine Erektion zu bekommen oder zu halten.

Ich habe Schwierigkeiten, zur Ejakulation zu kommen.

Ich ejakuliere sehr rasch.

Für Frauen

Ich mag es nicht, wenn meine Brüste berührt werden.

Ich kann mich der vaginalen Penetration nicht öffnen.

Vaginale Penetration ist für mich unangenehm oder schmerzhaft.

Ich komme sehr schnell zum Orgasmus.

Was Ihnen die ausgefüllte Liste sagen kann

Wenn Sie die Liste ganz durchgegangen sind, sollten Sie sich Ihre Angaben noch einmal ansehen. Bedenken Sie: Es gibt keine Bewertung, keine richtigen Antworten. Es geht vielmehr darum, dass Sie die Auswirkungen des Missbrauchs auf Ihr sexuelles Selbst genau zu fassen bekommen.

Vielen Missbrauchs-Überlebenden bringt das Ausfüllen der Liste eine deutlichere Selbstwahrnehmung. Es ist ein weiterer Schritt auf dem Weg zur Heilung. Obgleich Ihre Angaben individuell und einzigartig sind, können Sie vielleicht doch aus den Reaktionen anderer Betroffener lernen oder Ermutigung ziehen.

»Ich wusste gar nicht, wie tiefgreifend sich der Missbrauch auf meine Sexualität ausgewirkt hat«

Viele Überlebende sind zunächst bestürzt, wenn sie sehen, wie viele Punkte sie markiert haben. »Ich habe in jedem Teil fast die Hälfte aller Aussagen angestrichen«, erklärte eine Betroffene. Auch wenn Sie die Vielzahl der sexuellen Auswirkungen zunächst schockiert – sie vor sich zu sehen ist gut, weil es eine weitere Verleugnung unmöglich macht. Die Probleme sind real vorhanden. Wenn Sie sich ihnen stellen, können Sie an ihnen arbeiten.

»Für mich sind bestimmte Punkte wichtiger als Andere«

Das Gewicht der einzelnen sexuellen Auswirkungen ist von Person zu Person unterschiedlich. Was für manche Betroffenen lediglich lästig ist, ist für andere ungeheuer belastend. Eine lesbische Überlebende, der der Anblick eines erigierten Penis Angst macht, mag die Nachwirkung unerheblich finden, während sie für eine heterosexuelle Frau oder einen homosexuellen Mann sehr schwerwiegend sein kann.

Manche Aussagen – wie etwa »Ich lasse mich auf sexuelle Aktivitäten ein, die mir schaden könnten« – signalisieren akute Gefahr. Deshalb müssen solche Punkte bei Ihrer Heilungsarbeit Vorrang haben.

»Ich kann bestimmte Trends und Muster erkennen«

Viele Überlebende erkennen in ihren Antworten einen Trend in eine der beiden folgenden Richtungen: negative Einstellung zum Sex und Meiden sexueller Kontakte oder aber dranghafte, übersteigerte sexuelle Aktivität. »Ich sehe, dass ich dazu neige, mich Sex zu entziehen, obgleich ich nach Berührung hungere«, bemerkte eine Betroffene.

Manche Überlebenden stellen aber auch Trends in beide Richtungen fest. »Ich habe einen übersteigerten Drang, zu masturbieren, entziehe mich aber dem Sex mit meiner Partnerin«, erklärte ein anderer Betroffener.

Die Punkte der Checkliste überlappen sich vielfach. Unsere Einstellung zum Sex beeinflusst natürlich unser sexuelles Erleben und umgekehrt. Vielleicht bemerken Sie ja bestimmte Querverbindungen und Zusammenhänge.

In der folgenden Aussage einer Überlebenden habe ich in Klammern die verschiedenen Auswirkungs-Kategorien angemerkt.

> *Auf der Highschool und auf dem College bekam ich immer schreckliche Angst, wenn jemand mit mir ausgehen wollte (automatische Reaktion). Ich ging fest davon aus, dass es schon bei der ersten Verabredung mit einem Geziehe und Gezerre um Sex enden würde. Ich dachte, dass es das war, was alle Jungen und Männer von mir wollten (Einstellung zum Sex). Mir machte der Gedanke Angst, mit irgendjemandem Sex zu haben (automatische Reaktion). Ich dachte, Sex sei ordinär und lächerlich, etwas für Schwachköpfe (Einstellung zum Sex). Ich ging überhaupt nie mit jemandem aus (sexuelles Verhaltensmuster). Meine Angst führte dazu, dass ich überhaupt kein Interesse an Sex, Verabredungen und körperlichem Kontakt hatte (Beziehungsprobleme, sexuelle Funktionsstörungen). Ich wurde zum totalen Bücherwurm (Selbstbild).*

Da die verschiedenen Auswirkungen miteinander zusammenhängen, werden Veränderungen in einem Punkt automatisch Besserung in anderen Bereichen nach sich ziehen.

»Früher hätten meine Antworten anders ausgesehen«

Viele Überlebende erklären, dass sie die Checkliste vor einem Jahr oder vor fünf, zehn oder 20 Jahren anders ausgefüllt hätten. Die sexuellen Nachwirkungen des Missbrauchs äußern sich oft in verschiedenen Lebensstadien unterschiedlich. So erleben viele Betroffene die Zeit der unverbindlicheren Beziehungen als eine Phase intensiver sexueller Aktivität, während mit verbindlichen, längeren Beziehungen Probleme wie mangelndes sexuelles Interesse oder sexuelle Funktionsstörungen auftreten. Wenn Sie die Checkliste in größeren Abständen erneut durchgehen, können Sie sehen, wie sich die sexuellen Auswirkungen mit der Zeit verändern und wo Sie Fortschritte erzielt haben. Eine Betroffene schildert solche altersabhängigen Veränderungen:

> *Zwischen zehn und 15 habe ich, wie ich es heute sehe, exzessiv masturbiert und mich mit Gegenständen sexuell stimuliert. Dann, als junges Mädchen, mochte ich mich gar nicht mehr berühren. Heute masturbiere ich nur noch, wenn ich mich mit mir selbst wohl fühle.*

Eine andere Betroffene sagte: »Es tut mir gut, zu sehen, dass ich Sex nicht mehr benutze, um die Leere in meinem Herzen auszufüllen.«

Wenn Sie möchten, können Sie die Checkliste zu einem späteren Zeitpunkt erneut durchgehen. Sie kann Ihnen bei Ihrem Heilungsprozess helfen, indem sie Sie immer wieder darauf hinweist, wo Veränderungen nötig sind. Außerdem gibt sie Ihnen ein Maß für die erzielten Fortschritte an die Hand.

Vielleicht ist Ihnen beim Ausfüllen dieser Liste zum ersten Mal richtig klar geworden, wie tiefgreifend die sexuelle Schädigung durch den Missbrauch war. Wenn Sie diese Erkenntnis bestürzt, sollten Sie sich vor Augen halten, dass das eine normale und sehr wichtige Reaktion ist. Sie werden Ihre Trauer, Ihren Schmerz und Ihren Zorn zulassen und durchleben müssen. Im weiteren Verlauf dieses Buches werden Sie Möglichkeiten kennenlernen, die verschiedenen Probleme anzugehen. Sie werden immer weiter wachsen, und Ihre Empörung über die erlittenen Verletzungen wird Ihnen die Energie für den Heilungsprozess verleihen.

4. Die eigene Sexualität zurückerobern

Der sexuelle Heilungsprozess ist ein hartes Stück Arbeit. Es erfordert viel Mut, die Probleme durchzuarbeiten, die der Missbrauch verursacht hat. Der eigene Körper fühlt sich oft an wie ein Schlachtfeld, auf dem man gegen mächtige Gespenster kämpft, um sich das Terrain zurückzuerobern, auf das man ein Geburtsrecht hat.

Miriam Smolover, Therapeutin

Ich sitze am Pool eines Hotels in Portland, Oregon, ruhe mich aus und betrachte den Sonnenuntergang. An diesem Tag habe ich vor einer großen Gruppe von Überlebenden einen Vortrag gehalten. Eine junge Frau, die auch dabei war, sitzt neben mir. Sie ist etwa 25, trägt ein geblümtes Kleid und stellt sich mir als Alice vor. Sie erzählt mir, sie sei als Kind von ihrem Großvater missbraucht worden. Während meines Vortrags, so erklärt sie, sei ihr klar geworden, wie einschneidend sich diese Missbrauchserfahrung auf ihre Sexualität ausgewirkt habe. Zum ersten Mal habe sie Zusammenhänge zwischen ihren jetzigen sexuellen Problemen mit ihrem Freund und der Sache mit ihrem Großvater sehen können:

Mir ist der Gedanke zuwider, dass ich immer noch unter dem Einfluss meines Großvaters stehe. Das ist, als würde ich immer noch missbraucht. Ich fühle mich wie eine Marionette. Der Geist meines Großvaters sitzt versteckt hinter der Bühne und zieht an den Fäden. Es fühlt sich an, als gehöre meine Sexualität gar nicht mir, als könnte ich gar nicht selbst darüber verfügen. Ich weiß, ich muss mich irgendwie aus dieser Verstrickung herausarbeiten, denn wenn ich das nicht schaffe, habe ich das Gefühl, ich lasse zu, dass mein Großvater mir mein Recht auf ein lustvolles Sexualleben nimmt.

Während ich Alice zuhöre, merke ich, dass sie an einem entscheidenden Wendepunkt angekommen ist. Jetzt, da sie sich der Folgen des erlittenen Missbrauchs bewusst ist, fasst sie den Entschluss, gegen das Unrecht anzukämpfen, das sie empfindet. Alice beschließt, sich ihre Sexualität wieder anzueignen, sie dem Einfluss des Täters zu entreißen, um selbst darüber verfügen zu können. Sie will es primär um ihrer eigenen Lust und Befriedigung willen schaffen. Sie wendet das Bewusstsein der negativen sexuellen Auswirkungen in den Wunsch, sich ihre Sexualität zurückzuerobern.

Nachdem Sie die Checkliste im vorigen Kapitel ausgefüllt haben, werden Sie vielleicht ähnlich denken und fühlen wie Alice. Wahrscheinlich möchten Sie in einem oder mehreren der in der Liste aufgeführten Problembereiche Veränderungen herbeiführen. Hier sieben Aussagen, die die Motivation von Betroffenen an diesem Punkt des Heilungsvorgangs wiedergeben. Markieren Sie diejenigen, die auf Sie zutreffen.

- [ ] Ich möchte eine positivere Einstellung zum Sex finden.
- [ ] Ich möchte ein gutes Verhältnis zu mir als sexuellem Wesen entwickeln.
- [ ] Ich möchte meine automatischen Reaktionen auf Berührung und Sex überwinden.
- [ ] Ich möchte mich gesünderen Formen von Sex zuwenden.
- [ ] Ich möchte eine intakte intime Beziehung haben.
- [ ] Ich möchte ein spezifisches sexuelles Problem angehen.
- [ ] Ich möchte die Nachwirkungen der Vergangenheit überwinden.

Wenn Sie keiner Aussage zustimmen, ist auch das in Ordnung. Manche Überlebenden entwickeln erst in einem späteren Stadium des

Heilungsprozesses den Wunsch, Veränderungen herbeizuführen. Der Weg zur Heilung verläuft individuell. – Justine, die von einem Bekannten vergewaltigt worden war, beschloss, sich um Veränderungen zu bemühen, als ihr klar wurde, dass das Missbrauchserlebnis sie daran hinderte, Berührung als lustvoll zu erleben. Als Justine dieser Zusammenhang klar wurde, packte sie die Wut.

> *Mein Leben zu genießen ist für mich die beste Rache. Ich konnte damals nicht selbst darüber bestimmen, was mit mir geschah, aber ich kann jetzt darüber bestimmen, wie ich damit umgehe. Ich will nicht, dass mir irgendwelche Dinge des Lebens vorenthalten bleiben. Ich will meine Sexualität in ihrer ganzen Schönheit erleben und entfalten.*

Die Entscheidung, sich die eigene Sexualität wieder anzueignen, ist ein lebensbejahender Schritt, wann immer sie getroffen wird. Sie ist Ausdruck unseres natürlichen Drangs, uns von alten Zwängen frei zu machen und unser Leben auszuleben. Aber sie ist auch ein ernsthafter Schritt, der uns noch mehr Zeit und Energie abverlangt. Wichtige Veränderungen zu erreichen erfordert Einsatz. Puffern Sie diese Anforderungen ab, indem Sie achtsam und liebevoll mit sich umgehen, sich an Ihr eigenes Tempo halten und sich aufrichtig Rechenschaft über Ihre derzeitigen Fähigkeiten und Möglichkeiten ablegen.

Drei Dinge sind an diesem Punkt des Heilungsprozesses wichtig:

- Die eigenen Ängste erkennen und bezähmen
- Sich realistische Ziele stecken
- Die eigene Sexualität für sich selbst zurückfordern

Diese Aktivitäten können Ihnen dabei helfen, sich bei der Entscheidung, Ihre Sexualität zurückzugewinnen, wohler zu fühlen und sich darauf vorzubereiten, zukünftige Veränderungen in Ihren sexuellen Einstellungen, Verhaltensweisen und Erfahrungen zu bewirken.

Ängste erkennen und bezähmen

Die meisten Menschen haben Angst davor, ihre sexuellen Gewohnheiten zu ändern. Diese Angst ist ganz natürlich. Selbst wenn das gegenwärtige Sexualleben unbefriedigend oder ungesund ist, weiß man doch nicht, was dabei herauskommt, wenn man etwas daran ändert. Lernprozesse erzeugen oft Angst, weil sie einen über das Vertraute hinausführen.

Manche Überlebenden befürchten, dass die Veränderungen zu weit gehen werden. Andere haben Angst, sie könnten nicht weit genug gehen. Die Angst vor dem Unbekannten kann uns lähmen, muss es aber nicht.

Hier einige der häufigsten Ängste, die Missbrauchs-Überlebenden zu schaffen machen, wenn sie beginnen, Veränderungen herbeizuführen und ihre Sexualität zurückzuerobern. Streichen Sie an, was auf Sie zutrifft, und/oder ergänzen Sie die Liste.

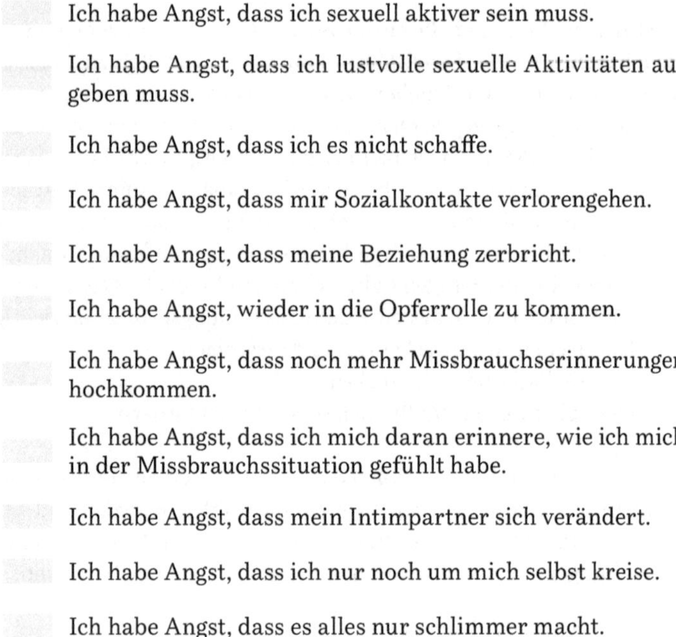

- Ich habe Angst, dass ich sexuell aktiver sein muss.
- Ich habe Angst, dass ich lustvolle sexuelle Aktivitäten aufgeben muss.
- Ich habe Angst, dass ich es nicht schaffe.
- Ich habe Angst, dass mir Sozialkontakte verlorengehen.
- Ich habe Angst, dass meine Beziehung zerbricht.
- Ich habe Angst, wieder in die Opferrolle zu kommen.
- Ich habe Angst, dass noch mehr Missbrauchserinnerungen hochkommen.
- Ich habe Angst, dass ich mich daran erinnere, wie ich mich in der Missbrauchssituation gefühlt habe.
- Ich habe Angst, dass mein Intimpartner sich verändert.
- Ich habe Angst, dass ich nur noch um mich selbst kreise.
- Ich habe Angst, dass es alles nur schlimmer macht.

Diese Ängste sind im Zuge des sexuellen Heilungsprozesses natürlich und normal, aber man braucht sich durch sie nicht am Vorwärtskommen hindern zu lassen. Man kann sie zulassen und verstehen lernen.

Ängste sind nicht unbedingt etwas Negatives. Sie sind oft die Kehrseite der freudigen Erregung, mit der wir an die Veränderungen herangehen. Sie signalisieren nicht selten, dass ein wichtiger Durchbruch bevorsteht.

Betrachten Sie Ihre Ängste einzeln. Sehen Sie sich noch einmal an, was Sie in der obigen Liste angekreuzt haben. Nehmen Sie sich jeden Eintrag einzeln vor und überlegen Sie sich, was Sie tun können, um das Gefürchtete zu verhindern oder damit fertigzuwerden. Dröseln Sie das komplexe Geflecht Ihrer Gefühle auf wie ein Seil. Indem Sie sich innerlich mit jedem Strang einzeln auseinandersetzen, können Sie die Angst insgesamt reduzieren.

Wenn einem etwas Angst macht, kann man sich selbst Mut zusprechen. Hier ein paar Beispiele dafür, was Überlebende sich sagen können, um ihren Ängsten die Zähne zu ziehen.

»Ich habe Angst, dass ich sexuell aktiver sein muss«
Wir alle haben das Recht, selbst über unsere sexuelle Aktivität zu bestimmen. Wir können trainieren, unsere physischen Grenzen zu behaupten und nein zu sexuellen Aktivitäten zu sagen.

»Ich habe Angst, dass ich es nicht schaffe«
Wirkliches Versagen ist, nichts gegen ein Problem zu tun. Wenn unser Bemühen nicht den erhofften Erfolg bringt, können wir daraus lernen und es noch einmal versuchen. Fehler und Rückschläge gehören zu jedem Unternehmen.

»Ich habe Angst, dass ich meine Sozialkontakte einbüße«
Unser Sozialleben liegt in unserer eigenen Hand. Wenn wir uns bisher mit Menschen umgeben haben, die unser selbstzerstörerisches Sexualverhalten unterstützt haben, können wir sie ruhig gehen lassen und uns neue, gesunde Freundschaften, Partnerschaften und Sexualbeziehungen suchen.

»Ich habe Angst, dass meine Beziehung zerbricht«
Das kann passieren. Manche Beziehungen gehen kaputt, weil die Partner Problemen nicht ins Auge sehen, andere zerbrechen, weil sie es tun. Wenn Ihre Beziehung gesund ist und Sie gemeinsam mit Ihrem Partner an der Heilung arbeiten, wird das die Bande zwischen Ihnen nur stärken und Ihr Zusammensein befriedigender machen.

»Ich habe Angst, dass noch mehr Erinnerungen an den Missbrauch hochkommen«
Im Zuge des sexuellen Heilungsprozesses kommen oft weitere Erinnerungen hoch. Aber Sie können spezielle Techniken erlernen, um mit diesen Erinnerungen umzugehen.

Wenn man keine Angst vor den eigenen Ängsten hat, kann man sie als Richtungsweiser beim sexuellen Heilungsprozess nutzen. Ängste können uns oft zeigen, wo unsere tiefsten Probleme liegen.
Der 45-jährige Vern, der zwanghaft masturbierte, hatte Angst, eine Veränderung seines Sexualverhaltens würde für ihn eine schwerwiegende Einbuße an sexueller Lust bedeuten. Er lernte, seine Angst zu akzeptieren – als Mahnung, sein Verlangen nach sexueller Lust nicht zu vergessen, während er für sich neue, gesündere Formen der Spannungsabfuhr erarbeitete.

Sehr wahrscheinlich werden Ihre Ängste im Zuge des Heilungsgeschehens immer wieder hochkommen. Dann sollten Sie nicht erschrecken, sondern sich die Zeit nehmen, sie sich genauer anzusehen und einen Weg zu finden, sie zu überwinden.

Sich realistische Ziele stecken

Der Entschluss, sich Ihre Sexualität wieder anzueignen, wird Ihnen viel leichter fallen, wenn Sie sich realistische Ziele stecken. Wenn Sie das nicht tun, riskieren Sie, sich überfordert oder von zu hohen Erwartungen erschlagen zu fühlen.

Wenn Sie sich Ziele setzen, müssen Sie sich vor Augen halten, wie tiefgreifend sich der sexuelle Missbrauch auf Ihre Sexualität ausgewirkt hat. Vielleicht werden Sie diese Auswirkungen nie ganz überwinden. Vielleicht werden sie Ihnen immer wieder auf die eine oder andere Weise zu schaffen machen. Aber Sie können lernen, mit den Nachwirkungen umzugehen und sich von ihnen nicht davon abhalten zu lassen, ein befriedigendes Sexualleben zu führen. Auch das ist ein Heilungserfolg.

Stecken Sie sich keine diffus formulierten Ziele wie »Ich will ein tolles Sexualleben« oder »Ich will jede Menge Sex haben«. Solche Zielsetzungen sind mit großen Erwartungen befrachtet und erzeugen nur Anspannung, was dem Heilungsprozess abträglich ist. Am besten fahren Sie mit konkreten, greifbaren Zielen. Ein Überlebender erklärte: »Langfristig will ich dahin kommen, dass Sex für mich nichts Negatives mehr ist, sondern etwas Positives.«

Sie können konkrete Ziele formulieren, indem Sie sich überlegen, was Sie gern verändern möchten. Wenn Sie beispielsweise eine positivere Einstellung zum Sex entwickeln möchten, können Sie sich fragen: Welche Denkmuster machen mir im Moment Probleme? Wenn Sie spezifische sexuelle Probleme angehen wollen, fragen Sie sich: Bei welchem will ich zuerst ansetzen? Schauen Sie sich ruhig noch einmal die Checkliste im dritten Kapitel an, um zu entscheiden, was Sie verändern wollen.

Wenn Sie sich konkrete Ziele gesteckt haben, können Sie anfangen, realistische Vorstellungen davon zu entwickeln, was es heißt, sie zu realisieren. Woran können Sie ablesen, dass Sie ein bestimmtes Ziel erreicht haben? Was ist dann in Ihrem Leben anders geworden?

Lassen Sie uns diese Wegstrecke mit einer Überlebenden gehen, die ihre negativen Reaktionen auf Berührung und Sex überwinden möchte. Das ist ein hohes Ziel und scheint kaum erreichbar, solange sie es nicht in fassbarere Einzelziele zerlegt. Also fragt sie sich: »Welche Reaktion will ich am dringendsten überwinden?« Ihre Antwort lautet: »Ich will nicht mehr, dass mich plötzliche Rückblenden aus dem Sex herausreißen.« Als Nächstes fragt sie sich: »Was würde das heißen?« Die Antwort: »Ich hätte weniger plötzliche Rückblenden, oder ich wäre in der Lage, trotz einer Rückblende weiter Sex zu haben.«

Indem diese Betroffene ihr Ziel immer weiter präzisiert, kann sie schließlich eine messbare Veränderung formulieren. In einem Jahr wird sie vielleicht feststellen, dass sie jetzt mit dem Sex fortfahren kann, auch wenn sie eine plötzliche Rückblende erlebt hat. Sie wird zwar nicht völlig geheilt sein, aber sie wird beträchtliche Fortschritte gemacht haben. Die Tatsache, dass sie jetzt anders reagieren kann, bedeutet, dass sie ihr Ziel erreicht hat. Ihr Leben hat sich in einem ganz konkreten Punkt verändert.

Ein anderer Betroffener will ein positives Verhältnis zu sich selbst als sexuellem Wesen entwickeln. Er fragt sich: »In welchem speziellen Punkt will ich besser mit mir selbst auskommen?« Seine Antwort lautet: »Ich will mich nicht mehr wegen meiner sexuellen Vergangenheit schämen.« Er fragt sich als Nächstes: »Woran könnte ich ablesen, dass ich mich meiner sexuellen Vergangenheit nicht mehr schäme?« Die Antwort: »Daran, dass ich anderen ohne Angst und Verlegenheit erzählen könnte, dass mein großer Bruder mich sexuell missbraucht hat.« Wenn er das kann, wird er wissen, dass er sein Ziel erreicht hat und vorankommt. Solche konkret formulierten Ziele geben uns Fixpunkte, auf die wir hinarbeiten können. Der Heilungsprozess wird fassbarer und weniger mysteriös.

Die 22-jährige Denise setzte sich zunächst das Ziel, »eine intakte sexuelle Beziehung zu haben«. Durch präzisierendes Nachfragen gelang es ihr schließlich, konkrete, messbare Veränderungen zu formulieren, die sie erreichen wollte:

> *Ich möchte lernen, mit Männern als Menschen gut auszukommen. Ich möchte eine Freundschaft mit einem Mann aufbauen. Ich möchte, dass sich eine sexuelle Beziehung im Lauf von Monaten entwickelt. Ich möchte lernen, meine sexuellen Vorlieben und Abneigungen zu äußern. Ich möchte fähig sein, beim Sex über meine Gefühle zu sprechen, statt sie abzustellen.*

Damit Ihnen dieser Zielsetzungsprozess leichterfällt, sollten Sie erst einmal auf einer allgemeinen Ebene formulieren, was Sie durch den sexuellen Heilungsprozess erreichen wollen, und dann diese Grobziele in kleinere Einzelziele aufgliedern. Denken Sie daran, dass diese Einzelziele konkret und fassbar sein sollten. Vielleicht möchten Sie diese Gliederung benutzen:

Grobziel Nr. 1	
Konkrete Ziele	a)
	b)
	c)
Grobziel Nr. 2	
Konkrete Ziele	a)
	b)
	c)
Grobziel Nr. 3	
Konkrete Ziele	a)
	b)
	c)

Diese Ziele können Ihnen als Fixpunkte bei Ihrer Heilungsarbeit dienen und Ihnen helfen, in eine positive Richtung voranzukommen.

Hüten Sie sich davor, Ihre Ziele zu schnell erreichen zu wollen. Ein Betroffener erklärt:

> *Ich habe es eilig, vorwärtszukommen. Ich weiß, was passiert ist. Es frustriert mich, dass mein ganzes Wissen und meine ganze Vernunft und 21 Jahre Ehe – eine gute Ehe – nicht ausreichen, um diesen Missbrauch in meiner Kindheit sofort auszulöschen und Sex zu einer natürlichen, sinnlichen Sache zu machen.*

Eile kann leicht dazu führen, dass man sich rigide Ziele steckt oder unrealistische Fristen setzt. Nehmen Sie sich nicht vor: »Bis zum Sommer will ich es geschafft haben, nicht mehr zwanghaft zu masturbieren«, oder: »In einem Jahr will ich mehrmals in der Woche lustvollen Sex mit meinem Partner haben.« Solche Ziele schaden mehr, als sie nützen.

Die sexuelle Heilung ist ein dynamischer Prozess, der viele Aspekte Ihrer Sexualität und Ihres Beziehungslebens einbegreift und deshalb eine flexible Herangehensweise erfordert. Rigide Zielsetzungen und unrealistische Zeitvorgaben lassen Ihnen nicht den Raum, im Lauf der Zeit die Prioritäten zu verlagern. Es kann aber gut sein, dass Sie sich zunächst auf einen bestimmten Bereich Ihrer Sexualität konzentrieren, nach einiger Zeit aber zu einem anderen überwechseln wollen. Nicht selten merken Überlebende, dass sie mehr Zeit und Energie als erwartet brauchen, um neue Fertigkeiten zu trainieren, Vertrauen aufzubauen oder alte Gefühle durchzuarbeiten.

Sich einen gewissen Ansporn zu setzen ist wichtig, aber Sie wollen ja nicht Misserfolgserlebnisse vorprogrammieren. Sich zu viel vorzunehmen kann bewirken, dass man sich überfordert oder frustriert fühlt. Gehen Sie lieber kontinuierlich in einem Tempo vor, das zu Ihnen passt.

Der sexuelle Heilungsprozess beinhaltet, dass vieles verlernt und wieder neu gelernt werden muss: Ihr ganzes sexuelles Denken, Fühlen und Verhalten. Setzen Sie sich daher Ihre Ziele so, dass Ihnen Raum bleibt, viele kleine Veränderungen nach und nach zu integrieren. Ein Betroffener erklärte nach etlichen Monaten Heilungsarbeit:

> *Manchmal habe ich das Gefühl, dass sich nie etwas verändern wird, aber wenn ich dann Schritt für Schritt weitermache, merke ich, dass sich im kleinen doch etwas ändert. Ich hätte zum Beispiel nie gedacht, dass mir Umarmen so viel Spaß machen kann. Der Heilungsprozess dauert viel länger, als ich gedacht habe, aber was ich bisher erreicht habe, war die Mühe wert.*

Die eigene Sexualität für sich selbst zurückerobern

Wenn Sie darangehen, Ihre Einstellung zur Sexualität, Ihr Sexualverhalten und Ihr sexuelles Erleben zu verändern, sollten Sie sich eins immer wieder vor Augen halten: Alles, was Sie verändern, verändern Sie für sich selbst und nicht für jemand anderen. »Ich habe mit der Heilungsarbeit angefangen, weil ich meine Beziehung retten wollte«, erklärt eine Überlebende, »aber es hat nicht viel gebracht, bis ich angefangen habe, es um meinetwillen zu tun.«

Wenn man versucht, um einer anderen Person willen etwas an der eigenen Sexualität zu verändern, riskiert man, den Missbrauch zu reinszenieren. Beim sexuellen Missbrauch wird das Opfer gezwungen oder in einer anderen Weise dazu gebracht, etwas zu tun, was die emotionalen oder sexuellen Wünsche des Täters befriedigt. Die Gefühle und körperlichen Empfindungen des Opfers spielen keine Rolle. Dem Opfer wird vermittelt, dass seine Sexualität dazu da ist, anderen zu dienen. Spätere sexuelle Erlebnisse erinnern dann oft deshalb an den Missbrauch, weil man sich primär um einer anderen Person willen darauf einlässt.

Die eigene Sexualität für sich selbst zurückzufordern heißt nicht, sexuell aggressiv oder unsensibel mit dem Partner umzugehen und ihn zu missbrauchen. In einer Beziehung kann man den eigenen Körper in Besitz nehmen, sich der eigenen Gefühle und Bedürfnisse gewahr werden, die eigene Rolle in der Sexualität selbst bestimmen und sich trotzdem die Sensibilität für den Partner bewahren. Es geht darum, das Prinzip »Zuerst der Partner, dann ich« in die Rangfolge »Erst ich, dann der Partner« zu verkehren. Beim sexuellen Heilungsprozess behalten, wie ich im neunten Kapitel noch ausführlicher erläutern werde, die Bedürfnisse und Gefühle beider Partner Geltung.

Auch wenn es merkwürdig klingen mag, kann doch ungünstigenfalls der sexuelle Heilungsprozess selbst Assoziationen an den Missbrauch wecken. Das passiert dann, wenn Überlebende Veränderungen, für die sie nicht bereit sind, zu forcieren versuchen, weil sie glauben, es zu müssen, oder weil sie sich das Tempo von jemand anderem diktieren lassen. In diesem Fall werden sie den Heilungsprozess natürlich als äußeren Zwang empfinden. Dann kann selbst die Arbeit an der eigenen Heilung vom Gefühl her zum Missbrauch werden.

Ob Sie auch dabei sind, in diese Falle zu gehen, können Sie am einfachsten feststellen, indem Sie darauf achten, wie Sie über Ihre Heilungsarbeit reden. Wenn Sie Formulierungen benutzen wie »Ich muss meine Übungen machen« oder »Ich soll das tun«, assoziieren Sie den Heilungsprozess vermutlich auch mit Missbrauch. Dem können Sie begegnen, indem Sie sich vor Augen halten, dass Sie die Heilungsarbeit für sich leisten – dass Sie *Ihre* Ziele in *Ihrem* Tempo zu *Ihrem eigenen* Wohl realisieren. Die Motivation, gesunden zu wollen, muss aus *Ihnen selbst* kommen. Nur dann werden Sie in der Lage sein, diesem Weg durch alle Höhen und Tiefen zu folgen.

Stellen Sie sich Fragen wie: Was kann ich *entdecken*? Möchte ich diese Erfahrung *erkunden*? Was kann ich *lernen*, *erschaffen*, *erfinden*? Solche Formulierungen, die wenig Stress erzeugen, fördern eine positive und heilungsfördernde Haltung.

Sehen Sie den Heilungsprozess als eine Abenteuerreise. Es geht um Ihr Persönlichkeitswachstum und Ihre Freude am Leben. Dafür werden Sie Dinge lernen und verändern. »Ich finde es sehr spannend, mich in einem schöpferischen Prozess zu fühlen«, erklärt eine Überlebende. »Wenn ich weiß, ich verändere die Dinge um meinetwillen, fühle ich mich manchmal wie neugeboren.«

Denken Sie daran: Ihre Sexualität gehört Ihnen, und nur Sie können Sie einfordern. Ein Betroffener meinte: »Ich bin derjenige, der in diesem Körper wohnt. Mir gehören all diese empfindsamen Körperteile und Nervenendungen. Also steht es mir zu, die sinnlichen und lustvollen Empfindungen zu erleben, die Sex ermöglicht.«

Denken Sie unterwegs immer wieder daran, sich mit Ihren Ängsten auseinanderzusetzen, sich realistische Ziele zu stecken und sich klarzumachen, dass Sie Ihre Sexualität für sich selbst zurückfordern. Das wird Ihnen helfen, Ihren Beschluss, sich von den sexuellen Auswirkungen des Missbrauchs frei zu machen, in die Tat umzusetzen.

Der sexuelle Heilungsprozess wird vielleicht schmerzliche Erkenntnisse mit sich bringen. Zeitweise wird es Sie traurig machen, dem Ausmaß der Schädigung ins Gesicht zu sehen. Wenn das passiert, sollten Sie Ihre Traurigkeit und Ihren Schmerz herauslassen. Trauer zuzulassen kann allein schon reinigend und stärkend wirken. Ich habe in meinem Büro eine Karte hängen, auf der steht: »Ohne Tränen in den Augen gäbe es keine Regenbögen in der Seele.«

Irgendwann werden Sie erkennen, dass Sie selbst über Ihre Sexualität und Ihr Intimleben bestimmen können und dass Ihnen Erlebensformen offenstehen, die nicht durch den Missbrauch bestimmt und geprägt sind. Ihre Sexualität kann zu einem integralen und gesunden Bestandteil Ihres Lebens werden. Die Sexualtherapeutin Jill Kennedy erklärt:

> *Sexual Healing hat mehr mit der Wiederherstellung der Sinnlichkeit zu tun als mit dem Geschlechtsakt selbst. Erregung im vollsten Sinn erleben zu können – ohne Angst, verraten, bestraft oder im Stich gelassen zu werden – führt uns über die kulturell vorgegebenen Verhaltensnormen hinaus zu einer tieferen Form von Selbst-Annahme.*

Zweiter Teil
Die nächsten Schritte – Veränderungen vornehmen

5. Sex mit neuer Bedeutung füllen

Für unsere Generation besteht die größte Revolution in der Entdeckung, dass Menschen die äußeren Aspekte ihres Lebens verändern können, wenn sie ihre innere Einstellung ändern.

William James

Vor ein paar Tagen kam ich hinzu, als meine siebenjährige Tochter Cara im Wohnzimmer mit ihren Barbie-Puppen spielte. Ken und Barbie waren nackt unter ihrer rosa Spitzendecke und offenbar leidenschaftlich miteinander beschäftigt. Vorsichtig versuchte ich zu erfragen, ob Cara irgendwelche Fragen zur Sexualität hatte. Sie zögerte einen Moment lang und sagte dann: »Mami, ich verstehe nicht, warum Vergewaltigung so was Schlimmes ist. Ist das nicht das Gleiche wie das, was Mamis und Papis miteinander machen, wenn sie zusammen im Bett sind?«

Zuerst war ich schockiert, dass sie in ihrem Alter schon solche Fragen stellte, aber dann versuchte ich doch, ihr eine Antwort zu geben. »Es stimmt, dass sie körperlich etwas Ähnliches tun. Aber«, fuhr ich fort, »Vergewaltigung und Miteinander-Schlafen sind in Wirklichkeit ganz verschiedene Dinge. Vergewaltigung ist eine Form von Gewalt, bei der Sexualität benutzt wird, um dem anderen weh zu tun. Es tut einer Frau weh, vergewaltigt zu werden, weil ihr Körper nicht bereit ist und keinen Sex will, und sie fühlt sich dabei scheußlich. Miteinander-Schlafen ist etwas ganz anderes. Da hat man sich lieb. Da ist man froh und glücklich. Dabei verändert sich im Körper der Frau etwas, so dass es dann angenehm ist und sich schön anfühlt.«

Cara nickte und schien mit dieser Antwort zufrieden zu sein. Dann fügte sie hinzu: »Mami, ich glaube, du solltest Leuten, die sexuell missbraucht worden sind, genau das Gleiche sagen, was du mir gerade gesagt hast, damit sie nicht mehr glauben, dass Sex etwas Schlechtes ist.«

Viele Menschen, die sexuell missbraucht worden sind, setzen Sex mit Missbrauch gleich. Das ist verständlich, denn häufig waren die Betreffenden dabei zum ersten Mal mit Sex konfrontiert. Für viele Überlebende, die als Kinder missbraucht wurden, stellte das Missbrauchserlebnis die erste sexuelle Erfahrung dar. Doch selbst wenn man bereits vorher sexuell aktiv gewesen ist, kann ein solches Erlebnis so traumatisch und erschütternd sein, dass Sex und sexueller Missbrauch gedanklich eins werden. Unabhängig davon, wie und wann wir missbraucht worden sind, kann durch eine solche Erfahrung unsere Vorstellung von Sex verzerrt werden.

Wenn ich Missbrauchsopfer, die erst mit dem sexuellen Heilungsprozess beginnen, bitte, den Satz »Sex ist …« zu Ende zu führen, erhalte ich oft Antworten wie »etwas Schlechtes«, »gefährlich«, »mir zu viel«, »schmutzig«, »Angst erregend«, »ein Mittel«, »eine Pflicht«, »brutal«, »demütigend«, »etwas Heimliches« oder »ein Machtspiel«. Und den Satz »Sex ist wie …« ergänzen dieselben Klienten mit »ein Alptraum«, »eine Droge«, »eine Strafe«, oder sie erklären, das sei, wie »ermordet«, »ausgeraubt« oder »gefoltert« zu werden.

Die Antworten der Klienten auf diese beiden Fragen spiegeln nur selten eine positive Einstellung, die Sex als Ausdruck von Liebe und Zuwendung, als lustvolle und vergnügliche Erfahrung oder als besondere Verbindung zwischen zwei Menschen sieht. Stattdessen sind die Antworten Ausdruck einer Sichtweise, die durch die verdrehte Einstellung des Täters zum Sex und die traumatische Missbrauchserfahrung geprägt ist. Dieses negative Erlebnis beraubt die Betroffenen des Rechts, eine Einstellung zum Sex zu entwickeln, die nicht vom Missbrauch geprägt ist.

Das Missbrauchs-Denkraster

Wenn ihre Einstellung zum Sex durch Missbrauchserlebnisse geprägt ist, entwickeln die Betroffenen das, was ich als Missbrauchs-Denkraster bezeichne. Diese Denkhaltung begreift Sex als etwas Schlechtes und Gefährliches – etwas, das man vermeiden muss oder dem man nur heimlich und voller Scham nachgehen kann. Das Missbrauchs-Denkraster lähmt bei den betroffenen Menschen die Fähigkeit, das eigene Sexualverhalten zu ändern und die sexuelle Beziehung zum Partner zu verbessern. Es verhindert gesunde sexuelle Lust und Nähe. Zur Veranschaulichung hier zwei Beispiele:

Linda ist 45 und über lange Zeit von ihrem Bruder und ihrer Mutter sadistisch missbraucht worden, so dass Sex für sie nur Schmerz und Folter bedeutet. Er ist ihr entsprechend verhasst, und seit einiger Zeit meidet sie ihn ganz. Linda und Mike, ihr Mann, sind überrascht, als sie in der Paartherapie entdecken, dass Sex für sie etwas ganz Unterschiedliches bedeutet und dass ihre Schwierigkeiten und Missverständnisse zu einem Großteil darauf beruhen. Mike erklärt seiner Frau, es mache ihn sehr traurig, dass sie nicht mehr sexuell zusammenkommen. Daraufhin entspinnt sich zwischen den Ehepartnern folgendes Gespräch:

> *Mike:* Ich liebe dich, Linda, und finde dich sexuell attraktiv. Ich möchte irgendwann wieder einmal mit dir schlafen können. *(Linda verkrampft sich, als Mike das sagt. Sie greift nach einem Kissen und umklammert es.)*
>
> *Linda:* Ich hasse es, wenn du so was sagst. Für mich ist Sex etwas Brutales, Ekelhaftes, Hässliches und Obszönes. Damit möchte ich nichts zu tun haben. Ich verstehe nicht, wie du dir das wünschen kannst, ohne mir gleichzeitig etwas Böses antun zu wollen.
>
> *Mike:* Wenn ich sage, dass ich mit dir schlafen möchte, dann meine ich damit, dass ich mit dir etwas Besonderes, ganz Persönliches teilen möchte. Ich möchte, dass es uns beiden Spaß macht. Du bist meine Frau. Du bist der Mensch, den ich liebe – mit dem ich sexuell zusammen sein möchte. *(Mike steigen Trä-*

nen in die Augen.) Was ist schlecht daran, wenn ich mit dir körperlich intim sein möchte?
Linda: Vom Kopf her weiß ich, dass du mir nicht weh tun willst. Und etwas in mir ist sogar froh darüber, dass du mich attraktiv findest. Aber es ist einfach so, dass ich Sex immer als etwas Schlechtes gesehen habe. Es fällt mir schwer, daran zu glauben, dass das etwas Positives sein soll, das mir Spaß machen könnte. Was Sex wirklich ist, weiß ich nicht. Ich fühle mich wie ein Kind, das jemanden braucht, der mit ihm über Sexualität redet und ihm eine gesunde Einstellung dazu vermittelt.

Einem anderen Betroffenen, Jack, ist in der Gesprächstherapie vor kurzem die Erkenntnis gekommen, dass ihn seine Sicht der Sexualität in Verhaltensweisen gefangen hält, die sich zerstörerisch auf seine Beziehung zu Donna auswirken, mit der er seit 15 Jahren verheiratet ist. Jack bezeichnet Sex als »Droge, um Schmerz zu betäuben«. Er masturbiert zwanghaft, fährt im Auto auf den Straßen auf und ab, um Frauen zu beobachten, und hat hin und wieder heimliche Affären. Obwohl Jack sagt, dass er Donna liebt und sie attraktiv findet, mag er nicht mit ihr schlafen. Ihre Ehe droht zu scheitern, weil sich Donna alleingelassen und verraten fühlt.

Jacks Ansichten über Sex sind vor langer Zeit geprägt worden. Mit zwölf Jahren wurde er bei einem Familienpicknick von einer Nachbarin in die Büsche gedrängt, ausgezogen und mit dem Mund sexuell stimuliert. Er fühlte sich völlig überrollt, empfand das Erlebnis aber gleichzeitig als sehr aufregend und lustvoll. Jahrelang hat Jack sich beim Masturbieren sexuelle Kontakte mit dominierenden älteren Frauen vorgestellt.

In der Therapie erkennt Jack, dass er missbraucht worden ist. Die Bedeutung, die Sex für ihn hat, leistet seinen sexuellen Zwangshandlungen Vorschub.

Bei mir ist zwischen Penis und Herz keine Verbindung da. Mit Sex belohne ich mich, wenn ich gut und erfolgreich gearbeitet habe, und ich tröste mich damit, wenn ich mich deprimiert fühle. Meine Liebe zeige ich damit nicht. Ich habe vielmehr das Gefühl, Donna zu entwürdigen, wenn ich mit ihr schlafe. Ich mag die Rituale nicht, die damit verbunden sind – das Küssen und Umarmen. Ich fühle mich dadurch eingeengt.

Jack und Linda haben Sex in einer Missbrauchssituation kennengelernt, die mit vertrautem Miteinander, Sicherheit und entspanntem Genuss nichts zu tun hatte. Seither ist Sex für sie nicht etwas Lustvolles, das man mit einem anderen Menschen teilt, sondern etwas Schlechtes, das einem angetan wird oder das man selbst jemand anderem antut. Um ihre gegenwärtigen Sexualprobleme zu lösen, müssen Jack und Linda lernen, Sex neu zu definieren und anders darüber zu denken, damit es zu einem sexuellen Genesungsprozess kommen kann und sie schließlich wieder gesunde Lust am Sex erleben können.

Im Verlauf dieses Kapitels möchte ich Ihnen Anstöße dafür geben, sich genauer anzusehen, inwieweit Ihre Einstellung zum Sex durch das Missbrauchs-Denkraster geprägt ist. Im zweiten Schritt möchte ich Ihnen helfen, intellektuell zu begreifen, dass Sex etwas Gutes, Gesundes und Positives sein kann. Ich werde Ihnen zeigen, mit welchen Hilfsmitteln Sie Sex mit einer neuen Bedeutung füllen können, die nicht mehr vom Missbrauch geprägt ist.

Schauen wir uns zu Beginn das Missbrauchs-Denkraster näher an. Aus dieser Grundeinstellung heraus wird Sex in ein enges Konzept gepresst, das nur solche Aspekte enthält, die typisch für den sexuellen Missbrauch sind. Man ist nicht in der Lage, Sex mit Liebe, Zuwendung und gesunden Erfahrungen in Verbindung zu bringen.

Diese Art, zu denken, ist schädlich. Wenn Betroffene an dieser Einstellung festhalten, können sie leicht wieder zu Opfern gemacht werden beziehungsweise in Gefahr geraten, durch ihre Handlungen sich und andere zu verletzen. Manchmal ist es schwer, eine solche innere Haltung aufzuspüren, da sie dem Bewusstsein verborgen ist. Es kann sein, dass diese Überzeugung so tief verwurzelt ist, dass man sie nicht als falsch erkennt. Tiefsitzende Überzeugungen können uns auch dann als wahr erscheinen, wenn sie es nicht sind.

Komplizierend kommt noch hinzu, dass das Missbrauchs-Denkraster durch unsere Kultur verstärkt wird. In den Medien wird Sex oft in der Weise dargestellt, dass eine Person die andere sexuell dominiert, manipuliert oder ausnutzt. In unserer Gesellschaft wird die Botschaft verbreitet, Jungen sollten sexuell aggressiv und Mädchen sexuell entgegenkommend sein. In unserer Kultur sind wir dem Einfluss des Missbrauchs-Denkrasters weit häufiger ausgesetzt als gesunden Ansichten über Sex. Die fünf Bedingungen[2] für eine gesunde Sexualität – beiderseitiges Einverständnis, Gleichberechtigung, Achtung, Vertrauen und Sicherheit – werden kaum je im Elternhaus oder in der Schule vermittelt und von unserer Kultur auch nicht oft propagiert.

Um Sex mit einer solchen neuen, gesunden Bedeutung zu füllen, müssen wir zuerst unsere alten, schädlichen Ansichten ablegen. Das bedeutet, dass wir erkunden müssen, inwiefern wir Sex mit sexuellem Missbrauch gleichsetzen, um dann diese Denkweise in Frage stellen und überwinden zu können. Wir müssen erkennen, wie unser Denken durch die ungesunde sexuelle Einstellung der Täterin oder des Täters und durch die traumatischen Auswirkungen des Missbrauchserlebnisses deformiert worden ist.

Falsche Vorstellungen von Sex

Das Missbrauchs-Denkraster setzt sich aus fünf falschen Vorstellungen von Sex zusammen:

1. Sex ist unkontrollierbar.
2. Sex ist schmerzhaft.
3. Sex ist eine Ware.
4. Sex ist etwas Heimliches.
5. Sex hält sich an keine moralischen Beschränkungen.

Meistens sind einige dieser Vorstellungen stärker ausgeprägt als andere. Wenn wir diese unwahren Behauptungen nun im Einzelnen durchgehen und in Frage stellen, dann achten Sie bitte darauf, wel-

2 Eingeführt wurden diese fünf Grundbedingungen in Wendy Maltz und Beverly Holman, *Incest and Sexuality*, und werden auf Wendys Website www.HealthySex.com näher beschrieben (siehe Ressourcenabschnitt).

che davon auf Ihr derzeitiges Bild vom Sex zutreffen. Dabei kann es hilfreich sein, sich zu fragen: Wie sehe ich Sex im Moment? Um sich Ihre derzeitige Sichtweise besser vergegenwärtigen zu können, ist es vielleicht ganz gut, wenn Sie sich noch einmal Ihre Einträge in der Checkliste zu den sexuellen Auswirkungen im dritten Kapitel ansehen.

Falsche Vorstellung Nr. 1:
Sex ist unkontrollierbar

Sexueller Missbrauch kann dazu führen, dass die Betroffenen glauben, der Sexualtrieb sei eine unbändige Kraft, die nicht zu kontrollieren ist. Sie fürchten, dass nichts diese Kraft mehr bremsen kann, wenn sie erst einmal entfesselt ist. Die 35-jährige Angie, die als Kind von Inzest betroffen war, erkannte vor kurzem, dass ihr Vater, der Täter, ihr immer noch vermittelt, der Sexualtrieb sei nicht unter Kontrolle zu halten:

> *Vor einigen Monaten kam mein Vater auf dem Rückflug von den Philippinen zu einem kurzen Besuch vorbei. Beim Eintreten sagte er: »Ich habe seit drei Monaten keine weiße Frau mehr gesehen. Am besten passt du auf, dass ich nicht einfach über dich herfalle. Es könnte sein, dass ich mich nicht beherrschen kann.« Seine Bemerkung war nicht nur bedrohlich und offen rassistisch und sexistisch, sondern zeigte mir auch, wie pervers die Vorstellungen meines Vaters von Sex sind.*

Manche Täter geben nicht zu, dass sie sich nicht in der Hand haben, sondern projizieren die eigenen Gefühle auf ihre Opfer. Als Erwachsene fragte Betty ihren Vater, warum er sich früher an ihr und ihren drei Schwestern vergangen habe. Darauf entgegnete ihr Vater: »Ich wollte euch davor bewahren, eure sexuellen Bedürfnisse außerhalb der Familie stillen zu müssen.« Damit brachte er implizit zum Ausdruck, die Mädchen hätten unkontrollierbare sexuelle Bedürfnisse gehabt, die er möglichst unter Kontrolle hätte halten müssen. Als er anfing, sich an den Mädchen zu vergehen, waren sie drei, vier und fünf Jahre alt. Bettys Vater projizierte das Gefühl, sich nicht unter Kontrolle zu haben, auf seine unschuldigen Kinder und benutzte dann seine verdrehten Vorstellungen dazu, sein Verhalten zu rechtfertigen. Es kommt häufig vor, dass Opfer wie Betty aus einer solchen Botschaft fälschlicherweise den Schluss ziehen, ihre eigene sexuelle Energie sei unkontrollierbar.

Durch den Missbrauch können die Betroffenen den Eindruck bekommen, dass sexuelle Energie etwas Zwanghaftes ist. So sagt eine Täterin zum Beispiel: »Ich möchte mit dir Sex haben, und zwar *auf der Stelle.*« Viele Täter handeln impulsiv und unberechenbar, setzen ihre Opfer unter Druck und vermitteln die falsche Vorstellung, sexuelle Bedürfnisse müssten sofort befriedigt werden.

Da Sexualtäter häufig umso uneinsichtiger, unzugänglicher und distanzierter sind, je stärker erregt sie erscheinen, folgern ihre Opfer oft daraus, Sex würde alle Menschen dazu bringen, sich von der Alltagsrealität und dem verantwortlichen Umgang mit anderen loszumachen.

Sexueller Missbrauch vermittelt den Betroffenen oft den Eindruck, Sex sei etwas Unersättliches. So sagt ein Täter vielleicht: »Dies ist das letzte Mal«, um dann doch wiederzukommen und das Opfer von neuem sexuell zu belästigen. Sex erscheint den Betroffenen daher vielleicht wie eine Sucht: Je mehr Sex der Täter bekommt, desto größer wird sein Verlangen danach.

Manche Opfer kommen auch aufgrund der sexuellen Gefühle, die sie beim Missbrauch erlebt haben, zu der Überzeugung, Sex sei unkontrollierbar. Ein männliches Opfer ist möglicherweise von der eigenen Erektion schockiert, während ein weibliches Opfer vielleicht entsetzt spürt, wie seine Vagina während des Missbrauchs feucht wird. Für viele Opfer fühlt es sich an, als würde sich ihre eigene Sexualität gegen sie wenden. Ihnen fällt es schwer, zu verstehen, dass es ganz natürlich ist, wenn ihr Körper auf sexuelle Stimulation seiner Anlage gemäß reagiert. Außer Kontrolle geraten ist nicht die Sexualität des Opfers, sondern die des *Täters*.

Wenn Betroffene Sex für unkontrollierbar halten, leidet ihr Sexualleben darunter. Manche werden sexuell vollkommen abstinent, weil sie befürchten, beim geringsten bisschen Sex genauso

»süchtig« zu werden wie der Täter. Sie verfallen in eine Art sexueller Anorexie und kasteien sich lieber, als eine Berührung zuzulassen, die bei ihnen sexuelle Gelüste wecken könnte.

Umgekehrt scheuen manche Betroffenen deshalb sexuell vor dem Partner, weil sie befürchten, dass sein Verlangen nach Sex steigen wird, sobald er nur ein bisschen davon bekommt. Sie meinen, man solle lieber erst gar nicht intim werden, als zu riskieren, von den unersättlichen, unkontrollierbaren sexuellen Bedürfnissen des Partners überrollt zu werden.

Missbrauchsopfer haben häufig das Gefühl, dass Sex sie in einen Zustand versetzt, in dem sie hilflos sind und keinerlei Kontrolle mehr haben. Sie verwechseln sexuelles Miteinander mit sexuellem Missbrauch und glauben, in sexuellen Beziehungen immer ohnmächtig zu sein.

Eine Betroffene brachte diese Überzeugung so zum Ausdruck:

> *Sex ist gefährlich. Das ist, als ob jemand über mich herfällt und meinen Körper in Besitz nimmt. Intakt bleiben kann ich nur, wenn ich mich davon fernhalte; sobald ich mich auf Sex einlasse, verliere ich mich.*

Andererseits kann die Vorstellung, Sex sei unkontrollierbar, bei manchen Betroffenen auch dazu führen, dass sie sexuell selbstzerstörerisch handeln. Sie denken sich vielleicht, dass sie die Zügel gleich ganz schießen lassen können, wenn sie es sowieso nicht schaffen, die Sexualität unter Kontrolle zu halten. Manche Missbrauchsopfer suchen in zwanghafter und aggressiver Weise sexuelle Betätigung. In der Überzeugung, dass Sex unkontrollierbar sei, werden manche Betroffenen sexuell fordernd, oder sie geben den sexuellen Forderungen des Partners nach. Sie setzen sich über die Notwendigkeit hinweg, für Empfängnisverhütung und Ansteckungsschutz zu sorgen, und vergrößern so ihr Risiko, ungewollt schwanger zu werden oder an Aids und anderen sexuell übertragbaren Krankheiten zu erkranken.

Im sexuellen Missbrauch kann man eine blindwütige Kraft sehen, nicht aber in der Sexualität. Die Handlungen der Täter sind nicht auf den Drang zum Sex zurückzuführen, sondern auf den Drang zu sexuellem Missbrauch. Die Täter sind zwanghaft davon besessen, andere Menschen sexuell zu missbrauchen. Gesunder Sex macht nicht süchtig. Gesunder Sex hat Grenzen. Er lässt sich unter Kontrolle halten und bringt Erfüllung. Er führt nicht zu Schamgefühlen, Selbsthass oder Selbstvorwürfen, sondern stärkt das eigene Selbstwertgefühl, gibt einem ein Gefühl der Sicherheit und schenkt beiden Beteiligten Lust.

Falsche Vorstellung Nr. 2:
Sex ist schmerzhaft

Ein sexuelles Missbrauchserlebnis kann dazu führen, dass die Betroffenen glauben, Sex sei immer körperlich und emotional schmerzhaft. Sexueller Missbrauch ist schmerzhaft, wenn er auf gewaltsame und sadistische Weise verübt wird. Doch selbst wenn es dabei sanft zugeht, lässt der Missbrauch den betroffenen Menschen mit dem schmerzlichen Gefühl zurück, von der Täterin oder dem Täter verraten und benutzt worden zu sein.

Missbrauchs-Sex kann aus vielerlei Gründen körperlich weh tun. Bei gewaltsamem sexuellen Missbrauch wird Sex von den Tätern benutzt, um Zorn, Wut und Feindseligkeit zum Ausdruck zu bringen. Für sie sind die Sexualorgane Waffen oder Zielscheiben. Bisweilen kommen dabei auch sadistische Praktiken – wie Festbinden, Foltern oder Verstümmeln – ins Spiel, die dem Opfer Schmerzen bereiten sollen. Viele Täter sind sexuelle Sadisten, denen es Vergnügen bereitet, ihr Opfer leiden zu sehen. Zum Teil verletzen sie die Opfer, um sich sexuell zu erregen.

Erzwungener Geschlechtsverkehr und gewaltsame Penetration führen bei der Frau meist dazu, dass es weder zu einer Entspannung der Muskeln noch zu vaginaler Sekretion kommt. Wird man als Kind missbraucht, ist der Körper für den Geschlechtsverkehr und andere Formen der Penetration noch zu klein und nicht weit genug entwickelt. Es kann aber genauso weh tun, von Geschwistern oder gleichaltrigen Kameraden missbraucht zu werden. Kindliche oder jugendliche Sexualtäter sind häufig unbeholfen und begreifen kaum oder nehmen wenig Rücksicht darauf, wie schmerzhaft ihre Handlungen für das Opfer sind.

Nach einem solchen Missbrauchserlebnis gehen die Betroffenen häufig davon aus, dass es Sex war, was ihnen die Schmerzen zugefügt hat. Es fällt ihnen schwer, zu sehen, dass es die gewalttätigen, sadistischen, altersunangemessenen oder erzwungenen Handlungen *beim sexuellen Missbrauch* gewesen sind, die ihnen weh getan haben.

Bei sexuellem Missbrauch schmerzt der Sex auch deshalb, weil es dabei auf der psychischen Ebene um Verrat und Verlust geht. Nicht wenige Betroffene glauben anschließend, der Vertrauensbruch sei durch den Sex verursacht worden. »Ohne Sex«, so erklärte eine junge Frau, die von einem Bekannten vergewaltigt worden war, »hätten wir Freunde bleiben können.« Ein Inzestopfer empfand das ähnlich: »Wenn der Sex nicht gewesen wäre, hätte Paps mir ein guter Vater sein können.« In Wirklichkeit hatte in beiden Fällen die Beziehung *durch den sexuellen Missbrauch* Schaden genommen.

Angie ist heute 35. Sie war als Teenager eines Nachmittags gerade damit beschäftigt, sich eine Bettdecke zu nähen, als ihr Vater, ein passionierter Jäger, zu ihr ins Schlafzimmer kam und ihr sagte, sie solle sich vor ihm ausziehen. Angie bemerkte, dass ihr Vater sie mit dem gleichen erregten Blick anstarrte, der ihr an ihm schon bei der Entenjagd aufgefallen war. »Sein Atmen wurde schneller, der Mund stand leicht offen, und die Zungenspitze schaute zwischen seinen Lippen hervor«, erzählte sie. »Wie bei einem geifernden Hund.« Und als sie sich zu ihm umdrehte, während er ihren nackten Körper taxierte, wusste Angie auf einmal, wie es sich anfühlte, eine Jagdbeute zu sein:

> *Ich fühlte mich, wie sich die Ente gefühlt haben muss, die ich einmal bei einer Jagd getroffen zu Boden habe stürzen sehen. Nachdem mein Vater gegangen war, wollte ich in meinem Zimmer überhaupt nichts mehr ansehen oder anfassen. Ich hatte das Gefühl, keine Macht mehr über die Dinge zu haben. Ich hatte die Macht verloren, meinen Körper zu schützen. Die Stoffbahnen, meine Nähmaschine, meine Stofftiere, meine Bücher – alle Dinge, die mir ans Herz gewachsen waren, schienen genauso gedemütigt und beschmutzt zu sein. Sex bedeutete von da an für mich Unter-*

worfenwerden, emotionalen Schmerz und so etwas wie seelischen Tod.

Durch sexuellen Missbrauch wird Schmerz verursacht und zwischenmenschliche Nähe und Vertrauen zerstört. Gesunder Sex ist das genaue Gegenteil. Er tut nicht weh, ist einfühlsam und macht Spaß. Gesunder Sex bedeutet Sicherheit und Zuwendung.

Falsche Vorstellung Nr. 3:
Sex ist eine Ware

Durch sexuellen Missbrauch lernen die Opfer oftmals, Sex als Ware zu betrachten – als etwas, das man hergibt, bekommt oder vorenthält. So macht ein betroffenes Kind vielleicht die Erfahrung, dass es liebevoller behandelt wird und mehr Zuneigung erfährt, wenn es Sex »hergibt«. Für dieses Kind ist Sex im Geiste zum »Liebesgaranten« geworden. Als Erwachsener setzt derselbe Mensch Sex unter Umständen als Belohnung oder Bestechungsmittel ein – um dem Partner nettes Verhalten zu vergelten oder ihn zu solchem Verhalten zu bewegen. Sexueller Missbrauch lehrt die Betroffenen, dass Sex eine Ware ist, für die man Zuwendung, Liebe, Macht und Sicherheit eintauschen kann.

Unsere Kultur verstärkt diesen Warenaspekt der Sexualität durch Redensarten wie »die Unschuld verlieren«, »es jemandem machen« oder »es sich besorgen lassen«. In dieser Sicht wird der Mensch auf ein Sexualobjekt reduziert, und aus Sex wird nur noch Erleichterung verschaffende Körperstimulation. Sex wird dann zu etwas, was man erwerben, als Kapital besitzen oder anderen als Ware »verkaufen« kann. Diese Denkweise leistet Prostitution und Pornographie Vorschub.

Viele Missbrauchsopfer werden mit Versprechungen bestochen: Um sie sexuell gefügig zu machen, stellt ihnen der Täter wertvolle Geschenke, Geld oder eine Beförderung in Aussicht. So lernen sie, dass man durch Sex seine finanzielle Situation oder berufliche Stellung verbessern kann. Die Täter vermitteln ihnen, dass Sex eine wichtige Tauschware sei. Ein junges Mädchen, das vom Vater zu Inzesthandlungen verführt wurde, erzählt:

Als ich noch jünger war, hat mich mein Vater immer zum Einkaufen mitgenommen. Dabei kam es oft vor, dass er auf ein Kleid oder ein Paar Schuhe zeigte und mich fragte, ob ich das haben wollte. Sagte ich »Ja«, dann meinte er, dass er mir die Sachen kaufen würde, wenn ich sexuell dies oder das mit ihm machte. Oder er hat zu mir gesagt, dass ich für einmal Sex soundso viel Geld erhalten würde und noch mehr bekäme, wenn ich zu mehr bereit wäre oder er Bilder von mir machen dürfte.

Ein anderer Teenager erinnert sich an ähnliche Vorfälle:

Als ich jünger war, hat mir mein Vater immer Bilder von nackten Mädchen in Playboy-Heften gezeigt. Und er hat mir erzählt, wer diese Mädchen waren und wie sie lebten. Er sagte, wenn ich älter wäre und auch im Playboy abgebildet werden wollte, würde er mein Manager sein. Ich wusste damals noch nicht, was eine Prostituierte war, aber mein Vater hat mir erzählt, dass es Mädchen gäbe, die an Straßenecken stehen und ihren Körper verkaufen, und dass sie von Männern gemanagt würden. Die Mädchen könnten sich feine Wohnungen, schicke Kleider und tolle Autos leisten. Er sagte, ich müsse nur das Gleiche machen wie mit ihm. Er würde mir schon zeigen, was ich tun müsste, um es im Leben zu etwas zu bringen.

Wenn man Sex erst einmal als Ware erlebt hat, wird man unter Umständen hartnäckig an dieser Einstellung festhalten. Man hat Angst, davon abzurücken würde bedeuten, wirtschaftliche Einbußen zu erleiden, etwas entbehren zu müssen oder mittellos dazustehen. Das ist zum Beispiel dann der Fall, wenn man im Sex bisher ein Mittel gesehen hat, sich vom Partner die Sicherung des Lebensunterhalts zu erkaufen.

Es kann aber auch sein, dass die Betroffenen die Ware Sex einsetzen, um sich die Liebe und Treue des Partners zu erkaufen, weil sie denken: »Wenn ich ihm nicht gebe, was er will, holt er es sich woanders.« Missbrauchsopfer, die Sex für eine Ware halten, haben Angst, dass der Partner sie verlässt, wenn sie aufhören, sexuell verfügbar zu sein. Jason, ein 20-jähriger Student, beschreibt seine Situation so: »Ich glaube, dass jede Frau, mit der ich ausgehe, von mir Sex erwartet und sauer auf mich wird, wenn ich keine entsprechenden Annäherungsversuche mache.« Wer so denkt, empfindet Sex als Arbeit, die erledigt werden muss.

Beim sexuellen Missbrauch wird Sex oft als Pflichterfüllung erlebt. Als Eva zwölf war, musste ihre Mutter wegen einer Gebärmutteroperation ins Krankenhaus. Ihr Vater erklärte ihr daraufhin, dass sie jetzt das älteste weibliche Wesen im Haus sei und in dieser Eigenschaft für ihn die Rolle des Sexualpartners erfüllen müsse.

Manche Opfer haben Sex als etwas erlebt, was sie tun mussten, um ihr eigenes Leben oder das anderer zu schützen. Eine junge Frau erzählte, sie habe mit ihrem Stiefvater geschlafen, um ihn zufriedenzustellen, damit er sie und ihre Mutter nicht misshandelte und sich nicht an ihren jüngeren Schwestern verging. Und einem männlichen Betroffenen, der bei Satans-Riten gequält worden war, hatte man gesagt, er würde ins Feuer geworfen, wenn er bei bestimmten sexuellen Handlungen nicht mitmachte. Menschen, die solche lebensbedrohlichen Erlebnisse hinter sich haben, halten meist unbewusst an der Überzeugung fest, man werde sie schlagen oder umbringen, wenn sie den Sex verweigern.

In Wahrheit ist gesunde Sexualität jedoch *keine* Ware – auch wenn es Missbrauchsopfern schwerfallen mag, das zu erkennen oder zu glauben. Sex, der als Ware gehandelt wird, ist ungesund und oftmals erniedrigend. Gesunder Sex ist Ausdruck von Selbstliebe und Nähe zum Partner. Sex mit einer neuen, positiven Bedeutung zu füllen bedeutet, die schädliche Einstellung aufzugeben, Sex sei eine Ware, und zu der Einsicht zu gelangen, dass Sexualität nicht etwas von der eigenen Person Getrenntes ist, sondern ein Teil des eigenen Selbst.

Falsche Vorstellung Nr. 4:
Sex ist etwas Heimliches

Beim sexuellen Missbrauch geht der Sex heimlich vor sich. Oft sagt der Täter anschließend zum Opfer: »Sprich mit niemandem darüber!«, oder: »Das soll unser kleines Geheimnis bleiben!« Oder er droht dem Opfer damit, sich an ihm zu rächen, wenn es etwas verraten sollte. Manche Betroffenen meinen dann auch später noch, über sexuelle Vorgänge Stillschweigen bewahren zu müssen, wenn sie überleben wollen.

Wer – insbesondere als Kind – sexuell missbraucht wird, lernt, dass verbotener, gefährlicher Sex etwas Aufregendes ist. Später fühlen sich die Betroffenen dann nicht selten unbefriedigt, wenn Sex ganz offen und mit Billigung anderer praktiziert wird. Sie haben sexuelle Erregung bei heimlichem Sex kennengelernt und assoziieren nun Heimlichtuerei mit gesteigerter Erregung oder »besserem Sex«. Beim sexuellen Missbrauch wird vermittelt, dass Heimlichtuerei etwas Gutes ist.

Viele Missbrauchsopfer sagen, dass sie heimliche, zwanghafte Sexualpraktiken als besonders intensiv und befriedigend erleben. Die Angst vor dem Ertappt-Werden verstärkt den Adrenalinschub, so dass es beim heimlichen Sex zu einem euphorischen Zustand kommt. Doch genau wie beim Drogenkonsum ist auch hier die Hochstimmung eine Falle. Die Betreffenden müssen immer wieder lügen, um heimlichen Affären, zwanghafter Masturbation oder illegalen Sexualpraktiken nachgehen zu können. Wenn man Sex als etwas Heimliches sieht, liegt der Schluss nahe, dass er etwas ist, dessen man sich schämen muss: »Das muss ja wirklich etwas Schlechtes sein, wenn man nicht darüber reden darf.« Diese Art von Sex wirkt selbstzerstörerisch.

Bei einer solchen Einstellung ist es nicht möglich, über Sex zu reden. Man kann die eigenen sexuellen Gefühle und Bedürfnisse nicht offen äußern, und weil eine offene Kommunikation fehlt, empfinden die Betroffenen beim Sex mit ihrem Partner nicht selten das Gleiche wie während des sexuellen Missbrauchs: dass sie eigentlich allein sind.

Die Ansicht, Sex sei etwas, was es heimlich zu betreiben gilt, kann noch eine andere negative Folge zeitigen: dass die Betroffenen es versäumen, sich genug Wissen über Sexualität anzueignen. Sie gehen durchs Leben, ohne ihre eigene Sexualität richtig zu verstehen, und quälen sich mit unnötigen Ängsten. »Ich habe jahrelang

Angst gehabt, ich hätte als Kind durchs Masturbieren meine Klitoris beschädigt«, erzählte eine Frau. »Erst als ich auf dem College war und es in einem Sexualkundekurs ansprach, fand ich heraus, dass ich mir grundlos Sorgen gemacht hatte. War das eine Erleichterung!«

Wenn man Sex als etwas Heimliches betrachtet, fällt es einem nicht leicht, zu verstehen, dass Sex zwar etwas Privates und Persönliches ist, man aber andererseits – in Situationen, in denen es angebracht ist – auch offen darüber sprechen kann, zum Beispiel mit dem Partner oder einem Arzt. Gesunder Sex erfordert keine Heimlichtuerei und erzeugt keine Angst oder Scham. Vielmehr handelt es sich dabei um ein natürliches und positives menschliches Verhalten, auf das man stolz sein kann.

Falsche Vorstellung Nr. 5:
Sex unterliegt keinen moralischen Beschränkungen

Beim sexuellen Missbrauch lernt man Sex als etwas kennen, bei dem es keine Grenzen, kein »richtig« oder »falsch« zu geben scheint. Dem Täter ist scheinbar alles erlaubt. Entscheidend ist nur, dass er sich dabei wohl fühlt. Er handelt nach dem Motto: »Wenn mir das ein gutes Gefühl gibt, dann los! Ich will meinen Spaß haben, und die Folgen interessieren mich nicht.«

Die Täter meinen, dass sexuelle Phantasien dazu da sind, ausgelebt zu werden, ohne Rücksicht darauf, wie verletzend sie für andere sind. Also werden pornographische Heftchen herbeigeschafft, verschlungen und den Opfern vor die Nase gehalten, egal, wie menschenverachtend und erniedrigend ihr Inhalt ist. Missbrauchs-Täter machen sich nicht selten über andere Menschen lustig und bezeichnen sie als verklemmt oder sexuell gehemmt, wenn sie sexuelle Handlungen nur in bestimmten Grenzen akzeptieren wollen.

Beim sexuellen Missbrauch ist der Sex wie ein Wettspiel: Es geht darum, zu gewinnen, selbst wenn ein anderer dabei verliert. Dass bestimmte Verhaltensweisen vielleicht unangebracht oder verletzend sind und zu Lasten eines anderen Menschen gehen, wird im Vergleich zu dem Drang, die eigenen sexuellen Wünsche zu befriedigen, als unwesentlich erachtet.

Über die moralische Seite ihres Tuns machen sich die Täter keine Gedanken. Sie überlegen nicht, was das, was sie tun, für ihre Familie, ihr Umfeld und die ganze Gesellschaft bedeutet. Es macht ihnen nichts aus, wenn sie ihre Kinder, Geschwister, Bekannten, Studienkollegen oder Klientinnen zu ihren Opfern machen. Sie zerbrechen sich nicht den Kopf darüber, wie sie damit die jeweilige Beziehung pervertieren. Täter analysieren nicht, wie sich ihr Verhalten auf die Opfer auswirkt – welche (oft verheerenden) langfristigen psychischen oder gesundheitlichen Folgen es für sie hat. Auf diese Weise vermitteln die Täter eine rohe und brutale Einstellung zur Sexualität. Ihre Handlungen bedrohen das gesamte System menschlichen Zusammenlebens, das auf gegenseitiger Achtung und Vertrauen basiert.

Durch sexuellen Missbrauch wird den Opfern vermittelt, Sex sei etwas, bei dem alles erlaubt ist und man mit allem ungestraft davonkommt. Viele Täter brechen bestehende Gesetze und werden dennoch nicht angezeigt, gefasst und für die von ihnen begangenen Sexualverbrechen bestraft.

Wenn Sex mit amoralischem Verhalten assoziiert wird, kann das für die Betroffenen zu zahlreichen Problemen führen. Unter Umständen verschließen sie sich dem Sex völlig, weil sie Angst haben, sonst moralisch zu verkommen. Oder sie leben sich sexuell auf zügellose und verletzende Art und Weise aus und sehen nicht, was sie durch ihr Verhalten anrichten. Außerdem kommt es leider auch sehr oft vor, dass Missbrauchsopfer sexuelle Gewaltphantasien entwickeln und sich menschenverachtender Pornographie aussetzen, weil sie das für Sex halten, obwohl es sich dabei nur um die Fortsetzung und Wiederholung des *sexuellen Missbra*uchs handelt.[3]

Anders als beim sexuellen Missbrauch spielt bei gesundem Sex Fairness eine wichtige Rolle. Man blendet nicht aus, welche Folgen das eigene Verhalten haben kann. Gesunde Sexualität umschließt

3 Für weitere Informationen über Pornografie und ihre möglichen negativen Auswirkungen siehe The Porn Trap von Wendy und Larry Maltz, und David Murats ausgezeichneter Essay "A Male Grief". Für weitere Informationen über Missbrauch und sexuelle Fantasien siehe Die geheimsten Gedanken von Frauen von Wendy Maltz und Suzie Boss. Diese Referenzen finden Sie im Ressourcenabschnitt.

das Bestreben, dass es einem selbst und den anderen Menschen gutgehen soll. Gesunder Sex ist moralisch und auf Gerechtigkeit bedacht.

Gesunde Vorstellungen von Sex[4]

»Ich bin so aufgewachsen, dass ich überhaupt nicht wusste, was normale, gesunde Sexualität ist«, erklärte mir eine Klientin. »Ich hatte keine Ahnung, dass es zwischen zwei Menschen so etwas wie eine vertrauensvolle Sexualbeziehung geben kann.«

»Wenn Sex nicht sexueller Missbrauch ist, was ist er dann?«, brachte eine andere Frau ihre – im Übrigen von vielen Missbrauchsopfern geteilte – Ratlosigkeit zum Ausdruck, als ihr klar wurde, dass ihre bisherigen Vorstellungen von Sex sich in Wirklichkeit auf sexuellen Missbrauch bezogen.

Vielen Betroffenen fällt es schwer, sich unter Sex eine gesunde Form von Nähe vorzustellen. Das ist verständlich, da in unserer Kultur kaum Zeit darauf verwandt wird, den Menschen etwas über gesunde Sexualität zu vermitteln. Für den Missbrauch von Sexualität lassen sich jeden Tag in Fernsehshows, Filmen, Zeitschriften und Witzen viele Beispiele finden, für gesunden Sex aber nur wenige oder gar keine.

Damit es Ihnen leichterfällt, eine neue Einstellung zur Sexualität zu entwickeln, wollen wir uns jetzt sechs gesunde Vorstellungen von Sex näher ansehen:

1. Sex ist ein natürlicher biologischer Trieb.
2. Sex ist eine wichtige heilende Kraft.
3. Sex gehört zum Leben.
4. Sex ist bewusstes und verantwortliches Verhalten.
5. Sex ist ein Ausdruck von Liebe.
6. Sex ist etwas, das von allen Beteiligten gewünscht wird.

Gesunde Vorstellung Nr. 1: Sex ist ein natürlicher biologischer Trieb

4 Ich danke C. Leon Hopper, Jr. und Barbara Wells von der East Shore Unitarian Church in Bellevue, Washington, für ihre Hinweise auf Materialien zu gesunder Sexualität aus religiöser Sicht.

Alle Tiere haben einen angeborenen Sexualtrieb. Auch beim Menschen ist er ein natürlicher und normaler Bestandteil des Lebens. Unser Sexualtrieb fördert den Fortbestand unserer Gattung.

Der menschliche Sexualtrieb wird durch biochemische Vorgänge geprägt, mit denen unser Körper auf Botschaften vom Gehirn reagiert. Bei der gesunden Sexualität dient dieser Trieb nicht nur der Fortpflanzung, sondern auch dem Erleben von Selbstliebe und Lust sowie körperlicher und emotionaler Nähe zu einem Partner.

Wir sind unseren Hormonen jedoch nicht ohnmächtig ausgeliefert. Wir können unsere sexuellen Bedürfnisse und Reaktionen durch unser bewusstes Denken regulieren. Wenn wir sexuelles Verlangen verspüren, können wir uns aussuchen, ob wir darauf eingehen wollen oder nicht. Bei der gesunden Sexualität kontrollieren und selektieren wir unsere sexuellen Impulse.

Sex kann uns zu einem besseren Selbstwertgefühl und gesteigertem körperlichen Wohlbefinden verhelfen. Ein gesundes, glückliches Sexualleben – das uns Wärme, Nähe, Erregung, Lust und sexuelle Erleichterung verschafft – eröffnet uns den Zugang zu einer ganzen Reihe positiver Gefühle. Sex ist aber keine zwingende Notwendigkeit wie Nahrung, Kleidung und ein Dach über dem Kopf, da von ihm nicht das Überleben des Einzelnen abhängt. Auch wenn es gelegentlich vielleicht etwas unangenehm ist, passiert körperlich nichts Schlimmes mit uns, wenn wir auf einen sexuellen Drang, den wir verspüren, nicht reagieren. »Sex ist so etwas wie eine Prämie im Leben«, meinte eine Klientin dazu. »Sex ist eine Möglichkeit, Liebe zum Ausdruck zu bringen. Er ist eine Zugabe.«

Wir können nicht erwarten, dass jemand auf Kommando unsere sexuellen Bedürfnisse befriedigt, und wir schulden das umgekehrt auch niemandem. Bei der gesunden Sexualität übernehmen die Einzelnen die Verantwortung dafür, wie sie auf die eigenen sexuellen Triebe reagieren, und sie entscheiden selbst, wann und mit wem sie intim werden wollen.

Gesunde Vorstellung Nr. 2: Sex ist eine wichtige heilende Kraft

Sex, der mit Missbrauch gekoppelt ist, wird als eine schlimme Art von Macht erlebt – als Macht über andere Menschen, die eingeschränkt, beherrscht, zum Objekt gemacht und verletzt werden. In einer gesunden Atmosphäre wird Sex jedoch als eine positive Art von Macht erlebt – als schöpferische Macht, als die Macht, Leben zu schaffen und Liebe zu geben. Der Theologe Frederick Buechner meint, die Sexualität sei von ihrem enormen Potential her dem Nitroglyzerin sehr ähnlich: Auf die eine Art verwendet, kann sie Brücken sprengen, anders angewandt, vermag sie das menschliche Herz zu heilen.

Sex kann locker, lustig und angenehm sein – eine Energie, die sich gut anfühlt. Bei der sexuellen Erregung verspüren wir im Körper ein wärmendes, wohltuendes, aufregendes und Energie spendendes Gefühl, und durch den sexuellen Höhepunkt, der eine Muskelentspannung bewirkt, fühlen wir uns innerlich warm und lebendig.

Wenn wir unsere Sexualität leben, wird unser Selbstwertgefühl gestärkt. Wir haben dann das Gefühl, anziehend zu sein und gemocht zu werden. Durch das intime Zusammensein mit einem liebe- und respektvollen Partner und die dabei empfundene Behaglichkeit fühlen wir uns in unserer Haut wohl. Eine Klientin beschreibt gesunde Sexualität so:

> *Ich glaube inzwischen, dass Sex die Kommunikation fördert und dazu beiträgt, dass unsere Beziehung wächst und sich festigt. Für uns ist Sex sauber, unschuldig, angenehm und lustig.*

Wenn die körperliche Liebe von beiden Seiten gewünscht und lustvoll erlebt wird, bringt sie inneren Frieden. Die Partner fühlen sich dann miteinander und mit der positiven Energie des Universums verbunden. Die Theologin Rebecca Parker schreibt dazu:

> *Sexuelle Intimität kann in unserem Leben als Quell der Heilung und Veränderung dienen. Sie gibt uns ein Gefühl natürlicher Lebensfreude, elementaren Gutseins, der Kraft zur wechselseitigen Beeinflussung, enger Verbundenheit mit allem Lebendigen und schöpferischer Potenz ...*

Wenn die körperliche Liebe in unserem Leben diese Rolle spielt, ist sie ein Mittel der Gnade.

Von einem gesunden Standpunkt aus betrachtet, hat sexuelle Energie die Kraft, Menschen zusammenzuführen, Zuneigung und Liebe zum Ausdruck zu bringen, Leben zu schaffen und unsere Sehnsucht nach Einssein und Ganzsein zu stillen.

Gesunde Vorstellung Nr. 3:
Sex gehört zum Leben

Sexuelle Erlebnisse können uns – unabhängig davon, ob wir dabei allein sind oder sie mit einem Partner teilen – die Verbindung zu einer umfassenderen Lebensenergie erfahren lassen. »Sex ist eine entscheidende Lebenskraft«, sagen die Autoren John Travis und Regina Ryan in ihrem *Wellness Workbook*.

[Sex] ist Lebensenergie. Sex ist außerdem lebenserhaltend – eine Form der Kommunikation, bei der der gesamte Organismus sich mit einem anderen zu vereinigen sucht ... »Gesunder Sex« berücksichtigt die Folgen und ist frei gewählt, respektvoll, erotisch, spielerisch, mitteilsam und vereinend.

Der Sex gehört zu den natürlichen Rhythmen des Universums. Ein Orgasmus ist wie eine Welle, die langsam anschwillt, einen Höhepunkt erreicht, am Strand ausläuft und dann ruhig wieder abebbt. Sex lässt sich auch mit einer Blume vergleichen, die als Knospe beginnt, sich dann öffnet, ihre volle Blüte erreicht, wunderbaren Duft verströmt, ihre Blütenblätter verliert und schließlich verwelkt. Spannung aufzubauen und sie dann in einem lustvollen Sexualakt freizusetzen vermag Körper und Geist zu stärken.

Man kann es auch so sehen, dass man beim Sex sein inneres Wesen mit einem geliebten, vertrauten Partner teilt und die momentane Lust der Vereinigung ähnlich empfindet wie das Verschmelzen bei einem leidenschaftlichen Tanz. Eine Klientin meinte in diesem Zusammenhang:

Ich habe Sex früher als etwas von mir Getrenntes gesehen – etwas, das fix und fertig auf den Plan tritt, wenn die Genitalien von zwei Menschen zusammenkommen. Inzwischen betrachte ich Sex als ein Erlebnis, das ich schöpferisch bestimmen und prägen kann.

Sex ist mehr als nur körperliche Stimulation und Reaktion. Er wird manchmal als ein warmes inneres Aufwallen beschrieben – die Lust daran, glücklich und angstfrei mit jemandem zusammen zu sein, zu dem man sich hingezogen fühlt. Gerade beim sexuellen Heilungsprozess ist es wichtig, sich ins Gedächtnis zu rufen, dass Sex viel mehr ist als nur Geschlechtsverkehr und Orgasmus.

Unsere Sexualität ist ein wichtiger Teil unserer Persönlichkeit. Sie gehört zum Leben und ist nichts Äußerliches, Separates oder Heimliches. Genau wie ein Windhauch im Gesicht oder die Wärme der Sonne auf der Haut ist auch der Sex Teil einer breiten Skala von Berührungen, für die wir empfänglich sind. Sex ist eine Möglichkeit, uns unserer Lebendigkeit zu versichern.

Gesunde Vorstellung Nr. 4:
Sex ist ein bewusstes und verantwortliches Tun

Sexuelle Reize und Wünsche sind normal und gesund. Ob wir auf sie eingehen, ist eine andere Frage. Wenn wir sexuell aktiv werden, sollten wir uns der möglichen Folgen und Auswirkungen bewusst sein. Wir müssen sicher sein, dass weder wir selbst noch unsere Sexualpartner oder andere Personen aus unserer Umgebung unter dem, was wir tun, leiden müssen. Sex schließt ethische Verantwortung ein.

Sex beinhaltet, bewusst aufzunehmen, was beim sexuellen Zusammensein geschieht. Das heißt, sich mit dem Partner über Gefühle, Gedanken und Bedürfnisse auszutauschen und einander zuzuhören. Im Mittelpunkt des sexuellen Beisammenseins steht die Beziehung, die emotionale Intimität, und nicht irgendeine gesonderte sexuelle Aktivität.

Gesunde Vorstellung Nr. 5:
Sex ist ein Ausdruck von Liebe

Durch Sex *bekommt* man keine Liebe. Sex ist vielmehr ein *Ausdruck* von Liebe, der aus einer Beziehung erwächst. Sex ist nichts, was wir *an* jemandem oder *für* jemanden tun, sondern wir erleben Sex *mit* jemandem. Sex ist eine Möglichkeit, einem anderen Menschen Zuneigung und Achtung zu zeigen – körperlich etwas zum Ausdruck zu bringen, was in der betreffenden Beziehung schon vorhanden ist. Sex ist für eine Beziehung nicht unbedingt erforderlich, kann aber aus ihr erwachsen. Wenn Partner sich gernhaben und füreinander sowohl Freund/-in als auch Geliebte/-r sind, kann Sex für sie eine Möglichkeit sein, in immer wieder neuer Form ein Gefühl des Einsseins zu erleben. So sagte eine Klientin:

> *Ich betrachte Sex jetzt als einen sehr liebevollen, zärtlichen Akt. Sex ist eine Folge der Liebe und nicht umgekehrt. Solange ich auf gesunde Art und Weise sexuell aktiv bin, ist das völlig in Ordnung. Ich ziehe es vor, jemanden erst zu lieben und dann mit ihm intim zu werden.*

Wenn Sex Ausdruck von Liebe ist, verbindet sich die sexuelle Erregung und Lust mit der Person des Partners. Die herzliche Liebe, die wir füreinander empfinden, setzt sich in ein warmes, prickelndes Gefühl in unseren Genitalien um. Durch Sex drücken wir dann aus, wie glücklich es uns macht, mit dem Partner zusammen zu sein. Zu diesem Thema schreiben die Redakteure des *New Age Journal*:

> *Sex ist unsere intimste Form der Kommunikation. In ihrer intensivsten Form wird die Kommunikation zur Communio – einem beiderseitigen Sich-Öffnen und Einander-Begegnen, das über Worte und Gedankenkonzepte hinausgeht und unser verletzliches Innerstes erfasst. Eine solche Form der Kommunikation ist nur möglich, wenn wir unserem Partner mit Offenheit, Ehrlichkeit und Achtung begegnen und ihn als gleichberechtigt behandeln. Das klingt vielleicht selbstverständlich, ist aber der grundlegendste Aspekt jeden sexuellen*

Miteinanders und wird dennoch viel zu häufig vergessen. Sex erinnert uns daran, dass wir voneinander abhängig und eins miteinander sind.

Gesunde Vorstellung Nr. 6:
Sex ist etwas, das von allen Beteiligten gewünscht wird
Sex setzt das volle und eigenverantwortliche Einverständnis und die Gleichberechtigung der Partner voraus. Wenn eine Beziehung einseitig ist und der eine Partner die Person des anderen unterminiert, ihn beherrscht oder belügt, wird sich das auch in der sexuellen Beziehung widerspiegeln.

Beim gesunden Sex zwingen die Partner einander nicht ihre sexuellen Bedürfnisse auf. Vielmehr übernimmt jeder die Verantwortung für die eigenen sexuellen Triebe und deren Befriedigung. »Wenn einer von uns nicht mit dem anderen schlafen möchte, dann setzt der andere ihn nicht unter Druck, und er beklagt sich auch nicht darüber. Wir akzeptieren es einfach als momentane Realität«, erklärte die Partnerin eines Klienten. Gesunder, positiver Sex kann nur in einem gesunden, positiven Rahmen existieren.

Wie Sie Ihre Einstellung zur Sexualität ändern können

Wenn Sie erst einmal den Unterschied zwischen Missbrauchs-Sex und gesundem Sex erkannt haben, werden Sie vermutlich selbst darüber staunen, wie fest Sie bislang an negativen, durch Missbrauch geprägten Vorstellungen von Sex festgehalten haben. Manchen Missbrauchsopfern erscheint es schier unmöglich, ihr Missbrauchs-Denkraster abzulegen und durch eine gesunde Einstellung zur Sexualität zu ersetzen.

Um unsere Einstellung zu ändern, müssen wir das, was wir bisher über Menschen und Beziehungen geglaubt haben, in Frage stellen. »Ich habe immer gemeint, alle Männer wären genauso wie der Täter und wollten mich verletzen, mir weh tun und mich dazu bringen, mit ihnen ins Bett zu gehen«, erzählte eine Klientin. »Damit sich meine Ansichten über Sex ändern und ich ihn nicht mehr mit sexuellem Missbrauch gleichsetze, muss ich aufhören zu glauben, dass Männer gleichgültig, unsensibel und nur an Sex interessiert sind.«

Wer von einer Frau sexuell missbraucht worden ist, hat vielleicht Schwierigkeiten, von ähnlich falschen Vorstellungen über Frauen abzukommen. »Es fällt mir schwer, zu glauben, dass eine Frau Sex wirklich genießen kann und ihn nicht bloß als Mittel zum Zweck und zu ihrem eigenen Vorteil benutzt«, meinte ein männliches Missbrauchsopfer.

Viele Betroffene können sich auch kaum vorstellen, dass sexuelle Beziehungen jemals gleichberechtigt sein könnten. Als Folge des Missbrauchserlebnisses glauben sie, dass sexuelle Beziehungen von Natur aus einseitig seien und dabei immer ein Teil dominieren und der andere sich unterwerfen müsse.

Manchen Betroffenen macht der Gedanke, ihre Einstellung zum Sex zu verändern, Angst. Sie befürchten, sie könnten sich durch die neue Einstellung unter Druck fühlen, ein bestimmtes schädliches Sexualverhalten aufzugeben, an dem sie in gewisser Weise hängen. Zum Veränderungsprozess gehört unter Umständen, der einen oder anderen unangenehmen Wahrheit ins Auge zu sehen und von Verhaltensweisen Abstand zu nehmen, die vertraut, aber schädlich sind. Angst macht uns nicht der Verlust von etwas potentiell Schädlichem, sondern die bevorstehende Veränderung.

Sich eine andere Einstellung zur Sexualität zu erarbeiten braucht seine Zeit. Zunächst geht es darum, ein neues Verständnis von Sex zu entwickeln. Dann müssen wir dieses neue Verständnis umsetzen und in unser Sexualverhalten integrieren. Eine Zeitlang werden unsere spontanen Reaktionen allerdings noch von unseren alten Ansichten bestimmt sein, auch wenn wir bereits erkannt haben, dass diese falsch sind. Wie langsam der Prozess vonstattengeht, wird anhand der Worte dieses Klienten deutlich:

> *Als mir klar wurde, wie sehr der sexuelle Missbrauch meine Einstellung zur Sexualität geprägt hatte, konnte ich nicht einfach auf der Stelle auf eine gesunde Sichtweise umschalten. Es dauerte mehrere Jahre, bis ich aufhörte,*

> *mich meiner alten Einstellung gemäß zu verhalten. Ich brauchte viel Zeit, um meine neuen intellektuellen Erkenntnisse zu erproben und die neue Bedeutung, die ich der Sexualität gegeben habe, in die Praxis umzusetzen.*

Während Sie an der Änderung Ihrer sexuellen Einstellung arbeiten, müssen Sie sich immer wieder in Erinnerung rufen, dass zwischen Missbrauchs-Sex und gesundem Sex ein Unterschied besteht. Ihre negativen Ansichten über Sex müssen Sie eine nach der anderen in Frage stellen. Vielleicht nützt Ihnen die folgende Tabelle, die neben den Anschauungen, die durch sexuellen Missbrauch geprägt sind, als Kontrast die gesunden Überzeugungen auflistet. Am besten schauen Sie während Ihres sexuellen Heilungsprozesses diese Gegenüberstellung immer wieder einmal an, um zu messen, wie weit sich Ihre Einstellung zur Sexualität bereits verändert hat.

Missbrauchs Denkraster *(Sex = sexueller Missbrauch)*	***Gesunde Einstellung*** *(Sex = positive sexuelle Energie)*
Sex ist eine unkontrollierbare Kraft.	Sex ist eine kontrollierbare Kraft.
Sex ist eine Pflicht.	Sex ist etwas frei Gewähltes.
Sex ist eine Sucht.	Sex ist ein natürlicher Trieb.
Sex ist schmerzhaft.	Sex ist energiespendend und heilsam.
Sex ist eine Bedingung, um Liebe zu bekommen.	Sex ist ein Ausdruck von Liebe.
Sex ist etwas, das man »jemandem macht«.	Sex heißt, sich mit jemandem auszutauschen.
Sex ist eine Ware.	Sex ist ein Teil meiner Person.
Sex hat nichts mit Kommunikation zu tun.	Sex erfordert Kommunikation.
Sex ist etwas Heimliches.	Sex ist etwas Privates.

Sex ist ausbeuterisch.	Sex ist etwas Respektvolles.
Sex ist nicht offen.	Sex ist etwas Ehrliches.
Sex bringt nur einer Person etwas.	Sex beruht auf Gegenseitigkeit.
Sex ist etwas emotional Distanziertes.	Sex ist eine Form von Nähe.
Sex unterliegt keiner Verantwortung.	Sex bedeutet, Verantwortung zu übernehmen.
Sex bedeutet Unsicherheit.	Sex bedeutet Sicherheit.
Sex unterliegt keinen Grenzen.	Sex unterliegt Grenzen.
Sex bedeutet, Macht über jemand zu haben.	Sex gibt beiden Beteiligten Kraft.

Leider lässt sich die alte Denkweise nicht einfach wegzaubern und durch eine gesündere Haltung ersetzen. Sie müssen lernen, Einstellungsveränderungen mit Reaktions- und Verhaltensänderungen zu verbinden. Sie machen einen Umlernprozess durch. Lassen Sie sich Zeit, damit sich das, was Sie lernen, festigen kann, und setzen Sie Ihre neuen Einsichten schrittweise in neue Verhaltensweisen um.

Hier ein paar Vorschläge, wie Sie die Veränderung Ihrer Einstellung zur Sexualität unterstützen können.

1. Setzen Sie sich nicht unnötig Einflüssen aus, durch die sich das Missbrauchs-Denkraster verfestigt

Vermeiden Sie Fernsehsendungen, Filme, Bücher, Zeitschriften etc., in denen sexueller Missbrauch als Sex dargestellt wird.

Pornographie wirkt sich negativ auf den sexuellen Heilungsprozess aus. Sie vermittelt die Vorstellung, Frauen, Kinder und Männer seien unbegrenzt sexuell verfügbar. Durch Pornographie werden sowohl die dort gezeigten Menschen als auch das zahlende Publikum ausgebeutet. Hier wird sexuelle Stimulation benutzt, um Geld zu machen, und damit die Ansicht verfestigt, Sex sei eine Ware. Pornographie weckt starke Emotionen wie Angst und Erregung und ermuntert dazu, sich an Phantasien und Bildern aufzugeilen, die sexuellen Missbrauch verherrlichen. Pornographie stellt Sex aus der Perspektive zwanghafter und ungesunder sexueller Impulse dar und vermittelt ein destruktives und falsches Bild von Sex. Sie lässt sexuelle Aggression lustvoll erscheinen und erhöht unsere Toleranzschwelle gegenüber Zwang in sexuellen Beziehungen. Pornographie macht glauben, man könne nie genug Sex bekommen, denn dort wird nie ein Zustand sexueller Befriedigung oder Sättigung erreicht.

Es gibt Filme, Bücher und Zeitschriften, die sexuelle Geschichten und Bilder verbreiten, die nichts mit Missbrauch zu tun haben. Es ist allerdings nicht immer leicht, solche *positiven Erotika*, wie ich sie nenne, zu finden.[5] Die dort dargestellten sexuellen Beziehungen stehen in einem gesunden Rahmen, in dem beiderseitiges Einverständnis, Gegenseitigkeit, Respekt, Sicherheit, entspannter Genuss etc. gegeben sind. Anders als Pornographie kann solches erotisches Material dazu beitragen, dass wir uns unserer Sinnlichkeit und unserer lustvollen Verbundenheit mit einem Partner stärker bewusst werden.

Durch die Verfügbarkeit und Anonymität von Pornographie und Sex-Chatroom-Aktivitäten im Internet sind viele Menschen heute einem erhöhten Risiko ausgesetzt, sexuelle Zwänge und Abhängigkeiten zu entwickeln. Internetbedingte sexuelle Abhängigkeiten entwickeln sich tendenziell schnell und intensiv. Wenn sie unbehan-

5 Wegen der unterschiedlichen Missbrauchserfahrungen und der verschiedenen sexuellen Orientierungen der Betroffenen ist es schwer, bestimmte »gesunde« Erotika zu empfehlen. Einige Patientinnen haben mir gesagt, dass sie bestimmte Liebesromane als hilfreich für die sexuelle Heilung empfunden haben. Sie schätzten insbesondere Bücher, die starke Charaktere beschrieben, die schwierige Vergangenheiten überwunden hatten und lernten, sich für belastbare sexuelle Vergnügen mit einem liebenden Partner zu öffnen. Bücher von Autoren wie Lisa Kleypas, Judith Ivory, Loretta Chase, Julie Anne Long und Susan Elizabeth Phillips sind allgemein dafür bekannt, Sex als einvernehmlich, gegenseitig genussvoll, geborgen und intensiv bereichernd darzustellen. Einige männliche und weibliche Überlebende haben es auch für hilfreich befunden, Materialien über sinnliche Massagen und tantrische Sexualpraktiken zu erforschen, sowie sexuelle Liebesgedichte aus Anthologien wie Passionate Hearts und Intimate Kisses zu lesen (siehe Ressourcenabschnitt). Ich schlage vor, dass Sie einen Bekannten ohne Missbrauchserfahrungen bitten, in Frage kommendes Material zu überprüfen, um Ihnen Empfehlungen zu geben, die Ihren speziellen Interessen und Bedürfnissen entsprechen.

delt bleiben, können sie die emotionale Gesundheit einer Person und ihre zwischenmenschlichen Beziehungen ernsthaft beeinträchtigen. Im Ressourcenabschnitt finden Sie Bücher über sexuelle Sucht und Zwanghaftigkeit.

2. Verwenden Sie neue Wörter, wenn Sie über sexuelle Dinge reden

Ihre Vorstellungen von Sex werden dadurch beeinflusst, wie Sie über Sex reden. Ändern Sie Ihre Ausdrucksweise so, dass Sie von Sex als etwas Positivem und Gesundem reden, das kontrollierbar und frei gewählt ist. Vermeiden Sie es, sexuellen Kontakt mit »Gassenausdrücken« zu belegen – wie *ficken, vögeln, bumsen* usw. Durch solche Ausdrücke wird das Missbrauchs-Denkraster weiter verfestigt. Verwenden Sie stattdessen Begriffe wie *sich körperlich lieben* oder *intim sein*. Und benennen Sie die Sexualorgane nicht mehr mit Wörtern wie *Schwanz, Eier, Titten, Böller, Fotze* und *Arsch*. Im Allgemeinen verstärken diese abschätzig gebrauchten Ausdrücke die Vorstellung vom Menschen als Sexualobjekt. Benutzen Sie vielmehr unbelastete, sachliche Begriffe wie *Penis, Brüste, Vagina* oder *Anus*. Eine Klientin meinte, nachdem sie ihre sexuelle Ausdrucksweise geändert hatte: »Seither denke ich an Sex nicht mehr als an etwas Schmutziges.«

In der Sexualheilung können wir »hard-core« Sex durch »heart-core« Sex ersetzen.

3. Finden Sie mehr über Ihre Einstellung zur Sexualität heraus

Füllen Sie Ihre Zeit mit Tätigkeiten aus, die Ihnen helfen, Ihre Vorstellungen von Sex in eine gesündere Richtung zu lenken.

- Versuchen Sie sich vorzustellen, wie Sie über Sex denken würden, wenn Sie nicht missbraucht worden wären.
- Schreiben Sie auf, was Sex Ihrer Meinung nach ist oder sein sollte.
- Malen Sie ein Bild, oder machen Sie aus Illustrierten-Fotos eine Collage, um sich zu vergegenwärtigen, wie Sie Sex in der Vergangenheit gesehen haben und wie Sie ihn von nun an gerne sehen wollen. Vielleicht können Sie zur Darstellung der ungesunden Sicht von Sex Symbole wie Hammer, Messer, Feuer,

Geldscheine oder Tränen verwenden. Gesunder Sex ließe sich ebenfalls mit Symbolen darstellen – vielleicht mit einem Herz, einem glücklichen Gesicht, einer Blume, einem Friedenszeichen oder einer Sonne.

4. Sprechen Sie mit anderen über Ihre Vorstellungen von gesunder Sexualität

Reden Sie mit Freunden, mit Ihrem Partner, Ihrer Therapeutin oder Therapiegruppe über Sex. Diskutieren Sie den Unterschied zwischen gesundem und ungesundem Sex.

Bob, ein 30-jähriger Homosexueller, der als Kind wiederholt und auf unterschiedlichste Weise sexuell missbraucht wurde, erzählt, wie er vor kurzem durch ein Gespräch mit seinem Lebensgefährten einen neuen Zugang zum Sex gewonnen hat.

> *Mein Freund sagte mir, dass Sex für ihn eine Möglichkeit ist, mir zu zeigen, dass er mich liebt. Für ihn sind Küssen und Umarmen genauso wichtig wie der eigentliche sexuelle Akt. Sex, der ihm Spaß machen soll, muss zärtlich und einfühlsam sein – eine Erweiterung der liebevollen Umarmung. Mit meinem Freund über Sex zu reden hat mir geholfen, ihm emotional mehr zu vertrauen. Wenn wir uns körperlich lieben, dann spüre ich jetzt das entscheidende Gefühl mehr in der Brust als in den Genitalien.*

Eine andere Betroffene empfand die Gespräche mit ihrer Therapeutin als hilfreich.

> *Früher habe ich geglaubt, ich müsste mir Liebe durch sexuelle Aktivitäten verdienen. Jetzt habe ich gelernt, dass Liebe etwas ist, das einfach da ist.*

5. Bringen Sie mehr über gesunden Sex in Erfahrung

Da in unserer Gesellschaft immer wieder negative Bilder von Sex auf uns einströmen, müssen Sie, wenn Sie Ihre Einstellung zur Sexualität ändern wollen, aktiv daran arbeiten, sich von Ideen und Bildern beeinflussen zu lassen, bei denen Sex als etwas Gesundes und Positives dargestellt wird. Lesen Sie Bücher und Zeitschriftenartikel, aus denen Sie mehr über gesunde Sexualität erfahren können (siehe Literaturhinweise im Anhang). Vielleicht besuchen Sie auch Kurse, Vorträge oder Seminare, wo Modelle einer gesunden Sexualität vorgestellt werden. Solche Veranstaltungen können Ihnen gedankliche Anstöße vermitteln und Ihre Fortschritte unterstützen, wie es diese Klientin erfahren hat:

> *In einem Vortrag über Religion und Sexualität bezeichnete unser Pfarrer Sex als etwas »Schönes«. In den folgenden Tagen gingen mir seine Worte immer wieder durch den Kopf. Meinem Empfinden nach war Sex alles andere als etwas Schönes. Ich habe mir daraufhin ein Schild gemacht, »Sex ist schön«, und es mir ins Schlafzimmer gehängt. Über diesen Satz habe ich täglich nachgedacht. Und nach vielen Monaten hatte ich schließlich langsam das Gefühl, dass dieser Satz tatsächlich stimmen könnte.*

Vergessen Sie nicht, dass es seine Zeit braucht, Sex mit einer neuen Bedeutung zu füllen, die nicht mehr vom sexuellen Missbrauch geprägt ist. Zunächst gelingt es Ihnen vielleicht nur, sich Ihrer bisherigen Einstellung zur Sexualität bewusster zu werden. Sie werden es nicht von heute auf morgen schaffen, dem Sex eine neue Bedeutung zu geben.

Wenn Sie so weit sind, dass Sie intellektuell verstehen, was gesunde Sexualität ist, dürfen Sie wiederum nicht erwarten, dass sich Ihr Verhalten auf einen Schlag ändert. Nehmen Sie sich vor, Ihr Verhalten schrittweise zu ändern und Ihre neue Einstellung zur Sexualität allmählich zu festigen, um so die Grundlage für eine weitere positive Entwicklung zu legen.

Jetzt, da Sie angefangen haben, Sex von sexuellem Missbrauch zu trennen, können Sie darangehen, Ihr sexuelles Selbst unbeeinflusst von früheren sexuellen Missbrauchserlebnissen zu erkunden.

Sie können meinen Artikel »The Maltz Hierarchy of Sexual Interaction« lesen, der beschreibt, wie sich gesunde Sexualität von missbräuchlichem und destruktivem Sex unterscheidet (siehe Abschnitt Ressourcen). Der vollständige Text des Artikels ist auf meiner Website: www.HealthySex.com zu finden.

6. Die wahre sexuelle Identität finden

Missbrauch ist etwas, das uns angetan wird. Er hat nichts damit zu tun, wer wir sind.

Euan Bear und Peter Dimmock,
Adults Molested as Children

Als ich zehn Jahre alt war, hielt ich auf dem Weg zur Schule immer meinen Arm fest gegen meinen Oberschenkel gepresst, damit mein Rock nicht hochflog. Ich glaubte damals, wenn die Leute meine Unterwäsche sehen könnten, würden sie sofort merken, dass ich unnormal sei. Die felsenfeste Überzeugung, dass ich sexuell nicht normal war, zog sich fast durch meine ganze Kindheit. Ich war überzeugt, dass mich kein Junge mögen oder gar heiraten würde, weil ich aus dem Rahmen der Normalität fiel. Ich scheute mich, jemandem von meinen Gedanken zu erzählen, aus Angst, man würde mich verspotten oder meine schlimmsten Befürchtungen bestätigen.

Woher rührten diese falschen und negativen Vorstellungen von meiner Sexualität? Warum hielt ich so viele Jahre an ihnen fest? Wenn ich als Erwachsene auf meine Kindheit zurückblicke, kann ich diese Gedanken bis in die Zeit zurückverfolgen, als ich sechs Jahre alt war. Damals machte ein älterer Verwandter mir gegenüber sexuelle Annäherungsversuche und anzügliche Bemerkungen. Obwohl meine Erinnerungen an diesen Missbrauch inzwischen ziemlich verblasst sind, steigt immer noch ein Ekelgefühl in mir hoch, wenn ich daran denke, und ich habe den starken Drang, mich mit Händen und Füßen gegen irgendetwas zu wehren. Ich erinnere mich, dass ich als Kind Angstgefühle hatte, die mit sexueller Erregung vermischt waren, und gleichzeitig hatte ich Schuldgefühle, weil ich diese Empfindungen genoss.

Das Missbrauchserlebnis hat meine Vorstellungen von meiner

Sexualität geprägt. Ich empfand in frühem Alter starke sexuelle Gefühle in einer von Angst besetzten Situation und hatte keinen, der mir helfen konnte, diese Erfahrung zu verarbeiten. Deshalb kam ich als Kind zu der Überzeugung, dass ich nicht normal sei.

Wie sich der Missbrauch auf das sexuelle Selbstverständnis der Betroffenen auswirkt, ist individuell verschieden. In Fällen, in denen die Opfer bereits vor dem Missbrauch eine positive Einstellung zu ihrer Sexualität hatten und auch nach dem Vorfall emotionale Unterstützung gefunden haben, sind die Auswirkungen manchmal gering. In anderen Fällen, wahrscheinlich den meisten, hat der Missbrauch einschneidende Folgen.

Sexueller Missbrauch kann unser Bild von unserer sexuellen Attraktivität und Energie negativ beeinflussen, indem er uns eine negative Einstellung zu unserem Geschlecht (ganz gleich, ob Mann oder Frau) vermittelt oder uns bezüglich unserer sexuellen Orientierung (als Lesben, Homosexuelle, Hetero- oder Bisexuelle) verunsichert.

Sexuelle und persönliche Identität sind eng miteinander verknüpft. Ist unser Bild von unserer Sexualität negativ, dann nimmt auch unsere Selbsteinschätzung insgesamt Schaden. So kommen wir möglicherweise zu dem falschen Schluss, dass wir schlechte und wertlose Menschen sind. Mit dieser negativen Einstellung werden wir zu Gefangenen eines Kreislaufs von Einsamkeit, Scham, Isolierung und Verzweiflung. Je wertloser wir uns fühlen, desto mehr ziehen wir uns von anderen zurück, und je mehr wir uns isolieren, desto mehr wächst unser Gefühl der Scham, und desto beschädigter und schwächer fühlen wir uns.

Sexueller Missbrauch zerstört oft die Ansätze zu einem positiven Selbstbild. So kann etwa die sexuelle Unbefangenheit und Neugier eines jungen Mädchens ernstlich Schaden nehmen, nachdem es von einem Bekannten bei einer Verabredung vergewaltigt wurde.

Andererseits kann sexueller Missbrauch negative Vorstellungen festigen, die sich sonst vielleicht hätten zerstreuen lassen. Ein heranwachsender Junge befürchtet möglicherweise, dass er sexuell ein Versager ist. Bekommt er dann in einer Situation, in der er von einer älteren Frau verführt wird, keine Erektion, bestätigt sich diese Einschätzung nur.

Diese negativen Gefühle zermürben und verletzen uns und können sogar dazu führen, dass wir in selbstzerstörerischen und selbstquälerischen Verhaltensmustern befangen bleiben. Wenn wir mit unserer Sexualität nicht im Einklang sind, nehmen wir unsere eigenen Bedürfnisse nicht mehr ernst, oder wir entwickeln ein gestörtes Sexualverhalten, durch das wir wieder in die Opferrolle zurückfallen. Im schlimmsten Fall leiden wir jahrelang unter sexuellen Schwierigkeiten, die wir fälschlicherweise für angeboren und nicht behebbar halten.

Wenn uns diese negativen Vorstellungen erst einmal in Fleisch und Blut übergegangen sind, fällt es uns schwer, zu erkennen, dass sie als Folge des sexuellen Missbrauchs entstanden sind. Ein deformiertes oder falsches Selbstbild kann uns dann als wahr und richtig erscheinen, so als hätten wir uns immer nur in einem Zerrspiegel gesehen.

Dieses Kapitel soll Ihnen helfen, besser zu verstehen, wie der sexuelle Missbrauch Ihr sexuelles Selbstbild beschädigt hat. Hier können Sie lernen, sich ein neues Bild von Ihrer Sexualität zu schaffen und sich in einem Spiegel zu sehen, der nicht durch die Erinnerungen an den Missbrauch verzerrt ist.

Diese neuen Einsichten und der daraus resultierende Wunsch, Veränderungen in Angriff zu nehmen, können der Wendepunkt zur sexuellen Genesung sein. Gelingt es Ihnen, eine positive Einstellung zu Ihrer Sexualität zu entwickeln, dann schaffen Sie sich auch die Grundlage für Veränderungen in Ihrem sexuellen Verhalten, für die Bewältigung von sexuellen Problemen und für eine neue Lust am Sex.

Falsche Selbstwahrnehmungsmuster

In meiner Therapiearbeit mit Missbrauchsopfern haben sich vor allem drei negative Selbstwahrnehmungsmuster herausgeschält, die ich in der Checkliste zu den sexuellen Auswirkungen im dritten Kapitel genauer spezifiziert habe. Alle diese Einschätzungen sind falsch und schädlich. An ihnen festzuhalten bedeutet, sich selbst abzuwerten und sexuell herabzuwürdigen, was wiederum die negative Einstellung zur eigenen Sexualität fördert. Die drei falschen Selbstwahrnehmungsmuster sind:

1. Ich bin ein schlechter Mensch.
2. Ich bin ein Sexualobjekt.
3. Ich bin eine beschädigte Ware.

Wir wollen nun diese drei Fehleinschätzungen genauer betrachten, damit Sie prüfen können, inwieweit sie auf Ihr Selbstbild zutreffen.

Das erste falsche Selbstwahmehmungsmuster: Ich bin ein schlechter Mensch

Als Folge des sexuellen Missbrauchs glauben viele Opfer, sie seien schlechte Menschen. Sie empfinden große Scham wegen ihrer Sexualität und sehen sich deshalb als wertlos, nicht liebenswert oder sogar böse an. Die Überzeugung, zutiefst schlecht zu sein, entwickelt sich als Resultat von Geschehnissen vor, nach oder in der Missbrauchssituation.

Ich war schon vorher schlecht

Jack, ein 35 Jahre alter Betroffener, war 15, als seine Eltern eines Sonntagmorgens in sein Zimmer kamen und Spermaflecken auf seiner Bettwäsche entdeckten. Seine Eltern hätten wissen müssen, dass nächtliche Ejakulationen, gemeinhin »feuchte Träume« genannt, und Masturbation für einen Jugendlichen ganz normal sind. Stattdessen beschimpften und demütigten sie ihn: »Mit deinem Verhalten bringst du Schande über die ganze Familie.« Von diesem Zeitpunkt an hatte Jack jedes Mal, wenn er ejakulierte, das Gefühl, etwas Schlechtes und Verbotenes zu tun.

Ein Jahr darauf wurde Jack von einem Nachbarn sexuell missbraucht. Dieser Vorfall bestätigte Jack, dass er ein schlechter Mensch war und seine Sexualität nicht in der Gewalt hatte. Sein Schamgefühl bewirkte, dass er sich über Jahre Erleichterung durch zwanghaftes Masturbieren verschaffte, was noch größere Schamgefühle zur Folge hatte und seinen Masturbationszwang noch steigerte. Im Laufe der Therapie hat Jack erkannt, dass seine sexuellen Gefühle normal waren. Nicht er war es, der schlecht war und seine Sexualität nicht unter Kontrolle hatte, sondern der sexuelle Missbrauch war eine schlechte Handlung und Ausdruck außer Kontrolle geratener Sexualität.

Nicky, eine 26 Jahre alte Betroffene, erinnert sich daran, dass sie mit sechs Jahren von ihrer Mutter heftig ausgeschimpft worden war, weil sie mit einem gleichaltrigen Kind Doktor gespielt hatte. Als sie ein paar Monate später von einem älteren Jungen aus der Nachbarschaft vergewaltigt wurde, kam sie – für sich selbst – zu dem Schluss, dass sie ihre Schlechtigkeit erneut bewiesen hatte. Nickys falsches Bild von sich selbst erwuchs aus der Schelte, die sie vor dem Missbrauch von ihrer Mutter bezogen hatte, sowie aus dem Missbrauch selbst. Es war eine verständliche Fehleinschätzung mit tragischen Konsequenzen. Erst Jahre später lernte sie, dass sexuelle Neugier im Kindesalter gut und gesund ist und in ihrem Fall in keinem Zusammenhang mit dem Missbrauch stand.

Was Eltern ihren Kindern zum Thema Sexualität sagen, ist oft falsch und irreführend und bewirkt, dass Kinder ein falsches Bild von sich und ihrer Sexualität entwickeln. Um ihre sexuelle Stabilität wiederzuerlangen, mussten Jack und Nicky lernen, dass ihre Sexualität niemals schlecht war.

Manche Betroffenen kommen fälschlicherweise zu dem Schluss, dass sie schlechte Menschen sind, weil sie sich nach Nähe und Zärtlichkeit sehnen. Die 40-jährige Rochelle war drei, als ihr Vater sie sexuell missbrauchte. Als sie eines Tages während der Mittagsruhe nicht einschlafen konnte, kroch sie in das Bett ihres Vaters, um bei ihm zu schlafen. Als Kind glaubte sie, dass ihr Bedürfnis nach Nähe der Grund für den Missbrauch gewesen sei. Erst jetzt, nach 37 Jahren, fängt sie an zu verstehen, dass ihr Wunsch, sich anzukuscheln, gesund und normal und nicht die Ursache für den Missbrauch war. Ihr Vater war schlecht, weil er ihr Bedürfnis ausnutzte und sie sexuell missbrauchte.

Ich war schlecht, weil der Täter es behauptet hat

Einige Opfer glauben, schlechte Menschen zu sein, weil die Täter sagten: »Du böser Junge«, oder: »Du aufreizendes kleines Luder«, oder: »Du hast mich verführt, ich wollte es gar nicht tun«, oder: »Es macht dir Spaß, böse zu sein, stimmt's?«

Diese falschen Behauptungen können uns bis ins Erwachsenenalter verfolgen, weil sie in das Bild eingehen, das wir uns von uns selbst machen. Im Laufe der Zeit vergessen wir vielleicht sogar, woher diese Gedanken ursprünglich stammen.

Täter sagen solche Dinge, um ihre sexuelle Erregung zu steigern oder um die Verantwortung für den begangenen Missbrauch von sich abzuwälzen. Die Opfer spüren vielleicht, dass die Handlungen der Täter verwerflich sind, aber wenn diese ihre Schuldgefühle auf ihre Opfer projizieren, können sie sich dagegen nicht wehren. Schließlich sind die Täter in der Regel älter, stärker und mächtiger, und oftmals handelt es sich um Familienmitglieder oder andere Autoritätspersonen, denen sich die Opfer unterlegen fühlen.

»Ich fühle mich selbst schuld an allem, was er mir angetan hat«, sagte eine Überlebende. Es ist völlig irrational, wenn das Opfer sich schuldig fühlt, aber dennoch kann sich dieses Gefühl, böse zu sein und Schuld zu haben, in dem Betroffenen festsetzen. Besonders für ganz junge Opfer ist es schwer zu erkennen, dass das, was der Täter sagt, aus seiner eigenen verzerrten Sichtweise und seinen Phantasievorstellungen resultiert und nichts mit ihnen zu tun hat.

Oft machen sich Täter die sexuelle Neugier eines Kindes zunutze, um es zu Missbrauchshandlungen zu verlocken. Indem Neugier mit Schuld in Verbindung gebracht wird, gelingt es dem Täter womöglich, dem Kind das Gefühl der Schuld an dem Missbrauch zu vermitteln. Eine Überlebende erinnert sich, dass der Täter zu ihr sagte: »Du wolltest ja schließlich wissen, was Mama und Papa tun, wenn sie allein sind.« Selbstverständlich haben Kinder allen unbekannten Dingen gegenüber eine ganz natürliche Neugier – dazu gehören auch gefährliche Gegenstände wie Rasierklingen, Streichhölzer und Drogen. Nicht die Neugier ist zu verurteilen, sondern die Tatsache, dass diese Neugier ausgenutzt wird und dann als Rechtfertigung für den Missbrauch herhalten muss. Wie immer die konkreten Umstände gewesen sein mögen, die Überlebenden sind *nie* schuld am sexuellen Missbrauch.

Wenn das Opfer die Schuldzuweisung durch den Täter nicht abschütteln kann, wird sie auch weiterhin einer lustvollen Sexualität im Wege stehen. Wie eine Überlebende es treffend zusammenfasste: »Wenn mir Sex Spaß macht, dann bin ich genau so, wie er behauptet hat.«

Ich war schlecht, weil ich etwas davon hatte
Häufig glauben Missbrauchsopfer, dass sie schlecht waren, weil sie Geschenke als Gegenleistung für sexuelle Verfügbarkeit annahmen, weil sie die besondere Aufmerksamkeit, die ihnen im Zuge des Missbrauchs zuteilwurde, genossen haben oder weil sie während der Missbrauchshandlung sexuelle Erregung erlebt haben. Eine Frau, die von ihrem Vater missbraucht worden war, berichtet:

> *Er hat mich gerne zum Orgasmus gebracht. Er glaubte dann, dass er ein großartiger Liebhaber war, der seine willige Tochter befriedigte. Ich hatte enorme Schuldgefühle, weil ich ihn nicht abwies.*

Eine andere Betroffene, die von ihrem Bruder missbraucht worden war, schildert ähnliche Erfahrungen. Schließlich erkannte sie, dass ihr Gefühl, aufgrund ihrer sexuellen Reaktion ein schlechter Mensch zu sein, auch zu Problemen mit ihrem Mann führte.

> *Ich erinnere mich, dass ich manchmal während der Missbrauchshandlung sexuell erregt war, und danach habe ich mich dann schmutzig und unwürdig gefühlt. In meinen Augen war ich ein schlechter Mensch. Wenn ich jetzt beim Sex mit meinem Mann erregt bin, erstarre ich völlig, als ob ich die Lust am Sex unterdrücken müsste.*

Ein männliches Opfer genoss seine sexuellen Gefühle, wenn seine Mutter sich ihm gegenüber verführerisch verhielt, aber er hasste sich, weil er sich in seinen Phantasien vorstellte, mit ihr zu schlafen. »Ich war total verwirrt«, berichtete er. »Anständige Jungen wollen schließlich nicht mit ihrer Mutter schlafen.«

Wenn Sie irgendeinen Genuss aus dem Missbrauch gezogen haben, ist es ganz wichtig, dass Sie erkennen, dass Sie kein schlechter Mensch sind. Ihre Bedürfnisse, die vom Täter ausgenutzt wurden, waren verständlich. Oft belohnen Täter ihre Opfer, denn es ist in ihrem eigenen Interesse, irgendein Bedürfnis des Opfers zu befriedigen. Sie wissen, dass Opfer, die Geld bekommen oder Zuneigung oder sexuelle Lust erfahren, eher bereit sind, den Missbrauch geheim zu halten und auch in Zukunft zur Verfügung zu stehen. Außerdem möchte der Täter sein Opfer vielleicht schon deswegen befriedigen, damit er sagen kann, es habe sich gar nicht um Missbrauch gehandelt.

In einigen Missbrauchssituationen war ein Orgasmus eine Möglichkeit, wie ein Opfer eine gewisse Kontrolle über das Geschehen erlangen konnte. Penny, eine Überlebende von Vater-Tochter-Inzest, sagte:

> *Je früher ich den Höhepunkt erreichte, desto früher war er fertig und desto schneller ließ er mich gehen. Wenn ich darauf zurückblicke, sehe ich, wie ich mich durch meine sexuelle Reaktion in einer schlechten Situation um mich selbst gekümmert habe.*

Welche Umstände auch immer die Missbrauchssituation geprägt haben und welche Gefühle dadurch in Ihnen geweckt wurden – Sie waren unschuldig. Sie sind gut, und Ihre Sexualität ist auch gut.

Ich war schlecht wegen meines Verhaltens nach der Missbrauchssituation

Ihr Verhalten nach dem Missbrauch ist für viele Opfer Anlass, sich als schlechte Menschen zu fühlen. Bei einer Überlebenden erwuchs dieses Gefühl daraus, dass sie nach dem Missbrauch angefangen hatte zu lügen.

> *Als Kind habe ich mich wie in einem Käfig gefühlt. Ständig musste ich auf der Hut sein. Ich musste Vorsorge treffen, um weiteren Missbrauch zu verhindern, und so lernte ich, zu lügen und Ausflüchte zu erfinden.*

Natürlich war das weder unmoralisch noch schlecht, sondern eine Methode, ihr Überleben zu sichern.

Viele Überlebende reagieren in ihrem sexuellen Verhalten auf den Missbrauch, indem sie neue und ungewöhnliche Verhaltensweisen wie zwanghaftes Masturbieren, übersteigerte sexuelle Aktivitäten oder sadomasochistische Neigungen entwickeln. Dadurch fühlen sie sich noch schlechter, was wiederum zu gesteigertem zwanghaften Verhalten führt. Auch selbstzerstörerisches sexuelles Verhalten ist keine ungewöhnliche Reaktion auf sexuellen Missbrauch. So verkehren Betroffene möglicherweise in Kreisen, wo sie auf potentielle Täter treffen können, sie lassen sich auf leichtsinnige sexuelle Begegnungen ein, prostituieren sich oder erhöhen ihren Alkohol- und Tablettenkonsum, wodurch ihre Urteilsfähigkeit eingeschränkt wird. Manchmal werden ehemalige Opfer selbst zu Tätern oder missbrauchen das Vertrauen ihrer Partner durch heimliche Affären.

Dieses reaktive Sexualverhalten führt häufig zu einem Teufelskreis: Überlebende fühlen sich nach einer derartigen sexuellen Reaktion so schäbig, dass sie glauben, ihr Verhalten »beweise«, dass sie von Anfang schlecht waren und deshalb den ursprünglichen Missbrauch verdient hatten. Man muss jedoch sexuelles Verhalten dieser Art als Reaktion auf den Missbrauch verstehen und nicht als Ausdruck des wahren sexuellen Selbst des Opfers. Die Reaktion kann sowohl eine Wiederholung des Missbrauchs sein als auch ein Versuch, den durch den Missbrauch verursachten Schmerz auszulöschen, oder aber ein Hilferuf.

Sexuelle Reaktionen rufen häufig starke Schuld- und Schamgefühle hervor. Ein Homosexueller, der sexuellen Missbrauch in den verschiedensten Formen erlitten hatte, schildert seine Erfahrungen:

> *In meinen sexuellen Beziehungen als Erwachsener war ich immer in der Rolle des Erniedrigten und Gedemütigten, genau wie beim Missbrauch. Es gab Zeiten, in denen ich flüchtige sexuelle Begegnungen mit einer ganzen Reihe anonymer Partner hatte, was ja im Zeitalter von Aids sehr gefährlich ist. Ich wollte durch diese Erlebnisse mit Fremden meine Einsamkeit erträglicher machen. Ich wurde von*

Schuldgefühlen geplagt, weil ich so viele wechselnde Partner hatte, und die Erniedrigung bestätigte mir immer wieder, dass ich ein wertloser und schlechter Mensch war.

Wenn man versteht, dass das ungewöhnliche sexuelle Verhalten eine Reaktion auf den Missbrauch ist, kann man das Gefühl, ein schlechter Mensch zu sein, langsam abbauen. Eine 25 Jahre alte bisexuelle Frau, die als Kleinkind von ihrem Vater missbraucht wurde, berichtet über ihre Erfahrungen:

Im Alter von sieben bis 15 hatte ich mit vielen Leuten Sex: mit vielen Kindern, Jungen und Mädchen, mit Männern und selbst mit einem Priester. Ich habe mehrere Male am Tag onaniert und die verschiedensten sexuellen Techniken an mir selbst ausprobiert. Ich habe sogar versucht, meine Schwester zu verführen, und sie mehrmals im Bett berührt. Ich wusste, dass das falsch war. Ich glaubte aber fest, dass ich sexuell nicht normal sei. Ich wusste zwar, dass ich sexuelle Probleme hatte, aber im Grunde genommen glaubte ich, dass ich selbst das Problem sei – dass ich von Grund auf schlecht sei.

Erst vor einigen Jahren habe ich aufgehört, mir selbst die Schuld zu geben, denn ich hatte mittlerweile verstanden, dass ich so handelte, weil mein Vater mich missbraucht hatte, und nicht, weil ich ein schlechter Mensch war.

Wenn man diese Fälle betrachtet, sieht man, dass das Gefühl, schlecht zu sein, auch in der Gegenwart noch nützlich sein kann, da es als Schutz gegen das Gefühl der Ohnmacht und des Verrats dienen kann: Man hält an der Illusion fest, eine Situation kontrolliert zu haben, über die man in Wahrheit keine Kontrolle hatte. So kann man etwa irrtümlicherweise glauben, dass man die Situation hätte ändern oder gar verhindern können, wenn man sich anders verhalten hätte. Wenn man sich an das Gefühl klammert, ein schlechter Mensch zu sein, muss man sich nicht eingestehen, dass man sich verletzt und ohnmächtig, ungeliebt und betrogen gefühlt hat.

Wenn ein Betroffener erkennt, warum er sich für so schlecht hält, kommen möglicherweise viele verschüttete Gefühle in ihm hoch.

Der 30-jährige Tom weinte, als er mir seine Geschichte erzählte:

> *Als mein Vater mich missbrauchte, fühlte ich mich schlecht und böse. Er sagte immer, dass unsere sexuellen Kontakte liebevoll und zärtlich seien. Ich glaubte ihm, obwohl es weh tat und für mich erniedrigend war. Ich glaubte, dass ich an der Situation schuld war und etwas mit mir nicht stimmte. Im Innersten habe ich mich schlecht und schäbig gefühlt. Jetzt glaube ich nicht mehr, dass ich ein schlechter Mensch war, aber dafür habe ich das Gefühl, dass ich keinerlei Kontrolle über die Ereignisse hatte und mein Vater mich für seine eigene Befriedigung benutzt hat. Ich war für ihn lediglich ein Objekt. Jetzt habe ich dieses schreckliche Gefühl der Leere, als ob in meinem Innersten ein großes Loch wäre. Ich habe das Gefühl, dass ich gar nicht richtig existiere. Aber vielleicht ist mein eigentliches Selbst irgendwo versteckt?*

Während es für ein Missbrauchsopfer schmerzlich ist, das Gefühl loszulassen, ein schlechter Mensch zu sein, bringt es dem anderen Erleichterung. So berichtet eine andere Überlebende, wie sich ihr Leben danach veränderte:

> *Früher habe ich immer gedacht, wenn ich sexuelles Interesse zeigte, sei ich schlecht, da der Missbrauch ja auch sexuell und schlecht war. Jetzt habe ich erkannt, dass mein Wunsch nach sexuellen Aktivitäten nichts mit dem Missbrauch zu tun hat. Ich kann Lust empfinden und mich trotzdem als Mensch gut fühlen.*

Das zweite falsche Selbstwahrnehmungsmuster: Ich bin ein Sexualobjekt

Bei einem Missbrauchsakt behandeln Täter ihre Opfer als Objekte. Ein Vergewaltiger sagt möglicherweise: »Was bist du doch für ein aufreizendes kleines Ding.« Gewöhnlich berühren Täter ihre Opfer ohne Rücksicht auf deren Verletzbarkeit. Sie missachten ihre Rechte als Menschen und behandeln sie, als seien sie lebendige Puppen – Verkörperungen ihrer Phantasieobjekte.

Das kann dann dazu führen, dass Überlebende sich ebenfalls als Sexualobjekt betrachten. Sie büßen das Gefühl für ihre individuelle Identität ein und glauben, ihre Rolle bestünde jetzt darin, die Bedürfnisse anderer zu befriedigen oder sich von anderen kontrollieren zu lassen. Wenn Betroffene sich als Sexualobjekt sehen, bleiben sie dem verletzenden und ausbeuterischen Denken des Täters verhaftet, so dass der Einfluss des Täters und des Missbrauchs auch zukünftige sexuelle Beziehungen prägt. Erst wenn Überlebende verstehen, dass diese Sicht ihrer selbst als Sexualobjekt im Zusammenhang mit dem Missbrauch steht, können sie sich von dieser negativen Einstellung befreien.

Hier nun ein paar typische Denkmuster von Betroffenen, die sich in der Rolle des Sexualobjekts sehen.

Ich habe meine Identität als Person verloren

Der sexuelle Missbrauch drängt die Opfer in eine Rolle, in der sie ihrer Identität als Individuen mit Gefühlen, Bedürfnissen und Rechten beraubt werden. »Ich habe mich als Spielball gefühlt, der die Heterosexualität meines Bruders beweisen sollte«, sagte eine Frau, die von ihrem Bruder missbraucht wurde, nachdem dieser von einem älteren Mann missbraucht worden war.

Als geschlechtsloses Sexualobjekt – so fühlte sich der 29-jährige Andy, der diese Sicht seiner selbst zu überwinden versucht. Er schildert seine Situation:

> *Als ich zehn Jahre alt war, musste ich Wache stehen, während mein älterer Bruder mit meiner Schwester schlief. Nach einer Weile verweigerte sich meine Schwester meinem Bruder, worauf er mit mir Geschlechtsverkehr haben wollte. Ich hatte das Gefühl, lediglich ein Ersatz für meine Schwester zu sein, und sah mich als Geschöpf ohne eigene Identität.*

Der 25 Jahre alten Shawna ging das Gefühl der eigenen Identität verloren, weil sie während der Missbrauchshandlung ihre eigenen

Gefühle und Bedürfnisse leugnen musste. Als Shawna 15 Jahre alt war, zwang ein Vetter sie in einer Scheune zum Oralverkehr. Aufgrund dieser Erfahrung glaubte sie, dass sie bei sexuellen Aktivitäten ihre eigenen Rechte und Bedürfnisse ausschalten müsste. Bei einer Gruppentherapiesitzung erklärte Shawna ihr Gefühl:

> *Ich habe erkannt, dass meine sexuelle Identität sich erst nach dem Missbrauch entwickelt hat. Nach dem Erlebnis mit meinem Vetter habe ich mich schmutzig und hässlich gefühlt. Ich war nur ein Objekt, ein hässliches, unwichtiges Objekt. Ich hatte weder Zuneigung verdient, noch durfte ich Bedürfnisse haben, schon gar nicht beim Sex. Wie konnte ich es nur wagen, überhaupt Forderungen zu stellen!*

Bei manchen Überlebenden ist dieser Identitätsverlust besonders extrem, wie im Fall von Tess, die das Opfer wiederholten sexuellen Missbrauchs und sadistischer sexueller Rituale war.

> *In meinen Augen bin ich gar kein richtiger Mensch, sondern ein menschenähnliches Wesen, das bestimmte Funktionen erfüllt und beispielsweise für Sex zur Verfügung steht. Ich sehe mich als jemand, der überhaupt kein Recht auf ganz wesentliche menschliche Dinge wie Liebe, eine Beziehung oder die Ehe hat.*

Auch wenn Sie in der Vergangenheit unmenschlich behandelt worden sind, heißt das nicht, dass Sie keine Gefühle, Bedürfnisse oder Rechte haben. Im Zuge Ihrer sexuellen Heilung können Sie diese wieder einfordern.

Ich will sexuell gefallen

Die Tatsache, dass Opfer als Objekte behandelt wurden, führt in manchen Fällen dazu, dass sie ihre sexuelle Identität ganz darauf ausrichten, einem Partner sexuell zu gefallen. Das kann so weit gehen, dass ein Überlebender seinen ganzen Lebenssinn darin sieht. »Ohne einen Partner bin ich nichts«, sagte eine Überlebende, die als Prostituierte gearbeitet hatte, »ich bin eine Ware. Das, was mich attraktiv macht, ist meine Fähigkeit, Männern Kurzweil zu bereiten und ihre sexuellen Wünsche zu erfüllen.«

In manchen Fällen bleiben die Opfer in dieser Rolle passiv. So wird eine Frau vielleicht jederzeit für den Geschlechtsverkehr mit dem Partner zur Verfügung stehen. In anderen Fällen hingegen übernimmt das Opfer eine aktive Rolle. Ein männlicher Überlebender erinnert sich an seine Bemühungen, sexuell zu gefallen, und schildert seine Gefühle:

> *In meinem Kopf lief ein Band ab, das mir immer wieder sagte: Du bist schlecht und nichtswürdig. Ich habe ein ganz falsches Selbstwertgefühl aufgebaut, weil ich mich als Sozialstation und leistungsstarker Sexualpartner zur Verfügung gestellt habe. Ich habe die sexuellen Schwierigkeiten meiner Partner behoben, ihnen zum Orgasmus verholfen und dadurch selber Befriedigung erlangt. Ich habe oft meine eigene Lust am Sex verleugnet, weil ich innerlich immer die Rolle des Opfers übernommen habe.*

Überlebende, die sexuell gefallen wollen, glauben häufig, dass Sex die Bedingung dafür ist, geliebt zu werden. Deshalb wollen sie sich der Bestätigung und Zuneigung ihrer Sexualpartner versichern. Wie ein Überlebender sagt: »Ich habe immer geglaubt, wenn ich das tue, was mein Partner von mir verlangt, bin ich als Mensch akzeptiert.«

Der Wunsch, zu gefallen, kann extreme Formen annehmen und dazu führen, dass Betroffene sich Partnern sexuell anbieten. »Ich kann nur geliebt werden, wenn ich sexuell zur Verfügung stehe«, sagte ein Opfer. »Wenn ich guten Sex bieten kann, wird man mich dafür lieben.«

In diesen Fällen leiten die Betroffenen ihren Wert daraus ab, von möglichst vielen Partnern sexuell begehrt zu werden, was bedeuten kann, dass sie sich verführerisch kleiden und durch ihr Verhalten und ihre Körpersprache Partner anzuziehen versuchen. Sie werden von anderen als Sexualobjekte behandelt, machen sich aber auch selbst dazu. Betroffene, die sich als Sexualobjekt sehen, haben häufig Schwierigkeiten, zu erkennen, wann sie tatsächlich geliebt werden. Da sie ihre Rolle als die des Lustbereiters für jedermann sehen, missverstehen sie möglicherweise echte Liebe und Zuneigung als reine Aufforderung zu sexuellen Aktivitäten.

Wenn Sie glauben, Ihr Wert als Mensch würde sich nach Ihren sexuellen Aktivitäten bemessen, bleiben Sie Ihrer Rolle als Sexualobjekt verhaftet. Sie verleugnen Ihren Wert als ganzer Mensch. Wenn Sie sich aus dieser Rolle befreien können, haben Sie die Chance, um Ihrer selbst willen, unabhängig vom Sex, geliebt zu werden.

Ich lasse mich leicht von anderen kontrollieren
Sexuell missbrauchte Menschen werden von ihren Tätern in die Rolle des Unterlegenen gezwungen. Das bedeutet, dass Opfer sexuell handeln müssen, ohne das Gefühl der persönlichen Kontrolle oder Einflussnahme zu haben, was dazu führen kann, dass sie sich in der Sexualität wie Leibeigene fühlen. Eine Frau, die von ihrem Bruder missbraucht worden war, berichtet von ihren Erfahrungen:

> *Mein Bruder sagte zu mir: »Du musst tun, was ich will, wann ich es will und wie ich es will.« Meine Gefühle und Reaktionen waren bedeutungslos, also lernte ich, sie völlig auszuschalten und zu leugnen. Für ihn war ich ein Spielzeug, das er benutzen konnte, wann er Lust hatte.*

Als Folge des sexuellen Missbrauchs halten sich Überlebende oft für nicht in der Lage, die Entwicklung einer sexuellen Beziehung in der Gegenwart zu beeinflussen. »Ich fühle mich wie eine Puppe, die überhaupt nicht eigenständig denken kann«, sagte eine Überlebende. Eine Betroffene, die von ihrem Vater missbraucht worden war, schildert ihre Gefühle:

> *Männer können mich kontrollieren. Immer, wenn sich ein Mann für mich interessiert, verwandle ich mich in das hirnlose Opfer, wobei es ganz egal ist, ob der Mann sexuell an mir interessiert ist. Ich habe keine Kontrolle mehr, sondern fühle mich automatisch als sein Besitz.*

Um dieses Gefühl des Ausgeliefertseins zu überwinden, müssen Sie sich klarmachen, dass Sie jetzt entscheiden können. Vielleicht war in der Missbrauchssituation ein unterwürfiges Verhalten ratsam oder sogar das einzig mögliche. Wenn Sie es aber jetzt beibehalten, wird es Sie nur daran hindern, ein positives Selbstverständnis zu entwickeln und befriedigende Beziehungen aufzubauen.

Sie können Ihr falsches Selbstbild jetzt ändern. *Sie sind kein Sexualobjekt. Sie sind ein Mensch mit eigenen Rechten.*

Das dritte falsche Selbstwahrnehmungsmuster: Ich bin eine beschädigte Ware

Sexueller Missbrauch ist eine schmerzhafte Erfahrung, er hinterlässt seelische und körperliche Verletzungen. Daher haben Überlebende häufig das Gefühl, dass der Missbrauch sie als beschädigte Ware bzw. als sexuell behinderte und minderwertige Wesen zurücklässt. Eine Überlebende berichtet:

> *Ich fühle mich wie eine Amputierte ohne Phantomschmerz. Es ist ein Gefühl, als wäre die Verbindung zwischen meinem Herzen und meinen Geschlechtsorganen abgerissen. Wenn ich daran denke, empfinde ich einen enormen Verlust. Mein Körper fühlt sich an wie eine leere, leblose Hülle, in der mein Gehirn untergebracht ist.*

Die Betroffenen haben das Gefühl, abgelehnt zu werden – »Niemand wird mich haben wollen, wenn er erfährt, was mit mir passiert ist« –, oder aber sie fühlen sich menschlich unzulänglich – »Ich bin schlechter als andere, weil ich nicht die normalen Erfahrungen gemacht habe«. Was sie in zwischenmenschliche Beziehungen einbringen, ist in ihren Augen nicht ausreichend. Weil sie tief im Inneren an negativen, behindernden Vorstellungen festhalten, versperren sie sich den Weg zu neuen sexuellen Beziehungen und zu neuer Intimität.

Ich bin so, wie der Täter behauptet hat

Überlebende können zu der Überzeugung kommen, dass sie beschädigte Ware sind, weil der Täter solche Äußerungen gemacht hat.

Sexueller Missbrauch hat immer mit Ausbeutung und Unterwerfung zu tun. Um ihr Opfer zu erniedrigen und sich zu Willen zu machen, belegen Täter ihr Opfer häufig mit obszönen und beleidigenden Worten wie »Fotze«, Schwanz«, »Arschloch«, »Luder«, »Hure«, »Miststück«, »Schwuler«, »Homo«, »Niete«, »Dreckstück« oder beschreiben sie als »schmutzig«, »dumm« oder »frigide«. Die Opfer nehmen diese Charakterisierungen an und integrieren sie in ihr Bild von ihrer Sexualität. Wenn Sie ein Schimpfwort, mit dem der Täter Sie bezeichnet hat, verinnerlicht haben, müssen Sie erkennen, dass dies nichts mit Ihnen zu tun hat, sondern das verzerrte und rohe Denken des Täters widerspiegelt. Wie Sie genannt wurden, sagt nichts darüber aus, wer Sie sind.

Ich bin das, was man mir angetan hat
Überlebende verwechseln oft das, was man ihnen mit dem Missbrauch angetan hat, mit ihrer sexuellen Identität und denken: Man hat mir etwas Abscheuliches und Widerliches angetan. Das bedeutet, dass ich ein verabscheuenswürdiger Mensch bin. Diese Argumentation ist absurd. Versuchen Sie, sie auf eine andere Situation anzuwenden, in der Ihnen etwas Unangenehmes zustößt: Nehmen Sie an, Sie werden auf der Straße von einem Auto nassgespritzt oder Sie treten versehentlich in einen Hundehaufen. Würde das bedeuten, dass diese Ereignisse Sie zu einem abstoßenden und schlechten Menschen machen? Der Missbrauch ist nicht mit Ihnen identisch, sondern er ist ein erniedrigendes Erlebnis, das Sie psychisch tief verletzt hat, aber Sie selbst – Ihre Gefühle und Gedanken, Ihre Fähigkeit, zu lieben und für andere da zu sein – haben nichts mit dem Missbrauch zu tun.

Ich bin wegen des Missbrauchs keine vollwertige Frau/kein vollwertiger Mann
Oft haben die Opfer falsche, zerstörerische kulturelle Normen verinnerlicht, wie zum Beispiel, dass Geschlechtsverkehr den Wert eines Mädchens mindert oder dass die Männlichkeit eines Jungen gefährdet ist, wenn er sexuell unterworfen wird. Diese tradierten Vorstellungen stigmatisieren und bestrafen das Opfer, indem sie die Norm

bekräftigen, dass Frauen Besitzobjekte sind und dass sich die Männlichkeit eines Jungen in seinem sexuellen Draufgängertum zeigt. Opfer sind aber nicht für das verantwortlich, was man ihnen angetan hat, und verdienen es daher nicht, von der Gesellschaft bestraft zu werden.

Wenn Sie sich als Betroffene infolge des Missbrauchs kulturell gebrandmarkt fühlen, müssen Sie daran denken, dass diese kulturellen Normen unangemessen und unmenschlich sind. Solange Sie diese Normen akzeptieren, halten Sie den Missbrauch lebendig. Dadurch verhindern Sie, dass Ihre Verletzung heilen kann.

Ich habe dauerhaften körperlichen Schaden davongetragen

Sexueller Missbrauch hinterlässt manchmal auch permanente körperliche Schäden wie sichtbare Narben oder sexuell übertragbare Krankheiten. Nicht selten werden Frauen als Folge von Missbrauchshandlungen schwanger. Andere wiederum werden unfruchtbar aufgrund von Krankheiten oder Verletzungen, die sie durch den Missbrauch davongetragen haben.

Wenn der sexuelle Missbrauch bleibende Schäden hinterlässt, verursacht das großes Leid, da Narben oder Wunden eine ständige Erinnerung an das Erlittene sind. In solchen Fällen kann man Überlebende mit Unfallopfern vergleichen, die langsam wieder zur Normalität zurückfinden müssen. Sie müssen ihren Verlust betrauern und akzeptieren und schließlich lernen, ihr Leben zu genießen, soweit dies die zurückbleibenden Schäden zulassen.

Vor einigen Jahren leitete ich in einem Kreiskrankenhaus Diskussionsrunden über Sexualität für Menschen mit Rückgratverletzungen, Multipler Sklerose, Krebs, Herpes und anderen Krankheiten, die Einschränkungen im Sexualleben bedeuten. Für diese Patienten war Sexualität ein wichtiges Problem, dennoch hatten einige von ihnen ein sehr positives sexuelles Selbstverständnis und ein erfülltes Sexualleben. Ich war von ihrer Haltung sehr beeindruckt und wollte wissen, wie sie angesichts ihrer körperlichen Beeinträchtigungen eine so positive Einstellung zu ihrer Sexualität entwickeln konnten. Es stellte sich heraus, dass die meisten von ihnen Sexualität und sexuelle Handlungen als intime und zärtliche Berührungen im weitesten Sinne begriffen. Sie kosteten die körperlichen Zärtlichkeiten, derer sie fähig waren, voll aus. Sie waren sexuell kreativ und ihrem Partner körperlich nah und erlebten das als sehr lustvoll.

Wenn Sie als Überlebende bleibende Wunden zurückbehalten haben, sollten Sie nicht vergessen, dass Sexualität weniger mit dem Aussehen und der Funktionstüchtigkeit bestimmter Körperteile zu tun hat und mehr mit Ihren Gefühlen von Liebe und Sinnlichkeit. Ungeachtet Ihrer körperlichen Schädigungen können Sie ein kreativer, sinnlicher und liebender Partner sein.

Wir tragen unsere sexuelle Identität nicht mit uns herum wie einen Ballon, in den andere Löcher hineinstechen können. Im Gegenteil, sie ist so eng mit uns verwoben, dass niemand sie zerstören kann, ganz gleich, was er tut oder sagt.

Auswirkungen auf die Geschlechtsidentität und die sexuelle Orientierung

Wenn wir uns mit unserer Sexualität im Einklang fühlen wollen, müssen wir uns als die Frau, die wir sind/der Mann, der wir sind, annehmen und zu unserer sexuellen Orientierung stehen, ob wir nun lesbisch, schwul, hetero- oder bisexuell sind. Aber genau diese beiden Aspekte sind für Überlebende oft heikel, problematisch und verwirrend.

Selbst für Menschen, die nie sexuell missbraucht wurden, sind geschlechtliche Identität und sexuelle Orientierung komplexe Fragen, in die eine ganze Reihe von Faktoren wie Biologie, Erziehung, sexuelle Erfahrungen, kulturelle Einflüsse und persönliche Entscheidungen hineinspielen.

In diesem Abschnitt werde ich darauf eingehen, wie sexueller Missbrauch die Einstellungen der Überlebenden zu ihrer sexuellen Orientierung in verschiedenster Weise beeinflussen kann. Wenn Sie die Auswirkungen des Missbrauchs erkennen, können Sie anfangen, sich von seinem schädlichen und verwirrenden Einfluss zu befreien.

Ich fühle mich mit meinem biologischen Geschlecht nicht wohl
Als Folge des Missbrauchs verabscheuen Überlebende häufig ihr

Frausein bzw. Mannsein. Ein Junge, der von seinem Vater missbraucht wurde, denkt möglicherweise: Ich möchte kein Mann sein, wenn das bedeutet, dass ich wie mein Vater werde. Und ein Mädchen, das von seinem Vater missbraucht wurde, kommt vielleicht zu dem Schluss: Ich möchte keine Frau sein, wenn Frauen sich unterwerfen müssen und so behandelt werden.

Andere Überlebende glauben vielleicht sogar, dass ihr Geschlecht die Ursache für den Missbrauch war. So hasst sich ein Mädchen möglicherweise dafür, dass es weiblich ist, weil es zu dem Missbrauch kam, als seine Brüste anfingen, sich zu entwickeln. Und ein Junge hasst vielleicht sein männliches Geschlecht, weil sich sein Peiniger zu Jungen hingezogen fühlte, aber kein Interesse an Mädchen hatte.

Der Missbrauch kann also bewirken, dass man sich gegen sich selbst wendet und Eigenschaften, die man mit seinem Geschlecht in Verbindung bringt, negativ bewertet. Ein männlicher Überlebender vermeidet möglicherweise Situationen, in denen er die Initiative ergreifen oder selbstbewusst auftreten müsste, während eine weibliche Überlebende vielleicht davor zurückschreckt, ihre natürliche Schönheit zu zeigen oder sich gefühlsbetont zu geben. Wenn man sein eigenes Geschlecht nicht annimmt, fühlt man sich isoliert und abgelehnt, oder man fängt an, sich selbst zu hassen. Ein männliches Opfer beschreibt die Auswirkung des Missbrauchs:

> *Ich habe jahrelang mit einer ganz hohen Stimme gesprochen und mir weibliche Verhaltensweisen angewöhnt. Die Leute haben geglaubt, ich sei schwul, obwohl das nicht stimmt. Meine Einstellung zu meiner Männlichkeit war sehr ambivalent. Ich konnte sie nicht akzeptieren. In den letzten zwei Jahren haben sich meine Vorstellungen von Männlichkeit durchgreifend geändert, und seitdem ist meine Stimme viel tiefer geworden.*

Wenn Sie als Überlebender Ihr Geschlecht ablehnen, sollten Sie sich vor Augen halten, dass sexueller Missbrauch zwar Männern und Frauen zugefügt wird, aber auch von Männern und Frauen begangen wird. Verhaltensweisen wie Beherrschung und Unterwerfung, die Täter und Opfer bei der Missbrauchshandlung an den Tag legen, sind Ausdruck der Dynamik des sexuellen Missbrauchs und nicht geschlechtstypische Muster.

Wenn Sie sich mit Ihrem Geschlecht identifizieren, können Sie auch Ihre Stärken als Mann oder Frau ausleben. Nur so können Sie eine ganze Palette menschlicher Ausdrucksmöglichkeiten, einschließlich der für Ihr Geschlecht als positiv geltenden, für sich in Anspruch nehmen: Direktheit, die Fähigkeit, zuzuhören, Mut, fürsorgliches Verhalten, Würde, Stärke und emotionale Verletzbarkeit. Wenn Sie Ihr Geschlecht ablehnen, bedeutet das auch, dass Sie schöne und starke Seiten Ihrer Person verleugnen.

Ich bin anders als andere Frauen/Männer
Überlebende entwickeln häufig das Gefühl, dass sie aufgrund des Missbrauchs anders sind als ihre Geschlechtsgenossen.

Manchmal ist der sexuelle Missbrauch ein direkter Angriff auf die geschlechtliche Identität des Opfers, wie das Beispiel des 55-jährigen Zack zeigt, der sich über Jahre hinweg als weniger männlich als andere Männer empfunden hatte. Im frühen Kindesalter wurde Zack von seiner Tante und seiner Großmutter in Mädchenkleider gesteckt. Sie lackierten ihm die Nägel und drehten sein Haar auf Wickler. Beim Anziehen wurde er berührt und gestreichelt. Dieser Missbrauch bewirkte, dass Zack von Verweiblichungsphantasien erregt wurde. Sich als Frau zu kleiden war für Zack eine Möglichkeit, sexuelle Erregung zu empfinden und sich akzeptiert und geliebt zu fühlen. Der Missbrauch hinderte Zack daran, zu lernen, wie sich kleine Jungen fühlen, die nicht als kleine Mädchen gekleidet werden wollen. Als Erwachsener glaubt Zack nun, sich von seinen Geschlechtsgenossen zu unterscheiden, weil er den Wunsch hat, sich als Frau zu kleiden und zu der Phantasie, in Frauenkleidern zu gehen, zu masturbieren.

Sexueller Missbrauch kann Überlebende in Rollen drängen, die den herkömmlichen Geschlechterrollen widersprechen. Nachdem der heterosexuelle Rick als Kind von einem älteren Nachbarn missbraucht worden war, ordnete er sich in seinen Beziehungen stets unter, so dass es ihm jetzt schwerfällt, den ersten Schritt hin zu intimen Beziehungen zu tun.

Ich bin jetzt 24 und immer noch unerfahren. Meine Angst vor Sex hindert mich daran, mich einer Frau zu nähern. Viele Frauen, mit denen ich ausgegangen bin, haben den Kontakt wieder abgebrochen, weil ich sexuell nicht so selbstbewusst aufgetreten bin, wie sich das für einen Mann gehört. Ich bin eigentlich schon ziemlich leidenschaftlich, aber ich glaube, ich habe den sexuellen Teil von mir abgespalten und weggesperrt. Vor kurzem habe ich im Traum einen Käfig gesehen, dessen Tür sich öffnete. In dem Käfig war ein Tiger. Es war mir klar, dass der Tiger meine Männlichkeit darstellte. Das war für mich ein sehr schönes Bild.

Die unterwürfige Rolle, in die ein Opfer gezwungen wird, kann sich aber auch in anderer Form auswirken. In dem Versuch, sein Unzulänglichkeitsgefühl zu kompensieren, übertreibt ein Junge möglicherweise Verhaltensweisen, die er für besonders männlich hält: Er gibt sich stark, mackerhaft und besonders cool. Vielleicht gerät er in Kämpfe, oder er randaliert, um zu beweisen, dass er kein Schwächling oder weibischer Typ ist. Diese Strategie macht es ihm nur umso schwerer, sich positiv mit anderen Männern zu identifizieren. Außerdem kann sexuell aggressives Verhalten die Entstehung gesunder sexueller Intimität im Erwachsenenalter verhindern.

Frauen erleben sich vielleicht als ihrer Geschlechtsgruppe nicht zugehörig, weil sie infolge des Missbrauchs ein sexuell aktives und aggressives Verhalten angenommen haben. Da ihr Verhalten der traditionellen Frauenrolle widerspricht, fühlen sie sich verwirrt und abgelehnt, was die Entstehung intimer Beziehungen erschwert. Eine Frau, die als Kind von ihrem Stiefvater misshandelt worden war, schildert ihre Situation so:

Ich hatte immer den Eindruck, dass ich mich von anderen Frauen unterschied. Als Teenager hatte ich mehr Spaß am Sex als die Jungen, mit denen ich ausging, und später bedeutete mir Sex mehr als meinem Mann. Ich habe mich immer zu männlich gefühlt.

Aber auch Mädchen und Frauen können sich unnahbar und hart geben, um die aus dem sexuellen Missbrauch entstandene Verletzbarkeit zu kaschieren, und das kann ebenfalls dazu führen, dass sie sich anders als ihre Geschlechtsgenossen fühlen.

Alice ist eine 24-jährige Überlebende, die mit zehn Jahren von ihrem Vater missbraucht und von ihrem Bruder und dessen Freunden vergewaltigt wurde. Im Volleyball- Team ihres Colleges war sie der Star. Man nannte sie »die Kamikazespielerin«, weil sie häufig fast unerreichbare Bälle zu erreichen versuchte, indem sie sich in die Zuschauerreihen warf. Sie brach sich mehrere Finger und stieß sich die Knie auf, zeigte aber nie Schmerz.

Als Erwachsene stellte Alice fest, dass sie einem Partner in einer sexuellen Beziehung zwar Lust bereiten, aber selbst keine empfinden konnte. Sie hatte das Gefühl, anders als andere Frauen zu sein. Erst jetzt, da sie die Auswirkungen des frühen sexuellen Missbrauchs langsam überwindet, kann sie auch ihre sexuellen Schwierigkeiten in den Griff bekommen, indem sie lernt, weichere Züge und empfängliche Seiten zuzulassen.

Wenn auch Sie sich als Außenseiter Ihrer Geschlechtsgruppe ansehen, müssen Sie versuchen herauszufinden, inwieweit der Missbrauch ihr Selbstbild beeinflusst hat. Ob sie weiblich oder männlich sind, ist biologisch festgelegt; an dieser Tatsache kann auch der sexuelle Missbrauch nichts ändern. Sie brauchen also Ihr Geschlecht nicht zu beweisen oder zu leugnen, da es eine gegebene Größe ist.

Einerseits ist es natürlich wichtig, sich mit seinem biologischen Geschlecht identifizieren zu können, aber andererseits darf man nicht vergessen, dass in einer gesunden sexuellen Beziehung zwei Menschen Zärtlichkeit und Intimität teilen. Beide sollten – unabhängig vom Geschlecht – fähig sein, sexuell aktiv zu werden und Lust zu empfinden.

Ich bin verunsichert, was meine sexuelle Orientierung anbelangt
Als Folge des sexuellen Missbrauchs stellen Überlebende häufig ihre sexuelle Orientierung in Frage. Sie möchten wissen, ob der sexuelle Missbrauch ihre sexuelle Ausrichtung geprägt hat und sie aufgrund dieses Erlebnisses homosexuell, heterosexuell oder bisexuell sind.

Auch für Menschen, die keine Erfahrung mit sexuellem Missbrauch gemacht haben, ist die Frage der sexuellen Orientierung schwierig. Zwar sind genetische und biologische Faktoren sowie die Rolle der Erziehung und gesellschaftlicher Einflüsse in zahlreichen Studien untersucht worden, aber die Wissenschaft ist sich immer noch nicht einig darüber, worin die tatsächlichen »Ursachen« für Homosexualität bzw. Heterosexualität liegen. Zwischen den einzelnen Kategorien der sexuellen Orientierung existieren offenbar eher fließende Übergänge als klare Grenzen. Zum Beispiel halten sich nur wenige Menschen in der Gesamtheit der Bevölkerung für eindeutig hetero- bzw. homosexuell. Die Frage der sexuellen Orientierung kann schon deshalb verwirrend sein, weil sich diese für manche Menschen im Laufe der Zeit verändert. So kann eine Frau beispielsweise über viele Jahre in einer heterosexuellen Beziehung leben und nach der Scheidung eine Beziehung mit einer Frau eingehen.

Die Frage der sexuellen Orientierung kann auch aufgrund kultureller Diskriminierung – in der Regel der Homosexualität, in seltenen Fällen aber auch der Heterosexualität – schwer zu entscheiden sein. Während die einen sich dieser Frage mit Neugier nähern, weichen andere eher ängstlich vor ihr zurück. Ein männlicher Überlebender, der die kulturellen Vorurteile gegen Homosexualität verinnerlicht hat, wird vielleicht Angst davor haben, zu entdecken, dass er schwul ist. Andere Überlebende hegen möglicherweise eine ähnliche Ablehnung gegenüber der Heterosexualität. Eine Frau, die ihr Leben mit Frauen gelebt hat, kann zutiefst verunsichert reagieren, wenn sie sich der Frage stellen muss, ob sie vielleicht heterosexuell sein könnte.

Obwohl der sexuelle Missbrauch offenbar nicht als »Ursache« für eine bestimmte sexuelle Orientierung gelten kann, hat die Forschung doch ergeben, dass er in manchen Fällen für die Überlebenden von entscheidendem Einfluss war. Interessant ist, dass die Missbrauchserfahrung die Entwicklung in zwei gegenläufige Richtungen beeinflussen kann: Sie kann eine bestimmte sexuelle Orientierung entweder hemmen oder fördern, d. h., Überlebende entscheiden sich entweder für oder gegen die sexuelle Rolle, die ihnen in der Missbrauchssituation zugewiesen wurde.

In manchen Fällen übernehmen Überlebende die sexuelle Rolle, die sie in der Missbrauchssituation innehatten. Wird ein Mädchen beispielsweise von einem anderen Mädchen missbraucht, nimmt es möglicherweise an, dass es lesbisch sei. Wird es hingegen von einem Jungen missbraucht, hält es sich für heterosexuell. Diese Haltung ist schon deshalb leicht zu erklären, weil der Missbrauch oft die erste Erfahrung des Opfers mit sexuellen Rollen bedeutet.

Entwickelt ein Opfer seine sexuelle Orientierung aus der Missbrauchssituation, so ist das dann unproblematisch, wenn es sich mit seiner Rolle wohl fühlt. Wenn das von einer Frau missbrauchte Mädchen sich auch vorher schon für lesbisch hielt, ist es unerheblich, ob es die Rolle übernimmt. Hatte es sich aber vor dem Missbrauch mit einer anderen sexuellen Orientierung identifiziert, kann dieses Erlebnis große Verwirrung und Verunsicherung hervorrufen. Eine Überlebende schilderte ihre Erfahrung:

> *Nachdem mein Stiefvater mich missbraucht hatte, dachte ich, ich sei heterosexuell. Folglich habe ich über längere Zeit mit Männern geschlafen, was furchtbar war: körperlich schmerzhaft, ein Angriff auf meine Person. Der Grund war, dass ich mich eigentlich nicht für Männer interessierte. Ich habe nur mit ihnen geschlafen, weil ich beweisen wollte, dass ich normal war, da ich damals einfach glaubte, ich sei heterosexuell.*

Ebenso kann es geschehen, dass Männer die sexuelle Rolle, die ihnen während des Missbrauchs zugewiesen wurde, anschließend übernehmen. David Finkelhor hat in wissenschaftlichen Untersuchungen festgestellt, dass der Anteil der aktiv Homosexuellen bei Männern, die vor ihrem 13. Lebensjahr von einem älteren Mann missbraucht worden sind, viermal so groß ist wie bei Männern, die keinerlei Missbrauchserfahrungen mit Männern gemacht haben.[6]

Laut Robert Johnson und Diane Shrier, die sich bei ihren Untersuchungen mit missbrauchten Jungen befasst haben, liegt ein Grund

6 David Finkelhor, The Sexual Abuse of Boy, S. 81

dafür, dass Überlebende die sexuelle Orientierung der Missbrauchssituation übernehmen, in ihrer Selbst-Etikettierung im Anschluss an den Missbrauch:

> *Ein Junge, der von einem Mann missbraucht worden ist, wird die Erfahrung möglicherweise als homosexuell einordnen und sich selbst vielleicht fälschlicherweise als homosexuell etikettieren, weil er für einen älteren Mann sexuell attraktiv war, besonders dann, wenn er keine Möglichkeit hat, positive Bestätigung und Entlastung von den Schuldgefühlen zu finden, die er wegen seiner Rolle in der Missbrauchssituation mit sich herumträgt. Nachdem er sich einmal als homosexuell etikettiert hat, wird er sich möglicherweise in Situationen begeben, die weitere homosexuelle Kontakte begünstigen.*

Ganz ähnlich kann sich ein homosexuell orientierter Mensch nach einer heterosexuellen Missbrauchssituation als heterosexuell einordnen, so wie die oben zitierte lesbische Überlebende, die nach dem Missbrauch durch ihren Vater glaubte, sie sei heterosexuell.

Wenn Überlebende sich in dieser Weise um etikettieren, liegt das wahrscheinlich daran, dass sie den Unterschied zwischen gesunden sexuellen Aktivitäten und sexuellem Missbrauch nicht erkennen. Was in der Missbrauchssituation geschieht, sind weder heterosexuelle noch homosexuelle Handlungen, sondern Missbrauchshandlungen.

Jungen werden in den meisten Fällen von Männern missbraucht, die heterosexuell ausgerichtet sind. Kinder werden gewöhnlich von Menschen mit pädophilen Neigungen missbraucht, d. h. von Personen, die sich von Kindern beiderlei Geschlechts angezogen fühlen. Man darf nicht vergessen, dass Sex in Missbrauchssituationen mehr mit Macht, Ausbeutung und Gewalt zu tun hat als mit sexuellen Erfahrungen, auf die man die eigene sexuelle Orientierung gründen könnte.

Wenn ein Opfer in der Missbrauchssituation sexuelle Erregung empfunden hat, wird es das möglicherweise als Beweis dafür werten, dass die sexuelle Rolle beim Missbrauch die richtige war, und sie übernehmen. Die Tatsache, dass Sie in einer homosexuellen bzw. heterosexuellen Missbrauchssituation sexuell erregt waren, bedeutet noch lange nicht, dass Sie homosexuell bzw. heterosexuell sind, denn unser Körper kann automatisch auf sexuelle Stimulation reagieren, ganz gleich, wer ihn stimuliert.

Die Missbrauchssituation kann uns Muster sexueller Erregung vermitteln, die dann unsere sexuelle Orientierung prägen. Missbrauch durch einen männlichen Täter kann dazu führen, dass sexuelle Erregung in Verbindung mit Bildern von männlichen Körpern, Sexualorganen oder Orgasmen erlebt wird. Ein Mann, der von seinem Vetter missbraucht wurde, schildert seine Verunsicherung hinsichtlich seiner sexuellen Orientierung:

> *Ich kann über meine sexuelle Orientierung keine Klarheit gewinnen – ich weiß einfach nicht, ob ich heterosexuell oder homosexuell bin. Eigentlich glaube ich, dass ich heterosexuell bin, aber meine obsessiven Phantasien, die sich um das männliche Glied drehen, machen mir zu schaffen.*

Phantasien und Assoziationen dieser Art sind eher Auswirkungen des Missbrauchstraumas als Ausdruck der tatsächlichen sexuellen Orientierung.

Viele Überlebende haben nicht das Gefühl, dass der Missbrauch ihre sexuelle Orientierung vorgeprägt hat. Sie empfinden es vielmehr so, dass die Entscheidung für ihre gegenwärtige Orientierung eine Gegenreaktion auf den Missbrauch war. Eine Frau, die als Mädchen von ihrem Vater missbraucht wurde, entscheidet sich möglicherweise gegen die Heterosexualität, weil sie Beziehungen zu Männern mit dem Missbrauch assoziiert. Der männliche Körper, den sie mit Schmerz und Angst in Verbindung bringt, erscheint ihr widerwärtig und abstoßend. Als Erwachsene sucht sie Beziehungen mit Frauen, weil diese für sie mehr Sicherheit und Nähe versprechen. Genau das Umgekehrte kann einem lesbischen Mädchen passieren, das von seiner Mutter missbraucht wurde: Die negativen Assoziationen von Ekel und Angst bewirken möglicherweise, dass es später Beziehungen mit Männern vorzieht. Wenn der Missbrauch in einem solchen

Fall zu einer heftigen Reaktion gegen alles Weibliche führt, ist es für die Überlebende schwer, ihren Wunsch nach Beziehungen mit Frauen zu erkennen.

Männliche Überlebende können ähnliche Gegenreaktionen auf die ihnen in der Missbrauchssituation aufgezwungene sexuelle Rolle zeigen. Ein homosexueller Mann, der als Kind von einem Mann missbraucht wurde, könnte sich also in Beziehungen zu Frauen wohler fühlen, genau wie ein heterosexueller Mann, der als Junge von einer Frau missbraucht wurde, sexuelle Beziehungen zu Männern suchen kann.

Einer meiner Klienten, der als Kind von seiner Mutter und später von einem jungen Mann missbraucht wurde, litt an einer tiefen Verwirrung hinsichtlich seiner sexuellen Orientierung. Einerseits reagierte er gegenläufig auf beide Missbrauchserfahrungen, andererseits übernahm er die sexuelle Orientierung aus den Situationen. Aber trotz der komplexen und verwirrenden Einflüsse schien sich schließlich eine heterosexuelle Grundorientierung herauszuschälen.

Als ich heranwuchs, war meine sexuelle Einstellung die eines kleinen Jungen, der die Liebe sucht, die ihm seine Mutter nie gegeben hat. Ich war sexuell sehr passiv und hatte Angst vor Frauen. Ich hatte Frauen gegenüber dasselbe Gefühl wie mit meiner Mutter: dass ich kein erwachsener Mensch war. Nach dem Missbrauchserlebnis mit dem Jungen aus der Nachbarschaft hielt ich mich vorübergehend für schwul, weil es mir gefallen hatte. Deshalb hatte ich eine Zeitlang homosexuelle Beziehungen, obwohl mich Männer gar nicht anzogen. Rückblickend war es, glaube ich, leichter für mich, diese schwule Phase durchzumachen, als mich mit meinen Ängsten und unklaren Gefühlen gegenüber Frauen auseinanderzusetzen, obwohl ich mich zu ihnen hingezogen fühlte. Jetzt bin ich verheiratet, aber manchmal lasse ich mich beim Sex mit meiner Frau von schwulen Phantasien anregen. Ich sehe das als eine Art Schutz vor wirklicher Nähe zu ihr. Jetzt, da ich den Ursprung dieser Phantasievorstellungen erkannt habe, brauche ich sie immer seltener.

Wegen der Auswirkungen des Missbrauchs und negativer kultureller Einflüsse begehren Überlebende häufig gegen eine sexuelle Orientierung auf, mit der sie sich eigentlich wohler fühlen würden, und meistens gelingt es ihnen erst dann, ihre Verunsicherung zu überwinden, wenn sie mehr Stabilität, Reife und Selbstbewusstsein gewonnen. haben.

Wenn Sie als Überlebende/-r Ihre sexuelle Orientierung hinterfragen, dürfen Sie nicht vergessen, dass alle Möglichkeiten der sexuellen Orientierung gleichermaßen in Ordnung sind. Wenn Sie über diese Frage nachdenken, sollten Sie folgende Punkte bedenken:

- Wie haben Sie Ihre sexuelle Orientierung vor dem Missbrauch empfunden?
- Haben Sie Ihrer Meinung nach gegen Ihre Rolle beim Missbrauch reagiert oder sie übernommen, oder hatte der Missbrauch keine Auswirkungen?
- Wenn Sie jetzt erotische Gefühle oder den Wunsch nach körperlicher Nähe haben, richten sich Ihre Wünsche auf einen Mann oder eine Frau?

Dass Sie sich mit Ihrer sexuellen Orientierung wohl fühlen, ist eine Voraussetzung für die Entwicklung einer gesunden Einstellung zu Ihrer Sexualität. Vielleicht gelingt es Ihnen nicht, eine endgültige Antwort auf die Frage Ihrer sexuellen Orientierung zu finden, aber Sie werden sich Ihre Situation nur schwerer machen, wenn Sie eine Rolle anstreben, die Ihnen von Ihrem Empfinden her im Moment gar nicht entspricht. Wichtig für den Prozess der sexuellen Genesung ist es, dass Sie sich selbst akzeptieren können und lernen, mit einem Partner Liebe und Nähe zu teilen.

Wie Sie ein positives Bild von Ihrer Sexualität entwickeln können

Ein positives Bild von der eigenen Sexualität zu entwickeln braucht Zeit und kostet Mühe. Wir müssen nicht nur falsche Vorstellungen und negative Sichtweisen aufspüren, die aus dem Missbrauch entstanden sind, sondern auch überholte Überzeugungen durch neue, gesunde ersetzen. Hier nun einige Anregungen, was Sie tun können, um die Auswirkungen des Missbrauchs zu überwinden und die ersten Schritte hin zu einem positiven Bild von Ihrer Sexualität zu machen.

Freunden Sie sich mit dem Kind in Ihnen an

In uns allen wohnt ein unschuldiges, kreatives und sexuell neugieriges Kind, das in seiner Verletzbarkeit der Teil unserer Persönlichkeit ist, der durch den Missbrauch am meisten gelitten hat. Therapeuten und Überlebende bezeichnen dieses kindliche Selbst auch als »inneres Kind«.[7] Viele Überlebende sagen, dass dieses innere Kind noch lange nach dem Missbrauch unter der Verletzung leidet. Wenn Sie mit dem Kind in sich Fühlung aufnehmen, können Sie alte Verletzungen überwinden und heilen und erkennen, dass Sie im Innersten gut sind.

Ein Weg, diesen Kontakt aufzunehmen, ist, um die emotionale Unterstützung zu bitten, die Sie sich nach dem Missbrauch gewünscht, aber nicht bekommen haben. Fragen Sie sich: Welches Verhalten habe ich mir nach dem Missbrauch von Eltern, Freunden oder einem Partner gewünscht? Vielleicht haben Sie sich Nähe und Geborgenheit gewünscht oder die Versicherung, dass Sie vor weiteren Verletzungen geschützt seien, oder aber die Bestätigung, dass Ihre emotionalen Reaktionen gut und richtig waren. Vielleicht haben Sie sich mehr Informationen gewünscht, die Ihnen hätten helfen können, das Geschehen zu verarbeiten. Selbst wenn seitdem viele Jahre verstrichen sind, können Sie jetzt anfangen, dem Kind in sich die nötige Unterstützung zu geben. Eine Überlebende, die von ihrem Vater missbraucht worden war, formulierte ihre Bedürfnisse so:

> *Das kleine Mädchen in mir braucht Schutz. Es will hören, dass es nicht meine Schuld war, dass ich in einer schwierigen Situation war, und dass ich die Erniedrigung nicht vermeiden konnte.*

Mit Ihrem Wissen als Erwachsene und Ihrem Verständnis von dem, was sich in der Missbrauchssituation zugetragen hat, können Sie

---

7 Nähere Informationen finden Sie in Healing the Child Within von Charles Whitfield (s. Literaturliste)

Fühlung mit dem Kind in sich aufnehmen und sich die Bestätigung geben, die Sie immer noch brauchen. Meditationsübungen (s. Kasten) können dem Kind in Ihnen helfen, seine Verletzungen zu überwinden.

Wenn man den Kontakt mit dem Kind in sich aufnimmt, lernt man, die unbefriedigten Bedürfnisse dieses Kindes zu erkennen und zu befriedigen. Eine Überlebende berichtet:

> *Ich habe das Gefühl, ich war nie richtig Kind. Ich habe mich nie unbeschwert und unschuldig gefühlt wie andere Kinder. Viele Sachen, die Spaß machen, wie Drachen steigen zu lassen oder kreativ tätig zu sein, habe ich nie gemacht. Ich hatte keine Chance, meine Sexualität für mich selbst zu erforschen oder Sex als etwas Gutes und Natürliches zu entdecken.*

Als erwachsener Mensch können Sie es sich erlauben, einige der Dinge zu tun, die Sie als Kind nicht tun durften. Was von dem, was Sie als Kind nicht tun durften, können Sie jetzt nachholen? Drachen steigen lassen, sich verkleiden, tanzen, singen, malen, Fahrräder reparieren? Wenn Sie Ihre kindliche Energie freisetzen, erkennen Sie Ihre natürliche Neugier und Ihren Spieltrieb – zwei Dinge, die für ein gesundes und erfülltes Sexualleben ganz wesentlich sind.

Was Sie dem Kind in sich sagen können

Setzen Sie sich in entspannter Atmosphäre an einen ruhigen Ort, und stellen Sie sich vor, dass Sie als Erwachsene/-r von heute mit dem Kind sprechen, das Sie zur Zeit des Missbrauchs waren. Sprechen Sie jeden Satz laut.

> Du bist nicht schuld an dem sexuellen Missbrauch.
> Du bist ein wertvoller und guter Mensch.
> Du hast das, was passiert ist, nicht verdient.
> Du bist wegen dieses Ereignisses kein schlechter Mensch.
> Deine Gefühle und Reaktionen in der Situation waren normal.

Deine sexuelle Lust ist gut und hat nichts mit dem Missbrauch zu tun.
Du bist als Frau/Mädchen bzw. Mann/Junge stark.
Du kannst mit anderen über deinen Schmerz sprechen, und er wird verschwinden.
Du bist nicht mehr allein.

Achten Sie auf Ihre Reaktion auf diese Versicherungen. Können Sie einige von ihnen leichter annehmen als andere? Vielleicht möchten Sie jeden Satz ein paarmal wiederholen.

Man kann diese Übung auch so abändern, dass das Kind in Ihnen jeden Satz wiederholt. Wenn Sie sagen: »*Du* warst an dem Missbrauch nicht schuld«, dann wiederholt das Kind: »*Ich* war an dem Missbrauch nicht schuld«, usw. Vielleicht schauen Sie während der Übung in den Spiegel. Sie eignet sich ausgezeichnet als tägliche Meditationsübung.

Versuchen Sie, die Vergangenheit hinter sich zu lassen

Lassen Sie die Vergangenheit hinter sich und blicken Sie nach vorn. Sie tun sich unrecht, wenn Sie an Ihrem alten Selbstbild festhalten. Sie müssen sich nicht Ihr ganzes Leben verletzt fühlen. Vielleicht haben Sie sich immer als Sexualobjekt gefühlt, aber Sie müssen das nicht für die Zukunft übernehmen. Das ist nicht als hohle Phrase wie »Was man nicht ändern kann, soll man ruhen lassen« gemeint, sondern als Aufforderung, Ihr aus der Betrachtung der Vergangenheit gewonnenes Bewusstsein und Wissen aktiv anzuwenden und so Schritt für Schritt Veränderungen herbeizuführen.

Ich halte mich an eine Lebensphilosophie des Neubeginns, die in die Zukunft gerichtet ist. Mit jedem neuen Tag haben wir auch die Möglichkeit, uns neu zu erschaffen, ohne von unserer Vergangenheit gefangen gehalten zu werden. Man kann sich das so vorstellen, dass unsere Lebenstafel jeden Abend leergewischt wird, so dass sie für die Ereignisse des folgendes Tages frisch und aufnahmefähig ist.

Wer Sie sind, entscheiden Sie selbst. Die negativen Worte, mit denen Sie der Täter belegt hat, oder Ihr Bild von sich selbst nach dem Missbrauch müssen nicht an Ihnen haften bleiben. In dem

Moment, da Sie aufhören, an sie zu glauben und sich nach ihnen zu richten, verlieren sie ihre Macht über Sie und werden bedeutungslos. Entwerfen und bestärken Sie neue, gesunde Bilder von sich selbst, damit diese schließlich in Ihr Selbstbild eingehen.

Äußern Sie sich

Wenn Sie mit anderen offen sprechen und Ihre Gefühle und Bedürfnisse artikulieren, wird das Gefühl, dass Sie nur ein Objekt sind, nachlassen. Indem Sie selbstbewusst auftreten und sowohl sich selbst als auch Ihren Mitmenschen zeigen, dass Sie es verdient haben, mit Achtung behandelt zu werden, beweisen Sie Ihre Existenzberechtigung. Sie werden die Ihnen gemäßen Ausdrucksmöglichkeiten finden, wenn Sie offen sprechen.

Die 36-jährige Linda, die rituellen Missbrauchshandlungen ausgesetzt war, fand ihre Stimme in einer Gruppentherapiesitzung. Es war in der Woche vor Halloween, als andere Gruppenmitglieder eine Feier mit Kerzen planten. Linda geriet in Panik, weil sie sich an die Missbrauchssituation erinnert fühlte, in der auch Kerzen benutzt wurden. Wie immer sagte sie zunächst nichts und haderte mit sich selbst, weil sie so heftig reagierte. Sie sagte sich, dass sie nichts zu befürchten habe, weil die Gruppe ihr nichts antun würde. Sie ärgerte sich, weil sie Angst hatte, aber das Panikgefühl wollte nicht weichen. Das Kind in ihr schrie: »Wenn ihr mir jemals zuhören wollt, dann tut es jetzt. Geht nicht weg.« Linda überlegte, ob sie die nächste Sitzung ausfallen lassen sollte, um Konflikte zu vermeiden.

Stattdessen geschah etwas ganz anderes, denn Linda entschloss sich, den anderen Gruppenmitgliedern von ihren Gefühlen zu erzählen. Sie war erstaunt, dass sie ihr aufmerksam zuhörten und sich einigten, keine Feier zu veranstalten. Alle würdigten ihren Mut, weil sie gesprochen hatte. Linda selbst hatte jedoch ein schlechtes Gewissen und glaubte, sie hätte allen den Spaß verdorben. Außerdem kritisierte sie sich wegen ihrer Empfindlichkeit. Aber sie fühlte auch, dass sie richtig reagiert hatte, und war stolz, dass sie den Mut dazu gefunden hatte. Zu einem späteren Zeitpunkt berichtete sie ihrem Mann Mike von ihrem Erfolg:

Für mich ist das, was ich in der Gruppentherapie gemacht habe, ein wichtiger Schritt zu meiner Genesung. Wenn ich mit guten Gefühlen mit dir schlafen will, muss ich dir sagen können, was ich brauche, und ich darf kein schlechtes Gewissen haben, wenn du mir zuliebe etwas anders machst. Ich habe endlich das Gefühl, dass ich ein Recht darauf habe, Lust am Sex zu empfinden, und das will ich jetzt einfordern. Eigentlich ist es ganz einfach. Ich brauche Zeit, um herauszufinden, was ich will. Als Kind durfte ich keine Gefühle entwickeln oder Entscheidungen treffen. Jetzt kann ich es. Ich kann entscheiden, was ich will. Ich habe das Recht, Lust am Sex zu haben, und wir beide haben das Recht auf ein befriedigendes Sexualleben.

Nachdem Linda geendet hatte, äußerte Mike sich zum ersten Mal hoffnungsvoll, was ihre sexuelle Beziehung anbelangte. Die Veränderungen stellten sich nicht von einem Tag auf den anderen ein, aber im Laufe der nächsten Jahre lernte Linda, ihre Gefühle und Bedürfnisse in ihrer Beziehung zu Mike zu artikulieren, und das bewirkte, dass Linda und Mike sich sehr viel näher gekommen sind. Wenn man lernt, sich zu artikulieren, hilft es einem, das Gefühl der Unterlegenheit abzulegen, das sich in der Missbrauchssituation festgesetzt hat. Ein Überlebender, der von seinem Vater missbraucht wurde:

Wenn eine Situation schwierig wurde, habe ich mich zurückgezogen und die Schultern gezuckt. Oder ich habe Sachen gemacht, die von meinen wahren Gefühlen ablenkten. Wenn ich mich jetzt zu Wort melde, habe ich das Gefühl, dass es mich gibt, dass ich stark bin und von den anderen wahrgenommen werde. Ich fühle mich jetzt mit mir selbst wohl und als Mann stark.

Auch Todd konnte seinen Impuls, sich zurückzuziehen, dadurch überwinden, dass er sich verbal äußerte. In der Therapie verstand Todd, dass er unter seiner Ängstlichkeit ein sinnlicher und leidenschaftlicher Mann ist. Kurz darauf forderte er auf einer Party Frauen, die er vorher noch nie gesehen hatte, zum Tanzen auf. Es war das erste Mal in seinem Leben, dass er den Mut dazu hatte:

> *Ich habe mich plötzlich unglaublich selbstsicher gefühlt und diese Frauen zum Tanzen auffordern können. Freunde haben mir danach gesagt, sie hätten die sinnliche Energie, die von mir ausging, förmlich gespürt. Für mich war das so, als sei ich wirklich erwachsen geworden. Ich wurde als sexueller Mensch wahrgenommen. Ich fühle mich sehr lebendig und bin dankbar. Das Leben ist für mich jetzt etwas Wunderbares, Geheimnisvolles – und ich bin mittendrin. Ich gehöre dazu.*

Lernen Sie, mit Ihrem Körper eins zu sein

Wir sind unser Körper. Wenn wir gut zu unserem Körper sind, dann sind wir auch gut zu uns selbst. Um ein positives Bild von der eigenen Sexualität entwickeln zu können, müssen Sie auch auf Ihre körperliche Gesundheit und Ihr Wohlbefinden achten.

Mein Körper gehört mir

An dieser Überzeugung festzuhalten fällt Menschen, die sexuell missbraucht wurden, schwer. Es ist jedoch für den sexuellen Heilungsprozess überaus wichtig, dass man diesen Satz annimmt und ihn verinnerlicht. Nur so kann man das falsche Bild von sich als Sexualobjekt überwinden. Wenn Sie gut zu Ihrem Körper sind, bekommen Sie ein gutes Gespür für Vorgänge und Entwicklungen in Ihrem Körper.

Viele Opfer können es während der Missbrauchshandlung oder danach nicht ertragen, »in ihrem Körper zu sein«. Sie versuchen, körperliche und emotionale Schmerzen auszuhalten, indem sie gewissermaßen aus ihrem Körper heraustreten. So kann eine junge Frau, die vergewaltigt wird, ihr Körpergefühl und -bewusstsein ausschalten und vor allem ihren Genitalbereich aus ihrer Wahrnehmung ausblenden. In vielen Fällen kann dieses Ausblenden von körperlichen Bedürfnissen und das Negieren von Körperteilen eine Überlebensstrategie sein. Der sexuelle Heilungsprozess und die

Wiederentdeckung lustvoller sexueller Gefühle werden jedoch durch diesen körperlichen Rückzug erschwert.

Nach dem Missbrauch kann man oft nur ganz langsam und allmählich wieder lernen, eins mit dem eigenen Körper zu werden. Am Anfang fällt es vielen Opfern schwer, sich nackt im Spiegel zu betrachten. Eine Frau, die von einer Motorradbande entführt, vergewaltigt und tätowiert worden war, hatte nicht die finanziellen Mittel, die Tätowierungen entfernen zu lassen. Sie hatte in ihrer Wohnung keine Spiegel und vermied es, in der Öffentlichkeit an Spiegeln oder Schaufenstern vorbeizugehen. Die Therapeutin versuchte, der Frau zu helfen, ihre Angst vor dem eigenen Spiegelbild zu überwinden, und bat sie, einen Gegenstand zu nennen, dessen Anblick sie glücklich und zufrieden machte. Die Frau nannte einen kleinen Teddybären in ihrer Wohnung.

Daraufhin schlug die Therapeutin der Klientin vor, den Teddybären neben einen Teil ihres Körpers zu halten, den sie in einem kleinen Spiegel betrachten wollte. Mit dieser Methode gelang es der Klientin im Laufe der Zeit, alle Teile ihres Körpers anzusehen und sich schließlich ohne Furcht in voller Größe in einem großen Spiegel zu betrachten.

Wenn Sie lernen, sich im Spiegel anzusehen, werden Sie auch bemerken, dass Sie körperlich nicht mehr die- oder derselbe sind wie zum Zeitpunkt des Missbrauchs. Viele Überlebende empfinden sich immer noch als unverändert, was ihre Körpergröße, ihr Gewicht und Alter angeht. Betrachten sie sich jedoch in einem Spiegel, können sie die Veränderungen erkennen. (Einige der im zehnten Kapitel vorgestellten Berührungsübungen, z. B. die Waschübung und die Übung zur Wiederaneignung des Körpers, können Ihnen helfen, zu einem neuen Körperbewusstsein und Körpergefühl zu gelangen.)

Eine weitere Möglichkeit, wieder zum eigenen Körper zurückzufinden, ist es, eine Aufstellung derjenigen Körperteile zu machen, die bei den Missbrauchshandlungen in Mitleidenschaft gezogen wurden. Janice zeichnete in der Therapie den Umriss ihres Körpers auf ein großes Blatt Papier. Zunächst sah das Bild aus wie eine Kinderzeichnung: nur Augen, Nase, Mund und Ohren waren eingezeichnet, sonst nichts. Ich forderte sie auf, sich den Missbrauch noch einmal vorzustellen und dann jeden Teil des Körpers, der verletzt und angegriffen worden war oder der emotional gelitten hatte, mit einem Kreuz zu markieren. Neben jedes Kreuz schrieb Janice einen kurzen Vermerk zu dem erlittenen Schmerz. Neben das Kreuz auf dem Oberschenkel schrieb sie beispielsweise »Bluterguss vom Treten« und neben das Kreuz auf ihrer Brust »Beleidigende Bemerkungen über die Größe meiner Brüste«. Als Janice fertig war, zeigte die Zeichnung viele Kreuze mit vielen Anmerkungen. Janice streckte langsam die Hand aus, berührte ihre Zeichnung und begann zu weinen. Jetzt, da sie ihre Verletzungen in einer Gesamtschau vor sich sah, erkannte sie auch das Ausmaß des Leids, das ihr durch den Missbrauch zugefügt worden war. So schmerzlich diese Erkenntnis auch für sie war, half sie ihr letztlich doch, ihren Körper anzunehmen.

Ähnliche Übungen können Überlebenden helfen, herauszufinden, was sie hinsichtlich der verschiedenen Teile ihres Körpers empfinden. Machen Sie eine Zeichnung oder konzentrieren Sie sich auf das Bild vor Ihrem geistigen Auge, und gehen Sie Ihren Körper in Ihrer Vorstellung von Kopf bis Fuß durch. Halten Sie bei jedem Körperteil inne, und stellen Sie sich folgende Fragen:

- Wie stehe ich zu diesem Teil meines Körpers?
- Behandle ich diesen Teil meines Körpers gut?

Vielleicht sollten Sie Ihre Antwort notieren, damit Sie zu einem späteren Zeitpunkt anhand der Aufzeichnungen nachvollziehen können, wie sich Ihr Körpergefühl verändert hat.

Eine Betroffene, die Orgasmusschwierigkeiten hatte, erkannte durch diese Übung, dass sie ihre Klitoris ablehnte, die für sie »ein aufsässiger, ungehorsamer und widerborstiger Körperteil« war. Diese Erkenntnis war zwar bestürzend, aber sie war auch der Schlüssel dazu, ihre negativen Gefühle zu überwinden und sexuelle Lust zu empfinden.

Eine weitere Methode, ein neues und gutes Gefühl für »verlorengegangene« Körperteile zu bekommen, ist der stumme Dialog mit dem Körper. Es mag zwar merkwürdig klingen, aber wenn Sie Ihren Sexualorganen eine Stimme verleihen, entdecken Sie vielleicht eher, was Sie ihnen gegenüber fühlen.

Jill konnte es nicht ertragen, wenn ihr Mann beim Geschlechtsverkehr ihre Brüste streichelte. In einer Therapiesitzung sagte sie: »Ich hasse meine Brüste. Am liebsten würde ich sie abschneiden.« Jills Therapeutin regte an, dass Jill mit ihren Brüsten »sprechen« sollte. Jill forschte in sich nach und entdeckte, dass sie ihre Brüste für den Missbrauch verantwortlich machte, den ihr Vater an ihr begangen hatte. Ihr Vater hatte nämlich in dem Moment angefangen, sie zu missbrauchen, als ihre Brüste sich entwickelten. In dem imaginären Gespräch konnten ihre Brüste sie überzeugen, dass ihr Vater verantwortlich für den Missbrauch war, und nicht sie. Im Gegenteil, sie könnten ihr Lust verschaffen, wenn Jill es nur zulassen würde. Nach diesem Dialog hatte Jill sich selbst und ihren Brüsten gegenüber ein besseres Gefühl.

Oft entdecken Überlebende, dass in ihrem Kopf eine Szene abläuft, in der Verstand und Sexualorgane die Rollen von Opfern und Tätern übernehmen. Ein imaginäres Gespräch zwischen einem Mann und seinem Penis könnte folgendermaßen verlaufen:

> *Mann:* Ich kann dich nicht leiden. Du bist völlig unbedeutend. Ich werde dich immer wieder benutzen, egal wie du dich dabei fühlst.
> *Penis des Mannes:* Du behandelst mich schlecht. Du fasst mich grob und lieblos an, tust mir weh und setzt mich Krankheiten aus. Ich bedeute dir gar nichts und soll nur Leistung bringen.

Das klingt, als sei der Penis das Opfer und der Mann der Täter. Auch wenn es einem albern vorkommt, kann ein solcher Dialog doch die eigene Wahrnehmung schärfen. Sobald Sie verstehen, wie Sie Ihren eigenen Körper sehen, können Sie auch anfangen, liebevoller mit ihm umzugehen.

> *Penis des Mannes:* Ich hab es satt, Zielscheibe deiner Wut und Scham zu sein. Schließlich bin ich ein wichtiger Teil deines Körpers und verdiene es, mit Achtung behandelt zu werden.
> *Mann:* Mir fällt es schwer, dich als einen Teil von mir zu sehen

und mit Achtung zu behandeln. Aber wahrscheinlich bist du wirklich ziemlich wichtig.

Wenn Sie sich mit Ihrem Körper aussöhnen wollen, sollten Sie auch unbedingt auf Ihre physische Gesundheit achten. Denken Sie daran, dass Ihr Körper Ihr Tempel ist. Zu den Grundelementen guter Körperpflege gehören gesunde Ernährung, Vermeidung von Alkohol und anderen Drogen sowie regelmäßige sportliche Betätigung. Überdies können Sie Ihr Wissen über Sexualität, Fortpflanzung, Geschlechtskrankheiten und Gesundheitspflege erweitern, wodurch Sie mehr Kontrolle über Ihr Leben gewinnen.

Sobald Sie an körperlicher Stärke gewinnen, können Sie Ihr Bild von sich selbst als schwach und verletzbar korrigieren. Sportliche Betätigung kräftigt Sie und gibt Ihnen die Möglichkeit, Ärger und Spannungen abzubauen. Häufig besuchen Überlebende Selbstverteidigungs- oder Bodybuilding-Kurse, weil sie ihre Fähigkeit, sich vor Schaden zu bewahren, trainieren und dadurch an Selbstbewusstsein gewinnen wollen.

Ganz in und mit unserem Körper zu leben ist eine wichtige Voraussetzung für die Entwicklung eines gesunden Bildes von unserer Sexualität. Eine Überlebende formuliert es so:

> *Um mein Körpergefühl zu erhalten, mache ich eine Therapie mit Körperarbeit, und ich bin jetzt Tänzerin. Dadurch, dass ich ganz in meinem Körper lebe, habe ich mehr Sicherheit und mehr Kontrolle über meinen Körper gewonnen. Das ist der Hauptpunkt meiner Arbeit an meiner sexuellen Heilung: dass ich lerne, in meinem Körper zu leben.*

Entwickeln Sie ein Gefühl für Ihre Grenzen

Die imaginäre Grenze, die wir um unseren Körper ziehen, kann uns dabei helfen, ein positives Selbstbild von unserer Sexualität zu entwickeln. Die meisten Menschen der westlichen Welt fangen an, sich unwohl zu fühlen, wenn sich ihnen jemand bis auf einen halben Meter nähert. Wer eine Übertretung dieser Grenze nicht erträgt, kann sich dagegen schützen, indem er zurückweicht oder den anderen zurückdrängt. Missbrauchs-Überlebende erkennen diese unsichtbaren Grenzen möglicherweise nicht, da die Verletzung ihres Körpers auch eine Verletzung ihrer Grenze war. Stellen Sie sich eine unsichtbare Hülle vor, die Sie vollständig umgibt, und lernen Sie das Innere als Ihren eigenen Raum begreifen, den Sie beschützen können. In welchem Abstand diese Hülle Ihren Körper umgeben soll, bleibt ganz Ihnen überlassen.

Bestehen Sie auf Ihrem Recht, allein und ungestört zu sein. Ob Sie beim Ausziehen oder im Badezimmer allein sein wollen oder im Schlaf nicht von Ihrem Partner gestreichelt werden möchten – Sie haben das Recht, darauf zu bestehen. Je stärker Ihre Grenzen werden, desto stärker wird auch Ihr Selbstbewusstsein. Wenn Sie sich dann den Körperkontakt mit einem anderen Menschen wünschen, sind Sie viel stärker beteiligt. Sie haben das Gefühl, die Situation mitzugestalten, und können alle Aktivitäten viel mehr genießen.

Suchen Sie sich Leitbilder

Suchen Sie die Bekanntschaft mit Menschen, die ihre sexuelle Orientierung gefunden haben, sich damit wohl fühlen und lustvolle sexuelle Beziehungen haben. Sie können Ihnen als Leitbild dienen und dabei helfen, Ihr eigenes Bild von sich und Ihrer Sexualität zu entwickeln. Vielleicht kennen Sie Menschen Ihres Geschlechts, die Sie wegen ihrer gesunden und starken sexuellen Persönlichkeit bewundern und achten.

Kürzlich bat ich eine Gruppe von Überlebenden, mir einen Geschlechtsgenossen zu nennen, den sie für einen Menschen mit gesunder und positiver Sexualität halten. Nur etwa die Hälfte konnte mir ein solches Leitbild nennen. Die Frauen, die genannt wurden, waren der Beschreibung nach selbstbewusst, konnten sich abgrenzen und erlebten Sex als lustvoll. Die Männer wurden als sensibel, selbstbewusst und sexuell genussfähig beschrieben. Auf die Frage, wer ihnen aus der Fernsehwelt als gesundes Paar einfiel, wurden Claire und Cliff Huxtable aus der »Cosby Show« genannt. Die beiden werden als Menschen dargestellt, die sexuell aneinander interessiert sind, aber auf den Partner keinen sexuellen Leistungsdruck ausüben und spielerisch und kreativ in ihrer Zärtlichkeit sind. Vielleicht hilft es Ihnen, sich vorzustellen, Sie seien eine solche Frau oder ein solcher Mann.

Der sexuelle Missbrauch gehört der Vergangenheit an. Wenn Sie sich bisher die Schuld dafür gegeben oder sich bestraft haben, haben Sie jetzt die Möglichkeit, aus diesem Muster auszubrechen. Sie müssen sich von der Schuld für den Missbrauch befreien und sich von den Ereignissen der Vergangenheit lösen. Arbeiten Sie aktiv daran, den Prozess Ihrer Genesung zu fördern, denn es ist Ihr Recht, ein sexuell gesunder und glücklicher Mensch zu werden. Nach einem zwei Jahre dauernden Heilungsprozess beschrieb eine Frau, die von ihrem Vater vergewaltigt worden war, ihre Gefühle so:

Es ist für mich ein neues und fremdes Gefühl, Lust an meiner Sexualität zu haben und stolz darauf zu sein, aber gleichzeitig ist es ein wunderbares Gefühl. Ich weiß, dass meine sexuellen Gefühle rein und schön sind.

7. Automatische Reaktionen überwinden

Ein Missbrauchsopfer kann jederzeit durch irgendein Signal in der Gegenwart in das einst erlebte Trauma und die erlittene Qual zurückgeschleudert werden. Die größte Herausforderung, der sich Missbrauchsopfer in ihrem Heilungsprozess stellen müssen, ist das Überwinden der automatischen Reaktionen, die ihnen den freien, unbelasteten Zugang zu gegenwärtigen Situationen versperren.

Gregory Mulry, Therapeut

Judy, die eine Vergewaltigung hinter sich hat, reagiert auf den morgendlichen Abschiedskuss ihres Mannes jedes Mal mit Angst. Diese unfreiwillige Reaktion verwirrt sie, denn sie liebt ihren Mann. Wenn Tony, ein Missbrauchsopfer und Single, in einem Café neben einer attraktiven Frau sitzt, überkommt ihn sofort die Vorstellung, sie sexuell beherrschen und unterwerfen zu müssen. Er fühlt sich dann in seinen eigenen sexuellen Phantasien gefangen. Selbst die einfachste Unterhaltung ist ihm unmöglich.

Tony und Judy erleben sogenannte »automatische Reaktionen« – Gefühle, Gedanken und Empfindungen, die auf den Missbrauch zurückgehen und einer gesunden Sexualität im Wege stehen. Es handelt sich dabei um tief eingefleischte Reaktionen auf sexuellen Kontakt, Berührungen, Nähe und Intimität, die die Opfer während des sexuellen Missbrauchs erlernt haben.

Diese automatischen Reaktionen sind ausgesprochen häufige und heimtückische Nachwirkungen des sexuellen Missbrauchs. Sie dauern oft auch dann noch an, wenn sich unsere Einstellung zum Sex bereits verändert hat und wir uns mit unserer Sexualität wieder wohler fühlen. Sie sind Ausdruck eines komplizierten Musters aus physischen und emotionalen Reaktionen. Solche automatischen Reaktionen laufen häufig völlig unbewusst ab; sie lösen Verwirrung, Bestürzung und das Gefühl des Ausgeliefertseins aus.

Während des Heilungsprozesses werden wir uns unserer automatischen Reaktionen mehr und mehr bewusst. Wir lernen, unseren Reaktionen und Reflexen mehr Aufmerksamkeit zu schenken, wenn wir uns daranmachen, die alten Verhaltensmuster zu verändern. Vielleicht stoßen wir auf unsere automatischen Reaktionen, während wir neue Verhaltensmuster erproben. Eine Überlebende beschrieb es so:

> *»Anscheinend folgt mir der Missbrauch immer und überallhin nach.«*

Die während des sexuellen Missbrauchs erlernten automatischen Reaktionen können uns sexuell schaden. Sie können unsere gegenwärtigen sexuellen Erfahrungen hemmen und stören. Sie halten uns in dem alten Muster der Selbstverleugnung gefangen und können sich somit viele Jahre lang belastend und nachteilig auf unser Sexualverhalten auswirken. Sie können bewirken, dass wir uns für schlecht halten, und uns an lustvoller sexueller Intimität mit einem Partner hindern.

Dieses Kapitel soll Ihnen zeigen, wie Sie lernen können, Ihre automatischen Reaktionen zu erkennen, zu verstehen und zu überwinden. Sie werden merken, dass Ihnen die dabei erworbenen Kenntnisse und Fähigkeiten wirksam helfen können, Ihr Sexualverhalten zu verändern und einen neuen Zugang zu Nähe und Sex zu finden.

Automatische Reaktionen erkennen

Wir reagieren in vielen Lebenssituationen automatisch. Nicht auf eine heiße Herdplatte zu fassen, nach rechts und links zu schauen, bevor man eine Straße überquert, und ein Kind in die Arme zu nehmen, wenn es sich gerade verletzt hat – das alles sind automatische Reaktionen, die gesund und richtig sind. Problematisch wird es, wenn die automatischen Reaktionen, die wir in einer traumatischen und verwirrenden Situation wie der des sexuellen Missbrauchs entwickelt haben, uns in der Gegenwart am unbefangenen Genießen unserer Sexualität hindern. Denn diese automatischen Reaktionen führen dazu, dass wir uns oft bizarr und der Situation nicht angemessen verhalten. Und gleichzeitig hindern sie uns daran, uns mit uns selbst wohl zu fühlen und Menschen, die uns wichtig sind, nahe sein zu können.

Da sie sehr oft unterbewusst ablaufen, sind diese automatischen Reaktionen manchmal schwer zu erkennen. Möglicherweise merken wir es gar nicht, wenn eine solche automatische Reaktion, die wir in der Missbrauchssituation erlernt haben, in uns abläuft. Wir schieben unser Verhalten auf etwas anderes: eine schlechte Angewohnheit oder einen Defekt unserer Person. »Ich habe Angst vor Sex, weil ich kein liebevoller Mensch bin«, »Ich denke ans Masturbieren, wenn ich Unterwäsche sehe, weil ich pervers bin« oder »Ich ziehe mich zurück, wenn mein Partner mich berührt, weil ich eigentlich nicht angefasst werden will«. Es kann sein, dass wir jahrelang unter Selbsthass und Isolation leiden, weil wir uns unserer automatischen Reaktionen und ihrer Auswirkungen nicht bewusst sind.

Um Ihnen beim Erkennen Ihrer automatischen Reaktionen zu helfen, werden wir zunächst die drei Haupttypen untersuchen: emotionale Reaktionen, körperliche Empfindungen und automatische Gedanken und Phantasien. Sehen Sie sich vorher noch einmal Ihre Antworten in Abschnitt 3 der Checkliste zu den sexuellen Auswirkungen im dritten Kapitel an. Das wird Ihnen helfen, Ihre automatischen Reaktionen zu identifizieren.

Automatische emotionale Reaktionen

Mandy, eine 30-jährige lesbische Missbrauchs-Überlebende, machte es sich eines Abends mit ihrer Geliebten Chris auf dem Sofa gemütlich, um einen Liebesfilm im Fernsehen anzuschauen. Im Laufe des Films wurde Chris zärtlich und fing an, Mandys Schultern zu streicheln. Mandy bekam Angst, konnte sich aber ihre Reaktion nicht erklären. Sie wusste, dass Chris sofort aufhören würde, wenn sie sie darum bat. Mandys Angst war eine automatische Reaktion, ausgelöst durch das Streicheln ihrer Schultern, das sie an den erlebten sexuellen Missbrauch erinnerte.

Missbrauchsopfer können viele verschiedene Arten emotionaler automatischer Reaktionen erleben, die auf den erlittenen sexuellen Missbrauch zurückgehen. Hier eine Liste der häufigsten Reaktionen. Kreuzen Sie sich diejenigen an, die Sie in Situationen erleben, die etwas mit Berührungen, Sex und Intimität zu tun haben:

- Ich habe Angst.
- Mich überkommt Panik.
- Ich bin zu Tode erschrocken.
- Ich bin wütend.
- Ich bin traurig.
- Ich schäme mich.
- Ich empfinde Ekel.
- Ich fühle mich verfolgt.
- Ich empfinde Beklemmung.
- Ich bin verwirrt.
- Ich bin misstrauisch.
- Ich fühle nichts, bin wie taub oder weit weg.

Automatische körperliche Empfindungen

Die 40-jährige Nancy fühlt sich, wenn sie mit einem Mann verabredet ist, so lange wohl, bis sie sich erotisch zu ihm hingezogen fühlt – dann krampft sich in ihr alles zusammen und ihr Körper verspannt sich total. Sie wird kurzatmig, ihr Körper wird ganz kalt und hart, und sie fängt an zu zittern. Das Sprechen fällt ihr schwer. Für den Rest des Abends wartet sie nur darauf, endlich nach Hause gehen zu können, um sich zu entspannen und allein zu sein. Diese automatische körperliche Reaktion auf Intimität hindert Nancy daran, gesunde Beziehungen aufzubauen.

Manche körperlichen Reaktionen, die aus einer sexuellen Missbrauchssituation erwachsen sind, können ausgesprochen unangenehm sein und jeden sexuellen Genuss unmöglich machen. Eine andere Überlebende beschreibt ihre Reaktionen so:

> *Manchmal, wenn mein Mann anfängt, mich auf sexuelle Weise zu berühren, merke ich, wie sich mein/Körper völlig verkrampft. In Wellen überkommen mich scheußliche Gefühle. Nervöse Spannung steigt von meinem Magen aus hoch und zieht bis in meine Arme hinein, die dann ganz steif werden. Es ist wie ein Schmerz. Ich kann mich nicht entspannen. Es fühlt sich an wie ein Brennen, aber gleichzeitig ist mir fürchterlich kalt.*[8]

Im Gegensatz dazu können andere körperliche Reaktionen sehr angenehm sein und dazu führen, dass die Betroffenen zwanghaft sexuelle Erlebnisse suchen. Sex kann eine rauschartige Erregung auslösen, ähnlich den durch Alkohol oder andere Drogen hervorgerufenen Zuständen. Schon allein die Aussicht auf Sex kann ein automatisches Euphoriegefühl entstehen lassen. »Als er die Kondompackung aufriss«, erzählt eine Überlebende, »empfand ich die gleiche Erregung wie früher, als ich noch Drogen nahm, wenn jemand gerade dazu ansetzte, mir die Nadel in den Arm zu stechen.« Obwohl diese automatische Reaktion vorübergehend angenehm ist, kann sie doch auf Dauer zu Verhaltensweisen führen, die die Selbstachtung unterminieren und die Entwicklung echter Intimität verhindern.

Hier eine Liste körperlicher Empfindungen, die automatische Reaktionen auf sexuellen Missbrauch sein können. Kreuzen Sie die-

---

8 Nachdem ich viele Jahren Geschichten von Überlebenden gehört habe, die ähnliche Reaktionen auf sexuelle Berührungen beschreiben, vermute ich, dass der Begriff »frigide« aus Beobachtungen einer verzögerten Reaktion auf ein sexuelles Trauma entstand, die nicht unbedingt ein echtes Desinteresse an Sex widerspiegelt. Es ist eine Schande, dass viele Frauen unter dieser unsensiblen Benennung leiden, statt dass man Mitgefühl für das vergangene Trauma empfindet, das sie erlebt haben, und hilft, die Reaktion zu überwinden.

jenigen an, die Sie in Situationen erleben, die etwas mit Berührung, Sex und Intimität zu tun haben:

- Ich empfinde Brechreiz.
- Ich empfinde Schmerz.
- Ich bekomme Kopfschmerzen.
- Mein Magen zieht sich zusammen.
- Mein Herz rast.
- Meine Brust tut weh.
- Meine Genitalien schmerzen.
- Ich spüre einen Adrenalinstoß.
- Ich schwitze.
- Ich bekomme Schüttelfrost.
- Mir ist kalt.
- Mir ist heiß.
- Ich werde euphorisch.
- Ich erlebe ungewollte oder übermäßige sexuelle Erregung.
- Ich erlebe einen plötzlichen Orgasmus.
- Ich werde müde.
- Ich fühle mich einer Ohnmacht nahe.
- Ich empfinde körperliche Taubheit.

Automatische Gedanken und Phantasien

Sam ist ein 45-jähriger Heterosexueller, der von seinem älteren Bruder sexuell belästigt wurde. Wenn er mit seiner Frau schläft, drängen sich ihm Missbrauchsphantasien auf. Auf gewisse Weise findet Sam diese Vorstellungen anregend – sie steigern seine sexuelle Erregung. Von seinem Verstand her jedoch findet er es beunruhigend, dass der Inhalt seiner Phantasien etwas mit sexuellem Missbrauch und Ausbeutung zu tun hat. Sam sind diese Phantasien peinlich, und er fühlt sich von ihnen beherrscht. Für Sam sind das keine gesunden Gedanken, die zu seinem sexuellen Genuss und seiner Selbstachtung beitragen. Vielmehr entfernen ihn diese Phantasien vom momentanen Erleben, und sie machen ihn unfähig, sexuelle Nähe zu seiner Frau zu empfinden.

Sich aufdrängende Gedanken können sehr verwirrend und beunruhigend sein. Nach dem Lesen eines Zeitungsartikels über sexuellen Missbrauch war eine Überlebende verwirrt und ärgerlich auf sich selbst, weil sie automatisch Details hinzuphantasierte und dadurch erregt wurde. Ein anderer Betroffener erzählt: »Es quält mich, dass ich mir, obwohl ich doch selbst als Objekt für die Befriedigung eines anderen missbraucht worden bin, oft schon bei der ersten Begegnung vorstelle, andere auf die gleiche Weise zu benutzen.«

Automatische Gedanken können sexuelle Lust und Befriedigung nachhaltig verhindern, indem sie dazu führen, dass sich die Betroffenen sexueller Erregung verschließen. Einer missbrauchten Frau fiel immer der Name ihres Vergewaltigers ein, wenn sie kurz vor dem Orgasmus stand. Das beunruhigte sie so sehr, dass sie schließlich gar keine Erregung mehr zuließ.

Hier nun eine Liste der häufigsten automatischen Gedanken, die Reaktionen auf einen erlebten sexuellen Missbrauch sein können. Kreuzen Sie diejenigen an, die Sie in Situationen erleben, die etwas mit Berührung, Sex und Intimität zu tun haben:

- [ ] Ich habe sexuelle Missbrauchsphantasien.
- [ ] Ich halte meinen Partner für den Täter.
- [ ] Ich denke, die Gegenwart ist die Vergangenheit.

- Ich denke, ich bin ein Kind.
- Ich denke, ich werde belästigt und missbraucht.
- Ich glaube, dass ich schlecht bin.
- Ich glaube, dass ich unzulänglich bin.
- Ich denke, dass ich es nicht wert bin, um meiner selbst willen geliebt zu werden.
- Ich wünschte, ich wäre woanders.

Wie wir automatische Reaktionen erleben

Einige automatische Reaktionen dauern nur Sekunden, andere Stunden. Meistens folgen mehrere Reaktionen aufeinander. Sie können so miteinander gekoppelt sein, dass jeweils eine die nächste auslöst. Eine Überlebende erzählte, dass sie immer, wenn sie sich beim Masturbieren erregte, plötzlich nichts mehr empfand und sich angewidert fühlte. Automatische Kettenreaktionen können sehr frustrierend und ärgerlich sein, weil sie dazu führen, dass die Betroffenen Berührungserlebnisse und sexuelle Handlungen abbrechen. Eine Betroffene schildert ihre Reaktion:

> *Mir fällt es schwer, beim Sex die Initiative zu ergreifen. Ich fange an, mich zu fürchten (emotionale Reaktion). In meinem Kopf läuft eine Art Tonband mit lauter negativen Gedanken über meinen Partner (automatische Gedanken). Ich ärgere mich über mich selbst, weil meine Reaktion so absurd ist (emotionale Reaktion). Ich muss mir dann erst Zeit dafür nehmen, mit meinem Partner darüber zu sprechen, bevor wir uns lieben können.*

Eine *Kette automatischer Reaktionen* kann eine sonst angenehme Situation in einen Alptraum verwandeln. Ein Mann, der von seiner Mutter und seinem Vater sexuell missbraucht worden war, erzählt:

Meine Freundin und ich waren abends ausgegangen. Sie kam dann mit mir in meine Wohnung. Wir umarmten und küssten uns eine Zeitlang. Dann fing sie an, mich auszuziehen, und machte sich daran, mir einen zu blasen. Ich erstarrte (körperliche Reaktion). Mir war, als sei ich gar nicht da (emotionale Reaktion). Ich wollte nicht da sein (automatischer Gedanke).

Eine solche Kette automatischer Reaktionen, die mit dem sexuellen Missbrauch zusammenhängt, kann auch dazu führen, dass sich das Missbrauchsopfer zu selbstzerstörerischen und zwanghaften sexuellen Handlungen getrieben fühlt. Gefühle wie Depression, Angst, Furcht, Ekel und Einsamkeit sind vielleicht mit einer automatischen Reaktion auf sexuelle Reize oder Erregung gekoppelt. Sich selbst für schlecht zu halten kann den Wunsch auslösen, sich in zwanghaften Sex zu stürzen. »Wenn es mir schlecht geht, bekomme ich immer Lust auf eine Affäre«, sagt ein Überlebender. Ein anderer erklärt: »Die Tage, an denen mir danach ist, in einen Pornoladen zu gehen, sind immer die, an denen ein Geschäftsabschluss missglückt ist und ich mich niedergeschlagen und mies fühle.«

Manche Missbrauchs-Überlebenden benutzen den Geschlechtsverkehr dazu, die Kette unangenehmer automatischer Reaktionen zu beenden. Sie versuchen, die unangenehmen seelischen und körperlichen Reaktionen auszulöschen, indem sie sich in starke sexuelle Empfindungen und Gefühle flüchten. Leider hat dieses Verhaltensmuster negative Auswirkungen. Zwanghaft Sex zu suchen, um Unbehagen abzustellen, kann zu sexuellen Erfahrungen führen, die der eigenen Selbstachtung schaden, die Gesundheit gefährden oder andere verletzen. Diese Art Sex verhindert zudem die Entstehung echter emotionaler und sexueller Nähe. Eine Frau, die bei einer Verabredung vergewaltigt worden war, beschreibt ihr Muster so:

Ich habe eine Verabredung mit einem Mann. Ich mache mir Sorgen, dass er mich vielleicht nicht mögen oder nicht attraktiv finden könnte. Plötzlich sehne ich mich danach, gehalten und umarmt zu werden. Und dann überkommt mich der dringende Wunsch, mit ihm zu schlafen. Ich verwandle die Situation so schnell wie möglich in eine sexuelle. Ich stelle die Panik durch den Geschlechtsverkehr ab, obwohl ich weiß, dass ich mich danach miserabel fühlen werde.

Manche automatischen Reaktionsketten gehen nicht nur in eine Richtung: Sie sind widersprüchlich. So können die Betroffenen zum Beispiel gleichzeitig ein Verlangen nach Sex und heftigen Widerwillen empfinden. »Ich bin zu Tode erschrocken, und gleichzeitig spüre ich ein wahnsinniges Verlangen nach deinem Körper«, offenbarte ein Mann seiner Frau. Bei ihm sind zwei gegensätzliche Reaktionen – Furcht und sexuelles Verlangen – miteinander gekoppelt.

Für einige Überlebende kann die Koppelung automatischer Reaktionen zu einem sehr unangenehmen, unkontrollierbaren Angstanfall führen. Sie sind dann von panischer Angst erfüllt – gelähmt und entsetzt. Panische Reaktionen können so stark sein, dass die Betroffenen auch eine wohltuende, nichtsexuelle Berührung wie zum Beispiel eine freundschaftliche Umarmung oder die beruhigende, sanfte Hand einer Krankenschwester bei einer Untersuchung nicht ertragen können. Einer 30 Jahre alten schwerhörigen Frau war jede Art von Berührung unangenehm:

Mein älterer Bruder fing an, mich zu belästigen, als ich etwa zwölf war. Damals hatte ich noch kein Hörgerät. Ich hörte ihn nicht, wenn er sich von hinten an mich heranschlich. Er hielt mich fest und fing an, meine Brüste zu befühlen, sie zu drücken und zu zwicken. Ich glaube, seine Hände wanderten auch tiefer, aber daran kann ich mich nicht genau erinnern. Aber ich erinnere mich sehr gut an meine fürchterliche Angst vor einem großen, massigen Mann mit großen, starken Händen, die mich befingern. Ich konnte mich nicht befreien, ich erstarrte einfach. Und heute habe ich Angst vor Händen. Wenn mich jemand berührt, überläuft es mich kalt. Mir dreht sich der Magen um. Ich fange an, zu zittern und zu frieren – totale Panik ergreift mich. Für mich ist alles, was mit Berührung und Sex zu tun hat, ein Minenfeld.

Was mich am meisten bedrückt, ist nicht, dass ich keine sexuellen Beziehungen haben kann – das ist ganz ausgeschlossen –, sondern dass ich auch eine nette, tröstende Umarmung oder Berührung nicht ertragen kann. Ich halte es nicht aus, wenn mich jemand anfasst. Ich überlege dann ununterbrochen, ob es in Ordnung ist, ob es sexuell gemeint ist oder nicht, wohin es führen wird, ob mir der andere weh tun wird, ob ich es überstehen werde. Ich entziehe mich jedes Mal. Dabei komme ich um vor Hunger nach einer Umarmung oder einer Berührung.

Die Angst vor einer panischen Reaktion lässt diese Frau alle Situationen vermeiden, die Berührung, Sex oder Intimität mit sich bringen könnten. Die Angst verstümmelt ihr Leben.

Eine Kette automatischer Reaktionen kann einen Zustand auslösen, in dem man das Gefühl hat, dass sich das Bewusstsein vorübergehend vom Körper löst und abspaltet – ein Phänomen, das die Therapeuten Dissoziation nennen. Die Opfer spüren dabei, wie sie sich aus der Gegenwart lösen und das Gefühl der körperlichen Identität oder der emotionalen Verbindung mit dem Partner verlieren. »Mein Partner sprach mit mir in einem bestimmten Ton«, erzählt eine Überlebende, »der mich wie in einen Tunnel zurückstieß. Ich konnte spüren, wie ich von ihm wegfiel. Er hielt mich fest, aber selbst seine tröstende Berührung fühlte sich für mich bedrohlich an.« Manche Überlebenden schildern das Gefühl, ihr Bewusstsein befände sich in einem Teil des Raumes, etwa dicht unter der Zimmerdecke, und ihr Körper in einem anderen, etwa auf dem Bett. Diese Erfahrung, sich von seinem Körper abgespalten zu fühlen, kann sehr erschreckend sein.

Auch plötzliche Rückblenden sind ein beunruhigendes, aber häufig auftretendes Symptom einer automatischen Reaktion. Mehr als 60 Prozent der 80 Überlebenden, die die Informationsfragebögen für dieses Buch ausgefüllt haben, berichten, dass sie zumindest eine solche plötzliche Rückblende erlebt haben. Irgendetwas in einer gegenwärtigen Situation, in der es um Berührung, Sex oder Intimität geht, löst gleichzeitig mehrere starke automatische Reaktionen aus. Eine intensive Welle von Gefühlen, Empfindungen und Erinnerungen bricht über das Opfer herein, und der erlittene sexuelle Missbrauch wird in der Gegenwart wiedererlebt. Menschen, die als Kinder missbraucht worden sind, können sich dabei plötzlich sehr viel jünger und auch körperlich kleiner fühlen. Viele Überlebende haben sehr intensive Sinnesempfindungen, die sie das wiedererleben lassen, was sie während des Missbrauchs wahrgenommen haben. »Es war, als wäre ich in einen Videofilm hineinversetzt. Alle Details, einschließlich der Farben, waren ganz deutlich, und dazu noch der Geruch«, sagte eine Überlebende.

Eine Frau, die als Jugendliche von mehreren Männern vergewaltigt worden war, erzählte mir, dass sie sich sofort in die Missbrauchssituation zurückversetzt fühlt, sobald ihr jetziger Freund seinen Penis in ihre Vagina einführt.

> *Ich fühle mich wieder als kleines Mädchen. Der Freund meines Bruders, Billy, stieß immerzu in mich hinein. Ich hörte seinen Freund Donny (der als Nächster dran war) laut zählen: »Eins, zwei, drei … hundert Ficks für ´nen Dollar!«*

Plötzliche Rückblenden werden meist durch irgendeinen Reiz ausgelöst, der an den einstigen sexuellen Missbrauch erinnert. Ein Inzestopfer berichtet:

> *Ich hatte oralen Sex mit meinem Partner. Er begann, zärtlich mit meinem Haar zu spielen. Und dann erlebte ich wieder den Moment, als ich das erste Mal zur Fellatio gezwungen wurde. Ich fühlte die Hände meines Onkels auf meinem Kopf.*

In einer plötzlichen Rückblende sehen, hören oder fühlen die Missbrauchsopfer oft Dinge, die bei dem sexuellen Missbrauch geschahen, in der Gegenwart aber nicht real passieren. Es können auch zeitweilige sensorische Halluzinationen auftreten, wie die beiden folgenden Berichte zeigen:

> *Mein Partner berührte meine Brustwarzen, als wir miteinander schliefen. Und sofort spürte ich, wie etwas in meine Vagina eindrang, obwohl in Wirklichkeit gar nichts da war. Dieses Gefühl hielt mehrere Minuten an und war sehr unangenehm. Ich wurde innerlich wieder zu einem kleinen Kind.*
> *Als ich einmal oralen Sex mit meinem Mann hatte und ihn anguckte, sah ich die blutunterlaufenen Augen meines Vaters auf mich gerichtet. Ich erinnere mich, wie er mich mit diesem durchdringenden Blick anstarrte, als wäre es erst gestern gewesen.*

Plötzliche Rückblenden, panische Reaktionen, Dissoziationserlebnisse und andere Kombinationen automatischer Reaktionen können äußerst erschreckend und unangenehm sein. Meistens kommen sie ohne Vorwarnung. Die Betroffenen fühlen sich ganz plötzlich in eine andere Welt versetzt. Sie empfinden etwas, was sie nicht empfinden wollen, und tun Dinge, die sie nicht tun wollen. Automatische Reaktionen können den Betroffenen vorübergehend das Gefühl vermitteln, sich psychisch und physisch nicht mehr unter Kontrolle zu haben. Es kann auch sein, dass sie das Gefühl haben, den Bezug zur Wirklichkeit zu verlieren. Ein Inzestopfer erzählt:

> *Ich hatte Sex mit meinem Partner. Plötzlich fühlte ich mich sehr klein, hilflos und verängstigt. Ich fing an zu weinen. Dann zog ich mich innerlich aus dem Geschehen zurück. Ich verkroch mich unter die Bettlaken und war weg.*

Weil plötzliche Rückblenden und andere automatische Reaktionen so erschreckend sind, versuchen viele Betroffene, sie zu vermeiden. Manche Überlebenden gehen – wie die bereits erwähnte schwerhörige Frau – einfach allen Situationen aus dem Weg, die etwas mit Berührungen, Sex und Intimität zu tun haben könnten. Sie machen dicht und entziehen sich. Der Haken daran ist, dass diese Vermeidung sehr oft zu einem Teil des Problems wird. Das Vermeiden von Berührungen und sexuellen Erfahrungen lässt solche Erlebnisse noch ungewöhnlicher werden. Dadurch wird es immer wahrscheinlicher, dass solche Erlebnisse, wenn sie unerwartet doch auftreten, zu einer bestürzenden Reaktion führen.

Manche Überlebenden versuchen, unangenehme automatische Reaktionen auf andere Art und Weise zu vermeiden. Sie werden bei Berührung und Sex sehr aggressiv und kontrollierend. Sie greifen auf sexuelle Phantasien und Pornographie zurück, um sich von dem abzulenken, was in der Gegenwart real vor sich geht. Oder sie entwickeln eine sexuelle Funktionsstörung, die sie davon abhält, bestimmte sexuelle Empfindungen zu haben, die beunruhigende Reaktionen auslösen könnten. Aber auch diese Methoden zur Vermeidung intensiver automatischer Reaktionen bringen Probleme mit sich, denn auch sie verhindern gesunden Sex und positive Nähe. Wir werden an späterer Stelle in diesem Kapitel einige andere Methoden dafü kennenlernen, wie man mit automatischen Reaktionen umgehen kann – Methoden, die gesunde, positive sexuelle Erfahrungen fördern.

Da automatische Reaktionen sehr erschreckend und störend sein können, kann man leicht nachvollziehen, warum viele Missbrauchsopfer sie hassen oder sich dafür schämen und sie verschweigen. Und manchmal hassen sie sich sogar selbst für diese Automatismen. Unbewusst verbinden die Betroffenen diese plötzlich ausbrechenden, unangenehmen und überwältigenden Reaktionen oft mit dem Missbrauch selbst. Die Automatismen erscheinen ihnen wie eine Bedrohung von außen, eine äußere Macht, die ihnen Leid zufügen will. Eine Frau sagte: »Ich habe das Gefühl, als würde ich von einem Schwarm Mücken verfolgt.«

Veränderungen können sehr schwierig sein, solange die Missbrauchsopfer ihre automatischen Reaktionen nur vermeiden oder bekämpfen. Wir müssen unsere Reaktionen verstehen, annehmen und in gewisser Weise sogar akzeptieren, bevor wir neue Wege finden können, um ihre Macht zu brechen.

Den Zusammenhang zwischen automatischen Reaktionen und dem Missbrauch verstehen

Automatische Reaktionen sind keine äußeren Mächte. Sie sind eine verständliche Folge des erlittenen Missbrauchs.

Sexueller Missbrauch ist beängstigend, traumatisch und schockierend. Der Missbrauch selbst dauert vielleicht nur wenige Minuten, aber während dieser Zeit sind die Opfer emotional und oft auch physisch überwältigt. Sie verlieren jedes Gefühl der Sicherheit, Kontrolle und Autonomie. Die Erfahrung des Missbrauchs ist zu massiv, als dass man sie einfach verarbeiten könnte, denn sie überschwemmt das Opfer mit Gefühlen, Empfindungen und Gedanken, die es nicht auf einmal verkraften kann.

Sexueller Missbrauch ist für die Opfer eine hochgradige Stresssituation, ähnlich wie etwa ein lebensgefährlicher Unfall, eine Entführung, eine Geburt oder der Tod eines anderen Menschen. Die gesteigerte Wahrnehmung in dieser Situation intensiviert das Erleben bis ins kleinste Detail. Die meisten Opfer sind unfähig, mit dieser Situation psychisch und physisch fertigzuwerden.

Um mit der Missbrauchssituation umzugehen, lernen die Opfer, sämtliche Aspekte des Missbrauchs als einen Komplex zu speichern. Alle Einzelheiten – wo sie sich befinden, was sie tun, mit wem sie zusammen sind und was sie fühlen – verschmelzen zu einem Ganzen. Es kommt zu einem traumatischen Kristallisieren des Erlebens, so als hätten die Opfer ein dreidimensionales Bild des Missbrauchs festgehalten. Da vielen Betroffenen völlig unklar ist, wie es zu dem Missbrauch kam, hält dieses kristallisierte Bild alles fest, was möglicherweise die Ursache sein könnte. Wenn sich die Überlebenden später bereit fühlen, zu analysieren, was mit ihnen geschah und warum, dann können sie sich dieses dreidimensionale innere Bild ins Gedächtnis zurückrufen.

Automatische Reaktionen werden durch irgendetwas in der Gegenwart aktiviert, das uns bewusst oder unbewusst an den früheren Missbrauch erinnert. Der Auslöser kann beinahe alles sein: ein Gegenstand, eine Berührung, eine Bewegung, ein Geruch, eine Situation, eine Empfindung, ein körperliches Merkmal oder ein Gefühl der Angst, des Verlassenseins oder der Beklemmung. Wird eine automatische Reaktion ausgelöst, werden innerhalb von Sekunden Berührung und Sex in der Gegenwart mit Gefühlen, Gedanken und Empfindungen aus der Vergangenheit infiziert.

Jeder Teil der kristallisierten Erfahrung kann zum Auslöser werden. Fand der Missbrauch in einem dunklen Raum statt und hat das Opfer dabei panische Angst empfunden, dann werden Dunkelheit, Angst und Sex Teil seines kristallisierten Bildes. Das erlebte eine Frau, die als Kind missbraucht wurde.

> *Mit jemandem in einem dunklen Raum zu schlafen kann bei mir eine plötzliche Rückblende auslösen. Ich sage nichts. Ich bin sprachlos. Ich habe nur schreckliche Angst und Panik. Ich atme schwer und fange dann an zu weinen wie ein Kind.*

Viele unserer automatischen Reaktionen haben wir während des Missbrauchs selbst gelernt, als wir versuchten, den seelischen und körperlichen Stress zu überstehen. Manche Opfer dissoziieren, um nichts mehr zu empfinden. »Ich fühlte nicht, was während des Missbrauchs mit mir geschah. Ich hatte meinen Körper verlassen«, erklärt eine Überlebende. Das Dissoziieren ermöglicht es dem Opfer auch, mit dem Täter zu kooperieren und dadurch weitere Gewalt und Schmerzen zu vermeiden. »Ich überstand den Missbrauch, indem ich innerlich abschaltete. Auf diese Weise vermittelte ich dem Täter: Du kannst machen, was du willst, aber du kannst mich nicht dazu zwingen, hier zu sein«, erzählt eine andere Überlebende. Diese Reaktion kann für das Opfer auch eine Möglichkeit sein, sich ein gewisses Gefühl der eigenen Macht und Identität zu bewahren.

Viele Missbrauchsopfer, vor allem solche, die wiederholt missbraucht wurden, entwickeln die Tendenz, immer wieder zu dissoziieren. Die Abspaltung wird zu einer eingefleischten Reaktion auf Sex:

> *Ich lernte, mich von meinem Körper loszulösen. Ich erinnere mich, wie ich mich als Neunjährige in einem Spiegel betrachtete und mir in hypnotischem Ton einredete, dass das kleine Mädchen in dem Spiegel nicht ich war. Wenn es*

mich heute beim Sex ekelt, setze ich mich innerlich sofort ab. Ich löse mein Bewusstsein von meinem Körper.

Andere Überlebende haben gelernt, den Stress des Missbrauchs zu überstehen, indem sie ihre körperlichen Empfindungen betäubten. Die Betäubung ermöglichte ihnen, den Missbrauch durchzustehen:

Meine Missbrauchserlebnisse waren physisch und emotional meistens sehr schmerzhaft. Um mich zu schützen, habe ich meine Gefühle und Empfindungen so weit wie möglich abgeschaltet. Einmal habe ich während des Missbrauchs Lust empfunden. Da fühlte ich mich schuldig und von meinem eigenen Körper verraten. Ich fühlte mich genauso dreckig wie mein Vergewaltiger. Wenn ich heute jemals Lust empfinde, dann blocke ich dieses Gefühl genauso automatisch ab wie den Schmerz.

Eine dritte Überlebensstrategie kann darin bestehen, sich einfach auf das einzulassen, was passiert. Sexuelle Gefühle, Lust und Orgasmen sind natürliche, automatische Reaktionen auf sexuelle Reize.

Ich überstand den Missbrauch, indem ich mitmachte. Ich wurde erregt, von Empfindungen überschwemmt und überwältigt und kam zum Orgasmus, um es hinter mich zu bringen und den seelischen und körperlichen Schmerz zu betäuben. Wenn ich heute mit jemandem schlafe, werde ich sehr schnell und leicht sexuell erregt. Wenn ich dann schließlich einen Orgasmus habe, bekomme ich Angst.

Manche Überlebenden haben gelernt, dass sie, wenn sie mitmachten, wenigstens ein bisschen Einfluss auf das hatten, was mit ihnen geschah. Das zu tun, was der Vergewaltiger will, und sich so zu verhalten, als machte es einem Spaß, kann lebensrettend sein oder vor weiterer Gewalt und weiterem Schmerz schützen. Ein Betroffener lernte, dass er Schmerz und Verletzungen verhindern konnte, wenn er so tat, als ob er das, was mit ihm geschah, selber wollte. Er war zehn Jahre alt, als er bei einer Sex-Orgie von Erwachsenen missbraucht wurde.

> *Nachdem ich eine Weile herumgeschubst, -gewälzt und -gestoßen worden war, gefiel es mir auf einmal. Zuerst habe ich nur so getan, als ob ich es mögen würde, aber dann begann es mir auf eine seltsame Art tatsächlich zu gefallen. Ich fing sogar an, darum zu bitten, dass sie mir weh taten. Das führte dazu, dass meine Peiniger weniger gewalttätig mit mir umgingen.*

Das »Genießen« des sexuellen Missbrauchs half manchen Opfern zu überleben. Gleichzeitig aber prägte sich diese Reaktion auch tief ein – sie wurde automatisch. Diese Überlebenstechnik – das Mitmachen, das Unterstützen oder das »Genießen« des eigenen sexuellen Missbrauchs – erschüttert jedoch die Selbstachtung und gefährdet die Gesundheit und das Wohlbefinden des Überlebenden. »Es macht mich an, mir vorzustellen, dass ich vergewaltigt werde«, gesteht eine Überlebende. Viele schämen sich für ihre sexuelle Ansprechbarkeit und entwickeln heimliche, zwanghafte sexuelle Aktivitäten. Ein Mann, der als Jugendlicher von einem anderen Mann missbraucht worden war, beschreibt seine Reaktion:

> *Anfangs fühlte ich mich wegen dem Missbrauch ganz schrecklich. Aber mich reizten trotzdem die sexuellen Gefühle, die Bestätigung und die Erregung, die damit verbunden waren. Mit der Zeit habe ich alle meine negativen Gefühle weggepackt und ein starkes Verlangen nach dieser Art von sexueller Stimulation entwickelt.*

Seine automatische Reaktion bestand darin, die Angst, Demütigung und Beklemmung einfach zu verdrängen. Das schützte ihn damals vor dem seelischen Schmerz des Missbrauchs. Diese negativen Gefühle jedoch heute weiterhin zu leugnen perpetuiert den erlittenen Schaden nur.

Die automatischen Reaktionen waren in der Vergangenheit vielleicht wichtig für Sie. Sie können stolz darauf sein, diesen Überlebensmechanismus entwickelt zu haben. Er hat Ihnen geholfen, mit der Missbrauchssituation fertigzuwerden und sie zu überleben. Jetzt aber, da Sie sich nicht mehr in einer extremen, traumatischen Situation befinden, brauchen Sie diese Schutzmechanismen nicht mehr. Sie können lernen, mit Ihren automatischen Reaktionen so umzugehen, dass weder Sie selbst noch Ihre sexuellen Beziehungen Schaden nehmen.

Die Auslöser für automatische Reaktionen identifizieren

Wie schon gesagt, kann der Auslöser irgendetwas in Ihrer heutigen Realität sein, das Sie bewusst oder unbewusst an den erlittenen sexuellen Missbrauch erinnert. Viele Überlebende fühlen sich wie auf einem Minenfeld, bei jedem Schritt auf eine Explosion gefasst. Man kann aber lernen, diese automatischen Reaktionen vorauszuahnen, sie in den Griff zu bekommen und sogar den Auslöser zu entschärfen.

Vielleicht haben Sie schon eine Ahnung, was bei Ihnen der Auslöser für eine automatische Reaktion sein kann: eine bestimmte Art der Berührung, eine bestimmte sexuelle Praktik, ein Gegenstand, ein spezielles Gefühl gegenüber einem Partner. »Ich bekam immer Panik, wenn ich von hinten umarmt wurde«, sagte eine Überlebende. Die Reaktion einer anderen wurde durch ein schlichtes Wort ausgelöst.

> *Ich erschrecke und bekomme Angst, wenn ich das Wort »Liebe« höre. Meine Mutter sprach häufig davon, was für eine liebevolle Person sie doch sei und wie sehr sie mich liebte. »Liebe« war die Begründung dafür, dass sie alles mit mir machen und ich nichts dagegenhaben konnte.*

Andere Auslösereize bleiben über Jahre latent und treten dann unerwartet in Erscheinung. Eine Frau, die von ihrem Vetter belästigt und später von einem Fremden vergewaltigt worden war, sagte:

> *Ich hatte gerade Verkehr mit meinem Partner, und wir beschlossen, die Stellung zu wechseln. Dabei stieß er aus Versehen mit seinem Ellbogen an meinen Kiefer. Ich schrie auf und wurde ganz hysterisch. Ich fand mich in der Ecke wieder, in die Decke gewickelt. Ich war zu Tode erschrocken. Er auch.*

Eine andere Überlebende entdeckte ebenfalls durch Zufall einen Auslöser:

> *Mein Mann und ich schliefen das erste Mal in unserem neuen Haus miteinander. Ich sah zur Deckenlampe hoch und merkte, dass es die gleiche Lampe war wie die, die früher in meinem Kinderzimmer gehangen hatte. Plötzlich verwechselte ich meinen Mann mit meinem Vater. Ich wurde wieder ein kleines Kind, das sich wehrte und weinte.*

Manchmal erkennen die Betroffenen sehr schnell, wie der Auslöser mit dem einstigen Missbrauch zusammenhängt. »Ich erlebe immer dann plötzliche Rückblenden, wenn meine Arme oder Beine auf irgendeine Weise eingeengt sind«, erzählt eine Überlebende. »Mein Vergewaltiger lag meistens so auf meinen Beinen, dass ich sie nicht mehr bewegen konnte.« Für diese Frau war die beengte Körperhaltung ein Auslöser.

In anderen Fällen ist der Zusammenhang weniger deutlich. Vielleicht wissen die Missbrauchsopfer nur, dass sie irgendetwas beunruhigt und verwirrt. Ein Gedächtnisausfall, wie er häufig nach sexuellem Missbrauch stattfindet, kann die Opfer daran hindern, die Ursache ihrer Reaktionen herauszufinden. Zum Beispiel versteht ein Überlebender erst dann, warum er in der Öffentlichkeit Frauen immer zwanghaft auf den Busen starren muss, wenn er sich an den früheren Missbrauch erinnert, bei dem er aufgefordert wurde, sich Bilder nackter Frauen anzusehen.

Manche Auslöser sind deshalb sehr schwer zu entdecken, weil sie in Zusammenhang mit einem sehr spezifischen Aspekt der Missbrauchserfahrung stehen. Josie, eine verheiratete Frau, wurde immer ganz unruhig, wenn sie spürte, dass sie anfing, erregt zu werden.

War diese Phase jedoch erst einmal vorbei, dann waren der eigentliche Geschlechtsverkehr und der Orgasmus sehr angenehm für sie. Als Josie ein Kind war, hatte ihr Großvater ihre Brüste und Genitalien gestreichelt. Es war aber nie zur Penetration oder zum Orgasmus gekommen. Becky dagegen, die brutal vergewaltigt worden war, konnte zärtliche Berührungen und den Anfang sexueller Erregung genießen, Geschlechtsverkehr und Orgasmus aber lösten bei ihr Schmerz und Angst aus.

Manchmal hat man Mühe, die Auslöser zu verstehen, weil es zunächst so scheint, als hätten sie gar nichts mit Sex, Berührung oder Intimität zu tun.

> *Früher hatte ich immer einen heftigen Abscheu vor weißen Taschentüchern. Ich konnte sie nicht ertragen. Wenn ich sah, wie ein Erwachsener ein solches Taschentuch benutzte, wurde mir übel. Taschentücher hatten für mich eine sexuelle Bedeutung, und ich wusste nicht, warum. Vor kurzem erinnerte ich mich wieder daran, wie mein Vater, als ich noch klein war, auf mir zum Orgasmus kam. Dann benutzte er ein Taschentuch, um sich und mich abzuwischen.*

Sandy, die von ihrem Großvater missbraucht worden war, machte eine ähnliche Entdeckung. Solange sie zurückdenken konnte, wurde Sandy hysterisch, wenn sie Pilze sah. Freunde von ihr meinten, das käme daher, dass sie Angst hätte, sich zu vergiften. Sie zogen sie damit auf, dass sie überängstlich sei. In der Beratung entdeckte Sandy, dass ihre Reaktion daher kam, dass sie Pilze von der Form und Beschaffenheit her mit der Penisspitze ihres Großvaters assoziierte. Da sie als Kind das Wort für »Penis« nicht kannte, hatte sie den Penis mit etwas in Verbindung gebracht, was sie kannte – einem Pilz.

Da beinahe alles ein Auslöser sein kann, ist es wichtig, dass Sie die Automatismen, die Sie erleben, ernst nehmen. Sie können durch Ihre Reaktionen nähere Einzelheiten über den Missbrauch herausfinden und dadurch Ihre Heilung vorantreiben. Wenn Sie eine Reaktion erleben, die Sie nicht verstehen, sollten Sie sich fragen: Was könnte meine Reaktion jetzt gerade ausgelöst haben?

Es ist aber auch möglich, die Auslöser auf direkterem Weg herauszufinden. Dieses Vorgehen kann manchmal sehr unangenehm sein, bringt jedoch oft wichtige Aufschlüsse. Um sich mögliche Auslöser zu vergegenwärtigen, müssen Sie sich bis ins kleinste Detail an den Missbrauch zurückerinnern. Es kann sein, dass Sie sich die Einzelheiten nicht wieder ins Gedächtnis zurückrufen wollen. Versuchen Sie es dennoch, und wenn Sie es auch nur stückchenweise schaffen – Sie werden merken, es hilft Ihnen, die Ursachen für Ihre automatischen Reaktionen in den Griff zu bekommen.

Das Erkennen der Auslöser gibt Ihnen Kraft. Die Auslöser verlieren das Rätselhafte und Geheimnisvolle, wenn Sie sie erst einmal verstanden haben. Das ist so ähnlich, wie wenn man auf einmal begreift, wie der Trick eines Zauberers funktioniert oder wie die Gruseleffekte in einem Horrorfilm erzeugt werden. Ist das Rätsel erst mal geklärt, werden Sie vielleicht immer noch reagieren, aber es wird Sie nicht mehr überraschen oder erschrecken können. Und Sie werden merken, dass Sie jetzt Erlebnisse in Worte fassen können, die Ihnen zuvor ein Rätsel waren. Die Übung *Auslösereize identifizieren* kann Ihnen bei diesem Prozess helfen. Falls Sie sie nicht jetzt machen möchten, lesen Sie bitte auf Seite 225 weiter.

Auslösereize identifizieren

Diese Übung soll Sie beim Prozess der Rückerinnerung an den Missbrauch behutsam führen und begleiten. Sie wird Ihnen dabei helfen, sich nach und nach an die verschiedenen Aspekte des Erlebnisses zu erinnern und herauszufinden, welche Assoziationen mit Nähe und Sex Sie in der Missbrauchssituation hergestellt haben.

Wie alle Übungen und Techniken in diesem Buch ist auch diese nur als Vorschlag gemeint. Vielleicht möchten Sie sie lieber ein andermal machen oder zusammen mit einem Therapeuten/einer Therapeutin. Vielleicht möchten Sie aber auch damit anfangen, sich aber offenhalten, sie jederzeit abzubrechen.

Es kann schwierig sein, an den Missbrauch zurückzudenken, wenn Sie kaum oder keine Erinnerungen daran haben. Halten Sie sich an das, was Sie wissen oder ahnen, und rufen Sie sich so viel wie möglich über das Geschehen ins Gedächtnis. Erlauben Sie sich ruhig, Fragen auszulassen und dort, wo Sie sich nicht sicher sind, Vermutungen anzustellen. Machen Sie sich darauf gefasst, dass diese Übung Gefühle und Reaktionen aufwühlen kann.

Lassen Sie uns zunächst die Umstände, unter denen der Missbrauch stattfand, genauer betrachten. Wenn Sie mehr als einmal missbraucht wurden, dann konzentrieren Sie sich auf Ihr erstes Missbrauchserlebnis oder auf das Vorkommnis, das für Sie das traumatischste war. Wiederholen Sie die Übung später für die anderen Erlebnisse.

Wie waren Sie selbst zur Zeit des Missbrauchs?
Vielleicht reagieren Sie empfindlich auf Menschen und Szenen, die Sie daran erinnern, wie Sie selbst zur Zeit des Missbrauchs waren.

- Wie alt waren Sie?
- Wie viel wogen Sie?
- Wie groß waren Sie?
- Wie sahen Sie aus?
- Wie waren Sie angezogen?
- Wie fühlten Sie sich vor dem Missbrauch (unsicher, erfolgreich, unwissend, naiv o. Ä.)?

Wo waren Sie zum Zeitpunkt des Missbrauchs?
Vielleicht reagieren Sie empfindlich auf Bedingungen, die Sie an den Ort erinnern, wo der Missbrauch stattfand.

- Welche Tageszeit war es?
- In welcher Jahreszeit geschah es?
- War es eine besondere Zeit (Ferien, ein Feier- oder Festtag)?

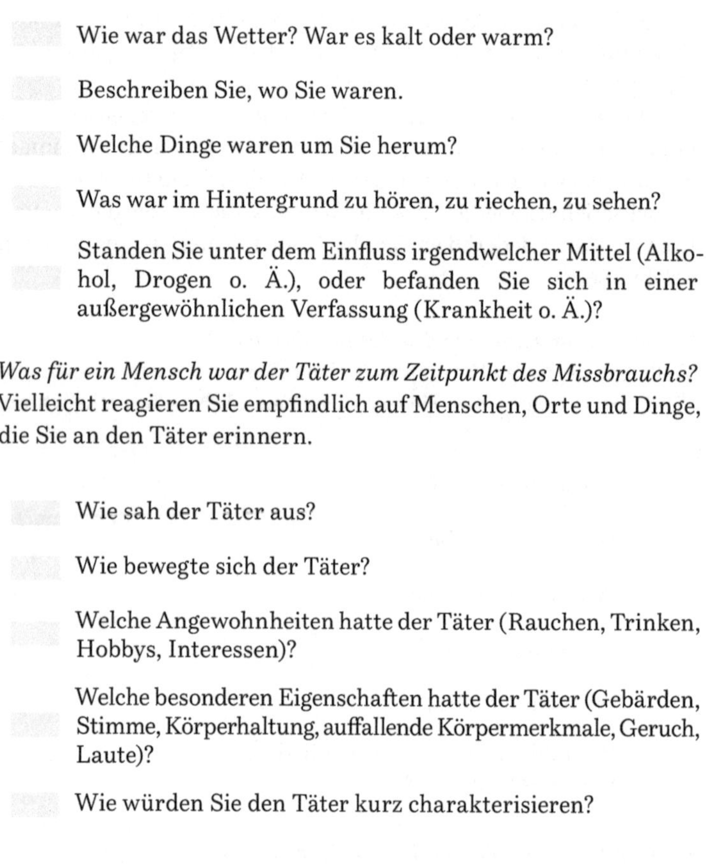

- Wie war das Wetter? War es kalt oder warm?
- Beschreiben Sie, wo Sie waren.
- Welche Dinge waren um Sie herum?
- Was war im Hintergrund zu hören, zu riechen, zu sehen?
- Standen Sie unter dem Einfluss irgendwelcher Mittel (Alkohol, Drogen o. Ä.), oder befanden Sie sich in einer außergewöhnlichen Verfassung (Krankheit o. Ä.)?

Was für ein Mensch war der Täter zum Zeitpunkt des Missbrauchs?
Vielleicht reagieren Sie empfindlich auf Menschen, Orte und Dinge, die Sie an den Täter erinnern.

- Wie sah der Täter aus?
- Wie bewegte sich der Täter?
- Welche Angewohnheiten hatte der Täter (Rauchen, Trinken, Hobbys, Interessen)?
- Welche besonderen Eigenschaften hatte der Täter (Gebärden, Stimme, Körperhaltung, auffallende Körpermerkmale, Geruch, Laute)?
- Wie würden Sie den Täter kurz charakterisieren?

In welcher Beziehung standen Sie zum Zeitpunkt des Missbrauchs zum Täter?
Vielleicht reagieren Sie empfindlich auf eine bestimmte Beziehungsdynamik, die der Dynamik Ihrer Beziehung zu dem Täter gleicht.

- Wie gut kannten Sie den Täter vor dem Missbrauch (war es ein Fremder, Verwandter, Bekannter)?

Was empfanden Sie vorher dem Täter gegenüber (Zuneigung, Angst, Achtung, Unbehagen o. Ä.)?

Was wollten oder brauchten Sie am meisten von dem Täter (Zuneigung, Achtung, Anerkennung, Liebe o. Ä.)?

Welche Gefühle zeigte der Täter in der Missbrauchssituation (Ärger, Aufgeregtheit, Angst, »Liebe«, völligen Gefühlsmangel o. Ä.)?

Wie verhielt sich der Täter Ihnen gegenüber (gewalttätig, bittend, dominierend, flirtend, manipulativ o. ä.)?

Was sagte der Täter zu Ihnen?

Wie fühlten Sie sich während des Missbrauchs in Bezug zum Täter (auserwählt, betrogen, verlassen, erschreckt, geliebt o. Ä.)?

Welche Berührungen, sexuellen Handlungen und Empfindungen erlebten Sie in der Missbrauchssituation?
Vielleicht reagieren Sie empfindlich auf Berührungen, Handlungen und Empfindungen, die Sie an das erinnern, was Sie in der Missbrauchssituation erlebt haben.

Welchen Berührungsarten waren Sie bei dem Missbrauch ausgesetzt (Festhalten, Schlagen, Kneifen, Streicheln, Reiben o. Ä.)?

Welche Berührungen haben Sie vollzogen?

Welche Teile Ihres Körpers wurden in erster Linie berührt?

Wie fühlte sich die Berührung an (schmerzhaft, angenehm, kitzelnd)?

Was haben Sie bei den sexuellen Handlungen gehört, gerochen, geschmeckt?

Welche sexuellen Stellungen wurden eingenommen?

- Welche Arten von sexuellen Handlungen fanden statt?
- Welche Verletzungen erlitten Sie?
- Welche Empfindungen oder Formen von Empfindungslosigkeit spürten Sie in den Sexualregionen Ihres Körpers (Brüste, Mund, Genitalien, Anus)?
- Welche sexuellen Reaktionen erlebten Sie (Erregung, Orgasmus)?

Was passierte während des Missbrauchs in Ihrem Körper?
Vielleicht reagieren Sie empfindlich auf körperliche Empfindungen, die denen gleichen, die Sie während des Missbrauchs erlebt haben.

- Wie fühlte sich Ihr Körper an (gelähmt, schwach, nicht da, außer Kontrolle, fluchtbereit, kampfbereit, erregt, überwältigt, kraftvoll, heiß, kalt, schläfrig o. ä.)?
- Welche spezifischen körperlichen Zustände haben Sie erlebt (Ohnmacht, Erbrechen, Taubheit, starkes Herzklopfen, Bluten, Würgen, Spucken, Weinen, Schwitzen, Zittern o. Ä.)

Welche Gefühle hatten Sie während des Missbrauchs?
Vielleicht reagieren Sie empfindlich auf Gefühle, die Sie auch in der Missbrauchssituation erlebt haben.

- Welche Gefühle hatten Sie unmittelbar vor dem Missbrauch (Angst, Trauer, Verwirrung, Scham, Ärger, Ekel, Furcht, Verlegenheit, Schock, Erniedrigung)?
- Welche Gefühle hatten Sie während des Missbrauchs?
- Welche Gefühle hatten Sie direkt nach dem Missbrauch?

Sonstige besonderen Empfindungen, Gefühle oder Gedanken in der Missbrauchssituation?

Alles, was Sie bei dieser Übung aufgeführt haben, kann potentiell eine automatische Reaktion auslösen. Weil Missbrauch ein so traumatisches Erlebnis ist, haben Sie möglicherweise unbewusst viele Einzelheiten gebündelt oder in Ihrer Erinnerung verschmolzen. Wenn Sie jetzt anfangen, diese Auslöser zu analysieren, werden Sie vielleicht merken, dass eine Erinnerung eine andere wachruft, so wie auf einem Minenfeld eine Explosion weitere auslösen kann. Wenn Sie jedoch darangehen, jede einzelne zu verarbeiten, werden Sie lernen, Ihre Reaktionen besser zu kontrollieren.

Vermeiden und Verarbeiten der Auslöser

Wenn Sie die potentiellen Auslöser identifiziert haben, sollten Sie sie noch einmal daraufhin überprüfen, wann sie auftreten. Sie werden wahrscheinlich merken, dass viele Auslöser, wie zum Beispiel schweres Atmen oder der Anblick von Genitalien, natürliche Bestandteile von Intimität, Sex und sogar nichtsexuellen Lebenssituationen sind. Diese natürlichen Auslöser lassen sich nur schlecht vermeiden, ohne dass man sich selbst an jeglichem sexuellen Genuss hindert. Andere Auslöser hingegen, die mit der Umgebung zu tun haben, oder auch Worte, die Sie bei der Liebe erschrecken, können Sie vermeiden oder auf ein Minimum beschränken. Das Reduzieren der Anzahl der Auslöser, mit denen Sie zu kämpfen haben, erleichtert Ihren sexuellen Heilungsprozess. Sie können dann Ihre Energie auf den Umgang mit den natürlichen Auslösern richten.

Die 22-jährige Jacky, die von ihrem älteren Bruder missbraucht wurde, hatte sexuelle Probleme mit ihrem Verlobten. Sie erstarrte und dissoziierte, sobald er sich ihr sexuell näherte. Als junges Mädchen war Jacky nachts in ihrem Schlafzimmer missbraucht worden. Nachdem sie sich mit dem früheren Missbrauch auseinandergesetzt und ihre Auslöser erkannt hatte, fiel Jacky auf, dass ihr Zimmer immer noch genauso eingerichtet war wie zu der Zeit des Missbrauchs – dieselbe kleine Lampe neben dem Bett, die gleichen Vorhänge, die gleichen Kissen und sogar die gleiche Tagesdecke. In den folgenden Monaten veränderte Jacky die Ausstattung und Einrichtung in ihrem Zimmer. Diese simple Veränderung half. »Ich merkte, dass es Zeit war, erwachsen zu werden«, sagte sie. »Ich fühle mich jetzt viel älter und auch viel wohler, wenn ich mit meinem Freund in meinem Zimmer bin.«

Josie vergegenwärtigte sich ihr Missbrauchserlebnis mit ihrem Großvater. Sie merkte, dass viele der körperlichen Eigenschaften ihres Mannes sie an ihren Großvater erinnerten: Ihr Mann hatte auch graues Haar, er schlürfte seine Suppe auf dieselbe Weise und hatte den gleichen Geruch. Josie und ihr Mann entschärften diese Auslöser gemeinsam. Er änderte zwar nicht seine Haarfarbe, aber er lernte, die Suppe auf andere Weise zu essen, und fing an, ein neues Eau de Toilette zu benutzen, das Josie ausgesucht hatte.

Viele Missbrauchsopfer, die sich zu potentiell schädlichen Formen von Sexualverhalten getrieben fühlen, finden heraus, dass der Drang nachlässt, wenn sie die Anreize vermeiden, die bei ihnen unkontrollierte sexuelle Reaktionen ausgelöst haben. Wenn Alkohol oder andere Drogen Sie sexuell anregen, dann meiden Sie solche Genussmittel. Wenn Gewalt Sie sexuell aufreizt, dann sollten Sie Filme, Artikel und Darbietungen vermeiden, die Gewalt und Sex in Zusammenhang bringen. Das Vermeiden solcher Reize ist oft nicht so leicht. Manche Überlebenden fürchten, ihre Erregungsfähigkeit zu verlieren, wenn sie einen bestimmten problematischen Auslöser meiden. Viele merken, dass sie Hilfe brauchen, um mit ihren Ängsten fertigzuwerden.

Selbsthilfegruppen, Therapiegruppen, das Zwölf-Punkte-Programm der Anonymen Alkoholiker oder psychosoziale Beratungsstellen können hilfreich sein, wenn es um das Vermeiden und Entschärfen von Auslösern geht, die zwanghaften Sex fördern.

Vier Schritte zur Überwindung automatischer Reaktionen

Automatische Reaktionen können blitzschnell einsetzen und einen überrumpeln. Der Schlüssel zu ihrer Bewältigung liegt darin, sie sich bewusst zu machen. Sie können sich zum Beispiel sagen: »Ich habe gerade eine automatische Reaktion.« Sie sollten innehalten, um sich Ihre Reaktionen einzugestehen, auch wenn Ihnen nicht ganz klar ist, was sie ausgelöst hat. Wenn Sie sich Ihrer Reaktionen wirklich bewusst sind, können Sie sich Zeit nehmen, sich zu beruhigen und herauszufinden, was sie ausgelöst haben könnte. Danach können Sie sich überlegen, wie Sie auf die Situation anders und auf neue Weise reagieren wollen. Die 43-jährige, alleinstehende Robin erzählt, wie sie eine automatische Reaktion, die sie seit Jahren verfolgte, erfolgreich veränderte.

> *Im Sommer war ich eine Woche lang zu Besuch bei meiner verheirateten Schwester und ihrer Familie. Eines Tages ging ich ins Badezimmer und sah die Badehose meines Schwagers, die zum Trocknen mit der Innenseite nach außen über dem Handtuchhalter hing. Ich bekam sofort Angst, kam mir wie ein Voyeur vor und fing an, mich innerlich als schlecht und krankhaft veranlagt zu beschimpfen.*
> *Bevor ich jedoch zu tief in diesen Gedankenstrudel hineingeriet, stand ich einen Moment lang einfach still und entspannte mich. Ich überlegte: Warum reagiere ich so? Ich wusste, dass die Badehose mich irgendwie an die Kleidung meines Vaters erinnerte. Ich sagte mir, dass dies nur die Badehose meines Schwagers sei und dass es logisch war, dass er sie umgedreht zum Trocknen ins Badezimmer gehängt hatte. Dann betrachtete ich die Badehose genauer. Eigentlich hatte sie wirklich nichts Widerwärtiges oder Anzügliches an sich. Es tat so gut, zu erkennen, dass ich Einfluss darauf habe, wie ich reagiere.*

Robin gelang es, sich zu entspannen und ihre übliche Reaktion – Angst, Aufregung und Selbsthass – zu unterbrechen.

Bei ihrer Reaktion auf den Badehosen-Auslöser befolgte Robin eine Vier-Schritte-Methode. Das ist eine Methode, die alle Überlebenden in Situationen anwenden können, die etwas mit Berührung, Nähe und Sex zu tun haben. Sie geht folgendermaßen:

1. Halten Sie inne und werden Sie sich Ihrer Reaktion bewusst.
2. Beruhigen Sie sich.

3. Versichern Sie sich der jetzigen Realität.
4. Wählen Sie eine neue Form der Reaktion.

1. Halten Sie inne und werden Sie sich Ihrer Reaktion bewusst
Sobald Sie an sich selbst eine beunruhigende und irrationale Reaktion bemerken, über die Sie keine Kontrolle haben – stopp. Gestehen Sie sich ein, was gerade passiert. Gehen Sie davon aus, dass Sie auf einen Auslöser gestoßen sind und auf den früheren sexuellen Missbrauch reagieren. Versuchen Sie herauszufinden, was Ihre Reaktion ausgelöst hat. Nehmen Sie diesen Auslöser ernst, auch wenn er Ihnen albern oder unlogisch erscheinen mag. Denken Sie nach, ob Sie eine Verbindung zwischen dem Auslöser und irgendeinem Aspekt des Missbrauchs entdecken können.

2. Beruhigen Sie sich
Horchen Sie in sich hinein. Fürchten Sie sich? Fühlen Sie Panik in sich aufsteigen? Sind Sie unangemessen sexuell erregt? Vielleicht reagieren Sie mit extremen körperlichen Symptomen, die über die reale Situation weit hinausgehen. Beruhigen Sie sich. Sagen Sie zu sich selbst beruhigende Sätze wie: »Ich bin sicher. Niemand kann mir hier etwas tun.« Falls Ihr Herz wie wild schlägt, konzentrieren Sie sich darauf, Ihren Herzschlag zu verlangsamen. Setzen Sie sich hin. Sitzen Sie gerade. Manchmal hilft es, die rechte Hand auf die Herzgegend zu legen und sie sanft und langsam zu massieren. Falls Sie den Atem angehalten haben oder sehr schnell atmen, konzentrieren Sie sich darauf, ein paarmal tief und langsam durchzuatmen. Falls sich Ihre Muskeln verspannt haben, lassen Sie sie locker. Indem Sie Ihre körperlichen Reaktionen mildern, schwächen Sie auch Ihre automatische Reaktion ab. Man kann keine Angst mehr empfinden, wenn der Körper entspannt ist.

3. Versichern Sie sich der jetzigen Realität
Erinnern Sie sich daran, dass das, was Sie gerade tun und erleben, etwas anderes ist als das, was Ihnen bei dem Missbrauch widerfuhr. Sehen Sie sich um. Berühren Sie etwas. Nehmen Sie wahr, wo Sie sind und mit wem Sie zusammen sind. Betrachten Sie sich

selbst. Erinnern Sie sich daran, wer Sie sind und wie alt Sie sind. Halten Sie sich Ihre Rechte vor Augen. Sie haben ein Recht auf eine positive, gesunde Sexualität. Denken Sie an den Unterschied zwischen Sex und sexuellem Missbrauch. Versichern Sie sich noch mal, dass Sie ein wahres sexuelles Selbst besitzen, das von den Einwirkungen des sexuellen Missbrauchs unabhängig ist. Machen Sie sich klar, dass Ihr Körper Ihnen gehört, dass Sie selbst wählen und bestimmen können, auf welche Berührungen und sexuellen Praktiken Sie sich einlassen wollen. Eine Überlebende berichtete: »Wenn ich eine plötzliche Rückblende erlebe, dann sage ich mir, dass ich früher einmal sexuellen Missbrauch erlitten habe und dass es damals Wirklichkeit war. Aber jetzt ist es nicht Wirklichkeit, und es kann mir nichts tun.« Eine andere sagte: »Ich erkenne meine Reaktion als Automatismus und sage mir, der Missbrauch war damals, das hier ist jetzt. Jetzt ist es anders.«

4. Wählen Sie eine neue Form der Reaktion

Wenn Sie erst einmal ruhig geworden sind, erkannt haben, was in Ihnen abläuft, und sich die reale Gegenwart bewusst gemacht haben, dann haben Sie verschiedene Möglichkeiten. Sie können sich dem Auslöser entziehen. Sie können den Auslöser irgendwie verändern, so dass er Sie nicht mehr so stark beunruhigt. Sie können sich dem Auslöser langsam nähern, damit er Sie nicht mehr erschreckt. Und Sie können den Auslöser akzeptieren und Ihre automatische Reaktion bewusst erleben, indem Sie Ihre Gedanken und Gefühle sehr aufmerksam beobachten, um mehr über den Missbrauch in Erfahrung zu bringen.

Sich dem Auslöser entziehen

Robin hätte sich auch entziehen können, indem sie das Badezimmer, wo die Badehose hing, einfach verlassen hätte. Wenn Berührungen oder eine bestimmte sexuelle Praktik Sie beunruhigen, können Sie damit aufhören. Den Kontakt mit dem Auslöser zu unterbrechen bringt Erleichterung. Eine Überlebende, die beim Masturbieren von Phantasien und plötzlichen Rückblenden gequält wurde, sagte: »Wenn sie auftreten, dann höre ich sofort mit dem auf, was ich tue, gehe mir einen Tee kochen, setze mich mit meinem Teddybär ins Bett und warte, bis die Nacht vorüber ist.« Sie könnte auch – vor allem, wenn sie in einer Selbsthilfegruppe für Missbrauchsopfer wäre – einen Freund oder eine Freundin anrufen, um den Auslöser durch Darüberreden zu entschärfen.

Den Auslöser verändern
Sie können sich auch dazu entschließen, mit dem Auslöser in irgendeiner Weise Kontakt aufzunehmen, um ihn zu verändern. Robin tat das, indem sie sich die Badehose genauer ansah. Das Ziel ist, das innere Erleben zu kontrollieren, statt das Objekt oder Verhalten zu vermeiden, das die Reaktion auslöst. Wenn die Deckenlampe ein Auslöser ist, dann könnten Sie bei dem, was Sie gerade tun, eine Pause einlegen und die Lampe so umdekorieren, wie Sie es mögen. Sie können sich natürlich auch dafür entscheiden, sie zu entfernen oder durch eine andere zu ersetzen. Wenn während einer Umarmung eine automatische Reaktion ausgelöst wird, könnten Sie aufhören und eine andere Art der Umarmung ausprobieren. Wenn das Bild einer nackten Frau in einem Magazin bei Ihnen den zwanghaften Wunsch nach Sex auslöst, könnten Sie sich zum Beispiel Kleidungsstücke aus Papier ausschneiden und auf das Bild kleben oder die Kleidung aufmalen.

Janet, die von ihrem Vater missbraucht worden war, reagierte mit Angst und Übelkeit, als ihr Partner zum ersten Mal zu ihr sagte: »Ich liebe dich.« Als Janet darüber nachdachte, wie es wäre, selbst diese Worte auszusprechen, hörte sie sich im Geist sagen: »Los, schlag mich!« Für sie klangen die Worte ihres Partners wie: »Jetzt kann ich alles mit dir machen.« Janet veränderte diesen Auslöser, indem sie ihren Partner darum bat, statt »Ich liebe dich« zu sagen: »Willst du meine Liebste sein?« Dank dieser Veränderung war Janet jetzt fähig, zärtliche und liebevolle Worte mit ihrem Partner zu wechseln.

Manche Überlebenden, die von quälenden Missbrauchsphantasien verfolgt wurden, fanden es hilfreich, den Inhalt der Phantasie zu verändern. Angenommen, ein Missbrauchsopfer phantasiert, dass eine Frau gefesselt und von einem Mann vergewaltigt wird. Die Überlebende könnte die Phantasie nun dahingehend verändern, dass die

Frau und der Mann gute Freunde sind, nur so tun, als ob, und einfach herumalbern. Das Seil ist eine dicke Spaghettinudel, und das Paar kichert die ganze Zeit. Das Verändern einer Phantasie lenkt das unbewusste Denken weg von dem Missbrauch und hin zu gesunder Sexualität. Humor ist ein großer Heiler. Auch wenn Sie die Phantasie nur einen ganz kleinen Schritt in Richtung gesunder Sexualität verändern können, ist das ein Erfolg. Es wird Ihnen dabei helfen, den Auslöser zu entschärfen.

Die Veränderung einer sexuellen Phantasie in kleinen Schritten ermöglicht es einem Überlebenden, an der erotischen Kraft der Phantasie festzuhalten. Tory war besorgt über sexuelle Phantasien eines älteren Mannes, der ein kleines Mädchen verführte. Während sie das Machtungleichgewicht und die Ausnutzung ihrer ursprünglichen Phantasie nicht mochte, gefiel ihr die Aufregung in den Elementen der Unschuld und Neugierde, die sie enthielt. Mit der Zeit überarbeitete sie die Phantasie. Sie machte den Mann jünger und die Frau älter, so dass beide erwachsene Menschen waren, und sie unterstrich Elemente sexueller Verwunderung und Neckereien, die die Phantasie für sie erregend machten.

Zu erkennen, dass wir die Kraft haben, unsere Phantasien zu bearbeiten und neu zu erschaffen, um sie unseren individuellen Bedürfnissen anzupassen, ist ermächtigend. Wie ein Überlebender sagte: »Früher hatte ich das Gefühl, dass ich vor meinen Phantasien kapitulieren musste. Jetzt kann ich mich der Phantasie zuwenden und sie zu dem machen, was ich will.« [9]

Das langsame Verändern des Auslösers ist besonders für die Betroffenen hilfreich, die mit panischer Angst reagieren. Haben Sie schon einmal beobachtet, wie ein Kind seine anfängliche Furcht vor einem Spielzeug überwindet? Als mein Sohn Jules noch ein Kleinkind war, schenkten wir ihm einen Spielzeugaffen, der hüpfend zwei kleine Schellen gegeneinanderschlug. Zuerst versteckte sich Jules vor ihm, wobei er den Affen jedoch aufmerksam beobachtete. Dann kam er ein wenig näher und warf mit anderen Spielsachen nach ihm, um seine Reaktion zu testen. Später stieß er ihn mit einem Stock an.

9 Aus *Private Thoughts: Exploring the Power of Women's Sexual Fantasies* von Wendy Maltz und Suzie Boss.

Schließlich kickte er ihn herum, hob ihn auf und zog ihm die Arme auseinander. Jetzt hatte Jules keine Angst mehr vor dem Affen. Er setzte ihn auf den Boden und lachte, wenn der Affe weiterhüpfte. Jules hatte entdeckt, dass er seine anfängliche Reaktion überwinden konnte, indem er mit dem Affen Kontakt aufnahm. Er stieß ihn an, berührte ihn, hielt ihn fest und ließ ihn wieder los, damit er weitermachte. Er überwand seine Angst, indem er seine Macht über den Affen erfuhr. Er entwickelte durch seine eigene Aktivität eine neue Reaktion auf den Angstauslöser.

Eine Überlebende erzählte, wie sie mit ihren Reaktionen fertigwurde, indem sie die plötzlichen Rückblenden veränderte, die sie auslösten:

> *Wenn ich eine plötzliche Rückblende erlebe, stelle ich mir vor, dass mein Erleben ein Video ist, das im Fernsehen läuft. Ich drücke auf die Bedienungstasten des Fernsehers, um die Rückblende an- oder abzuschalten, je nachdem, wie fit ich mich fühle, mit ihr fertigzuwerden.*

Sich dem Auslöser langsam nähern

Man kann lernen, sich Auslösern wie Dingen, Orten oder Körperteilen langsam zu nähern. Man kann es üben, dabei bewusst langsam einzuatmen und seine Muskeln zu entspannen, so dass man dabei ruhig bleibt. Ein Überlebender, der jedes Mal übermäßig sexuell erregt wird, wenn er einen BH sieht, könnte üben, in verschiedenen Abständen von dem BH stehen zu bleiben. Vielleicht wird er nicht so erregt, wenn er 15 Meter davon entfernt ist. Aus dieser Entfernung kann er sich dann dem BH langsam nähern. Und er kann, falls nötig, stehen bleiben, um sich zu beruhigen und zu entspannen. Es bedarf vielleicht längeren Übens in verschiedenen Situationen, bis er nicht mehr so heftig auf einen BH reagiert.

Den Auslöser akzeptieren und die automatische Reaktion bewusst erleben

Automatische Reaktionen dauern nicht ewig. Man kann sich dafür entscheiden, sie zu erleben und durchzustehen. Diese Herangehensweise ist besonders hilfreich für Missbrauchsopfer mit zwanghaftem Sexualverhalten. So wie ein plötzlicher schwüler Lufthauch an einem kühlen Sommerabend an einem vorbeistreicht, halten auch unangenehme sexuelle Gefühle nur kurze Zeit an. Sie können lernen, sie zuzulassen, ohne ganz aus der Fassung zu geraten und ohne in destruktive Verhaltensweisen zu verfallen, und sie auszuhalten, bis sie vorüber sind.

Vielleicht wollen Sie einige Ihrer automatischen Reaktionen, die zum Verzicht auf Sex führen, näher untersuchen, zum Beispiel Rückblenden oder Panikreaktionen. Da diese Reaktionen ziemlich aufwühlend sein können, geschieht das am besten in einem sicheren und stützenden Rahmen mit der Hilfe eines erfahrenen Therapeuten/einer Therapeutin oder eines verständnisvollen Partners. Im neunten Kapitel werden die Partner lernen, wie sie bei dieser heilenden Arbeit eine unterstützende Rolle übernehmen können.

Das bewusste Erleben Ihrer automatischen Reaktionen kann Ihnen helfen, Gefühle zu verarbeiten, die auf den Missbrauch zurückgehen. Und es kann Gefühle freisetzen, die vielleicht jahrelang blockiert waren. Eine Überlebende berichtet:

> *Manchmal, wenn ich eine plötzliche Rückblende erlebe, gehe ich hinein und erlebe die Gefühle der Missbrauchssituation noch einmal. Ich schreie und weine. Manchmal aber entscheide ich mich dagegen, noch einmal hineinzugehen. Dann bitte ich meinen Partner um bestimmte Dinge, zum Beispiel, mich zu umarmen, mich ans Atmen zu erinnern, die Stellung zu verändern oder aufzustehen und mit mir herumzugehen. Ich fühle mich bei meinem Partner sicher. Und je öfter ich diese Gefühle aus der Missbrauchssituation wiedererlebe, desto weniger intensiv werden sie. Es hilft mir zu verstehen, dass die Vergangenheit mir nichts mehr anhaben kann.*

Eine andere Betroffene erklärt:

> *Wenn ich eine plötzliche Rückblende habe, halten mein Partner und ich inne und lassen sie ablaufen. Er hält mich und*

redet mit mir, um mich in die Gegenwart zurückzuholen. Aus irgendeinem Grund möchte ich diese Rückblenden gern zulassen. Ich empfinde sie als sehr befreiend. Sie machen mir klar, dass ich mir das alles nicht nur eingebildet habe.

Genauso können sich auch Betroffene, die von Missbrauchsphantasien gequält und verfolgt werden, dafür entscheiden, sich die Phantasie genauer anzusehen und zu beobachten, was dabei geschieht. Diese spontanen Phantasien sind wie Träume. Sie können einen unbewussten psychischen Konflikt symbolisch darstellen. Durch das Analysieren der interpersonellen Dynamik und das Deuten der Symbole und Bilder bekommen die Überlebenden Aufschluss darüber, wie sich der Missbrauch auf der unbewussten Ebene auf sie ausgewirkt hat.

Wenn David, der als Kind von seinem Vater missbraucht wurde, mit seiner Freundin schlief, ertappte er sich manchmal bei der Phantasie, seine Freundin würde ihn anschreien und »Arschloch« nennen. Diese Phantasie störte David so sehr, dass er eines Abends, als sie gerade miteinander schliefen, unterbrach und seiner Freundin erzählte, was in ihm passierte. Sie hörte aufmerksam zu. Und während er mit seiner Freundin über diese Reaktion sprach, merkte David, dass er die ganze Wut, die er auf seinen Vater hatte, die er aber nie hatte ausdrücken können, auf seine Freundin übertragen hatte. David sah sich selbst als kleinen Jungen vor sich, wie er seinen Vater anschrie, und er fing laut an zu heulen: »Du Schwein, du Scheißkerl, du Arschloch! Wie kannst du mir das antun!« Von da an war David von seinen unwillkürlichen Phantasien nicht mehr so erschüttert, und schließlich verschwanden sie ganz.

Vielleicht erschreckt Sie der Gedanke, eine automatische Reaktion durch- und auszuhalten. Viele Betroffene berichten jedoch von dem Gefühl, etwas Wichtiges geschafft zu haben. »Ich hab's getan!«, sagte ein Überlebender. »Ich habe es geschafft, ohne in meine alten Verhaltensweisen zurückzufallen. Ich weiß, dass es jetzt einfacher sein wird, wenn es mir wieder passiert.«

Andere Methoden zur Bewältigung automatischer Reaktionen

Außer den Methoden, die die Missbrauchsopfer selbst anwenden können, gibt es noch einige andere, die mit der Hilfe eines Therapeuten oder eines Intimpartners im Rahmen einer Therapiesitzung angewandt werden können.

Die Reaktion abgeben

Eine solche Methode, die ich selbst entwickelt habe, nenne ich »die Reaktion abgeben«. Dabei beschreibt ein Überlebender einer anderen Person ganz detailliert eine bestimmte Abfolge automatischer Reaktionen. Man bittet die andere Person darum, die eigene Reaktion möglichst so zu durchleben, wie man sie selbst erlebt. Natürlich muss der andere jemand sein, der psychisch stabil und mit der Übung vertraut ist. Manchmal fordere ich meine Klienten dazu auf, diese Übung mit mir zu machen. Ich will das Verfahren am Beispiel einer Frau illustrieren, die es in einer Therapiesitzung mit mir ausprobierte. Ihre automatische Reaktion war Panik, wenn ihr Mann sie um die Taille fasste und umarmte. Ich spielte ihre Rolle, während sie mir ihre automatische Reaktion beschrieb:

> *Ich:* Wo bin ich?
> *Klientin:* Sie stehen an der Spüle, sehen aus dem Fenster und waschen Geschirr ab.
> *Ich (stehe auf und gehe an ein Fenster):* Ich stehe an der Spüle, sehe aus dem Fenster und wasche Geschirr ab. Was erlebe ich jetzt?
> *Klientin:* Sie hören Schritte hinter sich und wissen, das ist mein Mann Fred, der hereinkommt. Plötzlich spüren Sie seinen Atem auf Ihrem Nacken und seine Arme, die sich um Ihre Taille legen.
> *Ich:* Gut, ich spüre den Atem meines Mannes auf meinem Nacken, seine Arme, die sich um meine Taille legen. Was passiert jetzt? Was fühle ich? Was geschieht in meinem Körper? Was denke ich?
> *Klientin:* Fred drückt Sie an sich und sagt, dass er Sie liebt. Sie haben Angst, sind aber auch ein wenig ärgerlich, weil er Sie einfach überrascht hat. Und dann fühlen Sie sich schuldig, weil

Sie auf seine Zärtlichkeiten so empfindlich reagieren. Ihr Körper verspannt sich, Sie halten den Atem an, Ihnen wird ganz heiß, und Sie merken, wie Ihnen der Schweiß ausbricht.
Ich: Fred drückt mich an sich und sagt mir, dass er mich liebt. Ich habe Angst, bin aber auch ärgerlich. Und ich fühle mich schuldig, weil ich so empfindlich auf seine Zärtlichkeit reagiere. Mein Körper verspannt sich. Wo genau sitzt die Spannung? Wo ist sie am stärksten?
Klientin: Ihre Brust und Ihr Magen ziehen sich zusammen.
Ich: Gut. Meine Brust und mein Magen ziehen sich zusammen. Ich kann kaum atmen. Mir wird heiß, und der Schweiß bricht mir aus. Puh, ist das unangenehm. Und dann?

Diesen Dialog kann man weiterführen, bis die automatische Reaktion zu Ende ist. Meistens fühlen sich die Klienten erleichtert, wenn sie ihre Reaktionen mit jemandem teilen können. Und der Therapeut oder der Partner gewinnt einen wertvollen Einblick in das Erleben des Missbrauchsopfers. Danach können der Klient und der Therapeut oder Partner ein Brainstorming veranstalten und verschiedene Alternativen ausprobieren, die der Klient anwenden könnte, um mit der automatischen Reaktion fertigzuwerden. Zum Beispiel könnte die oben genannte Klientin üben, ihren Mann Fred sofort anzusprechen und mit ihm darüber zu reden, wie sie sich fühlt, wenn er sich ihr auf diese Weise nähert, und wie sie es in Zukunft gerne anders hätte.

Die automatische Reaktion abzugeben gibt den Betroffenen die Möglichkeit, ihre Reaktion aus einer distanzierteren Perspektive zu sehen. Es bestätigt die Gewichtigkeit der Reaktion. Die betroffene Person ist nicht mehr allein mit dem Symptom. Sie muss mit dem Erleben nicht mehr allein fertigwerden wie bei dem Missbrauch, sondern teilt die Bürde der Reaktion mit einem anderen. Dadurch wird die Macht der Reaktion geschwächt.

Situationen in Gedanken durchspielen

Für manche Überlebenden ist die therapeutische Methode des Durchspielens in der Phantasie gewinnbringend. Die betroffene Person nimmt sich in der Therapie die Zeit, eine Liste möglicher Berührungen und sexueller Handlungen aufzustellen. Dann bringt sie die Liste in eine hierarchische Reihenfolge, wobei der am wenigsten beunruhigende Punkt ganz oben und der beunruhigendste Punkt am Ende aufgelistet wird. Während sie langsam und bewusst atmet, um entspannt zu bleiben, stellt sich die betroffene Person nun nach und nach jeweils eine der aufgelisteten Situationen vor. Stößt sie dabei auf einen Auslöser, stellt sie sich vor, wie sie die automatisch erfolgende Reaktion erfolgreich bewältigt, indem sie zum Beispiel die zuvor beschriebene Vier-Schritte-Methode anwendet. So kann die betroffene Person in der Vorstellung die Methoden zur Überwindung und Bewältigung ausprobieren und einüben. Sie eignet sich dabei Kenntnisse und Fähigkeiten an, die es ihr möglich machen, reale Situationen angstfrei zu erleben.

Man kann automatische Reaktionen auf vielen verschiedenen Wegen in den Griff bekommen. Erlauben Sie sich, die verschiedenen Methoden, die in diesem Buch beschrieben sind, auszuprobieren und sich auch eigene Herangehensweisen auszudenken. Suchen Sie nach Ansätzen, die Ihre Selbstachtung stärken und die Ihnen dabei helfen, einen weiteren Schritt in Richtung positiver, gesunder Sexualität zu tun.

Wenn wir lernen, mit unseren automatischen Reaktionen fertigzuwerden, erwerben wir neue Fähigkeiten, die uns helfen, von problematischem Sexualverhalten wegzukommen und neue, positive sexuelle Erfahrungen zu machen.

8. Auf dem Weg zu gesundem Sexualverhalten

Meine dysfunktionalen sexuellen Verhaltensweisen sind in Anbetracht des Missbrauchs verständlich. Sie halfen mir, damit fertigzuwerden, und waren Ausdruck meines Leidens. Ich respektiere sie, während ich gleichzeitig daran arbeite, sie zu überwinden und abzulegen.

Ein Überlebender

Ohne uns des Zusammenhangs bewusst zu sein, können wir immer noch sexuellen Gewohnheiten verhaftet sein, die mit dem erlittenen sexuellen Missbrauch zusammenhängen. Die 25-jährige Deva, die als Teenager von ihrem Freund vergewaltigt wurde, lässt sich oft sexuell auf Männer ein, die sie ausbeuten und missbrauchen, genau wie es ihr Schulfreund getan hat. Der 50-jährige Ben, der von seinem Vater missbraucht wurde, masturbiert zwanghaft zu pornographischen Vorlagen, eine Gewohnheit, die er annahm, kurz nachdem sein Vater ihn zu missbrauchen begonnen hatte.

Wären sie niemals missbraucht worden, wären Deva und Ben wahrscheinlich nicht in diesen Verhaltensmustern befangen. Sexueller Missbrauch veranlasst manche Betroffenen dazu, Verhaltensweisen zu reproduzieren, denen sie selbst während des Missbrauchs ausgesetzt waren, während andere sich als Reaktion auf den Missbrauch auf andersartige, aber ebenfalls schädliche sexuelle Aktivitäten einlassen. Deva setzt das Missbrauchs-Verhaltensmuster fort, indem sie Partner wählt, die sie schikanieren. Ben identifiziert sich mit pornographischen Machtphantasien, um die Erniedrigung und Machtlosigkeit zu kompensieren, die er während des Missbrauchs erfuhr.

Solche aus dem Missbrauch resultierenden sexuellen Verhaltensweisen können zur Gewohnheit werden, selbst wenn sie uns schaden oder andere verletzen. Skilangläufer wissen, dass es einfacher ist, gut präparierten Loipen zu folgen, als selbst neu zu spuren. Aber wenn wir es nicht wagen, eingefahrene Gleise zu verlassen, kann es uns passieren, dass wir Verhaltensweisen verhaftet bleiben, die bewirken, dass wir uns minderwertig fühlen und uns emotional von anderen isolieren. Viele Missbrauchsopfer machen erst dann den ersten Schritt zur Veränderung, wenn der Schmerz, der durch die Beibehaltung der Verhaltensmuster entsteht, schlimmer ist als die Schwierigkeiten, die mit dem Beschreiten eines neuen Wegs verbunden sind.

Die eigenen sexuellen Verhaltensmuster zu verändern erfordert großes Engagement. Viele Betroffene sehen diese Veränderungen als die größte Herausforderung bei der Heilungsarbeit. Es braucht Mut, um den Auswirkungen des Missbrauchs ins Auge zu sehen, und es verlangt Willenskraft, zu neuen Verhaltensmustern zu finden. Man muss entschlossen sein, diese Veränderungen wirklich herbeizuführen, selbst in schwierigen und unsicheren Situationen. Auch wenn das zunächst kaum realisierbar erscheinen mag, können die neuen Verhaltensweisen doch mit der Zeit selbstverständlich und vertraut werden. Es ist möglich, ein gesundes, lustvolles und befriedigendes Sexualverhalten aufzubauen, das nicht mehr mit den Auswirkungen des Missbrauchs behaftet ist.

In diesem Kapitel werden Sie Gelegenheit haben, sich zu überlegen, wie Ihre derzeitigen sexuellen Aktivitäten mit dem erlittenen Missbrauch zusammenhängen. Wir werden Gründe aufdecken, die es Überlebenden schwer machen, ihr einengendes und problematisches Sexualverhalten aufzugeben, selbst wenn sie es bewusst wollen. Wir werden verschiedene Techniken und Vorgehensweisen betrachten, die Ihnen helfen können, die gewünschten Veränderungen zu erzielen. Die wichtigsten Ansätze zur Veränderung sind: problematische Verhaltensweisen, die mit vergangenem Sexualmissbrauch zusammenhängen, aufzugeben, Genesungsurlaub vom Sex zu nehmen und einige gesunde Grundregeln für Ihre zukünftigen sexuellen Begegnungen aufzustellen.

Zusammenhänge zwischen gegenwärtigen Verhaltensweisen und dem erlittenen Missbrauch erkennen

Wahrscheinlich haben Sie bereits einige Zusammenhänge zwischen Ihrem gegenwärtigen Sexualverhalten und dem erlittenen Missbrauch erkannt (etwa beim Durchgehen der Checkliste zu den sexuellen Auswirkungen im dritten Kapitel oder beim Nachdenken über Ihre Einstellung zur Sexualität und Ihre automatischen Reaktionen). Anhand der folgenden Liste können Sie die verschiedenen sexuellen Verhaltensmuster, die häufig aus sexuellem Missbrauch resultieren, im Einzelnen durchgehen.

Bedenken Sie beim Durchsehen der Liste, dass alle diese Verhaltensweisen Auswirkungen verschiedener Missbrauchsformen sein können. Sexueller Missbrauch kann die Opfer mit vielen ungewöhnlichen und schädlichen Praktiken bekannt machen: gewalttätigem Sex, Sex zwischen Erwachsenen und Kindern, Sadomasochismus, Pornographie, Prostitution, Sex mit mehreren Partnern und zwanghafter Masturbation. Auch wenn die Konfrontation mit diesen Verhaltensmustern für Sie beunruhigend oder schmerzlich sein sollte, ist es doch nötig, dass Sie Ihr Sexualverhalten klar zu fassen bekommen, bevor Sie dauerhafte Veränderungen anstreben können. Setzen Sie ein Häkchen vor jede Aussage, die Verhaltensweisen beschreibt, die Sie zurzeit bei sich beobachten.

Verhaltensmuster, die aus sexuellem Missbrauch resultieren können:

- Ich meide Sex oder entziehe mich.
- Ich täusche sexuelles Interesse vor.
- Ich täusche Lust am Sex vor.
- Ich lasse mich zu sexuellen Aktivitäten drängen.
- Ich lasse mich auf Sex ein, auch wenn ich nicht will.

- In der Regel stehe ich beim Sex unter Alkohol oder anderen Drogen.
- Ich kopple Sex mit emotionalem oder körperlichem Missbrauch.
- Ich lasse mich auf erniedrigende Sexualpraktiken (Sex mit Tieren, Sadomasochismus) ein.
- Ich kombiniere Sex mit emotionalen oder körperlichen Schmerzen.
- Ich konsumiere Pornographie, die Gewalt, Demütigung, Sex mit Minderjährigen und/oder andere illegale oder missbräuchliche Aktivitäten beinhaltet.
- Ich lasse mich im Halbschlaf auf Sex ein.
- Ich errege mich mit Hilfe von Pornographie.
- Ich errege mich mit Hilfe von Missbrauchsphantasien.
- Ich masturbiere zwanghaft.
- Ich habe mehrere sexuelle Beziehungen gleichzeitig oder rasch hintereinander.
- Ich betreibe Prostitution.
- Ich gehe zu Prostituierten.
- Ich habe gesundheitsgefährdenden Sex.
- Ich habe anonymen Sex (in Toiletten, Sexshops, Telefonsex).
- Ich habe Sex in Beziehungen, in denen keine Nähe vorhanden ist.
- Ich habe neben einer festen Partnerschaft Sex mit anderen Personen.
- Ich habe heimlichen Sex, der mit Schamgefühlen verbunden ist.

Ich habe Sex mit einer Person, die eine andere primäre Beziehung hat.

Ich habe Sex, der mit Unoffenheit und Lügen verbunden ist.

Ich habe Sex mit Personen, die ich kaum kenne.

Ich fordere Sex von meinem Partner.

Ich begehe strafbare sexuelle Handlungen (Voyeurismus, Exhibitionismus, Belästigung, Sex mit Minderjährigen, Inzest, Vergewaltigung).

Ich gehe in Oben-ohne-Bars, Striptease-Shows und/oder Sexshops.

Ich schaue mir Pornofilme oder -videos an.

Ich mache anzügliche Bemerkungen oder benutze regelmäßig vulgäre Ausdrücke.

Ich mache sexuell abwertende Witze.

Wenn Sie eigene Verhaltensweisen in dieser Liste wiederfinden, könnte es sein, dass Sie unbewusst den sexuellen Missbrauch reinszenieren. Dieser sogenannte Wiederholungszwang kann eine unbewusste Strategie von Missbrauchsopfern sein, um das Geschehene zu verstehen und emotionale Spannung abzubauen, indem sie den Missbrauch immer wieder durchleben.

Wiederholungen zu inszenieren, kann auch eine Methode sein, sich gegenüber der Scham, dem Abscheu oder dem Schmerz in Zusammenhang mit der ursprünglichen Missbrauchssituation zu desensibilisieren. Wiederholungen können außerdem dazu dienen, Kontrolle über schlimme Erfahrungen zu erlangen. »Kurz nach dem Missbrauch, mit zwölf«, berichtet ein Überlebender, »legte ich einen Striptease vor dem Panoramafenster unseres Wohnzimmers hin. Ich hatte keine Ahnung, warum ich das tat.«

Im Lauf der Zeit kann diese Wiederholung zu einer eingefleischten Gewohnheit werden, die durch die Erregung noch verstärkt wird.

Die Betroffenen bleiben in genau den gleichen sexuellen Verhaltensmustern gefangen, mit denen sie ursprünglich selbst gequält wurden. Tyrone wurde während des Missbrauchs mit pornographischen Filmen konfrontiert; als Erwachsener ist er süchtig nach solchen Filmen als Masturbationsvorlage.

Sexueller Missbrauch kann bewirken, dass die Betroffenen auf Zuneigung und Nähe übertrieben sexuell reagieren. Es fällt ihnen schwer, in einer Beziehung den Partner zu berühren, ohne sich sexuell erregt zu fühlen. Sie glauben, dass Berührung automatisch zu sexuellem Kontakt führt, und sie befürchten umgekehrt, dass es eine enge Beziehung ohne Sex nicht geben kann.

Solche Verhaltensmuster sind oft als Strategie entstanden, während des Missbrauchs mit starken Gefühlen wie Angst, Wut, Erniedrigung und Ohnmacht fertigzuwerden. Manchmal haben die Opfer sich auch ein bestimmtes Verhalten angeeignet, um ihren sexuellen Wert zu demonstrieren. Eine Überlebende, die als Kind von ihrem Bruder missbraucht wurde, erzählt:

> *Als kleines Mädchen war ich ständig mit meinen Genitalien beschäftigt. Ich habe alle möglichen Experimente mit ihnen angestellt. Ich habe sie zum Beispiel einparfümiert. Damit habe ich versucht, mich von dem Missbrauch zu reinigen und mich gleichzeitig attraktiver zu machen. Nachdem ich mich parfümiert hatte, habe ich masturbiert. Ich glaube, das war ein Versuch, durch körperliche Lust die emotionale Verwirrung aufzuheben. Masturbation wurde für mich etwas, was ich tun musste, nicht tun wollte.*

Manche sexuellen Verhaltensmuster resultieren aus dem Versuch, negative Gefühle zu vermeiden und automatische Reaktionen auf Sex zu verhindern. Die Überlebenden haben vielleicht damit begonnen, beim Sex Alkohol oder Pornographie heranzuziehen, um schmerzhafte Erinnerungen an den Missbrauch zu verdrängen und auszulöschen. Ähnlich verhält es sich, wenn Betroffene bestimmte sexuelle Handlungen meiden oder suchen, um dadurch sexuelle Störungen wie Erregungs- oder Orgasmusschwierigkeiten, die als Folge des Missbrauchs entstanden sind, zu vertuschen (vgl. elftes Kapitel). So kann es sein, dass ein Missbrauchter zwanghaft masturbiert, um bei einem Potenzproblem Verlegenheitsgefühle zu vermeiden, die beim Sex mit einem Partner auftreten könnten.

Manche sexuellen Verhaltensweisen reproduzieren die Beziehungsmuster, die die Betroffenen in der Zeit des Missbrauchs kennengelernt haben. Ein Opfer, das körperlich misshandelt und sexuell missbraucht wurde, wird vielleicht später Beziehungen eingehen, in denen körperliche Gewalt ebenfalls eine Rolle spielt. Die 30-jährige Hanna erzählt:

> *Als ich ein kleines Mädchen war, hat mich mein Vater wiederholt verprügelt und vergewaltigt. Einmal sah ich, wie er die Brüste meiner Mutter grün und blau quetschte. Mit sechzehn heiratete ich einen Mann, der mich oft schlug und mich sexuell erniedrigte. Einmal, als ich mich fertigmachte, um mit Freundinnen auszugehen, und er mitbekam, dass ich attraktiv aussah, riss er mir die Kleider vom Leib. Dann stieß er mich aus dem Haus und schloss die Tür ab. Er ließ mich nackt in den Büschen in unserem Vorgarten hocken.*

Den Zusammenhang zwischen dem erlittenen sexuellen Missbrauch und unseren derzeitigen sexuellen Verhaltensmustern aufzudecken ist der erste Schritt zu positiven Veränderungen. Wir fangen an, zu verstehen, weshalb wir bestimmte Formen von Sex suchen oder meiden. Zunächst halten wir vielleicht weiter an den alten Gewohnheiten fest, um die psychischen Bedürfnisse, die aus dem Missbrauch resultieren, zu stillen. Aber die Einsicht in solche problematischen Verhaltensmuster liefert den Ansporn dafür, die Auswirkungen des Missbrauchs zu überwinden und neue Verhaltensmuster zu entwickeln, die nicht mehr durch den Täter und die erlittenen Traumata verknüpft sind.

Alle Verhaltensweisen in der obigen Liste sind potentiell schädlich. Sie können Verzweiflung, Einsamkeit und Selbstekel zur Folge haben. Sie hindern die Betroffenen daran, positiven und gesunden Sex zu erleben, der das Selbstwertgefühl hebt und Nähe ermöglicht. Stattdessen verstärken die missbrauchsbedingten Verhaltensmuster die Vorstellungen von Sex als Ware, als unkontrollierbarer Kraft, als etwas Schmerzhaftem, Heimlichem und Amoralischem. Diese Verhaltensmuster festigen ferner das falsche und negative sexuelle Selbstbild, was dazu führt, dass die Betroffenen sich weiterhin entwertet oder beschädigt fühlen oder sich selbst als Sexualobjekte betrachten.

Wir wollen uns jetzt näher ansehen, wie solche schädlichen sexuellen Verhaltensmuster mit dem erlittenen Missbrauch zusammenhängen und wie Überlebende die Motivation entwickeln können, diese Muster zu ändern.

Sexuelle Situationen meiden

Durch den sexuellen Missbrauch können die Betroffenen gelernt haben, sich potentiell sexuellen Situationen zu entziehen. Ein verheiratetes Missbrauchsopfer wird vielleicht vom Ehepartner getrennt schlafen. Überlebende ohne festen Partner mögen Flirts und Verabredungen aus dem Weg gehen. Die Betroffenen meinen, sich am besten vor schädlichen sexuellen Verhaltensmustern, vor unangenehmen sexuellen Erlebnissen oder vor einem erneuten sexuellen Missbrauch schützen zu können, indem sie Sex meiden. Rich, der als Kind verschiedene Formen von Missbrauch erlitten hat, befürchtete, selbst zum Missbrauchs-Täter zu werden, wenn er sich auf Sex einließ.

> *Ich habe Schwierigkeiten, mich Frauen zu nähern. Ich bin regelrecht paranoid: Ich interpretiere in alles etwas hinein. Der kleinste Anlass zu der Befürchtung, ich könnte verletzt werden, und weg bin ich. Ich habe mit einer Reihe Frauen Schluss gemacht, nachdem ich ihnen meine Gefühle offenbart hatte. Ich hatte Angst davor, verletzt zu werden. Ich weiß nicht, wie ich mich jemandem sexuell nähern soll. Schon bei dem Gedanken ist mir unwohl. Ich hat Angst, zum Missbrauchs-Täter zu werden, wenn ich irgendwelche Annäherungsversuche mache.*

In der Therapie erkannte Rich, dass Annäherungsversuche als solche ihn nicht zum Missbrauchs-Täter machen würden. Er lernte, zwischen sexueller Annäherung, die auf Missbrauch abzielt, und solcher, die auf gesunden und positiven Sex gerichtet ist, zu unterscheiden. Er konnte sich klarmachen, dass seine Absichten und sein Bewusstsein sich von der Haltung eines Missbrauchs-Täters unterscheiden. »Ich bin kein potentieller Missbrauchs-Täter«, schloss Rich, »weil es mir wichtig ist, niemanden zu missbrauchen.«

Soziale Isolation entwickelt eine Eigendynamik. Die Betroffenen geraten leicht in einen eingefahrenen Trott, der es für sie immer schwieriger macht, soziale Beziehungen einzugehen. Sie versäumen es, grundlegende Interaktionstechniken zu trainieren. Wenn sie sich allein und unattraktiv fühlen, wenden sie sich leicht einsamen sexuellen Aktivitäten wie etwa zwanghafter Masturbation oder obsessiven Missbrauchsphantasien zu, wodurch es ihnen langfristig noch schlechter geht. Einerseits kann die Hinwendung zu solchen Verhaltensweisen durchaus Lustgewinn und Entlastung von sexueller Spannung bringen, aber auf der anderen Seite wird sie dem Selbstwertgefühl schaden und den Aufbau befriedigender Beziehungen verhindern. Eine Überlebende erklärt:

> *Nach den Vergewaltigungen ging ich auf eine extreme Distanz zu anderen Menschen. Ich isolierte mich noch mehr, phantasierte mehr, masturbierte mehr und hatte weniger echte Beziehungen. Jetzt sehe ich, dass diese Verhaltensweisen mich in meinem Schmerz gefangen gehalten haben.*

Überlebende mit Partnern werden sich oft dem Sex entziehen, um unangenehme Folgen und automatische Reaktionen zu vermeiden. Sie fürchten plötzliche Rückblenden, Panikanfälle oder eine Wiederholung des Missbrauchs. Eine Überlebende, die in einer festen Beziehung lebt, schildert ihre Ängste:

> *Ich habe Angst vor Nähe, weil sie zu sexuellem Kontakt führen kann, und Sex ist zu traumatisch für mich. Ich versuche, nicht mit meinem Partner allein zu sein, und vermeide es,*

ihn zu Berührungen zu ermutigen oder selbst damit anzufangen. Es tut meinem Partner und mir weh, dass uns die Nähe fehlt, die wir beide so dringend brauchen.

Die Betroffenen müssen erkennen, wie sie durch die Beibehaltung dieser Vermeidungsstrategien zulassen, dass der Missbrauch sie weiter der Möglichkeit beraubt, allein und mit einem Partner gesunden, positiven Sex zu erleben. Wie wir an späterer Stelle in diesem Kapitel und in den Kapiteln im dritten Teil des Buchs sehen werden, können Überlebende allmählich die Vermeidung aufgeben, indem sie wichtige Fertigkeiten trainieren und andere Formen erlernen, in bestimmten beängstigenden Situationen nein zu sagen. Sie können gesunde intime Beziehungen aufbauen und sich gleichzeitig vor unangenehmen Gefühlen und Reaktionen schützen.

Sexuelle Lust vortäuschen

Monica, die von ihrem Bruder missbraucht wurde, pflegte einen Orgasmus vorzutäuschen, wenn sie mit ihrem Mann schlief. In der Missbrauchssituation hatte Monica gelernt, ihre wahren Gefühle zu verbergen. Sie hatte sich angewöhnt, sich in einer geheimen Welt zu verschanzen, losgelöst von der Person, mit der sie Sex hatte. Und sie hatte gelernt, ihre eigenen sexuellen Bedürfnisse und ihre Lust zu unterdrücken. Monica hatte Angst, dass ihr Ehemann sie zurückweisen würde, wenn er erfuhr, dass sie sexuell nicht leicht zu befriedigen war. Lust vorzutäuschen war für Monica ein Mittel, das sexuelle Geschehen zu kontrollieren: Ihr Ehemann kam zum Höhepunkt und hörte mit dem Sex auf, sobald sie einen Orgasmus vorgetäuscht hatte.

Vor kurzem erkannte Monica, dass sie den Missbrauch immer wieder reinszenierte, indem sie ihr wahres Erleben verbarg und Orgasmen vortäuschte:

Mir wird immer klarer, dass ich, um wirklich über den Missbrauch hinwegzukommen, mit meinem Mann sprechen muss und keine Orgasmen mehr vortäuschen darf. Ich muss aufhören, den Missbrauch jedes Mal zu reinsze-

nieren, wenn wir miteinander schlafen. Ich möchte, dass Sex auch für mich da ist.

Sich auf Sex einlassen, wenn man gar nicht will

Missbrauch lehrt sexuelle Gefügigkeit. Die Opfer erfahren oft, dass sie erst recht misshandelt und missbraucht werden, wenn sie sich widersetzen. Sie haben vielleicht große Angst, dass sie im Stich gelassen und nicht mehr geliebt werden, wenn sie nicht gehorchen. Eine Frau, die als Kind mit vorgehaltenem Gewehr zu Sexualverkehr gezwungen wurde, hatte die irrationale Angst, dass ihr Mann sie umbringen würde, wenn sie ihn zurückwies.

Männliche Betroffene können auch deshalb Schwierigkeiten haben, Sex zurückzuweisen, weil sie fürchten, dass es ihrer Männlichkeit Abbruch tun könnte, die schon während des Missbrauchs bedroht war. Tatsächlich sind viele Überlebende überzeugt, dass sie kein Recht haben, Sex abzulehnen.

Die 28-jährige Katie erkannte, dass ihre Beziehung zu einem Mann, der sie schlecht behandelte, ein Versuch war, Gefühle freizusetzen, die mit ihrem Vater, dem Missbrauchs-Täter, zusammenhingen. Sie suchte verzweifelt die Liebe, die ihr Vater ihr nie gegeben hatte:

Ich war total fixiert auf diesen Mann, obwohl er absolut beziehungsunfähig und außerdem sexsüchtig war. Ich wusste das alles, aber ich konnte einfach nicht nein sagen, wenn er mit mir schlafen wollte. Ich litt unglaubliche Qualen und war völlig durcheinander. Ich begann, meine Gefühle aufzuschreiben, und erkannte, dass mein Vater mich in Gestalt dieses Mannes verbal, körperlich und sexuell missbrauchte. Es lief darauf hinaus, dass ich glaubte, mein Vater würde sehen, dass ich Liebe brauchte, wenn ich mit ihm schlief. Er würde aufhören, mich zu quälen, und mich lieben. Plötzlich verstand ich mein Verhalten. Ich beschloss, dass ich mit diesem Mann Schluss machen musste.

Den Zusammenhang zwischen ihrem gegenwärtigen Verhalten und dem erlittenen Missbrauch zu erkennen war für Katie sehr schmerzlich. Sie musste sich eingestehen, dass ihr Vater unfähig gewesen war, ihr gesunde Liebe zu geben. Katie erkannte, dass sie lernen musste, sich die Liebe, die sie sich von ihrem Vater gewünscht hatte, selbst zu geben. Erst dann würde sie den Versuch aufgeben können, ihr Verlangen nach Liebe durch sexuelle Verfügbarkeit zu stillen. »Es löst das Problem nicht, wenn ich mit jemandem schlafe, obwohl ich nicht will«, sagte sie. »Es ist das Problem!«

George wurde als Jugendlicher von einer älteren Frau missbraucht. Sie verspottete ihn, dass er für sie nicht »Manns genug« sei, wenn er nicht jederzeit zum Sex bereit sei. George erläutert:

> *Ich hatte das Gefühl, dass ich gar nicht selbst bestimmen konnte, ob ich mit jemandem schlafen wollte oder nicht. Wenn eine Frau mit mir schlafen wollte, musste ich mitmachen. Nein zu sagen schien mir unmöglich. Ich dachte, es würde bedeuten, dass mit mir etwas nicht stimmte. Es schien mir unhöflich und beleidigend. Ich war sicher, dass es das Ende der Beziehung wäre. Ich glaubte, dass ein Mann eine Frau niemals sexuell zurückweisen darf. Erst kürzlich erkannte ich in der Gruppentherapie mit anderen missbrauchten Männern, dass ich jedes Mal, wenn ich mit einer Frau schlief, ohne es zu wollen, den Missbrauch reinszenierte und mich selbst verriet.*

Wie Katie und George erkennen viele Überlebende, dass sie lernen müssen, guten Gewissens nein zu sagen, wenn sie sich vom Einfluss des Missbrauchs befreien wollen. Die meisten stellen fest, dass das Trainieren der Fähigkeit, Sex zurückzuweisen, dazu führt, dass sie Sex bejahen können, wenn sie dafür bereit sind und es wirklich wollen. Wenn wir später in diesem Kapitel die Grundregeln für gesunden Sex erörtern, werden wir uns ausführlicher damit beschäftigen, wie man Sex gegebenenfalls zurückweisen kann, um sich nicht länger als Opfer oder Sexualobjekt zu fühlen oder problematische Verhaltensmuster aufrechtzuerhalten.

Sex mit emotionalem oder körperlichem Missbrauch koppeln

Beim sexuellen Missbrauch zwingt der Täter dem Opfer eine Beziehung auf, die durch Heimlichkeit, Gefügigkeit, Erniedrigung, Verrat und Schmerz charakterisiert ist. Als Folge können sich die Überlebenden unbewusst zu Beziehungen hingezogen fühlen, in denen sie erneut zum Opfer gemacht werden. Ein Betroffener berichtet:

> *Ich war mit einer Frau verheiratet, die sich über mich ärgerte, weil ich nicht so oft mit ihr schlafen wollte, wie sie es wünschte. Sie ließ mir nie die Möglichkeit, selbst zu bestimmen, wann ich Sex mit ihr haben wollte. Immer machte sie den Anfang. Sie trank, bevor wir miteinander ins Bett gingen. Hinterher machte sie sich über mich lustig. Sie zog über mich her, dass ich nicht so sei wie ihre anderen Partner.*

Überlebende gehen oft deshalb neue Missbrauchs-Beziehungen ein, weil ihr Selbstwertgefühl gering ist. Sie denken: Ein anderer Partner würde mich nicht wollen, oder: Ich habe Angst, jemand, der nicht so ist, könnte etwas von mir wollen, was ich ihm nicht geben kann. Manche Überlebenden, die sich nach wie vor selbst an dem ursprünglichen Missbrauch schuld fühlen, suchen neue Missbrauchs-Beziehungen, um sich selbst zu bestrafen. »Wenn ich mit ihm schlafen möchte und die Initiative ergreife, lehnt mein Partner jedes Mal ab. Es macht ihm Spaß, mich leiden zu sehen.«

Eine Beziehung mit einem Partner aufrechtzuerhalten, der einen ständig demütigt, kann auch der fehlgeleitete Versuch sein, sich vor dem schmerzlichen Gefühl des Verratenwordenseins zu schützen. Das ist ein Teufelskreis: Man versucht, sich selbst zu beweisen, dass man schlecht ist, indem man sich einen Partner sucht, der es einem suggeriert. So kann man sich einreden, dass man den ursprünglichen Missbrauch selbst verschuldet hat. Indem man sich selbst die Schuld gibt, kommt man umhin, den Verrat an sich heranzulassen. Man braucht nicht unter dem Gedanken zu leiden, niederträchtig behandelt worden zu sein, weil man diesem Tatbestand gar nicht ins Auge sieht. Von einem Partner in der Gegenwart verletzt zu werden kann leichter zu verkraften sein, als sich einzugestehen, dass einem als Kind vom eigenen Vater, von der eigenen Schwester oder einem Freund Schlimmes angetan wurde.

Wenn Überlebende beschließen, aus einer Missbrauchs-Beziehung auszubrechen, ist das meist ein Zeichen dafür, dass sie aufgehört haben, sich selbst für einen Missbrauch zu bestrafen, für den sie nichts konnten. Sie gestehen sich ein, wie schlimm sie missbraucht und betrogen worden sind, und sie fangen an, die Verantwortung für sich selbst zu übernehmen. Eine Überlebende sagte: »Ich erkannte, dass ich niemals fähig sein würde, mich selbst zu akzeptieren, solange ich meinem Freund erlaubte, mich zu beschimpfen und mir mit Schlägen zu drohen. Ich musste Grenzen ziehen und ihm klar sagen, wie er mich zu behandeln hatte, wenn er mit mir zusammenbleiben wollte – und das habe ich auch getan.«

Sich auf Sex einlassen, wenn man nicht ganz bei sich ist

Manchmal findet der sexuelle Missbrauch statt, wenn das Opfer im Halbschlaf oder auf andere Weise nicht völlig präsent ist. Ein Betroffener mag als Junge im Schlaf berührt worden sein und sich weiter schlafend gestellt haben, bis der Missbrauch vorbei war. Eine Frau wurde vielleicht zum Alkoholtrinken genötigt und dann vergewaltigt. Opfer von wiederholten sexuellen Übergriffen haben vielleicht gelernt, dass sie seelische und körperliche Schmerzen für den Moment betäuben konnten, indem sie sich unter Drogen setzten, bevor sich der Täter wieder über sie hermachte.

Die 30-jährige Pam, die von ihrem Vater missbraucht worden war, hatte kaum Interesse an Sex. Sie wandte sich von ihrem Mann Lonnie ab, wenn er sich ihr nachts näherte, um mit ihr zu schlafen. Wenn Pam schlief, streichelte Lonnie manchmal ihre Brüste und Genitalien, bis sie sexuell erregt war. Pam wachte während des Streichelns auf und wurde sehr böse auf Lonnie, brachte es aber nicht fertig, ihm zu zeigen, dass sie wach war, oder ihn zu bitten, damit aufzuhören. Pam erklärt:

> *Ich konnte mich nicht dazu durchringen, Lonnie zu sagen, dass er damit aufhören solle, weil ich Schwierigkeiten*

hatte, auf andere Weise sexuell erregt zu werden. Aber damit gestattete ich Lonnie, mich genauso zu behandeln wie mein Vater, der früher immer in mein Zimmer kam und mich berührte. Ich erkannte, dass ich dieses Muster aufgeben musste, obwohl das bedeutete, auf die seltenen Augenblicke sexueller Erregung zu verzichten. Ich wollte nicht, dass Sex weiter so lief. Ich hatte das Gefühl, mich selbst zu missbrauchen. Ich wollte es schaffen, mit Lonnie eine ehrliche und offene Beziehung zu führen und ihn nicht mehr als meinen Vater zu sehen.

Nicht völlig präsent zu sein mag während des sexuellen Missbrauchs sinnvoll gewesen sein. Aber sich immer weiter in sexuellen Situationen auszuklinken nimmt den Betroffenen die Möglichkeit, die sexuelle Aktivität selbst zu kontrollieren, in wachem und wahrnehmungsfähigem Zustand Sinnenfreude zu genießen und echte Nähe zu einem Partner aufzubauen. Gesunder Sex setzt voraus, dass man ganz da ist.

Stimulation durch Missbrauchsphantasien oder Pornographie

Die 25-jährige Carol erkannte, dass die erregende Wirkung, die pornographische Darstellungen von Sex zwischen Erwachsenen und Kindern auf sie ausübten, direkt mit dem sexuellen Missbrauch durch ihren Vater zusammenhing:

Ich bin mir ziemlich sicher, dass die sexuellen Phantasien und pornographischen Geschichten, die ich als Heranwachsende beim Masturbieren heranzog, direkt auf die Sache mit meinem Vater zurückgingen. Meine ganze Teenagerzeit hindurch hatten mein Vater und ich eine heimliche Beziehung, die das Austauschen von Pornos beinhaltete. Er hatte eine ganze Schublade voller Pornohefte in seinem Zimmer, und ich hatte eine Schublade voll bei mir. Er kam und nahm sich ein paar von meinen Heftchen und gab mir dafür ein paar von seinen. Ich benutzte sie als Vorlage für meine Masturbationsphantasien. Wir haben nie über das geredet, was wir da machten. Es lief alles unausgesprochen.

Der heimliche Austausch von Pornos war die wichtigste Kontaktebene zwischen Carol und ihrem Vater. Als Erwachsene fand Carol heraus, dass sie mit dem Verzicht auf pornographische Masturbationsvorlagen auch die emotionale Bindung zu ihrem Vater aufgeben musste. Sie fühlte sich in einer Zwickmühle. Sie wog die Vor- und Nachteile einer Veränderung ab:

> *Mich immer wieder durch diese Missbrauchsphantasien zu stimulieren war wie eine Fortsetzung des Missbrauchs. Ich hatte das Gefühl, dass mich nur heimlicher Sex erregte – Sex mit verheirateten Männern oder mit Autoritätspersonen. Ich erkannte, dass ich nur gesund werden konnte, wenn ich damit aufhörte. Ich würde nie eine normale Beziehung zu meinem Partner haben, solange ich Erregung nur aus Missbrauchssituationen zog.*

Mit der Zeit gelang es Carol, auf die Pornos zu verzichten und ihre Missbrauchsphantasien einzuschränken. Obwohl es schmerzlich war, erkannte sie, dass ihr Vater unfähig war, auf gesunde Weise Kontakt mit ihr zu haben. Um gesund zu werden, musste sie darüber trauern, dass sie von ihm niemals die Liebe bekommen würde, die sie brauchte und wollte.

Sich durch Pornographie und Missbrauchsphantasien zu erregen kann für Missbrauchsopfer eine Möglichkeit sein, Gefühlen der Ohnmacht, Bedrohung und Angst zu entgehen. Die Betroffenen haben gelernt, Phantasien und Pornographie heranzuziehen, um zu dissoziieren und zu vermeiden, dass sie sich beim Sex auf ihre eigenen Gefühle und Empfindungen konzentrieren. Gina benutzte lange Zeit pornographische Darstellungen, um den erlittenen Missbrauch von sich fernzuhalten:

> *Pornographie war für mich etwas, worauf ich mich voll konzentrieren konnte und was meinen Vater aus meinen Gedanken verbannte. Wenn ich an meinen Vater denken musste, fühlte ich mich nicht nur schlecht – ich verlor alle Lust am Sex.*

Der Rückgriff auf pornographische Szenen bewahrte Gina davor, dass ihr beim Sex plötzlich das Bild ihres Vaters vor Augen stand. Im Laufe der Zeit erkannte Gina jedoch, dass die Pornographie sie in Phantasien von sexueller Ausbeutung und Demütigung gefangen hielt. Diese Vermeidungsstrategie hatte zu viele unangenehme Nebenwirkungen. Gina beschloss, die Angst vor dem Bild ihres Vaters direkt anzugehen. Sie erforschte ihre Gefühle dem Vater gegenüber in einer Therapie und ging dazu über, dem Bild »Verschwinde!« zuzurufen, wenn es sich ihr beim Sex aufdrängte. Diese neue Bewältigungsstrategie funktionierte besser, weil sie Gina nicht an gesundem Sex hinderte.

Einige Betroffene benutzen Missbrauchsphantasien als Mittel der Selbstbestrafung. Weil sie immer noch unterschwellige Schuldgefühle wegen des Missbrauchs haben, phantasieren sie etwa, dass sie ausgepeitscht werden. Manchmal erkennen Überlebende auch, dass die Phantasien ihr Gefühl widerspiegeln, keine gesunde Liebe und Zuneigung zu verdienen. Eine Betroffene beschreibt ihre Missbrauchsphantasie:

> *Meine erregendste Phantasie ist, dass mein Partner beim Sex von jemand anderem phantasiert. Das ist wie eine Droge. Ich merke, dass ich es brauche, und gleichzeitig macht es mich traurig und einsam.*

Manche Überlebenden erkennen, dass sie sich an Missbrauchsphantasien geklammert haben, weil sie ihnen das Gefühl vermitteln, das sexuelle Geschehen unter Kontrolle zu haben. In der Phantasie können sie sexuelle Szenarien entwerfen und verändern und so versuchen, die Gefühle der Hilflosigkeit und Ohnmacht, die sie während des Missbrauchs erlebt haben, zu kompensieren. Ein Überlebender erklärt:

> *Die Missbrauchsphantasien haben mir das Gefühl gegeben, die Macht und Kontrolle zu haben, die ich nicht hatte, als ich missbraucht wurde. Das hat zwar kurzfristig funktioniert, aber jetzt, da ich mich besser fühle, möchte ich den Sex selbst stärker erleben. Das kann ich nicht, solange ich in diese Phantasien abdrifte.*

Missbrauchsphantasien und pornographische Vorlagen reproduzieren und verstärken die ursprüngliche Missbrauchserfahrung. Im Zuge des sexuellen Heilungsprozesses erkennen viele Überlebende, dass sie diese Verhaltensmuster abbauen müssen. In dem Maß, wie sie sich von der Dynamik des sexuellen Missbrauchs und dem Einfluss der Vergangenheit frei machen, können sie beim Sex in neuen, gesunden Kategorien denken und sich auf angenehme Empfindungen oder liebevolle Gedanken im Zusammensein mit dem Partner konzentrieren.

Zwanghafte Masturbation

Wenn Überlebende sich in übersteigertem oder suchtartigem Maß zur Selbstbefriedigung getrieben fühlen, verstärkt das die missbrauchsbedingte Vorstellung, dass Sexualität unkontrollierbar und überwältigend sei. Im Gegensatz zur gesunden Selbstbefriedigung, die wir als Ausdruck liebevoller Zuwendung zu uns selbst erleben, fühlt sich zwanghafte Masturbation erniedrigend und dranghaft an.

In der Therapie erkannte Dave, dass seine zwanghafte Selbstbefriedigung direkt damit zusammenhing, dass er als Kind von seiner Mutter sexuell missbraucht worden war. Als Dave klein war, wollte seine Mutter regelmäßig seinen Penis sehen, um zu prüfen, ob er »groß genug« sei. Das führte bei Dave zu der Angst, sexuell nicht zu genügen. Dave erinnert sich an die Anfangsphase seiner exzessiven Selbstbefriedigung:

> *Als ich schon größer war, ging ich manchmal nachts nackt in den Hinterhof. Ich probierte die Strümpfe und Büstenhalter meiner Mutter an. Ich stellte mir vor, die Brüste meiner Mutter zu sehen und zu berühren. Ich fing an, mich selbst zu befriedigen, während ich phantasierte, dass ich von Frauen sexuell dominiert würde. Einmal wurde ich dabei so aufgeregt, dass ich mich mit einem Feuerzeug verbrannte. Dieses heimliche Tun törnte mich deshalb so an, weil ich diese heimliche Beziehung zu meiner Mutter hatte. Die sexuellen Phantasien hoben mich völlig aus der Realität heraus. Das war ein verrücktes Gefühl, das in mir den Wunsch weckte, mich völlig von Menschen zurückzuziehen.*

Die Betroffenen müssen erkennen, dass sie mit diesem zwanghaften Verhalten ihre Sexualität als Ventil ihrer seelischen Schmerzen missbrauchen. Durch diese Selbstausbeutung bleiben sie dem Missbrauchsmuster verhaftet, und gleichzeitig fühlen sie sich isoliert und anders als andere. Solange sie an diesem zwanghaften Muster festhalten, verbauen sie sich selbst die Chance, echte Nähe zu erleben.

Sex mit wechselnden Partnern

Bei manchen Betroffenen führen die ungelösten emotionalen Konflikte aus der Missbrauchssituation dazu, dass sie viele kurze sexuelle Beziehungen nacheinander eingehen oder mehrere Sexualpartner nebeneinander haben. Isaac, ein 26-jähriger Homosexueller, der wiederholt von seinem Bruder und seinen Onkeln missbraucht worden war, erkannte, dass sein Wunsch nach vielen Sexualpartnern aus seinem geringen Selbstwertgefühl resultierte. Durch diese Art von Sexualverhalten versuchte er unbewusst, zu demonstrieren, wie schlecht und abstoßend er sich infolge des Missbrauchs fühlte.

> *Nach meinem Coming-out hatte ich zunächst eine Menge sexueller Kontakte in Erotikshops, Badeanstalten und Toiletten. Ich bemühte mich, es auf möglichst viele zu bringen – ein gutes Dutzend am Tag. Damit versuchte ich, meine Einsamkeitsgefühle zu verdrängen. Später gab ich Massagen, um meinen Lebensunterhalt zu verdienen. Sie bestanden im Prinzip darin, Männern einen runterzuholen. Ich machte auch bei sadomasochistischen Filmen mit. Das brachte gutes Geld und schien mir damals ganz logisch. Nachdem die Sache mit Aids aufgekommen war, praktizierte ich trotzdem noch eine Zeitlang ungeschützt Sex. Ich erinnere mich, dass ich fand, es wäre ein toller Nervenkitzel, möglicherweise am Sex zu verrecken. Jetzt, wo ich diese Verhaltensweisen abgelegt habe, von den Drogen weggekommen bin und wegen des Missbrauchs in Therapie bin, kann ich erkennen, dass ich durch das, was ich tat, die ganze Missbrauchsgeschichte immer wieder*

inszeniert habe – dass ich den Missbrauch am Leben gehalten und mich selbst fast umgebracht habe.

Isaacs promiskes Sexualverhalten war eine Methode, sich selbst für den Missbrauch zu bestrafen, so wie ein Kind, das seinen Kopf gegen die Wand schlägt, wenn es sich böse fühlt. Er kehrte die Wut auf die Täter gegen sich selbst.[10]

Im Zeitalter von Aids können die Einsicht in den Zusammenhang zwischen promiskem Verhalten und erlittenem Missbrauch und der Beschluss, diese Muster zu verändern, lebensrettend sein – für die Betroffenen selbst und für andere.

Sexuelle Affären neben einer festen Beziehung

»Liebes«-Affären zu haben kann für Überlebende ein Mittel sein, den Vertrauensbruch und den Verrat durch den Missbrauch zu reinszenieren. Sie betrügen ihre Partner, wie die Missbrauchs-Täter sie oder andere betrogen haben. Es kann sein, dass sie durch den Missbrauch süchtig nach unerlaubtem Sex geworden sind. Sie gestehen sich nicht ein, wie schmerzhaft ihre Handlungen für andere sein können, so wie ihre Peiniger damals nicht an sich heranließen, was sie ihnen antaten. Viele Überlebende beschließen, dass sie mit den Affären aufhören müssen, weil sie sich selbst in alten Verhaltensmustern von Lügen und Heimlichkeit gefangen halten und außerdem anderen schaden.

Forderndes oder ausbeuterisches Sexualverhalten

Die Missbrauchserfahrung kann auch zu aggressiven sexuellen Verhaltensmustern führen. Den Betroffenen ist vielleicht nicht einmal bewusst, dass sie anderen die gleichen schmerzhaften Dinge antun, die ihnen angetan wurden. Das aggressive Verhalten kann offen zutage treten, etwa in Gestalt von Inzest oder einer Vergewaltigung. Es kann auch subtilere Formen annehmen. Nett zu einem Menschen zu sein, mit ihm zu schlafen und ihn dann zu ignorieren ist subtiler

---

10 Eine ausführliche Darstellung dieser Verkehrung gibt Alice Miller in *Am Anfang war Erziehung* (s. Literaturliste), vor allem in dem Kapitel »Der ungelebte Zorn«, S. 300–310.

Missbrauch. Das Gleiche gilt, wenn man von einem Partner Sex fordert, obszöne Ausdrücke vor Menschen verwendet, die sie nicht hören wollen, oder Sex von einer Prostituierten kauft.

Andere zu missbrauchen kann ein unbewusster Versuch sein, sich auf die Täterseite zu schlagen. »Wenn ich es nicht jemand anders antue, dann wird jemand anders es mir antun«, mag der Gedankengang lauten, oder: »Angriff ist die beste Verteidigung.« Solche Verhaltensmuster schaden den Betroffenen, weil sie ihre rechtliche und moralische Integrität gefährden; außerdem werden sie ihre Selbstachtung unterminieren und echte Nähe verhindern. Man wird sich nicht wirklich gut fühlen können, wenn man andere Menschen als Objekte behandelt oder ihr Vertrauen ausnutzt.

Den Betroffenen ist vielleicht gar nicht bewusst, dass sie selbst zu Missbrauchs-Tätern geworden sind. Sie können so sehr darauf fixiert sein, sich als Opfer zu sehen, dass ihnen gar nie die Idee gekommen ist, sie könnten andere verletzen. Haben sie aber einmal dieses Bewusstsein erlangt, kann das der erste Schritt zur Veränderung sein. »Es tut mir weh, erkennen zu müssen, dass ich meine Frau als Spielzeug behandelt habe, als Maschine, deren Orgasmen mir das Gefühl vermitteln sollten, ein Mann zu sein«, erklärte ein Überlebender.

Wenn wir erst einmal erkannt haben, wie wir den Missbrauch reproduzieren, beginnen wir, die mysteriöse Macht solcher Impulse zu durchschauen. Wenn wir verstehen, wo wir ansetzen müssen, können wir effektiver auf dauerhafte Veränderungen hinarbeiten.

Missbrauchsbedingte Verhaltensmuster aufgeben

Sexual Healing bedeutet, Verhaltensmuster, die mit dem zurückliegenden Missbrauch verbunden sind, zu durchschauen und aufzugeben und neue Verhaltensweisen zu erlernen, die gesunde Sexualität und Nähe fördern. Es gibt drei Ansatzpunkte dafür, solche Veränderungen herbeizuführen:

1. Strategien erlernen, um von bestimmten unerwünschten Verhaltensmustern loszukommen.
2. Ferien vom Sex machen, um neu zu bestimmen, wie man die Sexualität ins eigene Leben integrieren möchte.

3. Sinnvolle Grundregeln für sexuelle Begegnungen aufstellen, um den eigenen Wünschen und Bedürfnissen und der Nähe zum Partner Raum zu geben.

Ich will diese Wege einen nach dem anderen beschreiben. Sie ergänzen sich und können miteinander kombiniert werden. So könnten sich Betroffene etwa entscheiden, Genesungsurlaub vom Sex zu nehmen, um leichter unerwünschte Verhaltensmuster aufgeben zu können. Oder sie könnten sich vornehmen, neue Grundregeln für sexuelle Begegnungen aufzustellen, wenn sie nach einer sexfreien Zeit wieder sexuell aktiv werden. Es ist aber auch möglich, alle drei Wege gleichzeitig zu beschreiten oder sie einen nach dem anderen in der angeführten Reihenfolge zu gehen. Wie bei allen Etappen auf dem Weg zur sexuellen Gesundung müssen Sie für sich ein Programm aufstellen, das Ihren derzeitigen Bedürfnissen entspricht. Machen Sie sich mit jedem dieser drei Wege vertraut; vielleicht möchten Sie ja einige Schritte schon jetzt tun und sich andere für später vornehmen.

Weg 1:
Bestimmte unerwünschte Verhaltensmuster aufgeben

Sie dürfen nicht überrascht sein, wenn Sie Angst davor bekommen, die als problematisch identifizierten Verhaltensmuster wirklich abzulegen. Alte Gewohnheiten aufzugeben kann zunächst sehr schwer und sogar unmöglich scheinen. Das ist normal. Schließlich haben sich Ihre derzeitigen Verhaltensmuster wahrscheinlich über viele Jahre herausgebildet. Selbst wenn sie bewirken, dass Sie sich ständig unglücklich fühlen und immer wieder an den Missbrauch erinnert werden, ist Ihnen doch der Ablauf vertraut, und Sie wissen, was dabei herauskommt. Es ist schwierig, etwas zu verändern, was einem vertraut ist und Sicherheit gibt, selbst wenn es einem schadet. Außerdem können selbst extrem problematische Verhaltensmuster doch emotionale Bedürfnisse befriedigen.

Bestimmte sexuelle Verhaltensweisen vermitteln den Betroffenen das Gefühl von Macht und Kontrolle. Eine Überlebende, die Sex meidet, mag sich sagen, dass dieses Verhalten ihr hilft, unangenehme automatische Reaktionen und potentiell unerfreuliche sexuelle Erlebnisse zu vermeiden. Dieses Vermeidungsverhalten aufzugeben bedeutet, dass sie neue Strategien entwickeln muss, um sich sicher zu fühlen und sich das Gefühl der Kontrolle zu bewahren. Das kann heißen, neue Formen des Umgangs mit automatischen Reaktionen und der Kommunikation mit dem Partner zu erlernen.

Auf der anderen Seite können Überlebende auch die Erfahrung gemacht haben, dass aggressives Sexualverhalten ihnen in sexuellen Situationen ein Gefühl von Kontrolle und Macht vermittelt. Das Aufgeben dieses aggressiven Verhaltens erfordert die Entwicklung anderer Strategien, um sich ein Gefühl von Kontrolle zu bewahren, auch wenn man die Rechte des Partners respektiert. Die eigenen Gefühle und Bedürfnisse klar auszudrücken und eine Vertrauensbasis zum Partner aufzubauen, das können solche neuen Strategien sein, die die aggressiven Verhaltensmuster ersetzen. Wenn Sie Angst davor bekommen, etwas Vertrautes zu verlieren, sollten Sie sich vor Augen halten, dass Sie etwas Besseres dafür bekommen.

Auch schädliche Verhaltensmuster können einem Sicherheit geben. Sie aufzugeben heißt auch, sich Verletzlichkeitsgefühlen auszusetzen. Roxanne, die von einem Bekannten vergewaltigt worden war, fühlte sich schrecklich einsam und wollte gern wieder mit Männern ausgehen und auch eine sexuelle Beziehung aufbauen; aber der Gedanke, auf jemanden zuzugehen, ließ sie vor Angst erstarren. Sie fürchtete, wieder missbraucht zu werden. Jake, ein Überlebender, der sich angewöhnt hatte, sich durch Pornographie zu erregen, wünschte sich verzweifelt, diese Angewohnheit aufzugeben, befürchtete aber, dadurch anfällig für Potenzprobleme zu werden. Jake beschreibt sein Dilemma:

> *Meine sexuellen Phantasien aufzugeben wäre, wie aus einer Kiste herauszukrabbeln. Aber ich kann mir nur schwer vorstellen, dass mich etwas anderes so stimulieren könnte wie diese Phantasien. Ich habe Angst, dass ich ohne die Phantasien keine Erektion kriegen und mich bloßstellen würde oder dass der Sex, wenn ich eine Erektion hätte, einfach langweilig wäre.*

Roxanne und Jake waren nicht in der Lage, ihr problematisches Sexualverhalten aufzugeben, solange sie es nicht wagten, Risiken einzugehen. Veränderung impliziert, die eigene Verletzlichkeit zu akzeptieren.

Auch ein als schädlich erkanntes sexuelles Verhaltensmuster kann eine psychische Funktion erfüllen, indem es eine schmerzliche Erkenntnis im Zusammenhang mit dem Missbrauch abblockt. Als die 30-jährige Roberta, die als Kind von ihrem Vater missbraucht wurde, ihr promiskes Sexualverhalten aufzugeben begann, sah sie sich plötzlich gezwungen, ihr Bild von ihrem Vater zu revidieren. Sobald sie sich zutraute, *ihren* Sexualtrieb zu kontrollieren, musste sie sich eingestehen, dass ihr Vater sich offenbar nicht bemüht hatte, *seinen* zu kontrollieren. Roberta erkannte, dass ihre zwanghafte Promiskuität sie davor geschützt hatte, wütend auf ihren Vater zu werden, weil er sie verraten hatte. Roberta musste akzeptieren, dass ihr Vater sie vorsätzlich missbraucht hatte, und das hieß für sie zunächst, zu trauern.

Manche Überlebenden entmutigt schon die bloße Vorstellung, ihr problematisches Sexualverhalten aufzugeben. Vielleicht haben sie es früher schon vergeblich versucht. Der Enthusiasmus schlug in Enttäuschung um, und sie fielen erst recht in ihr problematisches Verhalten zurück.

Genau wie die Entwöhnung vom Rauchen oder Trinken erzeugt das Aufgeben alter Sexualgewohnheiten Stress. Viele Betroffene fürchten den ersten Tag ohne dieses Verhalten genauso wie ein werdender Nichtraucher den ersten Tag ohne Zigaretten. Dazu kommt die Unsicherheit, was das Ablegen dieser Verhaltensmuster langfristig bedeutet.

Wegen all dieser Widerstände und Ängste erfordert das Aufgeben problematischer sexueller Verhaltensmuster anhaltendes und konzentriertes Bemühen. Natürlich sind die Anforderungen von Fall zu Fall unterschiedlich, je nachdem, welcher Art die abzulegenden Verhaltensmuster sind: Überlebende, die Sex meiden, müssen immer wieder aufs Neue ihre Ängste überwinden und neue Formen entwickeln, sich in Berührungssituationen oder beim Sex zu schützen. Überlebende, die in zwanghaftem Sexualverhalten befangen sind, müssen sich ständig bemühen, diesen Drang zu bezwingen, um Raum für emotional getragene, ganzheitliche sexuelle Erfahrungen zu schaffen, bei denen sie sich sexuell, seelisch und moralisch wohl fühlen.

Hier nun einige Vorschläge, wie Sie sich selbst helfen können, ein bestimmtes sexuelles Verhaltensmuster aufzugeben, wenn Ihnen die Notwendigkeit bewusst geworden ist.

Werden Sie sich darüber klar, warum Sie das Verhaltensmuster ablegen möchten

Nehmen Sie sich die Zeit, das spezifische sexuelle Verhaltensmuster, das Sie aufgeben möchten, genauer zu untersuchen. Diese Analyse wird es Ihnen erleichtern, sich klarzumachen, warum dieser Schritt für Sie wichtig ist und die Zeit und Anstrengung lohnt. Die folgende Übung (s. Kasten) kann Ihnen dabei helfen.

Als Serge sich vornahm, das zwanghafte Masturbieren zu pornographischen Vorlagen einzuschränken, half ihm der Wunsch, seine persönliche Integrität zu schützen. Ihm wurde klar, dass seine Familie, wenn er plötzlich sterben sollte, die geheime Sammlung sadomasochistischer Pornos finden würde, die er in der Garage versteckt hatte. Diese Vorstellung setzte ihm so sehr zu, dass er zusätzliche Energien mobilisierte, um sein Verhalten zu ändern.

Nachdem Sie sich über Ihre persönlichen Gründe für eine Verhaltensänderung klar geworden sind, sollten Sie bestimmen, in welcher Reihenfolge Sie die verschiedenen Verhaltensmuster angehen möchten. Den Vorrang haben natürlich solche Verhaltensweisen, die für Sie und andere ein ernsthaftes Risiko darstellen – kriminelle, gesundheitsgefährdende und erniedrigende Praktiken.

Suchen Sie sich Unterstützung

Da das Aufgeben problematischer Verhaltensmuster anhaltendes Bemühen erfordert, ist es hilfreich – und oft unerlässlich –, sich Unterstützung in Form von Einzel- oder Gruppentherapie oder Selbsthilfeprogrammen zu holen.

Spezifische sexuelle Verhaltensmuster analysieren

Gehen Sie noch einmal die missbrauchsbedingten Verhaltensmuster durch, die Sie anhand der Liste auf den Seiten 96 ff. bei sich identifiziert haben. Sie können entweder alle diese Verhaltensmuster analysieren oder sich auf eins oder zwei beschränken. Beantworten Sie die folgenden Fragen:

1. Inwiefern ist dieses Verhaltensmuster Ausdruck einer Einstellung, die Sex mit sexuellem Missbrauch gleichsetzt?
2. Inwiefern ist dieses Verhaltensmuster Ausdruck eines falschen und negativen sexuellen Selbstbildes?
3. Inwiefern reproduziert dieses Verhaltensmuster die Beziehungsdynamik, der ich während des Missbrauchs ausgesetzt war?
4. Inwiefern schadet mir dieses Verhaltensmuster?
5. Inwiefern schadet dieses Verhaltensmuster anderen?
6. Warum ist es wichtig, dass ich dieses Verhaltensmuster aufgebe/ändere? (Erwägen Sie die Folgen, wenn Sie das Verhaltensmuster beibehalten: Riskieren Sie, eine wichtige Beziehung zu verlieren? Sich eine sexuell übertragbare Krankheit zuzuziehen? Eine ungewollte Schwangerschaft herbeizuführen? Vor Gericht zu kommen? Ihren Job zu verlieren? Jahrelang unter Einsamkeit, Isolation und Gewissensbissen zu leiden?)

Vielleicht möchten Sie Ihre Antworten ausführlicher aufschreiben oder in einer Selbsthilfegruppe oder einer Therapie besprechen. Es kann auch hilfreich sein, die Antworten auf eine Karte zu schreiben und bei sich zu tragen. In jedem Fall sollten Sie regelmäßig darauf zurückgreifen, um sich die guten Gründe für Ihre Veränderungsbemühungen vor Augen zu führen.

Ohne solche Hilfe können Sie leicht aus den Augen verlieren, wie schwer dieses Unterfangen ist, und sich unnötige Selbstvorwürfe machen, wenn Sie zwischendurch ins Schwanken geraten. Ein Betroffener erklärt:

Für mich war es ganz entscheidend, andere Leute zu haben, mit denen ich offen über meine sexuellen Erfahrungen, Empfindungen, Zwänge und Gelüste sprechen konnte. Ich konnte mich ganz normal fühlen, weil ich immer wieder hörte, dass andere genauso gedacht, gefühlt und gehandelt hatten wie ich, und weil ich mitbekam, was ihnen geholfen hatte, besser zurechtzukommen.

Überlebende benötigen oft noch andere Formen von Unterstützung, um alte Verhaltensmuster abzulegen. Sexualpsychologische Kurse, Interaktions-, Kommunikations- und Selbstbehauptungstraining sowie Techniken zur Kontrolle von Wutgefühlen können Ihnen helfen, Ihre inneren Ressourcen zu stärken. In gewisser Weise geht es ja darum, aus dem Schatten des Missbrauchs herauszutreten und sich ein neues Leben aufzubauen. Die eigenen sexuellen Verhaltensweisen zu verändern bedeutet, in einem umfassenderen Sinn mit alten Gewohnheiten und Einstellungen zu brechen und neue anzunehmen – angefangen bei der Selbstwahrnehmung bis hin zur Interaktion mit der Umgebung. Bedenken Sie, dass dies eine schwere Aufgabe ist, und suchen Sie sich Unterstützung.

Gehen Sie realistisch an die Veränderungen heran
Gehen Sie liebevoll und mitfühlend mit sich um. Machen Sie sich darauf gefasst, dass der Heilungsprozess seine Zeit braucht.

Sie können es nicht forcieren, angstfrei an sexuelle Erfahrungen heranzugehen. Rückzug ist ein Schutzschild, den Sie weglegen können, wenn Sie sich sicher genüg fühlen. Sich auf Sex einzulassen, wenn man nicht will, heißt, sich selbst zu missbrauchen. Machen Sie kleine Schritte. Konzentrieren Sie sich darauf, sich sicher und wohl zu fühlen, Ihre Bedürfnisse geltend zu machen und Ihre automatischen Reaktionen im Griff zu behalten. Sie werden Ihr Rückzugsverhalten aufgeben, wenn Sie lernen, sich angstfrei voranzutasten, indem Sie mit nichtsexuellen Berührungen experimentieren, über Gefühle und Bedürfnisse sprechen und das Tempo Ihrer sexuellen Erfahrungen selbst bestimmen. Lassen Sie sich Zeit.

Zwangs- und Suchtverhalten abzulegen erfordert hingegen meist ein entschiedeneres Vorgehen. Die Betroffenen müssen ihrem Hang entgegensteuern, den problematischen Charakter ihres Verhaltens zu leugnen. Verleugnung sabotiert die sexuelle Gesundung. Vielleicht werden Sie sich Dinge sagen hören, die das zwanghafte Verhalten rationalisieren und rechtfertigen. Treten Sie solchen Ausflüchten entschieden entgegen. »Einmal ist keinmal«, beruhigt man sich gern wider besseres Wissen. Aber die Entscheidung wird sich immer wieder stellen. Sie müssen die Kraft finden, jedes Mal nein zu sagen. Da gerade bei Sucht- oder Zwangsverhalten ein starker Hang zur Verleugnung besteht, können Selbsthilfegruppen, Zwölf-Punkte-Programme oder eine Therapie eine entscheidende Hilfe sein. Wir können uns nicht so leicht etwas vormachen, wenn wir in engem Austausch mit anderen stehen, die unsere Situation kennen.

Selbstveränderung ist ein individueller Prozess. Sie werden sich Ihren eigenen Weg suchen müssen. Ein Betroffener mag von jetzt auf gleich seine problematischen Affären abbrechen und nie wieder welche anfangen, während ein anderer vielleicht für sich herausgefunden hat, dass er weiterkommt, wenn er seine negativen Verhaltensweisen allmählich abbaut.

Eine Überlebende, die in einem zwanghaften sexuellen Verhaltensmuster befangen war, fand heraus, dass sie Fortschritte erzielen konnte, indem sie ihre schädlichen Sexualgewohnheiten eine nach der anderen aufgab – die einfachste zuerst, die schwierigste zuletzt. Ein erfolgreicher Schritt gab ihr Mut für den nächsten.

> *Sex war für mich so eine Art allgemeiner Ringelpiez. Ich kannte da keine Grenzen. Ich wusste, dass ich meine Situation unter Kontrolle bekommen musste. Nachdem ich zuerst beschlossen hatte, mit niemandem mehr zu schlafen, mit dem ich arbeitete, habe ich mir als Nächstes vorgenommen, keinen heimlichen Sex mehr zu haben. Ich habe mir das Ziel gesetzt, nur noch im Rahmen einer Beziehung mit jemandem zu schlafen oder es meinem Partner zu sagen, wenn ich eine Affäre hatte. Das hat die Sache ziemlich ein-*

geschränkt, und das war gut für mich – Ich brauchte Grenzen! Später habe ich das mit den Affären dann ganz aufgegeben.

Wenn Sie Schritt für Schritt vorgehen wollen, müssen Sie allerdings auch darauf achten, dass Sie realistische Ziele nicht in allzu weite Ferne schieben. In dem Film »Onkel Buck« spielt der Schauspieler John Candy den netten Onkel, der von seinem Fünfjahresplan zum Aufgeben des Rauchens erzählt. Er plant, zunächst von Zigaretten auf Zigarren umzusteigen, dann von Zigarren auf Pfeife, von Pfeife auf Kautabak und von Kautabak auf Nikotin-Kaugummi, um dann schließlich auch damit aufzuhören. Wie groß ist die Wahrscheinlichkeit, dass er es jemals schaffen wird?

Missbrauchsphantasien stellen wieder eine andere Herausforderung dar. Sie funktionieren wie automatische Reaktionen und treten bei sexueller Erregung reflexhaft auf. Erwarten Sie nicht, dass Ihre Phantasien völlig ausbleiben, auch wenn Sie problematische Verhaltensweisen aufgeben. Die Phantasien halten sich oft weiter, aber man kann es schaffen, die Scham abzubauen und sich nicht mehr an der Nähe zum Partner hindern zu lassen. Eine Überlebende erzählt, wie sie Kontrolle über ihre Phantasien bekam:

Ich verbrachte mehrere Jahre mit dem Bemühen, meine Missbrauchsphantasien während des Geschlechtsverkehrs abzustellen. Es gelang mir, sie zu bezähmen und immer weniger erniedrigende Szenen zu phantasieren. Aber ich war immer noch frustriert und ärgerlich, dass mich solche Vorstellungen überhaupt erregen. Sie schießen mir einfach durch den Kopf. Ich kam schließlich so weit, dass ich aufhörte, mich deswegen schlecht zu fühlen. Ich habe es einfach akzeptiert, dass sie manchmal auftauchen. Wenn sie jetzt kommen, versuche ich, meine Aufmerksamkeit möglichst von ihnen abzuziehen. Ich halte mich an der Gegenwart fest und besinne mich auf meine Liebe zu mir selbst, wenn ich allein bin, und auf meine Liebe zu meinem Partner, wenn ich mit ihm zusammen bin. Ich lasse es nicht zu, dass die Phantasien mein Verhältnis zu mir selbst oder die Nähe zu meinem Partner stören.

Machen Sie sich darauf gefasst, dass das Aufgeben negativer sexueller Verhaltensmuster mit widersprüchlichen Gefühlen einhergeht. Sie werden vielleicht in einem Augenblick ganz froh und zuversichtlich sein und im nächsten traurig und mutlos. Machen Sie weiter. Geben Sie nicht auf.

Etwas loszulassen ist immer ein Verlust, auch wenn es um Verhaltensweisen geht, die einem schaden. Beweinen Sie den Verlust, aber trennen Sie sich von dem selbstschädigenden Verhalten.

Rückfälle verhindern lernen

Bei den Anonymen Alkoholikern gibt es das geflügelte Wort »Rückfälle gehören zur Genesung«. Das gilt auch für Überlebende, die von ihrem problematischen Sexualverhalten loskommen möchten. Der Weg zur Genesung verläuft nicht geradlinig. Sie gehen ein Stück. Sie fallen hin. Sie stehen wieder auf und gehen weiter.

Man kann jedoch Rückfällen entgegenwirken. Fragen Sie sich: *Welches Bedürfnis wurde durch dieses Verhalten befriedigt? Wie sonst kann ich dieses Bedürfnis stillen?* Wenn das missbrauchsbedingte Verhaltensmuster Stress reduzierte, versuchen Sie es mit Entspannungsübungen, Sport oder Meditation. Wenn das Verhaltensmuster Sie mit anderen verband, werden Sie Mitglied in einem Verein, betreiben Sie Mannschaftssport, treffen Sie sich mit Freunden zum Essen. Gesunde Alternativen zu entwickeln wirkt der Tendenz entgegen, die alten Verhaltensweisen als die einzig möglichen zu betrachten.

Rückfälle lassen sich reduzieren oder verhindern, indem man Richtlinien für das eigene Sexualverhalten aufstellt. Wenn Sie aufhören wollen, sich zu rasch auf Sex einzulassen, könnten Sie sich vornehmen, sich mit den betreffenden Personen zunächst nur tagsüber und in Gegenwart von Freunden zu treffen. Wenn Sie damit aufhören wollen, sich im Halbschlaf auf Sex einzulassen, sollten Sie Ihren Vorsatz mit Ihrem Partner besprechen und sich mit ihm darauf einigen, dass es künftig nur dann zu sexuellen Aktivitäten kommt, wenn Sie dem Partner vorher ins Gesicht gesehen und ausdrücklich eingewilligt haben.

Sie können die Wahrscheinlichkeit eines Rückfalls verringern, indem Sie Ihr Selbstwertgefühl stärken und die Scham abschütteln. Besinnen Sie sich auf das, was Sie schon erreicht haben. Lassen Sie Ihren gesunden Wünschen freien Lauf. Entwickeln Sie einen Lebensstil, bei dem notwendige Pflichten und befriedigende Aktivitäten in einem ausgewogenen Verhältnis stehen.

Eine andere Möglichkeit, Rückfälle zu verhindern, besteht darin, die Auslöser zu identifizieren (vergleiche siebtes Kapitel). Inzwischen wissen Sie sicher schon, dass Sie voraussichtlich mit Rückzug oder zwanghaftem Verhalten reagieren werden, wenn eine bestimmte Stellung, das Verhalten des Partners oder etwas anderes bei Ihnen Assoziationen an den sexuellen Missbrauch weckt. Indem Sie auf diese Dinge achten, können Sie Ihre Reaktionen kontrollieren.

Ich hatte einmal ein Ehepaar in Behandlung, bei dem die Frau, die sich sexuell entzogen hatte, gute Fortschritte machte. Sie fühlte sich beim Sex mit ihrem Mann immer wohler, weil sie lernte, nur dann mit ihm zu schlafen, wenn sie es wirklich wollte. Am Abend ihres 14. Hochzeitstages bekam sie plötzlich Schuldgefühle, weil sie schon lange nicht mehr mit ihrem Mann geschlafen hatte. Ohne es richtig zu merken, setzte sie sich selbst unter Druck. Sie brachte die Kinder zu ihrer Mutter, kaufte eine Flasche Champagner, zog sich ein aufreizendes Nachthemd an und verführte ihren Mann, kaum dass er zur Tür herein war. Mittendrin zog sie sich zurück, weil sie sich emotional abwesend und deprimiert fühlte. Es dauerte Monate, bis sie wieder zu irgendeiner Form von körperlicher Intimität bereit war. Rückblickend erkannte sie, was ihren Rückfall ausgelöst hatte: dass sie sich aus Schuldgefühl auf Sex eingelassen hatte.

Manche Betroffenen planen im Voraus, was sie tun können, wenn ein Rückfall droht: sich aus der gefährlichen Situation herausziehen, mit einem Helfer sprechen, Tagebuch schreiben etc.

Wenn ein Rückfall eintritt – und das wird wahrscheinlich irgendwann passieren –, ist es wichtig, dass Sie konstruktiv damit umgehen. Rückfälle liefern Informationen, die Ihnen helfen können. Fragen Sie sich, was diesen Rückfall ausgelöst hat und wie Sie ihn hätten verhindern können. Diese nachträgliche Einsicht kann Ihnen helfen, künftige Ausrutscher zu vermeiden. Verachten Sie sich nicht wegen einer Verirrung. Lernen Sie daraus und kehren Sie rasch wieder auf den richtigen Weg zurück.

Wenn Sie Ihre problematischen Verhaltensmuster aufgeben, werden daraus viele positive Veränderungen resultieren. Sie richten sich Ihr Leben aktiv so ein, wie Sie es haben wollen, statt nur auf das zu reagieren, was andere Ihnen angetan haben. Sie bewahren sich davor, in Ihren Beziehungen unbewusst die Opferrolle einzunehmen. Sie übernehmen die Verantwortung für sich und Ihre Zukunft. Das bedeutet, dass Sie Ihre eigene Stärke und Macht anerkennen und sich daran freuen können. Tom, der von seinem Vater missbraucht wurde, erklärt:

> *Die meiste Zeit meines Erwachsenenlebens über war Sex für mich mit dem dringenden Bedürfnis verquickt, jemanden zu haben, der mich liebt und mir Bestätigung gibt. Ich suchte Sex, um Nähe herzustellen. Später fühlte ich mich dann benutzt. Ich hatte überhaupt keine Kontrolle über meine Sexualität.*
> *In letzter Zeit habe ich angefangen, mich mehr zu mögen und mir mehr zu vertrauen. Ich erkenne, dass das, was ich tue und zu geben habe, von Bedeutung ist. Ich setze jetzt zum ersten Mal Grenzen. Es wird für mich Zeit, dass ich mein Leben selbst in die Hand nehme und gesund werde. Ich möchte alles langsamer angehen lassen und lernen, selber mit meinen Reaktionen und Bedürfnissen klarzukommen. Um meinen Wert als Mensch zu erkennen, muss ich eine Zeitlang sexuell enthaltsam sein.*

Viele Betroffene haben ebenfalls das Bedürfnis, eine Zeitlang ganz ohne Sex zu leben, um sich die Zeit zu geben, gesund zu werden und neue Verhaltensweisen zu erlernen. Vielleicht möchten auch Sie, wenn Sie es geschafft haben, Ihre problematischen Verhaltensmuster aufzugeben, erst einmal Ferien vom Sex machen. Genauso wie ein Urlaub

Ihnen helfen kann, wieder ein positives Verhältnis zur Arbeit zu finden und Ihre Kräfte zu regenerieren, können Ihnen Ferien vom Sex die Chance geben, Ihre Sexualität auf neue Weise in Ihr Leben zu integrieren.

Weg 2:
Ferien vom Sex machen

Die durch den Missbrauch verursachten emotionalen Wunden brauchen genau wie körperliche Wunden Zeit zum Heilen. Aber wie verwundete Soldaten, die sich sofort wieder in den Kampf stürzen, gönnen sich viele Missbrauchs-Überlebende keine Zeit für Ruhe und Erholung. Ihre Wunden schmerzen immer weiter. Überlebende fühlen sich oft sehr ungeschützt und empfindlich, wenn sie erst einmal erkannt haben, wie schwer sie verletzt wurden.

Sie brauchen eine Genesungspause, Zeit, um Ihre Gefühle zu verarbeiten und sich selbst neu zu erfahren, ohne sexuell gefordert zu sein. So können Sie langsam lernen, zu vertrauen, zu fühlen und Ihre Sinnlichkeit zu genießen.

Ein Urlaub vom Sex kann die emotionale Energie freisetzen, die Sie für die Überwindung des sexuellen Missbrauchs benötigen. In dieser Zeit brauchen Sie sich nicht mit Ängsten oder Ohnmachtsgefühlen im Zusammenhang mit Sex herumzuschlagen: Sie können sich eine Atempause gönnen. Die Energie, die Sie sonst für die lange oder zwanghafte Beschäftigung mit dem Thema Sex gebraucht haben, kann nun in Ihre sexuelle Heilung fließen.

Gestalten Sie Ihren Urlaub nach Maß

Es gibt viele verschiedene Möglichkeiten, Urlaub vom Sex zu machen. Gestalten Sie Ihre Ferien Ihren derzeitigen Bedürfnissen und Ihrer Situation entsprechend. Hier vier verschiedene Möglichkeiten, wie Sie die Grenzen setzen können:

1. Verzicht auf jede Form sexueller Aktivität und intimer Berührung
2. Verzicht auf sexuelle Aktivitäten, die genitale Stimulation beinhalten, wie Masturbation und Intimverkehr, aber Zulassen anderer Formen intimer Berührung wie Küssen und Umarmen

3. Verzicht auf Sex mit anderen, aber Zulassen von Selbststimulation
4. Verzicht auf bestimmte sexuelle Aktivitäten. Vielleicht möchten Sie zwar ausschließen, dass Sie sexuell berührt werden oder dass Ihr Partner von Ihnen sexuelle Berührungen erwartet, sich aber die Möglichkeit offenhalten, den Partner in den Armen zu halten, während er sich selbst stimuliert.

Ihr Genesungsurlaub sollte so lange dauern, wie Sie es möchten. Während für manche Betroffenen ein paar Wochen ausreichen, brauchen wohl die meisten mindestens drei Monate Ferien vom Sex, um einen positiven Effekt zu spüren. Ich empfehle drei bis zwölf Monate. Einige Überlebende brauchen noch mehr Zeit, besonders wenn sie einen schweren und extrem traumatischen Missbrauch erlitten haben.

Sie können den Urlaub vom Sex so gestalten, dass die Bestimmung über jede Form von Berührung bei Ihnen liegt – keine körperliche Intimität, es sei denn, Sie initiieren sie. Das hilft vor allem Überlebenden, die sich überrollt fühlen, wenn jemand versucht, sie zu umarmen, zu liebkosen oder zu küssen, weil sie die Erfahrung gemacht haben, dass jegliche Berührung zu Sex führt. Sie brauchen den Urlaub, um zu lernen, sich physisch sicher, selbstbestimmt und entspannt zu fühlen.

Überlebende, die keine feste Beziehung haben, möchten vielleicht eine Zeitlang keine sexuellen Kontakte eingehen. Wenn Sie das Anknüpfen von Bekanntschaften mit unkontrolliertem Sex assoziieren, wird es am besten sein, wenn Sie für die Dauer Ihres Urlaubs auf solche Bekanntschaften verzichten. Eine alleinstehende Frau, die als Kind missbraucht und später bei einer Verabredung vergewaltigt wurde, schildert ihre Erfahrungen:

> *Ich hatte nach der Vergewaltigung elf Monate lang gar keinen Sex und habe in der Zeit ernsthaft angefangen, mich mit dem Missbrauch auseinanderzusetzen. Diese Zeit gab mir die Möglichkeit, mich von den kritischen und urteilenden Stimmen frei zu machen, die ich immer mit mir herumgeschleppt*

hatte. Ich verwöhnte mich selbst mit den Berührungen, die ich wollte. Ich fing an, meine Sexualität als etwas Wertvolles zu schätzen und als Teil von mir in Besitz zu nehmen.

Überlebende in festen Beziehungen brauchen die Mitarbeit des Partners, wenn die Ferien vom Sex positiv verlaufen sollen. Wegen der Auswirkungen auf die Beziehung müssen die Betroffenen mit dem Partner über ihren Wunsch sprechen und ihre Gründe darlegen. Die Vorstellung, eine Zeitlang auf jeglichen Sex zu verzichten, wird den Partner vielleicht beunruhigen und ängstigen. Er mag befürchten, dass der Urlaub die sexuellen Probleme nur noch verschlimmert. »Werden wir je wieder miteinander schlafen?«, wird sich der Partner womöglich fragen. Für Partner, die sich ohnehin sexuell zurückgewiesen fühlen, kann die Aussicht auf eine monatelange Sex-Pause niederschmetternd sein.

Doch der Partner braucht sich während des Urlaubs vom Sex nicht vergessen zu fühlen. Er übernimmt in dieser Zeit eine für den sexuellen Heilungsprozess und die Begründung späterer sexueller Nähe sehr wichtige Rolle. In den folgenden Kapiteln werden wir näher auf die Gefühle des Partners eingehen und untersuchen, wie Betroffene in dieser Zeit mit dem Partner zusammenarbeiten können. Sie werden außerdem eine Reihe von Übungen kennenlernen, die Ihnen helfen können, Berührung neu zu erleben und sexuelle Probleme zu lösen. Sie können während des Urlaubs vom Sex damit anfangen. Wenn Ferienmachen auch nach Passivität klingen mag, gilt das für Ihren Genesungsurlaub vom Sex nicht. Er kann die aktivste und produktivste Phase Ihrer Heilung werden.

Wenn Sie der Gedanke an Urlaub vom Sex schreckt, sollten Sie sich fragen, warum. Die Antwort kann Ihnen helfen, eventuelle Ängste oder Abhängigkeiten zu erkennen. Wenn Sie den drei, sechs oder zwölf Monaten ohne Sex ein Leben voller Probleme und Leiden entgegenhalten, werden sie Ihnen nicht mehr so lang erscheinen. Viele Überlebende, mit denen ich gearbeitet habe, erklärten mir, dass der Urlaub vom Sex für sie der Schritt war, der ihren Heilungsprozess am weitesten vorangebracht hat.

Wie können Ferien vom Sex helfen?
Wir wollen uns jetzt etwas eingehender damit beschäftigen, welche heilsamen Prozesse während Ihrer Ferien vom Sex ablaufen können und warum der Freiraum von aller sexuellen Aktivität diese Vorgänge ermöglicht. Drei wichtige Aufgaben können Sie während des Genesungsurlaubs angehen:

- Ihr sexuelles Selbst heilen
- Gefühle, die mit dem Missbrauch zusammenhängen, bearbeiten
- Neue Beziehungs- und Berührungserfahrungen machen

Ihr sexuelles Selbst heilen
Menschen, die in ihrer Kindheit missbraucht wurden, können sich oft an keine Zeit in ihrem Leben erinnern, in der sie nicht sexuell aktiv waren. Eine behütete und unschuldige Kindheit ist ein Geburtsrecht, um das sie gebracht wurden. Indem sie als Erwachsene Ferien vom Sex machen, gönnen sie sich eine Zeit kindlicher Sorglosigkeit, die sie nie hatten. Diese Zeit gibt ihnen die Möglichkeit, ein Stück Kindheit nachträglich einzufordern und eine gesunde Einstellung zum Sex zu entwickeln.

Die 30-jährige alleinstehende Rhonda war vom achten bis zum zwölften Lebensjahr von ihrem Stiefvater missbraucht worden. Seitdem hatte sie ein kurzes und heftiges Abenteuer nach dem anderen gehabt. Sie schlief mit Männern, die sie nur wenige Tage und manchmal sogar erst ein paar Stunden kannte. Sex stand im Zentrum aller ihrer Bekanntschaften. Beim Gedanken an Ferien vom Sex geriet Rhonda in Panik. Sie musste mehrere Anläufe nehmen, bis sie es schließlich schaffte. Nach sechs Monaten geschah etwas Überraschendes: Rhonda begann, sich sexuell unschuldig zu fühlen. Sie erklärte:

> *Ich fühle mich frisch und neu – jungfräulich. Kürzlich habe ich auf einer Party ein weißes Kleid und eine weiße Perlenkette getragen. Ich fühlte mich in einer Weise wohl wie noch nie. Ich habe sogar angefangen, mit Extra-Virgin-Olivenöl zu kochen.*

Jungfräulichkeit ist eher ein psychischer als ein körperlicher Zustand. Sie bedeutet, sich unschuldig, rein, ganz, neugierig und wissbegierig zu fühlen und gut auf sich aufzupassen. Mit dieser Atempause von der Sexualität der Erwachsenen können Sie trotz des Missbrauchs die Erfahrung der Jungfräulichkeit für sich reklamieren.

Ein Genesungsurlaub vom Sex ist eine Chance, die Verzerrung der sozialen und sexuellen Entwicklung durch den Missbrauch zu korrigieren. Wenn Kinder nicht sexuell missbraucht werden, durchlaufen sie im Normalfall Entwicklungsphasen, die sie auf Beziehungen und spätere Sexualkontakte vorbereiten. Dazu gehört, *sich physisch sicher und vor faktischem Sex geschützt zu fühlen, sich um seiner selbst willen geliebt zu fühlen, Berührungen und Empfindungen zu genießen, sexuelle Neugier zu entwickeln, soziale Beziehungen zu initiieren, wichtige Freundschaften und nichtsexuelle Formen von Nähe einzugehen.*

Während des Urlaubs vom Sex kann ein Überlebender lernen, sich in sexueller Hinsicht selbst zu schützen. Diese Zeit eignet sich gut für Selbstbehauptungs- und Selbstverteidigungstraining. Die Betroffenen lernen ihre persönlichen Bedürfnisse und Wünsche kennen und gesunde Grenzen setzen, die ihre Autonomie sichern. Sie lernen außerdem, wie sie die Mauern der Angst, hinter denen sie sich versteckt haben, allmählich abbauen können.

Ein Genesungsurlaub gibt uns die Zeit, unser eigener fürsorglicher und beschützender innerer Elternteil zu werden, der fähig ist, aus Liebe und Achtung zu uns Grenzen zu setzen. Eine Überlebende erkannte:

> *Meine wichtigste Beziehung muss die zu mir selbst sein. Niemand kann für mich wiedergutmachen, was ich durchgemacht habe. Ich muss lernen, mich selbst zu lieben und meine Sexualität selbst als etwas Wertvolles zu schätzen.*

Während ihrer Ferien vom Sex können Überlebende Berührung neu erleben lernen, indem sie sie in kleinen Schritten erkunden. Die Techniken und Übungen, die ich Ihnen an späterer Stelle erläutern werde, können Ihnen dabei helfen. Sie geben Ihnen die Möglichkeit, zu erfahren, dass Berührung als solche angenehm sein kann und nicht automatisch zu Sex führen muss. Sie können lernen, durch Berührung Ihren Gefühlen Ausdruck zu geben und Liebe zu empfangen. Eine Betroffene berichtet:

> *Als ich mir erst einmal sicher war, dass ich niemanden berühren musste, fing ich an, Berührungsformen mit meinem Partner erkunden zu wollen. Wir begannen mit einfachen Dingen wie Händchenhalten, Eng-Beieinandersitzen, Umarmen und Kuscheln. Als ich mich bei diesen Aktivitäten wohl fühlte, fingen wir an mit Massieren, Küssen und Petting. Bei jedem Schritt fühlte ich mich ganz da. Ich gab Liebe und bekam welche. Ich weiß jetzt, dass ich viel Zeit und Geduld brauchen werde.*

Die Ferien vom Sex geben Überlebenden, die Sex bisher gemieden haben, die Möglichkeit, mit ihren natürlichen Trieben und Impulsen in Kontakt zu kommen. Wenn sie sich nicht länger von außen zum Sex gedrängt fühlen, sich nicht länger dagegen wehren müssen, können sie sich den warmen, prickelnden genitalen Empfindungen und gesunden sexuellen Phantasien öffnen, die spontan kommen und gehen. Einige Betroffene bemerken zum ersten Mal, dass sie einen Geschlechtstrieb haben. Sie lernen, ihr Erleben als Zeichen gesunder Sexualität zu werten. Oft entdecken sie eine Welt, die sie vorher nicht gekannt haben. Eine Frau, die als Kind bei sadistischen Ritualen missbraucht wurde und ein Jahr Ferien vom Sex gemacht hat, erklärt, wie ihr diese Zeit half:

> *Gestern sah ich draußen auf dem Land einen Mann und eine Frau zusammen eine Radtour machen. Es war kalt und regnerisch, aber sie lächelten, als ich an ihnen vorbeifuhr. Ich verlor mich in der Phantasie, wie schön es wäre, wenn mein Mann und ich einmal zusammen eine solche Fahrradtour machen könnten, und wie wir dann nach Hause kommen, zum Aufwärmen duschen und miteinander schmusen würden. Der Gedanke überraschte mich.*

> *Das war die erste positive sexuelle Phantasie meines Lebens.*

In den Ferien vom Sex hat man die Zeit, sexuelle Impulse neu und außerhalb des Missbrauchs-Rasters zu erfahren. Überlebende, die in zwanghaften Verhaltensmustern befangen waren, können herausfinden, dass sie ohne Sex nicht gleich sterben. Sie lernen, dass man sexuelle Impulse spüren kann, ohne ihnen nachgeben zu müssen.

Mit dem Missbrauch verbundene Gefühle verarbeiten

Ein Urlaub vom Sex ist eine gute Gelegenheit, andere Probleme, die mit dem Missbrauch in Zusammenhang stehen, zu bearbeiten. Manche Betroffenen stellen fest, dass jetzt, da sie sich nicht mit konkreten sexuellen Ängsten herumschlagen müssen, eher Erinnerungen an den Missbrauch in ihren Träumen oder in der Therapie auftauchen. Es ist, als sei das Unterbewusstsein nicht länger auf der Hut – es kann seine Schutzmaßnahmen lockern und die Missbrauchserfahrung hochkommen lassen.

Wenn die Betroffenen dabei sind, mit dem Missbrauch zusammenhängende Themen zu bearbeiten, kommen oft starke Gefühle wie Verrat, Wut, Trauer und Kummer mit hoch. Es kann passieren, dass die Betroffenen sehr depressiv werden, von Anfällen von Zerstörungswut gepackt werden, viel weinen oder Alpträume haben. Sie fühlen sich oft besonders verletzlich. Der Urlaub vom Sex gibt ihnen die Möglichkeit, diese heftigen Gefühle freizusetzen, weil sie nicht von Ängsten im Zusammenhang mit Sex absorbiert sind oder sich in sexuelle Abwehrmechanismen flüchten.

Für Überlebende, die sich während des Urlaubs vom Sex sicher und geschützt fühlen, kann dies auch eine günstige Zeit sein, um sich mit automatischen Reaktionen und ihren Auslösern zu beschäftigen. Die Sicherheit, mit niemandem schlafen zu müssen, wird ihnen die innere Ruhe geben, sich den Auslösern zu stellen, die sie beim Sex beunruhigen oder ängstigen, und sie genauer zu analysieren.

In dieser Zeit ist auch Raum für die Arbeit an Problemen, die nicht unmittelbar auf der sexuellen Ebene liegen, aber für die sexuelle Gesundung von entscheidender Wichtigkeit sind. Wenn wir die mit dem Missbrauch verbundenen Gefühle nicht bearbeiten, neigen wir dazu, sie entweder gegen die eigene Person zu richten oder auf den Partner zu projizieren. Die sexuelle Heilung wird dadurch behindert. Wenn der Partner weiterhin auf Sex drängt, werden Überlebende oft unbewusst den Partner mit dem Täter verwechseln. Wut, die dem Täter zugedacht war, kann sich auf den Partner richten. Wenn der Partner bereit ist, auf Sex zu verzichten, können die Überlebenden eher aufhören, den Partner unbewusst als Täter zu sehen.

Neue Beziehungs- und Berührungserfahrungen machen
In der Sicherheit ihrer Ferien vom Sex können die Überlebenden eine neue Phase der sexuellen Heilung einleiten und mit dem Aufbau neuer Verhaltensmuster beginnen. Sie können üben, mit Berührung und Sex auf neue Weise umzugehen, und die problematischen Sexualpraktiken, die sie aufgegeben haben, durch neue, gesündere ersetzen lernen. In dieser Phase geht es darum, sich selbst praktisch neu zu entwerfen. Sie werden neue Einstellungen und neue Verhaltens- und Reaktionsmuster herausbilden. Dabei müssen Sie stets darauf achten, dass Ihr neues sexuelles Selbst stark und stabil ist. Jetzt können Sie die Person werden, die Sie sein möchten – frei von allem, was der Täter und der Missbrauch Ihnen über Ihre Person suggeriert haben. Außerdem haben Sie jetzt die Chance, die Art von Beziehung aufzubauen und zu pflegen, die Sie sich wünschen.

Ich bat etliche Überlebende, mir ihre Ideal-Beziehung zu beschreiben. Auf ihrer Wunschliste standen unter anderem Liebe, Lachen, Tränen, Respekt, Freundschaft, Vertrauen, Fürsorge und Unterstützung. Ein Überlebender erklärte: »Ich brauche es, freundlich behandelt zu werden.« Eine andere Betroffene meinte: »Ich brauche einen Partner, dem die persönliche Weiterentwicklung auch ein wichtiges Anliegen ist und der über seine Probleme spricht. Ich will nicht der ›kranke‹ Teil sein.« Eine andere Überlebende sieht ihre Wünsche bereits erfüllt:

> *Ich habe bereits eine ideale Beziehung. Mein Partner ist sehr liebevoll und solidarisch. Er ist bereit, mich in den*

Armen zu halten und mir zuzuhören, wenn ich über traurige und schmerzliche Dinge rede. Er hat mir durch alle Höhen und Tiefen des Heilungsprozesses beigestanden. Er akzeptiert, dass ich auch mal allein sein möchte und Raum brauche. Er hat sich über sexuellen Missbrauch und seine Überwindung informiert. Er hat mir gesagt, dass er mich noch mehr liebt und respektiert, weil ich trotz alledem die Frau geworden bin, die ich bin.

Wie sähe für Sie die ideale Partnerschaft aus? Nehmen Sie sich während Ihrer Ferien vom Sex die Zeit, sich vorzustellen, welche Art Beziehung Sie möchten, und denken Sie daran, dass Sie gerade Ihr Teil dazu beitragen, dass Ihr Ideal Realität wird. Ein Genesungsurlaub gibt Überlebenden die Zeit, Beziehungen langsam und vorsichtig aufzubauen. Sie können *zuerst Freundschaft schließen* und so den Problemen entgehen, die entstehen, wenn man sich gleich in körperliche Intimität stürzt. Ob Sie allein oder in einer festen Beziehung leben – ehe Sie auch nur daran denken, mit jemandem ins Bett zu gehen, sollten Sie die betreffende Person auf einer freundschaftlichen Ebene kennenlernen. Die Ferien vom Sex geben Ihnen die Zeit dazu.

Gesunder Sex basiert *immer* auf Freundschaft. In einer Freundschaft liegt der Schwerpunkt auf gemeinsamen Interessen und einem grundlegenden Gefühl des Vertrauens. Sie wissen, wie die andere Person wirklich ist, und Sie zeigen, wer Sie sind. In Freundschaftsbeziehungen können Sie lernen, Verletzlichkeit zuzulassen und Ihre Gefühle und Gedanken offen mitzuteilen, ohne sich selbst damit unter Druck zu setzen, »attraktiv«, »feminin« oder »männlich« sein zu müssen. Wenn Sie sich in Gegenwart anderer entspannt und wohl fühlen, werden Sie sich selbst besser akzeptieren können und es auch leichter schaffen, sich von einschränkenden Geschlechtsrollennormen frei zu machen, die Ihnen durch den Missbrauch eingeimpft wurden.

Wenn Sie glauben, dass Sie in Geschlechtsrollenstereotypen und anderen gesellschaftlichen Normen befangen sind, die Sie daran hindern, auch im Zusammensein mit einem Partner »ganz Sie selbst zu sein«, sollten Sie die folgende Übung ausprobieren. Ich nenne sie *Scheuklappen anlegen.*

Scheuklappen anlegen

Wahrscheinlich wissen Sie, dass Kutschpferde oft schwarze Scheuklappen tragen, damit sie zur Seite hin nichts sehen können. Stellen Sie sich vor, dass Sie auch solche Scheuklappen tragen, die verhindern, dass Sie wahrnehmen, welchem Geschlecht Sie selbst angehören und welches Geschlecht andere haben, mit denen Sie in Kontakt treten. Die Scheuklappen helfen Ihnen, Geschlechtsstereotype auszublenden, so dass Sie Ihre Gedanken und Gefühle offen und direkt äußern können. Auf diese Weise kann man lernen, auf das zu hören, was andere zu sagen haben, statt sich auf das Geschlecht der betreffenden Menschen zu fixieren. Es fällt einem leichter, individuelle Ideen und Wertvorstellungen zum Ausdruck zu bringen und sich nicht als Exemplar der Kategorie »männlich« oder »weiblich« darzustellen.

Sie können solche imaginären Scheuklappen anlegen, wenn Sie jemanden kennenlernen. Stellen Sie sich vor, Sie sind eine heterosexuelle Frau, die gerade mit einem attraktiven Mann bekannt gemacht worden ist. Statt an seinem Aussehen und seiner Erscheinung hängen zu bleiben, können Sie Ihre Scheuklappen aufsetzen und darauf achten, was er sagt, wie er *als Mensch* auf Sie wirkt. Fragen Sie sich: Was würde ich von ihm halten, wenn er eine 60-jährige Frau wäre? Würde ich ihm zustimmen oder nicht? Respektiert dieser Mensch meine Ideen und Gefühle? Gefällt es mir, wie er mit mir und anderen umgeht? Ist diese Person ein liebevoller und verantwortungsbewusster Mensch? Gefallen mir die Wertmaßstäbe und Ideen, die er vertritt?

Die Scheuklappenübung kann uns helfen, ungeachtet sexueller Stereotype wir selbst zu bleiben und andere so wahrzunehmen, wie sie sind. Probieren Sie es aus, wenn Sie das nächste Mal jemanden kennenlernen.

Andere als Menschen und nicht als Objekte oder Stereotype wahrzunehmen trägt dazu bei, dass wir uns in unserer eigenen Haut wohler fühlen. Ein Überlebender erklärt:

> *Ich nehme jetzt viel bewusster wahr, was in meinem Kopf und in meinem Gefühl passiert, wenn jemand auf mich zugeht, um mich kennenzulernen. Ich kann bei mir selbst*

der Tendenz entgegensteuern, mich Menschen auf einer sexuellen Ebene zu nähern. Inzwischen ist Sex für mich etwas, das ich kontrollieren kann. Ich kann mein Verhalten so steuern, dass es Zuneigung, Freundschaft und Liebe in angemessener Weise ausdrückt.

Wenn man zuerst Freundschaft schließt, kann man Beziehungen aufbauen, die auf Gleichheit und wechselseitigem Respekt basieren. Ein Mann, der als Kind von seiner Mutter missbraucht wurde, schildert seine Erfahrung:

Früher war ich nett zu Frauen, damit sie mit mir ins Bett gingen. Jetzt habe ich Freundschaftsbeziehungen zu Frauen. Ich kann meinen Wunsch nach Liebe und Nähe auf nichtsexuelle Weise zum Ausdruck bringen. Ich fühle mich mit den Frauen auf gleicher Ebene, und das hat zur Folge, dass ich mich als sexuelles Wesen viel wohler fühle. Früher hielt ich die Frauen für gesund und mich selbst für gestört. Jetzt sehe ich, dass Frauen nicht nur gesund und wohlangepasst, sondern auch ängstlich und bedürftig sind.

Freundschaft ist eine Grundlage, auf der eine intime Beziehung wachsen kann. Unbelastet von der Verwirrung und dem Erwartungsdruck, die durch Sex oft entstehen, kann man herausfinden, ob die andere Person einen so akzeptiert, wie man ist, und ob sie sich mit sich selbst wohl fühlt. Eine Überlebende erzählt:

Mein Freund und ich lernten uns bei Geselligkeiten im Freundeskreis kennen. Dann gingen wir zusammen joggen, ins Kino und mit den Hunden spazieren. Wir haben unproblematische, lustige Sachen gemacht. Als wir uns dann besser kannten, konnte sich alles Weitere auf dieser soliden und gleichberechtigten Grundlage entwickeln.

Wenn Sie eine Freundschaftsbeziehung aufgebaut haben, können Sie Ihre Ferien vom Sex dazu nutzen, eine Zeit der nichtsexuellen erotischen Annäherung zu genießen. Gleichgültig, ob Sie in einer festen Beziehung leben oder nicht – die vorsichtige erotische Annäherung an einen Partner ohne den Gedanken an Sex im Hintergrund kann für Ihre sexuelle Heilung sehr wichtig sein.

Überlebenden, die in einer festen Beziehung leben, bietet eine solche »Werbungszeit« in ihren Ferien vom Sex die Gelegenheit, den romantischen Rahmen für spätere sexuelle Kontakte zu schaffen. Auch in stabilen Beziehungen verändern sich die Lebensumstände und die Persönlichkeiten der Partner. Jeder muss sich immer wieder neu für die augenblicklichen Gedanken und Gefühle des anderen interessieren. Gehen Sie ruhig mit Ihrem Intimpartner aus und lernen Sie ihn kennen – auch wenn Sie schon seit Jahren zusammenleben. Gönnen Sie sich ab und zu eine Zeit der Zweisamkeit ohne die Anforderungen von Haushalt und Kindern.

Alleinstehenden Überlebenden ermöglicht eine solche Zeit des Kennenlernens, allmählich mehr über die andere Person in Erfahrung zu bringen. Man muss einen Menschen oft und in unterschiedlichen Situationen erleben, um entscheiden zu können, ob er einen guten Partner abgeben könnte. Der erste Eindruck kann leicht täuschen. Die Ferien vom Sex geben Ihnen die Zeit, eine Beziehung behutsam aufzubauen.

Auch wenn einem das lang erscheinen mag, möchte ich alleinstehenden Überlebenden empfehlen, drei bis sechs Monate auf das Kennenlernen eines potentiellen Partners zu verwenden und erst dann an Sex zu denken. Das gibt Ihnen Zeit, Vertrauen und Offenheit aufzubauen. Sie können, wenn es sich anbietet, nach und nach von dem Missbrauch erzählen und sehen, ob der potentielle Partner in der Lage ist, Sie in diesem Punkt emotional zu unterstützen. Sie können herausfinden, ob die andere Person ähnliche Beziehungsvorstellungen hat und ob sie sich in der Lage fühlt, zu respektieren, dass Sie das Tempo der körperlichen Annäherung bestimmen und Grenzen ziehen.

Die Ferien vom Sex bieten zudem Zeit für einen Aids-Test und die Untersuchung auf andere sexuell übertragbare Krankheiten. Finden Sie heraus, ob die Person, der Sie sich annähern, in diesem Punkt verantwortungsbewusst ist.

Die Ferien vom Sex beenden

Der Urlaub vom Sex sollte so lange dauern, bis Sie sich bereit fühlen, Sex als Ausdruck liebevoller Zuwendung zu sich selbst oder intimer Nähe zum Partner zu erkunden. Wichtig ist, dass Sie dabei langsam vorgehen und sich in kleinen Schritten an die sexuelle Nähe herantasten. So geben Sie sich die Zeit, neue sexuelle Erfahrungen mit anderen Lernschritten zu verbinden, z. B. mit der Entwicklung einer positiven Einstellung zum Sex, dem Aufbau eines positiven sexuellen Selbstbilds, der Bewältigung automatischer Reaktionen und dem Aufgeben alter problematischer Verhaltensmuster.

Sex sollte aus dem wachsenden Wunsch hervorgehen, dem Partner emotional näherzukommen. Freude an der Person des Partners, am Zusammensein und an Berührungskontakten, offene Kommunikation über sexuelle Dinge, Empfängnisverhütung und Ansteckungsschutz – das sind die besten Zeichen dafür, dass der Übergang zu intimeren Formen der Nähe angemessen ist.

Natürlich ist es unrealistisch, sich nach einer mehr oder minder sexfreien Zeit Hals über Kopf in sexuelle Aktivitäten zu stürzen. Erkunden Sie die Möglichkeiten der körperlichen Liebe behutsam und schrittweise. Forcieren und überstürzen Sie nichts. Fangen Sie mit einfachen, nicht bedrohlichen Formen der Nähe an: Händchenhalten, Umarmen, Küssen. Gehen Sie langsam zu intimeren und schließlich zu sexuellen Berührungen über.

Falls Sie das Bedürfnis danach haben, können Sie sich jederzeit wieder Ferien vom Sex gönnen. Am Ende einer solchen Karenzzeit beobachten Überlebende oft eine deutliche Veränderung in ihrem Umgang mit Beziehungen und Sex. Hier einige Berichte:

> *Vorher war Sex für mich wichtig, um mich attraktiv fühlen zu können und einen Partner an mich zu binden. Ich dachte, Sex sei der Schlüssel zur Nähe. Jetzt glaube ich, dass es notwendig ist, eine Beziehung aufzubauen, bevor man sich sexuell aufeinander einlässt. Ich sehe Sex jetzt als einen Ausdruck von Nähe, und Nähe hat für mich jetzt noch viele andere Dimensionen. Früher habe ich mir meinen Freund danach ausgesucht, wie es im Bett klappte, und dann erst*

geguckt, ob ich ihn mochte. Das ist anders geworden. Ich will jetzt mit Leuten zusammensein, die ich mag, und erst mit jemandem schlafen, wenn ich ihn besser kenne.

Sex ist mir jetzt weniger wichtig. Früher dachte ich, ich würde nicht mehr weiterleben wollen, wenn ich wüsste, dass ich für den Rest meines Lebens nicht mehr in der Lage wäre, mit jemandem zu schlafen. Jetzt genieße ich die emotionale Nähe viel mehr.

Sex hat für mich jetzt einen anderen Stellenwert. Ich betrachte ihn als Möglichkeit, Gefühle auszudrücken. Ich trenne jetzt zwischen erotischer Spannung und dem Wunsch nach freundschaftlichem Zusammensein. Ich habe meine Freundschaftsbeziehungen so intensiviert, dass ich die Liebe bekomme, die ich brauche, statt mich dafür »verkaufen« zu müssen.

Letztlich führen die Ferien vom Sex oft dazu, dass die Überlebenden Sex in einem neuen, gesünderen Kontext erleben.

Weg 3:
Grundregeln für gesunde sexuelle Begegnungen aufstellen

Ein weiterer Weg, wie Überlebende ihr Sexualverhalten positiv verändern können, besteht darin, neue Grundregeln für sexuelle Begegnungen aufzustellen. Diese Grundregeln können der Schlüssel zu dauerhaften, gesunden Verhaltensänderungen sein, nachdem Sie problematische Verhaltensmuster abgelegt oder Ferien vom Sex gemacht haben. Grundregeln stecken Grenzen ab, die es Ihnen ermöglichen, sich beim Sex sicher zu fühlen. Sie können jederzeit eingeführt werden.

Hier einige Vorschläge für gesunde Grundregeln. (Erweitern oder verändern Sie die Liste Ihren Bedürfnissen entsprechend.)

Lassen Sie sich nur dann auf Sex ein, wenn Sie es wirklich wollen
Fragen Sie sich, warum Sie sich auf Sex einlassen wollen. Wenn die

Antwort lautet: »Weil ich es wollen sollte«, »Weil ich nicht ohne Sex kann« oder »Weil mein Partner lange genug gewartet hat«, ist es nicht der richtige Zeitpunkt. Sie riskieren, dass alte negative Verhaltensweisen wiederaufleben, wenn Sie sich aus Pflicht- oder Schuldgefühl oder innerem Druck auf Sex einlassen. Wenn Sie nicht wirklich dafür bereit sind, kann Sex Wut, unterschwellige Aggressionen und Schamgefühle erzeugen.

Übernehmen Sie beim Sex einen aktiven Part

Es ist wichtig, dass Sie selbst über das sexuelle Geschehen bestimmen und die Aktivitäten initiieren, die Sie gern möchten. Wenn die Initiative von Ihrem Partner ausgeht, sagen Sie, wonach Ihnen zumute ist. Manche Leute befürchten zwar, dass Reden ein sexuelles Erlebnis ruiniert, aber für Überlebende gilt in jedem Fall, dass Reden besser ist als Schweigen. Schweigen verbindet sich für sie mit der Opferrolle. Für uns ist es wichtig, zu reden und zu lieben, zu lieben und zu reden.

Überlebende sollten beim Sex durchweg einen aktiven Part beibehalten. Achten Sie darauf, dass Sie sich nur so lange auf die jeweilige sexuelle Aktivität einlassen, wie Ihnen wohl dabei ist. Steuern Sie das Geschehen und beenden Sie es, wann und wie Sie wollen.

Missbrauchs-Überlebenden tut es oft gut, sich eine sexuelle Begegnung in Gedanken auszumalen, bevor sie sich darauf einlassen. Eine Frau möchte vielleicht gern mit ihrem Partner nackt Petting machen. Sie kann sich zuerst vorstellen, zu welcher Tageszeit und an welchem Ort sie es am liebsten tun möchte. Dann kann sie sich ausmalen, wie sie nur so viel Kleidung auszieht, wie ihr angenehm ist. Sie kann sich vorstellen, wie sie sich selbst und den Partner berührt und streichelt. Sie wird vielleicht darüber nachdenken, welche Berührungen ihr am liebsten sind. Schließlich kann sie sich überlegen, wie lange sie das Erlebnis ausdehnen möchte. Sie wird sich vielleicht ausmalen, wie sie und ihr Partner sich am Ende umarmen und aneinanderschmiegen. Nachdem sie eine Vorstellung davon hat, wie sie sich den Ablauf der Begegnung wünscht, kann sie mit ihrem Partner darüber sprechen.

Eine Vorstellung davon zu haben, was Sie möchten, kann Ihnen helfen, sexuelle Erlebnisse positiv zu gestalten, aber es ist wichtig, sich nicht auf ein bestimmtes Ergebnis wie etwa den beiderseitigen Orgasmus zu fixieren. Wenn alles auf den Orgasmus hinauslaufen muss, kann es leicht passieren, dass Sie sich unter Druck setzen und den emotionalen Kontakt zu Ihrem Partner verlieren. Konzentrieren Sie sich lieber darauf, liebevolle Wärme und Nähe zu genießen, ob die Begegnung zum Orgasmus führt oder nicht. So wird Sex für Sie eine Möglichkeit, sich selbst etwas Gutes zu tun oder Ihrem Intimpartner auf besondere Weise nahe zu sein.

Räumen Sie sich die Freiheit ein, jederzeit nein zu sagen

Sex muss etwas sein, was Sie selbst möchten – nicht nur zu Beginn, sondern während des gesamten Zusammenseins. Überlebende denken oft, wenn sie einmal zugestimmt haben, müssten sie auch bis zum Schluss mitmachen. Sie denken: Es wäre meinem Partner gegenüber nicht fair, mittendrin aufzuhören, oder: Ich habe ja gesagt, also muss ich dabeibleiben. Das ist falsch. Es ist eine irrige Vorstellung, dass es Ihrem Partner oder Ihnen selbst körperlich schaden könnte, sexuelle Erregung aufzubauen und dann aufzuhören. Wenn Sie es sich nicht zugestehen, jederzeit nein zu sagen, behindern Sie Ihren Heilungsprozess, weil die alten Verpflichtungsgefühle oder Zwänge wiederaufleben.

Merken Sie sich diesen Grundsatz: *Sie können nicht ja zum Sex sagen, solange Sie nicht jederzeit nein sagen können.* Angenommen, ein Überlebender erkennt beim Sex mit seiner Freundin, dass er lieber aufhören möchte, aber gleichzeitig merkt er, dass seine Freundin kurz vor dem Orgasmus ist. Er sollte es sich zubilligen, die Aufmerksamkeit seiner Freundin behutsam auf sich zu lenken und sie wissen zu lassen, was in ihm vorgeht. Seine Freundin sollte ihrerseits auf seinen Wunsch eingehen, mit dem Sex aufzuhören.

Es wird Ihnen leichterfallen, diese Grundregel zu beherzigen, wenn Sie und Ihr Partner sich darin einig sind, dass Ihre Einwilligung in eine sexuelle Begegnung bedeutet, dass *Sie bereit sind, sexuelle Möglichkeiten zu erkunden*, dass sie Sie aber keineswegs verpflichtet, bis zum Ende »durchzuhalten«. Finden Sie gemeinsam mit Ihrem Partner Formen, beim Sex auf sanfte Weise aufzuhören. Ein Paar erzählte mir, dass es in diesem Fall in einer zärtlichen Umarmung liegen bleibe.

Wenn Sie Ihr Sexualverhalten ändern, kann Sex für Sie zu einem völlig neuen Erlebnis werden. Nach einem Jahr sexueller Heilung beschreibt eine Überlebende den Unterschied:

> *Vorher habe ich beim Sex nie meine Bedürfnisse geltend gemacht. Ich habe meinen Partner nicht angefasst und mich völlig passiv verhalten. Wir haben fast nie dabei geredet. Ich fühlte mich missachtet, erniedrigt und benutzt. Ich hielt Lust am Sex für etwas Schlechtes, was mich zu einer verdorbenen Person gemacht hätte.*
> *Jetzt teile ich meinem Partner immer mit, wie ich mich fühle und was ich brauche. Ich initiiere Berührungen und bitte meinen Partner manchmal, sich passiv zu verhalten, damit ich mit aktiver Berührung experimentieren kann. Ich kann den Sex beenden oder unterbrechen, wann immer ich das Bedürfnis habe. Ich sage mir bewusst, dass mein Partner mich liebt und achtet. Ich erfahre meine Lust jetzt als etwas Natürliches und Positives. Diese Veränderungen waren sehr befreiend: Sie haben es mir ermöglicht, mich selbst mehr zu mögen und eine neue, innigere Nähe zu meinem Partner herzustellen.*

Für den Heilungsprozess ist die aktive Einbeziehung des Partners sehr wichtig. Tatsächlich wird die Rolle des Partners mit fortschreitender Heilung immer bedeutsamer. Bisher haben wir uns auf das Erleben und die Bedürfnisse der Überlebenden konzentriert. Wenn die Betroffenen jedoch in festen Beziehungen leben, ist auch der Partner von den Folgen des Missbrauchs betroffen. Im nächsten Kapitel wollen wir uns damit befassen, wie Partner indirekt zu Opfern des Missbrauchs werden, und uns ansehen, wie Partner und Betroffene zusammen an der Heilung arbeiten können. Als Team können Sie und Ihr Partner gemeinsam den Schaden bewältigen, der Ihrer Beziehung aus dem Missbrauch erwachsen ist.

Betroffenen, die momentan nicht in einer festen Beziehung leben, bietet das neunte Kapitel Informationen über die Dynamik, die sich in einer künftigen Beziehung entwickeln kann. Wenn Sie bereits gescheiterte Beziehungen hinter sich haben, kann Ihnen das neunte Kapitel vielleicht helfen, besser zu verstehen, was falsch gelaufen ist und was Sie in Zukunft besser machen können.

9. Heilung in der Partnerschaft

Die Heilungsarbeit zusammen mit meiner Partnerin gehört zu den schwierigsten Dingen in meinem Leben. Wir haben gelernt, die bitteren Zeiten – in denen wir mutlos, deprimiert und hoffnungslos sind – als Gelegenheit zu nutzen, uns persönlich weiterzuentwickeln und unsere Beziehung zu stabilisieren.

Vor einigen Jahren leitete ich einen Workshop für Paare zum Thema Heilung von Missbrauchsfolgen. Dabei traf ich Bill, einen 40-jährigen Missbrauchs-Überlebenden, und seine Frau Patty. Sie waren seit zehn Jahren verheiratet. Während der Mittagspause setzten wir uns zum Picknick auf den wunderschönen Rasen. Dort erzählten mir Bill und Patty leise und stockend von den Problemen, die durch den Missbrauch in ihrer Beziehung entstanden waren.

Bill: In der ersten Zeit unserer Ehe war ich Patty emotional nicht sehr nahe. Ich wollte nur selten mit ihr schlafen, eigentlich nur dann, wenn sie sich verführerisch anzog. Ich konnte nicht gleichzeitig mit ihr schlafen und ihr zeigen, dass ich sie liebte. Es war, als ob Liebe und Sex in zwei verschiedenen Schubladen steckten. Im Bett habe ich Patty als Person kaum wahrgenommen. Ich habe sie nie geküsst. Ich habe nur den Sexualakt abgespult.

Patty: Ich hatte Angst, dass ich für Bill sexuell nicht attraktiv genug wäre. Ich dachte, es läge an mir, dass er so wenig Interesse hatte. Er schien mich einfach nicht als Mensch zu sehen. Einmal habe ich zu ihm gesagt, ich käme mir vor wie ein x-beliebiges Loch. Bill wollte nicht offen und ehrlich mit mir reden. Er mauerte. Wir haben uns dann beide emotional aus der Beziehung zurückgezogen. Wir haben Marihuana geraucht und versucht, unsere Probleme zu vergessen.

Bill: Ich habe erst vor drei Jahren gemerkt, dass mein Problem mit sexuellem Missbrauch zu tun hat. Damals träumte ich zum ersten Mal, dass ich mit meiner Mutter schlief. Nach einiger Zeit erzählte ich Patty von diesen Träumen, weil ich mich deswegen ziemlich mies fühlte. Sie machte mir Mut, eine Therapie anzufangen, und schließlich erkannte ich, dass die Träume echte Erinnerungen waren.

Patty: Ich war überrascht und schockiert, als Bill mir erzählte, was seine Mutter ihm angetan hat. Ich war traurig über das, was Bill erlitten hatte, und ich war wütend auf seine Mutter. Aber ich wurde auch wütend auf Bill. Obwohl ich wusste, dass er den Missbrauch verdrängt hatte, wünschte ich doch, ich hätte früher davon erfahren. Es hätte so vieles erklärt. Jahrelang hatte ich gedacht, ich sei schuld an unseren Problemen. Als meine Wut nachließ, kam die Angst. Ich machte mir Sorgen, was das alles für unsere Beziehung bedeutete – in sexueller Hinsicht und überhaupt.

Bill: Als ich mir in der Therapie über meine Gefühle klar zu werden versuchte, wurde unser Zusammenleben immer schwieriger. Ich brauchte mehr emotionalen Abstand von Patty. Ich wollte nicht mehr mit ihr schlafen. Ich hatte Angst, dass ich beim Sex das Gefühl für mich selbst und für meine Kräfte verlieren würde. Ich hatte nie gewusst, wie es ist, emotionale oder körperliche Grenzen zu haben. Wenn ich keine Mauern um mich baute, verlor ich mich völlig in Pattys Gefühlen und Bedürfnissen. Wenn sie umarmt werden wollte, fühlte ich mich unter Druck gesetzt, als sei es eine Forderung. Ich wusste, mein »Ja« bedeutete nichts, solange ich nicht auch »Nein« sagen konnte.

Patty: Als Bill dann ins Gästezimmer zog, war ich am Boden zerstört. Ich konnte mich nicht mehr darauf verlassen, dass er für mich da war, wenn ich ihn brauchte. Und ich brauchte ihn wirklich. Mein Vater starb bei einem Wohnungsbrand. Ich hatte eine Fehlgeburt, und ein Knoten in meiner Brust musste operiert werden. Wenn ich während dieser ganzen Zeit Bill fragte, ob er mich noch liebte, schwankte er zwischen »Ja«, »Nein« und »Ich weiß nicht«. Ich begann eine Einzeltherapie und nahm an einem Kurs teil, der sich mit Co-Abhängigkeit beschäftigte. Ich erkannte, dass ich aufgrund von Erlebnissen in meiner Kindheit zu unseren Schwierigkeiten beigetragen hatte. Ich bin in einer Familie aufgewachsen, in der ich emotional missbraucht wurde. Es fällt mir nicht leicht, jemandem zu vertrauen – ich will alles oder nichts. Und ich richte mich mehr nach Bills Gefühlen als nach meinen eigenen.

Bill: Jetzt arbeiten wir beide daran, das Für-sich-Sein zu ertragen und innere Stärke zu entwickeln.

Patty: Und das tut weh! Ich kann Bill nicht einfach umarmen oder küssen. Ich muss zuerst fragen. Oft werde ich zurückgewiesen. Sexuell fühle ich mich kaltgestellt. Die Selbstbefriedigung stillt nur das körperliche Verlangen; sie erfüllt mein Bedürfnis nach Nähe nicht. Jedes Mal, wenn ich Bills saubere Kleider in »seinem« Zimmer in den Schrank hänge, bin ich traurig. Ich bin einsam, wenn ich abends ins Bett gehe. Ich fühle mich nicht verheiratet, und ich fühle mich nicht als Single. Ich weiß nicht, wie lange Bill für seinen Heilungsprozess braucht. Ich weiß nicht, ob es ein Jahr, zwei Jahre oder fünf dauern wird. Ich hoffe nur, ich halte so lange durch.

Bill: Unser Pluspunkt ist, dass wir beide intelligente Menschen sind, die sich immer weiter bemühen und lernen wollen. Wir sollten es doch eigentlich schaffen, oder?

Patty: Was mich bei der Stange hält, ist ein Gefühl tief in mir drinnen. Bill scheint es auch zu haben. Sogar in den schlimmsten Phasen kommt es immer wieder. Ich glaube, es ist eine tiefe wechselseitige Liebe und Verbundenheit.

Die Geschichte, die Bill und Patty erzählten, entwirft ein Szenario, in dem sich viele Paare bewegen, die eine Krise ihrer sexuellen Beziehung durchleben. Beide Partner leiden unter den Folgen des Missbrauchs: die Überlebenden als direkte, primäre Opfer, und ihre Partner als indirekte, sekundäre Opfer. Beide sind von den Belastungen betroffen, die der Missbrauch hinterlässt, und beide müssen daran arbeiten, die Krise zu überwinden und eine gesunde Beziehung aufzubauen.

Für manche Paare erweist sich eine solche Krise als unüberwindlich. Leider brechen nicht wenige Beziehungen wegen der Nachwirkungen des Missbrauchs auseinander. In diesen Fällen haben die Partner meist die Warnsignale nicht beachtet: Sie hören auf, miteinander zu sprechen, jeder zieht sich in seine eigene Welt zurück, der betroffene Teil bezieht den Partner nicht in den Heilungsprozess ein, oder der Partner lehnt es ab, sich konstruktiv an der Heilung zu beteiligen.

Für die meisten Paare ist die Krise jedoch nur ein vorübergehender Zustand. Sie können sie aus eigener Kraft bewältigen. Sie stellen sich der Situation, nehmen wichtige Veränderungen vor und stabilisieren ihre intime Beziehung im Laufe der Zeit. Bill und Patty ist das gelungen. Ich hörte später, dass ihre Geschichte ein Happy End hatte: Sie lernten, gemeinsam an der Heilung zu arbeiten, und begründeten so eine dauerhafte und befriedigende sexuelle Beziehung und eine belastbare Ehe.

Die Krise, die aus sexuellem Missbrauch entstehen kann, rührt an den Kern der Paarbeziehung. Sie zerstört die Fähigkeit des Paares, gefühlsmäßige und körperliche Nähe zu genießen. Ein Partner berichtet:

> *Der sexuelle Missbrauch überschattet unser Leben wie eine dunkle Wolke. Es kommt uns vor, als hätte uns jemand etwas Wichtiges geraubt: die Möglichkeit, uns unbelastet aneinander zu freuen, die Fähigkeit, das Glück unserer Liebe auszukosten. Wir haben das Gefühl, dass unsere Grundrechte verletzt worden sind. Als Paar müssen wir sexuelle Hürden überwinden, die sonst nicht da wären.*

Wenn die Partner sich ihrer sexuellen Krise stellen, bringt das für die Beziehung meist noch weitere Belastungen mit sich. Der Alltag mit seinen häuslichen Pflichten und familiären Aktivitäten kann darunter leiden, dass beide Partner immer wieder zornig, depressiv oder nicht ansprechbar sind. Ein weiterer Punkt ist die zeitaufwendige Inanspruchnahme professioneller Hilfe.

Eine solche Krise kann für Paare ebenso problematisch sein wie eine schwere körperliche Krankheit, ein Unfall oder der Tod eines nahen Verwandten. Wenn ein Mann erfährt, dass er nicht zeugungsfähig ist, ist das Leben seiner Partnerin davon mitbetroffen. Wenn eine Frau sich bei einem Autounfall schwere Verletzungen zuzieht, die sie für lange Zeit an sexuellen Aktivitäten hindern, ist auch das Liebesleben ihres Partners beeinträchtigt. Auch wenn nur eine Person das ursprüngliche Trauma erlitten hat, sind doch tagtäglich beide Partner betroffen.

Eine sexuelle Krise – ganz gleich, welche Ursache sie hat – verlangt von den Partnern, dass sie ihre Probleme bis zu einem gewissen Grad als gemeinsam akzeptieren.

Wie Sie beim sexuellen Heilungsprozess zusammenarbeiten können

Um Ihre Probleme zu überwinden, sollten Sie eine Strategie der gemeinsamen Heilung entwickeln. Es ist sinnvoll, individuell an individuellen Schwierigkeiten zu arbeiten und gemeinsam an Problemen, die Ihre Paarbeziehung betreffen. Sie müssen beide aktiv und engagiert gegen die Nachwirkungen des Missbrauchs angehen, um dann eine neue, gesunde Sexualität aufzubauen, die Sie beide befriedigt.

Partner machen die Sache nur schlimmer, wenn sie einen Standpunkt einnehmen wie: »Das sind deine sexuellen Probleme – lass mich damit in Ruhe – bring das selbst in Ordnung.« Eine solche Haltung verkennt die Situation, drückt sich vor der Mitverantwortung für die Heilung und erzeugt nur noch mehr emotionale Distanz und Isolation.

Sie werden es aber umgekehrt auch beide vermeiden müssen, sich selbst die Schuld an den auftretenden Problemen und Belastungen zu geben. Partner übersehen leicht, dass der Missbrauch eine Realität ist, und halten sich selbst für schuld an sexuellen Problemen, die in der Vergangenheit wurzeln. Überlebende fühlen sich oft schuldig, weil sie meinen, sie hätten »diese schreckliche Krise in unserer Beziehung heraufbeschworen«.

Keiner von Ihnen ist für die Krise verantwortlich. Ihre Probleme wurden durch sexuellen Missbrauch verursacht. Sie zeigen sich erst jetzt als verspätete Nachwirkungen von Handlungen, die in der Vergangenheit begangen wurden.

In diesem Kapitel wollen wir bestimmte Methoden behandeln, mit denen Paare an der Heilung ihrer Sexualität arbeiten können. Wir werden herausfinden, wie Überlebende und Partner von dem sexuellen Missbrauch betroffen sind und wie sie gemeinsam zu einem neuen, positiven Erleben ihrer Sexualität finden können.

Bevor Sie diesen Prozess als Paar beginnen, müssen Sie zuerst eine besondere Art von Partnerschaft akzeptieren. Die Bedürfnisse der einen Person sind nicht identisch mit denen der anderen. Auch die Rollen sind unterschiedlich. Der Partner, der den Missbrauch erlitten hat, wird – da er seinen eigenen Rhythmus bei der Bewältigung des Missbrauchs einhalten muss – eine Zeitlang im Hinblick auf körperliche Nähe den Maßstab setzen. Der andere Partner wird sich diesem Kurs eher anpassen müssen, als die Dinge zu forcieren. In der Partnerschaft werden Ihre Rollen komplementär, aber notgedrungen ungleich sein.

In diesem Kapitel werde ich Sie manchmal einzeln und gelegentlich als Paar ansprechen. Es ist wichtig, dass jeder von Ihnen die Bedürfnisse des anderen genau kennt und berücksichtigt.

Sexueller Missbrauch und der daraus folgende Heilungsprozess bedeuten Krisen im intimen Zusammenleben, doch wie alle Krisen, und selbst die dramatischsten, bergen auch diese die Chance zu einer positiven Entwicklung. Die Fähigkeiten, die Sie bei der Arbeit an der Heilung erlernen – Einfühlungsvermögen, Ehrlichkeit, Vertrauen und Gesprächsbereitschaft –, werden Ihnen noch über Jahre hinweg in Ihrer Partnerschaft zugutekommen. So können Sie aus Ihrem Leid etwas Positives ziehen.

Wenn wir die verschiedenen Methoden betrachten, die Sie einzeln und als Paar nutzen können, ist es wichtig, dass Sie jede als eine Chance zur Veränderung und Gesundung auffassen. Obwohl Sie Tempo und Ablauf des Heilungsprozesses selbst bestimmen, werden wir die Grundprinzipien in der Reihenfolge behandeln, in der die meisten Paare sie umsetzen:

1. Akzeptieren Sie den sexuellen Missbrauch als Tatsache.
2. Informieren Sie sich über sexuellen Missbrauch.
3. Machen Sie sich auf heftige Gefühlsbewegungen gefasst.
4. Nehmen Sie Hilfe von außen an.
5. Seien Sie auf der Hut vor unbewussten Projektionen.
6. Stellen Sie sich auf die veränderten sexuellen Bedürfnisse ein.
7. Seien Sie gesprächsbereit.
8. Arbeiten Sie als Team aktiv an der Heilung.

Akzeptieren Sie den sexuellen Missbrauch als Tatsache

Wenn Überlebende ihren Partnern von dem sexuellen Missbrauch in ihrer Vergangenheit berichten, kann dies die Beziehung schwer erschüttern. Die 20-jährige Tanya hatte ihrem jungen Ehemann Brian schon erzählt, dass sie von ihrem Vater missbraucht worden war. Während einer Therapiesitzung beschloss sie, ihm die Einzelheiten zu schildern.

Als Brian hörte, dass Tanyas Vater ihre Brüste stimuliert, fünf Jahre lang oralen Sex mit ihr praktiziert und immer wieder versucht hatte, mit ihr zu schlafen, war er wie von Sinnen. Er sprang auf, sackte zusammengekrümmt auf die Armlehne des Sofas und hielt sich die Hand vor den Mund. Dann rannte er aus dem Sprechzimmer hinaus auf die Toilette, wo er sich erbrach. Als Brian zurückkam, verkündete er, er hätte gute Lust, Tanyas Vater zu *ermorden*. Tanya hielt dagegen, dass sie das nur noch mehr verletzen würde, denn dann käme Brian als Verbrecher ins Gefängnis.

Brians Reaktion erschreckte Tanya, aber sie machte ihr noch klarer, welches Unrecht ihr Vater ihr zugefügt hatte. Einzeln und als Paar mussten Tanya und Brian heftige Gefühle verarbeiten und Tanyas Vergangenheit als Tatsache akzeptieren.

Wenn die Partner der Opfer von dem Missbrauch erfahren, sind sie oft schockiert, unvorbereitet und unsicher, wie sie reagieren sollen. Manchmal werden sie dem Opfer die Schuld geben, dessen Aussage in Zweifel ziehen oder ihre Unsicherheit auf andere destruktive Weise zeigen. Eine Überlebende berichtete:

> *Als ich meinem Partner erzählte, dass ich vergewaltigt worden war, meinte er, das hätte ich mir ausgedacht. Dann sagte er, es sei ja schon so lange her und ich könne damit fertigwerden, wenn ich es nur wollte. Er redete, als sei das alles allein mein Problem.*

Mit der emotionalen Reaktion auf die Enthüllung fertigwerden

Wenn der Partner auf die Offenbarung des Missbrauchs unsensibel reagiert, kann es zu heftigen Auseinandersetzungen kommen, denn der betroffene Teil wird unter Umständen sehr gekränkt und zornig sein. Wenn die Betroffenen diese negativen Gefühle nicht auflösen können, wird es ihnen sehr schwerfallen, den Heilungsprozess gemeinsam mit dem Partner zu beginnen. Sie müssen sich darüber klar werden, dass die verletzende Reaktion des Partners häufig auf Unkenntnis und Angst beruht.

Bei manchen Paaren reagiert der Partner verärgert, wenn er von dem Missbrauch erfährt. In einer längeren Beziehung mag er fragen: »Warum sagst du mir das erst jetzt?« Manche Partner befürchten, die ganze Beziehung sei von Täuschung und Betrug durchzogen. Liebe, Ehrlichkeit und Vertrauen können plötzlich in Frage stehen.

Wenn der betroffene Teil die Missbrauchsgeschichte an einem kritischen Punkt der Beziehung enthüllt, geht damit oft das Geständnis einher, die Sexualität nie wirklich genossen oder sogar als unangenehm empfunden zu haben. Die Partner merken plötzlich, dass die Überlebenden in einer geheimen Gefühls- und Erfahrungswelt leben, und fühlen sich häufig getäuscht. Sie fragen sich vielleicht, ob sie dem anderen Teil jemals wieder trauen können. Ein Partner berichtet:

> *Erst vor einigen Monaten hat mein Mann mir erzählt, dass er als Kind sexuell missbraucht wurde und süchtig nach Sex ist. Vorher hatte ich angenommen, dass wir uns sexuell gut verstehen. Es war mir nie aufgefallen, dass etwas nicht stimmte: dass er sich schämte, wenn ich ihn nackt sah, dass er beim Orgasmus traurig wurde, dass er ständig von anderen Frauen phantasierte und dass er Affären gehabt hatte. Ich komme mir so dumm vor, weil ich das alles nicht gemerkt hatte, und ich bin wütend auf ihn, weil er mir nicht schon früher etwas von seinen wahren Gefühlen gezeigt hat. Ich hatte ein völlig falsches Bild von unserem gemeinsamen Leben. Ich habe ihm vertraut, als er mir gegenüber nicht ehrlich war und mein Vertrauen nicht verdiente. Jetzt weiß ich nicht, wie ich wieder lernen kann, ihm zu vertrauen.*

Erst wenn die Partner ihre negativen Gefühle überwinden, können sie bei der Heilung mitwirken. Vielleicht hilft ihnen das Wissen, dass

Überlebende oft Schwierigkeiten haben, sich an den Missbrauch zu erinnern oder zu erkennen, dass es sich bei einem Erlebnis um sexuellen Missbrauch handelte, und dass es sie Überwindung kostet, ihr Geheimnis preiszugeben (s. zweites Kapitel).

Dass sich Überlebende scheuen, von dem Missbrauch zu erzählen, kann gewichtige Gründe haben. Vielleicht hat ihnen der Täter gedroht, sie umzubringen, wenn sie je etwas erzählen sollten. Oft ist den Überlebenden auch gar nicht bewusst, dass der Missbrauch sich so gravierend auf ihre Beziehung auswirkt, oder sie hoffen, dass sich die Probleme von allein geben werden. Zudem fürchten die Überlebenden vielleicht, der Partner würde

- ihnen die Schuld geben,
- sich vor ihnen ekeln,
- sich von ihnen abwenden,
- seine Fürsorge übertreiben,
- glauben, dass sie für immer »unnormal« seien,
- ihre Herkunftsfamilie ablehnen,
- unfähig sein, sie zu trösten.

Den Schmerz an sich heranlassen

Partner, die ihren Zorn und ihr Gefühl, getäuscht worden zu sein, nicht überwinden können, versuchen oft, sich vor dem Schmerz zu schützen. Es tut weh, den Missbrauch in seiner ganzen Tragweite zu erfassen. Die Überlebenden wissen das bereits. Für den Partner ist es manchmal leichter, Zorn zu empfinden, als sich noch schmerzhafteren Gefühlen wie Trauer und Verzweiflung stellen zu müssen.

Für viele Partner klingt die Missbrauchsgeschichte unglaubwürdig, weil sie ihnen von ihrer eigenen Lebenserfahrung her so fremd ist. Der Ehemann einer Frau, die bei sadistischen Ritualen missbraucht und von ihrer Mutter und ihrem Bruder sexuell gequält worden war, sagte, seine traumatischste Erfahrung mit Schmerz habe darin bestanden, einen Baseballschläger auf die Nase zu bekommen. Es falle ihm schwer, nachzuvollziehen, welches Entsetzen und welche Qual seine Frau durchgemacht habe.

Wenn Partner den Missbrauch als Tatsache anerkennen, kann es sie in ein spirituelles Dilemma stürzen: Fragen nach dem Sinn des Lebens und der Existenz Gottes stellen sich. Eine Partnerin war wie vor den Kopf geschlagen, nachdem ihr Freund ihr seine Geschichte erzählt hatte:

> *Ich konnte mir die nackte Brutalität, die er beschrieben hatte, kaum vorstellen. Ich sehe die Welt lieber in sanfteren, helleren Tönen: Solchen schrecklichen Dingen war ich nie ausgesetzt. Ich musste seine Erlebnisse in mein Weltbild integrieren. Ich stellte mir Fragen wie: »Wie kann ich einem Gott trauen, der es zulässt, dass Kindern so schreckliche Dinge angetan werden?« – »Wie kann ich mich in einer Welt sicher fühlen, wo solche Dinge möglich sind?« Letztlich sind das Fragen, die sich jeder Mensch stellen muss, aber ich wurde durch die Leidensgeschichte meines Freunds darauf gestoßen.*

Das Leid des Betroffenen an sich heranzulassen konfrontiert den Partner zugleich mit einem größeren Zusammenhang: Sexueller Missbrauch betrifft viele unschuldige Menschen in unserer Gesellschaft. Wenn diese traurige Realität bis in unsere eigene Familie hineinreicht, können wir sie nicht länger ignorieren. Manche Partner versetzen sich gefühlsmäßig so stark in die Überlebenden, dass sie sich persönlich misshandelt fühlen. Ein Partner erklärte:

> *In der Nacht, in der sie mir von dem sexuellen Missbrauch erzählte, träumte ich, dass sie missbraucht wurde und ich mich nicht rühren konnte, um ihr zu helfen. In dem Alptraum hatte ich das Gefühl, als würde ich selbst missbraucht. Wenn mir meine Frau später von dem Missbrauch erzählte, ist es immer wieder vorgekommen, dass ich die Schmerzen fast körperlich spürte.*

Gelegentlich kann die Bereitschaft des betroffenen Teils, von dem Missbrauch zu sprechen, beim Partner die Erkenntnis auslösen, dass er ebenfalls missbraucht wurde. Bei einem solchen Paar aus zwei Überlebenden hat jeder Teil eine Doppelrolle – Überlebender und

Partner. Ihre komplexe Beziehung ähnelt einem doppelt belichteten Foto: Zwei separate Missbrauchsgeschichten überlagern sich. Beide Partner müssen die Realität ihrer Erfahrungen akzeptieren und sich ihrer doppelten Rolle bewusst sein. Als Partner können sie sich oft besonders gut in den anderen hineinversetzen, aber gleichzeitig fällt es ihnen schwerer, den Heilungsprozess gemeinsam durchzustehen.

Vertrauen aufbauen

Ungeachtet ihrer ersten spontanen Reaktion auf die Enthüllung des Missbrauchs sind viele Partner im Grunde durchaus in der Lage, dem betroffenen Teil Mitgefühl, Verständnis und Unterstützung entgegenzubringen. Dass sie die Geschichte glauben und dies auch deutlich zeigen, ist die Grundlage für Vertrauen und emotionale Nähe und damit ein wichtiges Moment des Heilungsprozesses. Eine Überlebende erzählt:

> *Zuerst war es schwer, von den erniedrigenden, beschämenden und abnormalen Dingen zu sprechen, die mein Peiniger mit mir gemacht hat, aber mein Mann hat klug und einfühlsam reagiert. Allmählich haben wir Fortschritte gemacht. Dass ich mich ihm gegenüber so frei äußern konnte, hat mir sicher sehr geholfen.*

Und ihr Partner meint:

> *Ich hatte mich immer gefragt, warum sie so kalt blieb, wenn wir miteinander schliefen. Aber seit mir das Ausmaß des Missbrauchs bewusst ist, kann ich es besser verstehen. Jetzt sind wir optimistisch, dass wir es überwinden können.*

Wenn Überlebende ihren Partnern von dem Missbrauch erzählen, ist dies oft ein Zeichen dafür, dass sie in ihrer Beziehung einen hohen Grad an Liebe, Verbundenheit und Vertrauen erreicht haben. Deshalb sollten Paare die Aussprache feiern, *ganz gleich*, wann sie erfolgt.

Auch wenn es schwer ist, den Missbrauch als Tatsache zu akzeptieren, sind sich die Partner doch in den meisten Fällen einig, dass es besser ist, den Problemen ins Auge zu sehen und sie verstehen und bearbeiten zu können, als sie weiter im Verborgenen schwären zu lassen. Das, was Ihrem Partner oder Ihnen in der Vergangenheit geschehen ist, können Sie nicht ungeschehen machen, aber Sie haben Einfluss darauf, wie Sie jetzt und in Zukunft damit umgehen und wie Sie sich gegenseitig helfen.

Informieren Sie sich über sexuellen Missbrauch

Beim sexuellen Heilungsprozess gilt wie bei so vielen Dingen: Wissen ist Macht. Je mehr ein Paar über sexuellen Missbrauch und über die Möglichkeiten seiner Überwindung weiß, desto leichter werden beide Partner ihre Energien in positive Bahnen lenken können. Gemeinsam können Sie alte, falsche Vorstellungen von sexuellem Missbrauch ablegen und sich die erfolgreichen Bemühungen anderer Paare zum Vorbild nehmen. Sie können eine gemeinsame Wissensbasis schaffen und sich ein Vokabular aneignen, mit dem Sie über Entwicklungs- und Heilungsprozesse sprechen können.

Gemeinsam lernen

Informationen kann man sich aus den verschiedensten Quellen beschaffen. Es gibt Bücher, die Sie einzeln lesen oder sich gegenseitig vorlesen und anschließend besprechen können (siehe Literaturliste). Unterstreichen Sie, was Ihnen auffällt, am besten jeder mit einer anderen Farbe. Diese Technik führt Ihnen vor Augen, was Ihnen selbst am wichtigsten ist, und Sie erfahren gleichzeitig, welche Punkte Ihre Partnerin oder Ihren Partner besonders angesprochen haben.

Es gibt Seminare und Workshops, die sich mit sexuellem Missbrauch beschäftigen. Andere Paare mit ähnlichen Problemen zu treffen kann Ihnen zu der Erkenntnis verhelfen, dass Ihre Situation gar nicht so ungewöhnlich ist. Außerdem kann Ihnen eine solche Veranstaltung viele wertvolle Einsichten bringen. Hilfreich sind auch Seminare zu angrenzenden Themen wie Sucht nach Sex, zwanghaften sexuellen Verhaltensmustern, gestörten Familienstrukturen, Co-Abhängigkeit, Partnerschaft und Kommunikation.

Verstehen lernen

Mehr über Missbrauch und angrenzende Themen zu erfahren kann Partnern helfen, verständnisvoller und sensibler auf die Bedürfnisse der Überlebenden einzugehen. Partner können sich über die spezielle Art von Missbrauch informieren, mit der sie indirekt konfrontiert sind. Kenntnisse über das Vergewaltigungstrauma können Partnern von Vergewaltigungsopfern entscheidend helfen, und für Partner von Inzestopfern bringt es Erleichterung, zu wissen, wie sich sexueller Missbrauch auf die Familiendynamik auswirkt.

Solche Kenntnisse machen den Partnern auch die Verhaltensweisen der Überlebenden verständlicher. Nach einem Seminar über sexuellen Missbrauch sagte ein Partner zu mir: »Ich weiß jetzt, dass ein missbrauchter Mensch anders denkt, handelt und reagiert als ein nicht missbrauchter.« Ein anderer Partner schildert seine neugewonnene Einsicht so:

> *Mir ist jetzt klar, warum meine schnoddrigen Äußerungen über Sex meine Frau so tief getroffen haben. Kommentare und Gesten, die für jemanden, der nie missbraucht worden ist, akzeptabel sein mögen, sind für eine Überlebende nicht erträglich.*

Und der Ehemann einer Frau, die als Teenager missbraucht wurde, berichtete:

> *Meine Frau erzählte mir, dass ihre älteren Brüder sie während ihres Missbrauchs dazu gebracht haben, Szenen aus Pornos nachzuspielen. Jetzt verstehe ich, warum sie es nicht aushält, dass ich mir Pornos ansehe. Ihre Tränen zu sehen, brachte in mir den Gedanken auf, meinen Pornokonsum aufzugeben. Ich will nicht, dass sie mich in irgendeiner Weise mit diesen Mistkerlen in Verbindung bringt.*

Um ihren Partner besser zu begreifen, können Überlebende Texte lesen, die sich mit der Situation sekundärer Opfer befassen.[11] Für beide Partner ist gezielte Information ein konkreter und relativ schmerzloser Weg, *etwas zu tun*, um ihr Zusammengehörigkeitsgefühl zu stärken.

Machen Sie sich auf heftige Gefühlsbewegungen gefasst

Der sexuelle Heilungsprozess kann Ihre Energien, Ihr Gefühlsleben und Ihre Beziehung erheblich strapazieren. Den Heilungsprozess gemeinsam anzugehen setzt bei beiden Partnern das Bemühen voraus, die Bedürfnisse des anderen zu verstehen und die zusätzliche Belastung, die durch den Heilungsprozess entsteht, auf positive Weise zu handhaben.

Wenn in einer Paarbeziehung eine Person krank wird und das Bett hüten muss, ist die andere dadurch in Mitleidenschaft gezogen. Der Gesunde muss den Kranken pflegen, den eigenen Bedürfnissen nachgehen und die sonst aufgeteilte Arbeit allein erledigen. Das ist schon schwierig genug, aber beim sexuellen Heilungsprozess leiden beide an den einschneidenden Folgen des sexuellen Missbrauchs. Obwohl keiner von Ihnen »krank« ist, werden Sie sich zeitweise so fühlen, als seien Sie beide gleichzeitig innerlich wund. Sie werden sich ausgelaugt fühlen. Ihre eigenen Bedürfnisse werden nicht befriedigt. Jeder von Ihnen benötigt besondere Zuwendung, und es ist nicht leicht, für den Partner noch genügend Energien aufzuwenden.

Um mit dieser Situation fertigzuwerden, brauchen Sie Einfühlungsvermögen und Mitgefühl dem anderen gegenüber. Gleichzeitig ist es wichtig, die eigenen Bedürfnisse nicht zu vernachlässigen.

Die Situation der Überlebenden – gesteigerte Verletzlichkeit

Überlebende machen nicht selten Zeiten durch, in denen sie sich sehr verletzlich vorkommen. Das zeigt sich vielleicht als Depressivität,

---

11 Viele der Bücher über die Heilung von sexuellem Missbrauch enthalten spezielle Kapitel für Partner. Sehen Sie sich zum Beispiel die Bücher von Bass und Davis, Davis, Gil, Ledray, Lew, Maltz und Holman und Warshaw an, die im Ressourcenabschnitt aufgeführt sind.

Wut oder Traurigkeit. Sie werden von Gedanken an den Missbrauch verfolgt, oder aber sie bekommen Weinkrämpfe und Alpträume. Dies sind Symptome von posttraumatischem Stress, einem vorübergehenden Zustand, in dem sich viele Überlebende vor und während ihrer Genesungsphase befinden.

Im Anfangsstadium ihres Genesungsprozesses schrieb die 34-jährige Rose, die von ihrem Vater missbraucht worden war, in ihr Tagebuch:

> *Seit einigen Tagen fühle ich mich einsam, ängstlich und völlig verwirrt. Ich bin ständig geistesabwesend und habe dauernd Tagträume, in denen es um den Missbrauch geht. Die meiste Zeit lebe ich irgendwie in einer anderen Welt. Ich möchte weinen, selbst wenn es dazu keinen unmittelbaren Anlass gibt. Stark fühle ich mich nur, wenn mich jemand ärgert. Dann reagiere ich sofort mit Zorn. Ich rege mich schnell auf. Manchmal scheint mir, dass die Liebe zu meinem Mann tief verschüttet oder vielleicht schon ganz verschwunden ist.*

Diese inneren Zustände und emotionalen Ausbrüche geben Rose die Möglichkeit, unterdrückte Gefühle zu äußern, die sich auf den Missbrauch beziehen. Es ist ein gutes Zeichen, dass diese Gefühle an die Oberfläche gekommen sind. Aber sie könnten Rose und ihren Mann verunsichern und erschrecken, wenn sie nicht verstehen, was mit ihr geschieht und warum.

Ideal ist es, wenn sich Überlebende beim Auftauchen verdrängter Gefühle in einer sicheren Umgebung befinden, in der sie sie äußern und bewältigen können. Die Partner können durch emotionale Unterstützung und Fürsorge zu dieser Sicherheit beitragen.

Die Situation des Partners – neue Herausforderungen

Auch wenn die Partner mit dem Verstand begreifen, dass sie dem anderen Teil mehr Unterstützung als bisher geben sollten, fällt ihnen das oft schwer. Manche Partner nehmen die Einschränkung der eigenen Handlungsfreiheit nur ungern in Kauf. Wo sie früher ungehindert agieren konnten, müssen sie nun in ihrem Reden und Handeln besonders vorsichtig sein. Ein Partner, der 25 Jahre verheiratet ist, drückt es so aus:

> *Meine Frau reagiert auf alles, was ich sage, viel empfindlicher, als ich dachte, und sie braucht viel mehr Rückhalt, als ich erwartet habe. Ich merke, dass ich dreimal nachdenke, bevor ich auf etwas antworte. Früher habe ich einfach spontan reagiert. Heute bin ich weniger frei, und ich kontrolliere mich in unserer Beziehung viel mehr.*

Für den Partner mag es ungewohnt sein, ein solches Maß an emotionaler Unterstützung zu leisten, wie es die Überlebenden jetzt brauchen. Wenn früher der betroffene Teil stärker auf die Bedürfnisse des Partners eingegangen ist, dreht sich die ganze Dynamik der Beziehung um. Nun muss der Partner die Rolle des Gebenden und Helfenden übernehmen. Es kann dem Partner zu schaffen machen, wenn von ihm Unterstützung erwartet wird, ohne dass er eine Gegenleistung verlangen darf. Eine lesbische Partnerin gab ihrer Frustration Ausdruck:

> *Meine Freundin möchte, dass ich sie ständig knuddle, in den Armen wiege und bemuttere. Aber wenn ich müde bin oder sie brauche, sagt sie, dass sie es jetzt nicht bringt, für mich da zu sein. Nichts gegen ihre Bedürfnisse, aber so kann das doch nicht ewig weitergehen.*

Nicht selten strapaziert diese neue Dynamik die Beziehung. Die Überlebenden fühlen sich besonders verletzlich und möchten mehr als sonst umsorgt und umhegt werden. Der Partner soll mehr Zuwendung geben, während er doch im Grunde den Verlust alter, angenehmer Beziehungsmuster beklagt. Die Partner haben oft das Gefühl, als müssten sie einen Drahtseilakt zwischen passiver Zurückhaltung und aktivem Drängen auf Veränderung bewältigen. Sie müssen dahin finden, zu unterstützen und zu ermutigen, ohne zu dominieren.

Viele Partner stehen zunächst ohnmächtig vor diesen komplexen neuen Anforderungen. Sie fühlen sich, als seien ihnen die Hände gebunden.

> *Früher dachte ich, wenn ich dies oder jenes täte, würde alles besser. Ich sorgte mich um sie und empfand ihr gegenüber viel Zärtlichkeit, weil sie ja schließlich so schreckliche Dinge erlebt hatte, aber ich wollte auch, dass sie sich Mühe gab, damit wir wieder eine normalere Sexualität leben könnten. Doch mit der Zeit merkte ich, dass ich gar keinen Einfluss darauf hatte. Sie konnte erst dann etwas verändern, wenn sie dazu bereit war.*
> *Ich fühlte mich eingeengt, weil meine Frau wollte, dass ich die Scham und den Schmerz, die sie durchlebte, nachfühlte. Ich wollte die Probleme frontal angehen, die sexuellen Hindernisse möglichst schnell überwinden und ein normales Eheleben führen. Ich musste lernen, dass der Heilungsprozess nicht so läuft. Die Verletzungen durch den Missbrauch gingen viel tiefer, als ich zunächst gedacht hatte.*

Es kann für den Partner schwierig sein, sich mit dem Platz auf dem Beifahrersitz zu begnügen und das Steuer dem anderen Teil zu überlassen. Der Partner kann weder das Vergangene ungeschehen machen noch den gegenwärtigen Schmerz des betroffenen Teils abstellen oder auch nur die Reparatur der Schäden beschleunigen. Er ist davon abhängig, dass der betroffene Teil die Heilung will und einleitet.

Dieses Gefühl, keine Kontrolle über den Prozess zu haben, stimmt viele Partner mit der Zeit pessimistisch. Einer erklärt:

> *Ich kann nur einen positiven Beitrag leisten: sie nicht verlassen. Aber ich kann so viel falsch machen. Der Heilungsprozess geht im Schneckentempo vorwärts, und es gibt immer noch unzählige Bereiche, wo der Missbrauch nachwirkt. Ich habe keinerlei Kontrolle über die Entwicklung. Ich weiß nicht einmal, ob wir überhaupt*

> *vorwärtskommen. Ich bezweifle, dass in unserer Beziehung je wieder unbefangene sexuelle Entfaltung möglich sein wird.*

Als Reaktion auf das Ohnmachtsgefühl versuchen manche Partner, die Heilungsbemühungen voranzutreiben oder zu kontrollieren. »Wenn du nicht bald gesund wirst, verlasse ich dich«, heißt es dann aus reiner Frustration heraus. Oder: »Du strengst dich nicht genug an!« Solche Äußerungen können die Beziehung schädigen. Es kommt vor, dass die Überlebenden rebellieren und ihre Bemühungen aus Protest unterbrechen. Oft verschleiern Zornausbrüche jedoch nur Trauer und Ohnmacht, Empfindungen, die der Partner nicht ausdrücken kann. Als Partner sollten Sie nach dem Ursprung solcher Gefühle forschen.

Für die Partner liegt die größte Herausforderung darin, ihr Gefühl der Ohnmacht zu überwinden. Sie können sich vor Augen halten, dass es ihre Entscheidung ist, in der Beziehung zu bleiben oder nicht. Sie können lernen, ihre Empfindungen und Ängste offen, aber rücksichtsvoll auszudrücken. Wenn der Partner seine Bedürfnisse deutlich formuliert, ohne den Überlebenden zu beschuldigen oder unter Druck zu setzen, kann das ein Ansporn sein, den Heilungsprozess voranzutreiben. So war es auch bei Susan und ihrem Partner.

> *Nach ungefähr sechs Monaten, in denen ich geduldig gewartet und keinen Druck ausgeübt hatte, setzte ich mich mit Susan hin und sagte ihr, dass ich sie liebte, aber schon daran gedacht hätte, die Beziehung zu beenden. Ich hätte den Eindruck, Sie täte in letzter Zeit nichts mehr für ihre Heilung. Tatsache war, dass ich nicht ewig warten konnte. Am nächsten Tag meldete sie sich bei einem Therapeuten an. Im Nachhinein sind wir uns einig, dass meine Ehrlichkeit ihr geholfen hat.*

Selbst die loyalsten Partner fragen sich gelegentlich, ob sie das Warten aushalten werden:

Je klarer mir wird, welch schrecklichen Kummer und Schmerz meine Frau durchlebt und welchen Preis wir beide dafür bezahlen, desto mehr fange ich an, mich zu fragen, ob ich es schaffe, damit fertigzuwerden. Kann ich das gefühlsmäßig durchstehen? Manchmal fürchte ich, dass der Heilungsprozess einfach zu viel verlangt und dass ich die Beziehung beenden werde, aber dann bleibe ich doch dabei. Ich will nicht, dass unsere Beziehung wegen etwas zerbricht, was ihr in der Vergangenheit angetan wurde!

Selbst wenn die Partner an die Heilung glauben, sind sie vor Ängsten nicht sicher. Sie fürchten, dass die Heilung zu lange dauert. Sie fürchten, dass der andere Teil sie nach der Heilung verlassen wird. Sie haben Angst, was geschehen wird, wenn sie beide ihre wahren Gefühle zeigen. Die Krise, die aus dem Missbrauch resultiert, stellt Partner und Überlebende vor die Aufgabe, offen miteinander zu reden und ihre tiefsten Gefühle an sich heranzulassen. Es ist erschreckend, an Probleme zu rühren, die den innersten Kern der Beziehung tangieren. Die Krise gibt Partnern und Überlebenden die Chance, sich gemeinsam weiterzuentwickeln – aber das kann nicht ohne Schmerzen abgehen.

Eigene Probleme der Partner

Die Beschäftigung mit dem Missbrauch und der sexuelle Heilungsprozess können beim Partner eigene Probleme aktivieren. Diese resultieren oft aus alten, unbewältigten Gefühlen und steigen jetzt durch den zusätzlichen Stress in ihm auf. Ein Partner, der sich in einer früheren Beziehung sexuell zurückgewiesen fühlte, wird besonders empfindlich reagieren, wenn er sich jetzt wieder abgelehnt fühlt.

Die Unmöglichkeit unkomplizierter körperlicher Nähe scheint allen Partnern mehr oder minder zuzusetzen; sie zweifeln an ihrer sexuellen Attraktivität und Zulänglichkeit. Selbst wenn ihnen theoretisch klar ist, dass die sexuellen Probleme der Überlebenden vorwiegend aus der Vergangenheit stammen, müssen sie doch oft mit dem Gefühl kämpfen, sie als Person würden abgewiesen.

Viele Partner leiden darunter, die emotionalen Qualen und Kämpfe der Überlebenden mit ansehen zu müssen. Sie sorgen sich um deren psychische und physische Gesundheit. Zeitweise wird ihnen deutlich bewusst, dass sie sekundäre Opfer des Missbrauchs sind. »Ich bekomme eine Menge von dem Leid ab, das ihm durch diesen Missbrauch zugefügt wurde«, erklärte eine Partnerin.

Manche Partner sind vielleicht in der Vergangenheit selbst missbraucht worden. Viele kommen aus gestörten Familien und haben als Kinder keine stabile Umgebung genossen oder schon früh traumatische Erlebnisse gehabt. Jetzt merken sie, dass ihnen das Wissen und die Fähigkeiten dafür fehlen, dem anderen Teil bei der Heilung zu helfen, oder sie verlieren sich in ihren eigenen ungestillten Bedürfnissen. Ihr Selbstwertgefühl schwindet, und sie fragen sich, ob sie so, wie sie sind, überhaupt Liebe finden können.

Partner, die selbst sexuell missbraucht wurden, stehen manchmal dem ganzen Thema abwehrend gegenüber. Sie sind nicht motiviert, sich auf einen gemeinsamen Heilungsprozess einzulassen. Die 40-jährige Denise, Partnerin eines Überlebenden, erklärt:

> *Früher kam ich mit unserer sexuell unbefriedigenden Beziehung einigermaßen zurecht. Ich drückte mich um Sex, wo ich konnte, und war froh, wenn mein Mann zu anderen Frauen ging. Wenn wir miteinander schliefen, konnte ich meine Gefühle abspalten und ihm sexuell zur Verfügung stehen. Jetzt ist das alles anders. Er hat sich sehr um Heilung bemüht und möchte in unserer Beziehung echte Nähe herstellen. Er fühlt sich jetzt dazu in der Lage und findet, dass er es auch verdient. Mir kommt es vor, als hätte ich einen alten Kumpel verloren. Ich hinke hinterher. Seine Gesundung zwingt mich, aktiv zu werden.*

Jerry, Denises Mann, glaubt, dass sein Heilungsfortschritt durch ihre ungelösten Probleme behindert wird. Er ist begeistert von seinen Erfolgen und kann sich mit ihrem langsameren Tempo nur schwer abfinden.

Ich öffne mich immer mehr. Das macht Denise Angst. Ich bin viel weniger defensiv und fühle mich begehrenswerter. Ihre Probleme sind viel tiefer verschüttet als meine. Ein Beispiel: Ich habe früher nicht viel für meinen Körper getan. Ich habe nicht oft geduscht. Denise konnte sagen, sie wollte aus hygienischen Gründen nicht mit mir schlafen. Jetzt dusche und rasiere ich mich regelmäßig, aber sie findet andere Gründe, warum sie nicht will. Ich habe eine Schutzmauer eingerissen, und sie fühlt sich bedroht.

Denise und Jerry, die gleichzeitig Überlebende und Partner sind, wurden im Laufe des Heilungsprozesses beide mit eigenen Problemen konfrontiert. Als Überlebende mussten sie sich vorrangig mit diesen auseinandersetzen, aber gleichzeitig mussten sie lernen, einfühlsamer mit den Gefühlen und Reaktionen des anderen Teils umzugehen.

Das Dilemma der Überlebenden

Viele Überlebende können den Kummer des Partners nur schwer ertragen. Sie zweifeln, ob ihr Partner die notwendigen Veränderungen überhaupt verkraften wird. Aufgrund ihres geringen Selbstwertgefühls können sie nicht glauben, dass der Partner die Beziehung wirklich aufrechterhalten möchte. Ein Überlebender äußert seine Besorgnis so:

Ich kann nur schwer begreifen, dass meine Partnerin das alles durchmachen will, nur um mit mir zusammen zu sein. Ich habe das Gefühl, dass ich zu viel von ihr verlange, so als würde ich sagen: »Ich mache mich jetzt auf den Weg ins Nichts, und dort wird alles ganz anders und fremd sein, und du kannst mitkommen.« Es erscheint mir ihr gegenüber unfair.

Für Überlebende ist es schwierig, aber sehr wichtig, davon auszugehen, dass sie die Geduld, Liebe und Unterstützung des Partners tatsächlich verdienen.

Manche Überlebenden laufen Gefahr, ihre eigene Heilung zu behindern, weil sie dem Partner weiteres Leid ersparen möchten. So ging es der 45-jährigen Paula:

> *Ich bin traurig, weil mein Mann Richard darunter leiden muss, dass er mir beim Gesundwerden hilft. Er beklagt sich nicht, aber ich weiß, was er durchmacht. Für ihn ist Sexualität etwas Schönes. Ich fürchte, die Tatsache, dass ich im Moment keinen Sex will, macht für ihn etwas kaputt, was er genießt.*

Paula ist in der Zwickmühle. Wenn sie sich über ihren gegenwärtigen Wunsch, keinen Sex zu haben, hinwegsetzt, um Richard einen Gefallen zu tun, würde sie ihm das wahrscheinlich später verübeln. Paula muss Wege finden, sich selbst treu zu bleiben und gleichzeitig für die Gefühle ihres Mannes empfänglich zu sein.

Ein Team bilden

Beide Partner müssen erkennen, dass sie sich in einer vorübergehenden Krise befinden. Machen Sie sich darauf gefasst, dass diese Krise Sie über das übliche Maß hinaus belasten kann. So sollten Sie sich deshalb möglichst fit halten, um die zusätzliche Bürde tragen zu können: vernünftig essen, Sport treiben, sich ausruhen. Je gesünder Sie sich fühlen, desto besser können Sie den psychischen Herausforderungen der Heilung begegnen. Die Partner sollten sich Aktivitäten suchen, die ihnen guttun und Spaß machen – eine Sportart, Theaterbesuche, ein Arbeitsprojekt, ein neues Hobby. Ein Partner berichtete, dass für ihn die Zen-Meditation besonders hilfreich war. Eine Überlebende fand eine wöchentliche Gesichtsmassage sehr entspannend.

In dieser Zeit werden Spannungen auftreten, die nicht selten zu Gefühlsausbrüchen führen. Sie sollten immer darauf achten, wie viel der andere verkraften kann. Wenn Sie wütend sind, sprechen Sie darüber, statt einander zu attackieren.

Je mehr Sie über sexuellen Missbrauch wissen, desto weniger werden Sie solche Gefühlsausbrüche fürchten. Ein Partner erzählte, dass er erst in dem Moment, als er den Zorn seiner Frau zu respektieren gelernt hatte, nicht mehr von ihr erwartete, dass sie die Missbrauchsgeschichte längst überwunden hätte. Wenn der Partner erst einmal verstanden hat, dass Stimmungsschwankungen bei Überlebenden üblich sind, wird er Zorn oder Ablehnung weniger persönlich nehmen. Ein Partner sagte:

> *Ich bin realistischer geworden – ich weiß, der Missbrauch ist ein Teil der Vergangenheit, und wir werden uns darauf einstellen müssen, gelegentlich einen schlechten Tag durch entsprechende Arrangements zu überstehen.*

Überlebende fühlen sich vom Partner nur dann bedroht, wenn dieser unsinnige Termine setzt oder fälschlicherweise annimmt, dass die Heilung per Willensakt vollzogen werden kann. In Wirklichkeit müssen viele Dinge mit großer Mühe verlernt und wieder neu gelernt werden, unter anderem der Umgang mit einer Beziehung und das lustvolle Erleben körperlicher Nähe. Die Heilung geht langsam vor sich, und die Partner müssen Vertrauen und Sicherheit aufbauen, bevor sie sich einander körperlich annähern können.

Da die Partner sich oft ungeliebt und unattraktiv vorkommen, wenn das Sexualleben eingeschränkt ist, und die Überlebenden sich ihrerseits häufig einsam und schuldig fühlen, wenn sie sich körperlicher und sexueller Intimität entziehen, sollten beide Teile versuchen, Spannungen abzubauen, indem sie ihre positiven Gefühle auf andere Art ausdrücken. Sie können Ihrem Partner direkt sagen, wie sehr Sie ihn lieben, ihm eine besonders herzliche Grußkarte schicken, einen Ausflug an einen Ort planen, den Ihr Partner mag, oder ihm ein Geschenk machen, das zeigt, dass Sie die Situation verstehen und sich in der Partnerschaft wohl fühlen. Bei einem Paar schenkte der Partner der Überlebenden ein Plüschtier und die Überlebende dem Partner einen Gutschein für eine therapeutische Massage.

Feiern Sie jeden Schritt, der den anderen persönlich weiterbringt. Sprechen Sie über jede positive Veränderung. Behandeln Sie einander mit Achtung, und geben Sie Ihrer Zuversicht Ausdruck.

Nehmen Sie Hilfe von außen an

Während der Heilungsphase ist es sinnvoll, emotionale Hilfestellung von außen zu suchen. Die Überlebenden sind oft zu sehr in die Probleme verstrickt und zu sehr auf ihre eigene Heilung fixiert, um die Bedürfnisse des Partners ausreichend wahrzunehmen, und die Partner sind von der Krise meist zu sehr persönlich betroffen, als dass sie für den anderen die einzige oder primäre emotionale Stütze sein könnten. Beiden Teilen käme eine Einzeltherapie zugute, die ihnen Zeit dafür geben würde, mit einer Person zu sprechen, die sich allein auf ihre Fragen konzentriert. Eine Selbsthilfe- oder Therapiegruppe für Überlebende oder Partner kann ebenfalls einen schützenden Rahmen außerhalb der Beziehung abgeben.

Es kann von entscheidender Bedeutung sein, zu erfahren, dass Sie nicht allein sind. Es gibt viele Missbrauchs-Überlebende und viele Partner, die ganz ähnliche Gefühle durchmachen. Ein Partner erzählte, die Gruppe habe ihm die Schuldgefühle genommen, unter denen er wegen seiner Sex-Träume und Phantasien gelitten hatte. Der Therapeut erklärte ihm, solche Phantasien seien verständlich, zumal es ihm an Möglichkeiten fehle, sich sexuell auszuleben. Der Partner erkannte den Unterschied zwischen Gedanken oder Phantasien und bewusstem Handeln.

Die Konzentration auf Ihre eigenen Probleme wird Ihnen Ihre Prioritäten deutlich machen. Woran liegt Ihnen am meisten? Wie wichtig ist gelebte Sexualität für Ihr Glück und Wohlbefinden? Welche Stärken zeichnen Ihre Beziehung aus? Warum wollen Sie die Beziehung weiterhin aufrechterhalten? Mit klaren Werten und einer präzisen Selbsteinschätzung werden Sie auch weniger zuversichtliche Phasen besser überstehen.

Hilfe von außen kann gerade den Partnern helfen, sich auf die Situation einzustellen. Eine Überlebende berichtet:

Mein Mann nimmt seit kurzem im Beratungszentrum an einer Selbsthilfegruppe für Partner teil und kann jetzt schon besser nachvollziehen, was mich beschäftigt. Wenn ich sehe, dass er mich versteht und unterstützt, kann ich auch eher darauf vertrauen, dass er für mich da ist und mich nicht im Stich lässt. Er hat jetzt wirklich akzeptiert, dass wir nicht miteinander schlafen, und das allein macht es mir möglich, ohne Angst auf ihn zuzugehen.

Wenn Partner gleichzeitig selbst Missbrauchs-Überlebende sind, kann Hilfe von außen geradezu lebenswichtig für die Beziehung sein. Bei einem solchen Paar muss jeder Partner an eigenen Problemen arbeiten und emotionale und körperliche Nähe neu erlernen. Ohne stützenden Einfluss von außen riskieren die Partner, wechselseitig Ängste und negative Gefühle auszulösen. Eine Überlebende und Partnerin schildert ihre Erfahrung:

Bevor wir beide eine Therapie anfingen, kamen wir uns vor wie Blinde, die sich gegenseitig führen wollen. Keiner von uns wusste, wie es ist, normal zu sein. Wir wussten beide nicht, was gesunde Sexualität bedeutet. Das Thema Sex umgingen wir einfach stillschweigend. Wegen unserer Furcht vor Intimität gerieten wir oft aneinander. Statt wie andere Paare die Probleme anzugehen, richteten wir uns mit unseren Ängsten ein.
Wir haben beide sehr hart an uns gearbeitet. Dass unsere Erfahrungen so ähnlich sind, hat uns geholfen zu verstehen, was der andere gerade durchmacht. Wir wissen beide, dass der sexuelle Missbrauch uns ein Leben lang prägen wird, dass wir aber gleichzeitig eine gemeinsame Heilungsgeschichte haben, auf die wir uns besinnen können, wenn wir einmal entmutigt sind. Wir kennen die Talsohlen und sind bereit, sie gemeinsam zu überwinden.

Eine Paartherapie ermöglicht es beiden Partnern, sich mit den sexuellen Problemen in ihrer Beziehung zu beschäftigen, während ein ausgebildeter Therapeut ihnen beisteht und sie betreut. Sie können sich darauf konzentrieren, ihre Beziehung zu stabilisieren, indem sie Vertrauen aufbauen, Einfühlungsvermögen entwickeln und ihre Kommunikation verbessern. Die Therapiesitzungen können außerdem dazu genutzt werden, alle möglichen Fragen anzusprechen, die sich in der Phase des sexuellen Umlernens ergeben. Eine Überlebende sagt:

> *Für mich war die Paartherapie das Wichtigste, was ich für meinen Heilungsprozess getan habe. Ich erfuhr, dass ich nicht die Einzige war, die litt. Mein Mann verstand endlich, warum manches, was er tat, für unsere sexuelle Beziehung so destruktiv war. Er weiß jetzt, was er nicht tun darf, und das hat mich freier gemacht.*

Seien Sie auf der Hut vor unbewussten Projektionen

Paare werden während des Heilungsprozesses mit einer Vielzahl von Herausforderungen konfrontiert. Eins der weniger offensichtlichen Probleme ist die Gefahr, dass jeder Partner Gefühle auf den anderen projiziert, die eigentlich einer Person aus der Vergangenheit gelten.

Überlebende setzen oft unbewusst ihre gegenwärtigen Partner mit den Tätern von damals gleich. Auch Partner sind gegen diese unbewussten Projektionen nicht gefeit. Sie bringen die Überlebenden gedanklich mit früheren Liebesbeziehungen in Verbindung, in denen sie sexuell abgewiesen wurden, oder mit Eltern, die ihnen körperliche Liebe und Nähe vorenthielten, oder vielleicht auch mit Freunden, die sie emotional ausbeuteten und keine wirkliche Nähe zuließen. Weil solche Gedankenverbindungen und Projektionen oft unbewusst ablaufen, ist es wichtig, dass Sie beide die Fähigkeit entwickeln, sie zu erkennen und offenzulegen. Nur so können Sie sich aufeinander einlassen, ohne von unausgesprochenen Gefühlen behindert oder in die Irre geführt zu werden.

Wie sich Überlebende fühlen

Früher glaubte ich, dass nur Überlebende, die sich noch in Missbrauchs-Beziehungen bewegen, ihre gegenwärtigen Partner unbewusst mit den Tätern von früher gleichsetzen. Ich habe mich getäuscht. Offenbar neigen alle Überlebenden dazu, gelegentlich ihre Partner mit den Tätern zu verwechseln. Dabei spielt es kaum eine Rolle, wie liebevoll und wohlmeinend der Partner ist und wie deutlich er sich von dem Täter unterscheidet. Der Wunsch des Partners nach Sex und Nähe reicht häufig schon aus, um eine automatische Reaktion auszulösen. Eine Überlebende erklärt:

> *Manchmal wird in meinen Gedanken mein Mann zum Täter. Der Täter macht allen Kredit meines Mannes zunichte, es ist, als würde ein Fremder ständig Geld von seinem Bankkonto abheben. Wenn mein Mann mich aus Versehen zwickt, während wir miteinander schlafen, fühlt sich der Schmerz genauso an wie damals in meiner Kindheit – alles, was er tut, wird zum Missbrauch. Wenn er auch nur den geringsten Fehler macht oder sich väterlich gibt, denke ich sofort: Er verhält sich genau wie mein Peiniger, und dann wird er zu meinem Peiniger.*

Ohne es zu wissen, entfalten viele Partner Verhaltensweisen, die die Überlebenden an die Täter erinnern. »Wenn meine Freundin mir auf eine bestimmte Weise das Gesicht streichelt, kommt es mir sofort vor, als sei es mein Vater«, erzählte mir Tess, eine lesbische Überlebende, während einer Therapiesitzung. Obwohl ihre Freundin das Streicheln sicher als Ausdruck von Zärtlichkeit meint, ist ihr Verhalten für Tess ein automatischer Auslöser für Assoziationen zum Täter von damals. Eine andere Überlebende sagte: »Mein Mann hat mich oft zum Sex gedrängt, wenn ich nicht wollte. Er war danach immer netter zu mir, genau wie mein Vater.«

Auch andere Faktoren können solche Gedankenverbindungen auslösen, etwa Ähnlichkeiten in der äußeren Erscheinung, ein ähnlicher Haarschnitt, Persönlichkeitsmerkmale wie Schüchternheit oder Extravertiertheit, Gewohnheiten wie Rauchen oder Trinken. Der Freund einer Überlebenden hatte einen ausgeprägten v-förmigen Haaransatz – genau wie der Täter.

Solche Ähnlichkeiten verleiten die Überlebenden zu der Unterstellung, dass ihre gegenwärtigen Partner dem Täter gleichen – ebenso denken wie dieser, sie ebenso beherrschen, ausbeuten und verletzen wollen. Die Überlebenden denken dann, auch der Partner verstünde unter Sex nur sexuellen Missbrauch. Therapeuten nennen diese Art von Übertragung unbewusste Projektion. Ohne es zu bemerken, machen Überlebende den Intimpartner oft zur Zielscheibe ihres Zorns und ihres Widerwillens gegen den Missbrauch und den Täter. Der Partner ist verfügbar, an ihm kann man solche Gefühle relativ problemlos auslassen. Manchmal werden die Partner sogar direkt beschuldigt, Missbrauchs-Täter zu sein. Ein Betroffener berichtet:

> *Meine Frau lässt ihren ganzen Arger an mir aus. In den letzten Monaten ist sie sehr aufgebracht, und sie verwechselt mich immer wieder mit dem Täter. Sie ist ganz außer sich, beschuldigt mich, sie vergewaltigen und umbringen zu wollen. Ich habe Angst vor ihrer Wut und den anderen heftigen Gefühlen. Ich habe es nicht getan, aber ich muss es ausbaden!*

Viele Überlebende verwechseln den gegenwärtigen Partner auch mit dem nicht direkt am Missbrauch beteiligten Elternteil oder einer anderen Bezugsperson aus der Vergangenheit. Eines Tages schrie Betsy, eine 27-jährige Überlebende, ihren Freund an: »Ich leide, und du tust nichts, um mir zu helfen!« Später, als sie sich beruhigt hatte, erkannte Betsy, dass sie auf ihren Freund den Zorn projiziert hatte, der ihrer Mutter galt, weil diese sie nicht vor den sexuellen Übergriffen ihres Vaters in Schutz genommen hatte.

Wie sich Partner fühlen

Unbewusste Projektionen können die Partner verunsichern und beunruhigen. Es ist schmerzlich für sie, sehen zu müssen, wie der andere Teil, den sie doch lieben, sie für gleichgültig oder sogar für Missbrauchs-Täter hält. »Mir wird ganz schlecht, wenn ich daran denke, dass meine Frau meine sexuelle Annäherung als Missbrauchsversuch interpretiert«, erklärte ein Ehemann. Manche Partner fühlen sich regelrecht in der Falle:

> *Wenn ich sie nur ganz beiläufig berühre, weiß ich nie, ob sie mich als ihren Mann sieht, den sie sich selbst gewählt hat, oder als Reinkarnation ihres Peinigers. Meine Versuche, zärtlich zu werden, sind dann für sie Angriffe. Wenn wir*

miteinander schlafen, überlege ich, ob sie mir einen Gefallen tut oder ob sie wirklich Liebe empfindet und ausdrückt.

Das kann dazu führen, dass die Partner ihren eigenen gesunden Wünsch nach Sex als unzulässig empfinden. Ein Partner sagt:

Meine eigenen sexuellen Bedürfnisse erscheinen mir aufdringlich und fordernd. Ich schäme mich, dass ich etwas von ihr will, wo ich doch weiß, wie schrecklich der Missbrauch für sie war. Ich muss mich ständig daran erinnern, dass ich okay bin und nicht schuld an der Misere.

Als Folge solcher Projektionen bekommen die Partner nicht selten selbst Probleme mit ihren sexuellen Wünschen und Funktionen. Sie fragen sich, ob ihre Sexualität gesund ist: »Vielleicht bin ich wirklich ein Tier, wie sie behauptet«, sagte ein Partner. Natürliches Begehren erscheint als verdammenswürdig, und ein Orgasmus löst Schuldgefühle aus. Das kann dazu führen, dass der Partner sich nicht mehr traut, seine Sexualität auszuleben.

Diana bekam Angst vor ihrer eigenen Sexualität. Sie glaubte, dass ihre Lust am Sex von ihrer Partnerin Kate, die von ihrem Vater missbraucht worden war, sabotiert wurde:

Als kleines Mädchen lernte Kate zu spüren, wann ihr Vater Sex wollte. Wenn sie ihm nicht entgehen konnte, versuchte sie, ihm sein »sexuelles Abenteuer« so unerfreulich wie nur möglich zu machen, indem sie irgendetwas tat, was seine Konzentration unterbrach oder seinen Orgasmus verhinderte. Jetzt macht sie mit mir, ohne es zu wollen, dasselbe. Ich bin schon ganz angespannt, wenn ich erregt bin oder zum Orgasmus komme.

Häufig sind die Partner gekränkt, wenn sie merken, dass sie auf einer tieferen Ebene als Missbrauchs-Täter gesehen werden. Sie fühlen sich in ihrer Person und ihren Absichten verkannt und auf ein Objekt – Penis oder Vagina – reduziert. Die meisten Partner möchten, dass die Beziehung auf Liebe und Wechselseitigkeit basiert, und sie sind traurig, wenn sie merken, dass der andere Teil ihren Wunsch nach körperlichem Kontakt als reine Sex-Gier interpretiert.

Was Partner tun können

Die Partner müssen sich fest vor Augen halten, dass ihre Sexualität gut und positiv ist. Indem sie darüber sprechen, können sie den Überlebenden deutlich machen, dass ihre gesunden Vorstellungen von Sex sich von der Einstellung des Täters unterscheiden.

Die Partner sollten auf alle Verhaltensweisen verzichten, die an den Missbrauch erinnern oder Assoziationen zum Täter auslösen könnten. Wenn sie sich eingehend über sexuellen Missbrauch informieren und die konkrete Missbrauchsgeschichte des anderen Teils genau kennen, werden sie solche Auslöser eher vermeiden können. Fragen Sie sich als Partner, ob Sie etwas tun, was Assoziationen mit dem sexuellen Missbrauch wecken könnte. Das könnte etwa der Fall sein, wenn Sie

- den anderen Partner ohne dessen Zustimmung berühren,
- nicht darauf achten, was der andere Partner wirklich fühlt,
- sich unkontrolliert, impulsiv oder gewalttätig verhalten.

Wenn Sie zu solchen Verhaltensweisen neigen, kann das den Heilungsprozess verlangsamen oder sogar verhindern.

Partnern, die Suchtprobleme mit Alkohol, Drogen oder Sex haben, empfehle ich grundsätzlich, sich in Behandlung zu begeben. Suchtverhalten ist dem sexuellen Missbrauch so ähnlich, dass es den Heilungsprozess mit Sicherheit behindern wird. Der Partner braucht in dieser Zeit ein klares Urteilsvermögen und körperliche Selbstbeherrschung. Beides ist nicht immer gegeben, wenn sich der Partner in einer Abhängigkeit befindet.

Überlebende sollten darüber bestimmen können, wie viel Kontakt der Partner mit dem Täter hat. Wenn der Partner sich mit dem Täter angefreundet hat, ist es besser, diese Beziehung zu beenden oder einzuschränken. Ein Partner, der die Person, die für den Missbrauch verantwortlich ist, mag und sie häufig trifft, wird den anderen Teil nur darin bestärken, ihn selbst auch als Täter zu sehen. Auf der anderen Seite können die Partner aktiv dazu beitragen, die unbewussten Projektionen der Überlebenden in Grenzen zu halten.

Umgekehrt ist es genauso wichtig, dass die Partner nicht unbewusst auf die Überlebenden projizieren. Justin, der mit einer Missbrauchs-Überlebenden verheiratet ist, schildert seine Erfahrung:

> *Je intensiver sich meine Frau mit dem Missbrauch auseinandersetzte, desto fremder wurde sie mir. Ich sah sie nicht mehr als warmherzigen, liebevollen Menschen, sondern als kalt und gleichgültig. Ich konnte mich anstrengen, so viel ich wollte – es schien mir nicht zu gelingen, ihre Zuneigung wiederzugewinnen. Als ich acht Jahre alt war, ließen sich meine Eltern scheiden. Ich lebte die meiste Zeit bei meinem Vater, weil meine Mutter sehr bald einen Freund mit eigenen Kindern hatte. Obwohl ich es meiner Mutter nie gesagt habe, kam es mir vor, als hätte sie plötzlich aufgehört, mich zu lieben, und mich verlassen. Was ich auch tat, nichts brachte sie dazu, mehr mit mir zusammen sein zu wollen. Sie ging ganz in ihrem neuen Leben auf und schien für mich nichts mehr übrig zu haben.*
>
> *In einer Einzeltherapie erkannte ich, dass meine Gefühle meiner Frau gegenüber viel mit den unbewältigten Gefühlen aus der Beziehung zu meiner Mutter zu tun hatten.*

Für Justin und seine Frau war es ganz entscheidend, dass er sich klarmachte, wie weitgehend er seine Frau mit seiner Mutter gleichsetzte. Er musste damit aufhören, seinen Zorn und seine Angst auf seine Frau zu projizieren. Als seine Frau ihrerseits erkannte, was für ihn der Auslöser war, konnte sie seine Reaktionen besser verstehen. Dieses Verständnis half ihr, ihm so, wie es ihr in dieser Zeit möglich war, zu zeigen, dass sie ihn liebte und brauchte.

Was Überlebende tun können

Die Überlebenden können zur Reduzierung unbewusster Projektionen beitragen, indem sie dem Partner mitteilen, was in ihnen vorgeht. Solche Gespräche helfen ihnen, den Partner als Freund zu sehen und nicht als Täter, und sie helfen dem Partner, sie nicht für distanziert und gleichgültig zu halten.

Wenn Überlebende erst einmal begreifen, dass sie den Partner mit dem Täter verwechseln, können sie verschiedene Techniken anwenden, um diese automatischen Reaktionen in den Griff zu bekommen (s. siebtes Kapitel). Sie sollten innehalten, sich beruhigen, sich der gegenwärtigen Realität versichern und die Projektion aktiv auflösen. Die Überlebenden können die Projektionen reduzieren, indem sie die Wut, die dem Täter gilt, nicht mehr auf den Partner lenken. Sie könnten stattdessen über diese Wut schreiben, ihre Gefühle im therapeutischen Rollenspiel herauslassen oder den Täter aufsuchen und ihre Gefühle direkt äußern. Wenn Überlebende ihre Gefühle direkt oder in einer therapeutischen Situation gegen den Täter gerichtet haben, gewinnen sie oft ein Gefühl der Stärke und Autonomie zurück.

Die Einsicht in die unbewussten Projektionen hilft beiden Partnern, einfühlsamer miteinander umzugehen und ihre Beziehung zu stabilisieren, statt sie weiter zu schädigen.

Stellen Sie sich auf die Veränderungen Ihrer körperlichen Beziehung ein

Sexuelle Probleme lassen sich nicht durch Wunschdenken lösen. Als Paar müssen Sie gemeinsam daran arbeiten, automatische Reaktionen zu überwinden, Verhaltensweisen aufzugeben, die an den sexuellen Missbrauch erinnern, Ferien vom Sex konstruktiv zu nutzen und neue Grundregeln für Berührung und sexuelle Nähe aufzustellen. Das sind einschneidende Veränderungen, und es kann schwierig und zeitweise auch frustrierend sein, sich darauf einzustellen. Vielleicht haben Sie das Gefühl, nicht weiterzukommen, oder Sie hätten gern, dass alles wieder so wäre wie früher, als Sexualität und Berührung noch nicht problematisiert waren.

Wenn Sie weiter Sex haben

Wenn missbrauchsbedingte sexuelle Probleme an die Oberfläche kommen, versuchen manche Paare, die Situation zu bewältigen, indem sie weiter miteinander schlafen. Sie hoffen, dass sich ihre Probleme durch ein paar Regelungen beheben lassen. Manchmal funktioniert das auch, aber oft reicht es als Grundlage für gesunde Veränderungen nicht aus. Es kann sein, dass sexueller Kontakt in einer Zeit, in der die Sexualität generell problematisch ist, eher negative Auswirkungen hat. »Sex hat jetzt mehr mit Kampf als mit Lust zu tun«, sagte ein Partner.

Für den Partner kann das bedeuten, dass er sich fühlt wie auf einer dünnen Eisschicht, da er dauernd vermeiden muss, automatische Reaktionen auszulösen. Auch wenn der Partner auf diese Weise lernt, empfindsamer auf die sexuellen Bedürfnisse des anderen Teils einzugehen und das als Chance zu sehen, wird er doch oft das Gefühl haben, dass die eigenen sexuellen Bedürfnisse zu kurz kommen. Die sexuellen Begegnungen sind nicht mehr frei und entspannt. Ein Partner erklärte bestürzt:

> *Wenn wir oralen Sex praktizieren, kommt es manchmal vor, dass ich in der Erregung etwas sage, was sie stört. Plötzlich schlägt ihre Stimmung um. Wir müssen aufhören. Solche Situationen geben mir das Gefühl, dass ich mehr auf ihre Bedürfnisse eingehe als sie auf meine.*

Es ist eine schwierige Situation. Rein verstandesmäßig weiß der Partner, dass Überlebende die eigene Heilung gefährden, wenn sie sich zu sehr auf die sexuellen Wünsche des Partners konzentrieren. Dennoch fühlen sich die Partner häufig kaltgestellt. Es fehlt das fließende Geben und Nehmen, und das ist schmerzlich. Wenn die sexuelle Aktivität weitergeht, scheinen die Einschränkungen immer mehr zu werden. Ein Partner erklärt:

> *Wir können nur im Bett miteinander schlafen, nirgendwo sonst. Ich darf sie nicht mit der Zunge berühren, sonst bekommt sie Angst. Ich darf keine Witze über Sex machen, sonst ist sie irritiert und nervös. Wenn wir miteinander schlafen, was selten genug vorkommt, muss ich ganz besonders sanft, langsam und zärtlich vorgehen, und ich*

> *darf keinen Fehler machen. Ein entspanntes Vorspiel findet sie zu bedrohlich. Nach dem Höhepunkt zieht sie sich zurück. Wir können nicht miteinander schlafen, wenn wir zusammen gelacht oder uns gut unterhalten haben. Sex ist immer eine isolierte Sache, nie Teil von etwas anderem.*

Der leichte, spielerische und liebevolle Aspekt der Sexualität kann leicht untergehen, wenn die Frage *Sollen wir oder sollen wir nicht?* zum Machtkampf wird. Das wechselseitige Geben und Nehmen gerät aus dem Blickfeld. Der Partner einer Überlebenden, die keinen Sex will, meint frustriert:

> *Manchmal kuscheln wir. Manchmal stößt sie mich weg. Kein Sex. Sie krault und massiert mich nicht, aber sie will, dass ich sie massiere. Ich habe schon daran gedacht, mir eine Geliebte zu suchen, aber es geht mir um mehr als nur Sex. Ich will mit ihr zusammen sein!*

Damit die Heilung fortschreiten kann, wenn die Sexualität weiter gelebt wird, müssen beide Partner sich sehr gut verstehen und zusammenarbeiten. Sie müssen sich anpassen und Veränderungen akzeptieren. Sie müssen Grenzen im Bereich der körperlichen Berührung respektieren lernen. Die Überlebenden müssen diese Grenzen achten, um ihr eigenes Selbstwertgefühl aufzubauen und die Heilung nicht zu behindern. Wenn Überlebende ständig ihre eigenen Grenzen überschreiten, wird die Heilung länger dauern und auf lange Sicht mehr Frustration erzeugen. Der Partner muss die Bedeutung körperlicher Grenzen verstehen lernen und darf nicht wütend werden, wenn körperliche Nähe oder Sex zeitweise oder ganz entfallen. Die Überlebenden sind dann nicht rücksichtslos, sondern gerade besonders intensiv mit ihrer Heilung beschäftigt.

Die Partner von Überlebenden mit suchtartigem Sexualverhalten erwarten andere Frustrationen:

> *Meine Freundin braucht mehr Zuneigung und Sex als ich. Ich muss manchmal mehr geben, als ich eigentlich will. Oft*

> *fühle ich mich sexuell unzulänglich, weil sie erwartet, dass ich durch den Geschlechtsakt alle ihre emotionalen Bedürfnisse befriedige. Das kann nicht klappen.*

Für diese Partner bedeutet Anpassung an die Situation, dass sie ihrerseits Grenzen ziehen müssen. Es ist für jedes Paar unproduktiv, weiter miteinander zu schlafen, wenn dadurch ständig Probleme ausgelöst werden.

Wenn sich die Probleme häufen, kann es sein, dass ein Partner oder beide zu dem Schluss kommen, dass Sex in der Beziehung derzeit einfach nicht klappt oder zumindest nicht gut genug, um positive Veränderungen zu bewirken. Manchmal werden bei beiden Partnern nur negative Gefühle ausgelöst oder Verhaltensweisen verstärkt, die an den sexuellen Missbrauch erinnern. In diesem Fall kann sich das Paar, wenn auch vielleicht mit Bedauern, dazu entschließen, im Interesse der Heilung für eine Weile Ferien vom Sex zu machen.

Ferien vom Sex

Eine der schwersten Herausforderungen für die Partner der Überlebenden liegt wohl darin, die Grenzen zu respektieren, die der sexuellen Aktivität während dieser Zeit gesetzt sind. Auch wenn viele Partner die Bedeutung solcher Ferien für die Heilung der Überlebenden theoretisch verstehen (siehe achtes Kapitel), ist die Enthaltsamkeit für sie kein frei gewählter Zustand. Sie müssen auf einen Teil des gemeinsamen Lebens verzichten, den sie vielleicht für unentbehrlich halten, und sich auf Selbstbefriedigung beschränken. Das kann sehr belastend sein. Ein Partner erklärt:

> *Wir haben derzeit keine sexuelle Beziehung. Seit diese Missbrauchsgeschichte hochkam, liegt ihre Sexualität sozusagen auf Eis. Sie weiß zwar, dass sie ein paar Sachen nicht will – das ist okay für mich –, aber sie hat keine Ahnung, was sie will. Ihre ganze Sexualität ist von Mustern beherrscht, die sie durch den Missbrauch gelernt hat. Ich muss jetzt zusehen, wie ich mit Selbstbefriedigung und engem Körperkontakt ohne Sex auskomme.*

In dieser Zeit beginnen sich manche Partner zu fragen, was Sex für sie bedeutet und wie wichtig er für sie ist. Sie sind sich nicht mehr sicher, ob sie überhaupt sexuell attraktiv und begehrenswert sind.

Da das traditionelle Rollenverständnis Männlichkeit mit sexueller Aktivität gleichsetzt, müssen männliche Partner oft überprüfen, was Mannsein für sie bedeutet.

> *Ich musste mein Selbstverständnis als Mann und als geschlechtliches Wesen neu definieren, wenn ich mich auf meine Partnerin einstellen wollte. Wir haben gelernt, Gefährten und Freunde ohne große sexuelle Nähe zu sein.*

Manche Partner verschlimmern die Situation, indem sie fälschlicherweise unterstellen, dass die Überlebenden sie nicht lieben, da sie keinen Sex mit ihnen wollen. Sie sollten sich in Erinnerung rufen, dass Sex nur ein Ausdruck von Liebe ist. Die Bereitschaft der Überlebenden, schwierige und oft schmerzliche Schritte (wie etwa Ferien vom Sex) auf sich zu nehmen, um auf lange Sicht sexuelle Nähe und Befriedigung wieder möglich zu machen, ist an sich schon ein Zeichen ihrer Liebe zum Partner.

Überlebende können ihren Partnern helfen, indem sie sie ihrer Zuneigung versichern und ihnen zeigen, dass sie sie auch weiterhin für begehrenswert halten. Ein Partner war hocherfreut, als seine Frau ihn mitten am Tag anrief, um ihm zu sagen, dass sie jetzt Lust hätte, mit ihm zu schlafen. Sie wussten beide, dass sie diesen Gedanken nicht realisieren würden, aber allein schon die Äußerung tat beiden gut.

Die Ferien vom Sex respektieren

Wenn der Partner fortwährend auf Berührung und Sex drängt, und sei es auch nur unterschwellig, kann der Heilungsprozess dadurch gefährdet werden. Betroffene, deren Partner unfähig sind, die Einschränkung der körperlichen Nähe während der Ferien vom Sex zu respektieren, können leicht zu dem falschen und selbstschädigenden Schluss kommen: Ich muss mich auf Sex einlassen, um geliebt zu werden.

Manchmal kann es notwendig werden, dass der Partner an den Beschränkungen festhält, obgleich er selbst Sex möchte. Angenommen, beide Partner kommen überein, dass es das Beste wäre, drei Monate lang nicht miteinander zu schlafen. Zwei Wochen später lässt das Missbrauchsopfer den Partner wissen, es spüre, dass er gereizt sei, und habe ein schlechtes Gewissen, weil er auf Sex verzichten müsse. »Es ist schon gut, wenn du es willst. Es ist wirklich in Ordnung.« Fallen Sie als Partner nicht darauf herein! Sagen Sie, dass Sie eine Abmachung getroffen haben und dass Sie beabsichtigen, sich daran zu halten. Wenn der andere Teil anfängt, Sie sexuell mehr zu begehren, dann ist das schön, aber Sie sollten nicht darauf eingehen. Beim sexuellen Heilungsprozess gilt: *Im Zweifel Zurückhaltung üben!*

Es gibt viele Gründe, weshalb Überlebende sexuelle Grenzen auf diese Weise auf die Probe stellen. Dieses Verhalten hängt mit den subtilen Vorstellungen zusammen, die sie von sich als Sexualobjekt oder Opfer, vom Partner als Täter und vom Sex als Ware haben. Der betroffene Teil hält vielleicht an alten Denkmustern fest und sagt sich: »Mein Partner will mich ja überhaupt nur wegen des Sex. Ich muss ihn ihm geben, oder er verlässt mich und holt ihn sich woanders. Er wird niemals so lange durchhalten. Wenn wir jetzt miteinander schlafen, muss ich nicht darunter leiden, dass er nicht durchhält. Ich fühle mich nur geliebt, wenn wir miteinander schlafen.«

Durch das Respektieren der sexuellen Grenzen zeigt der Partner dem anderen Teil, dass dieser ihm vertrauen kann. Er wird den anderen Teil beschützen und ihn nicht sexuell ausbeuten und missbrauchen. Das hilft dem anderen Teil, zwischen dem Partner und dem Täter zu unterscheiden. Indem der Partner von sexuellem Kontakt absieht, ermöglicht er es dem anderen Teil, Verlangen nach körperlichem und sexuellem Kontakt zu entwickeln. Durch die Einhaltung der Grenzen in dieser Phase wird die Beziehung in Zukunft aufrichtiger werden. Der Partner wird wissen, dass der andere Teil mit ihm zusammen sein will, weil er sich danach sehnt, nicht aus Pflichtgefühl, Angst oder mangelndem Selbstwertgefühl.

Wenn ein Überlebender die Grenzen auf die Probe stellt, kann der Partner antworten: »Ich will, dass du Sex mit mir willst, *weil du mich willst*, nicht weil du glaubst, dass ich dich will.« Wenn die Grenzen sicher und stabil sind, kann der Betroffene lernen, sexuelle Intimität zu suchen.

Um mit längeren Phasen ohne sexuellen Kontakt fertigzuwerden, wenden sich viele Partner der Masturbation zu. Manchmal befürchten sie, dass sie dafür verachtet werden. Die Überlebenden können dem Partner helfen, indem sie lernen, die Privatsphäre zu respektieren, die dieser für den Sex mit sich selbst braucht. Die Überlebenden müssen Masturbation als gesundes Mittel sehen, um mit der Situation fertigzuwerden, und sich immer wieder ins Bewusstsein rufen, dass die sexuellen Gefühle des Partners gesund sind.

Auch ohne sexuelle Intimität können Paare unendlich viele Möglichkeiten finden, Zuneigung und Zärtlichkeit auszudrücken. Überlebende können körperliche Berührungen initiieren, bei denen sie sich wohl fühlen, etwa Rücken- oder Fußmassagen. Zusammen können die Partner nichtsexuelle Aktivitäten kultivieren, die ihnen Spaß machen: gemeinsam an einem Projekt arbeiten, ins Theater gehen, Rad- fahren, zum Essen ausgehen oder einfach Zeit zusammen verbringen und das Zusammensein genießen.

Denken Sie während dieser Zeit daran, dass es sich nur um Ferien vom Sex handelt, nicht um den endgültigen sexuellen Ruhestand. Irgendwann wird die körperliche Intimität wieder Einzug in Ihre Beziehung halten. Betrachten Sie sich und den Partner weiterhin als zärtliche, sinnliche Menschen, auch wenn Sie vielleicht weniger Körperkontakt haben als vorher. Ein Genesungsurlaub vom Sex kann für beide Partner eine Gelegenheit sein, mehr über sich selbst als sexuelle Wesen in Erfahrung zu bringen – über die eigenen sexuellen Gefühle und Unsicherheiten und über die eigene Fähigkeit, diese sexuellen Bedürfnisse zu akzeptieren und sich danach zu richten.

Offene Kommunikation

Kommunikation ist der Schlüssel zum gemeinsamen Heilungserfolg. Viele Probleme und Schwierigkeiten können die Beziehungspartner ausräumen, indem sie offen über ihre Gefühle sprechen und gemeinsam nach Veränderungsmöglichkeiten suchen.

Kommunikation neutralisiert die Auswirkungen des sexuellen Missbrauchs. Sie wirkt der typischen Dynamik der Missbrauchssituation – Schweigen, Heimlichkeit, Scham und Ohnmachtsgefühl – entgegen. Wenn man darüber redet, ist das, was man tut, nicht geheim wie in der Missbrauchssituation. Man macht laut geltend, was einem wichtig ist. Scham kann nicht aufkommen. Ein Überlebender erzählt von seinem Heilungsfortschritt:

> *Das Reden hat mir enorm geholfen. Ich erzählte meiner neuen Partnerin, wie unwohl ich mich nackt fühlte. Sie reagierte verständnisvoll und sagte, sie habe ähnliche Ängste. Wir haben weiter darüber geredet und ausprobiert, wie es ist, wenn wir uns gegenseitig ausziehen. Nun duschen wir regelmäßig zusammen. Es ist das erste Mal, dass ich mich nackt vor den Augen einer Partnerin wohl fühle.*

Kommunikation holt Überlebende aus der passiven Opferrolle heraus, in der ihnen etwas angetan wurde, ohne dass sie dabei etwas zu sagen hatten. Kommunikation versetzt sie in eine aktive Rolle, in der sie die Grenzen setzen, das Geschehen steuern und mit dem Partner darüber verhandeln, wie es weitergehen soll. Eine lesbische Überlebende erklärt:

> *Meine Partnerin und ich erzählen uns gegenseitig, was wir fühlen. Sie respektiert meine Gefühle; ich respektiere ihre. Wir vermeiden Machtkämpfe. Anstatt uns gegenseitig zu manipulieren, um irgendwie das zu bekommen, was wir wollen, sagen wir rundheraus, was wir möchten, und verhandeln darüber. Das ist gesund und tut sehr gut.*

Durch offene Kommunikation stellt sich emotionale Nähe zum Partner her. Das ist eine notwendige Voraussetzung für gesunde körperliche Intimität. Die Autorin und Therapeutin Sharon Wegscheider-Cruse erläutert:

> *Intimität ist ein menschliches Grundbedürfnis und darf nicht mit dem Bedürfnis nach Sex verwechselt werden. Sex kann ein wichtiger Aspekt der Intimität sein, aber er ist nicht die einzige – und nicht einmal die wichtigste – Form, Nähe herzustellen … Bevor wir mit einem Partner eine befriedigende sexuelle Beziehung eingehen und aufrechterhalten können, müssen wir die Fähigkeit entwickeln, »emotionalen Verkehr« zu unterhalten … Er erwächst aus dem Wunsch, mit einem anderen Menschen in Verbindung zu treten – zu erfahren, was dieser Mensch denkt und fühlt, und im Gegenzug das eigene Innerste zu offenbaren.*

Kommunikation hilft, das Selbstgefühl zu bewahren, wenn man emotionale und körperliche Nähe zu einem Partner sucht. Ein Überlebender sagt:

> *Wir bemühen uns um offene Kommunikation. Sie gibt uns die Sicherheit, die uns positive sexuelle Begegnungen ermöglicht.*

Kommunikation kann auch das Teamgefühl der Partner stärken. »Indem wir miteinander reden, teilen wir die Erfahrung – wir erleben sie gemeinsam«, erklärt ein Partner.

Lernen durch Zuhören
Weil Kommunikation für den gemeinsamen Heilungsprozess so wichtig ist, müssen beide Partner lernen, offen miteinander zu reden. Sie müssen eine Atmosphäre schaffen, die angstfreie Kommunikation fördert. Es gibt viele Bücher, die Ihnen helfen können, die Kommunikation in Ihrer Beziehung zu verbessern.

Bedenken Sie, dass Sex und sexueller Missbrauch heikle Themen sind. Die Probleme, über die Sie sprechen müssen, sind sehr intim. Viele Betroffene befürchten, dass der Partner schlecht von ihnen denken wird, wenn sie über diese Themen offen reden. Sie halten ihre Gefühle und Erlebnisse oft für einzigartig und abnormal, obwohl in Wirklichkeit viele Menschen in einer ähnlichen Situation sind und das Gleiche empfinden. Je mehr Sensibilität jeder Teil für die Verletzlichkeit des anderen entwickelt, desto besser wird die Kommunikation klappen.

Hier einige Richtlinien für eine angstfreie und produktive Kommunikation in der Beziehung:

- Suchen Sie sich eine für beide günstige Zeit zum Reden.
- Konzentrieren Sie sich jedes Mal auf ein Thema.
- Sprechen Sie von Ihrem eigenen Erleben. Sagen Sie: »Ich habe das Gefühl …«, statt Aussagen über Ihren Partner zu machen (»Du denkst …«).
- Vermeiden Sie Vorwürfe, Beschimpfungen, Schubladendenken.
- Hören Sie aktiv zu. Unterbrechen Sie nicht.
- Fassen Sie zusammen, was Sie verstanden haben.

Wenn Sie Ihren Partner nicht verstanden haben, bitten Sie um eingehendere Erklärung. Es kann zu massiven Missverständnissen führen, wenn Sie lediglich zu wissen glauben, was Ihr Partner gerade fühlt oder denkt. Wichtig: Unterstellen Sie nichts – fragen Sie!

Es fördert die Fähigkeit, zuzuhören, wenn beide Partner sich darüber im Klaren sind, dass sie einen Prozess durchmachen, d. h., dass ihre Emotionen, Ansichten und Vorstellungen Ausdruck dessen sind, was momentan in ihnen vorgeht. Nichts ist definitiv. Mit der Zeit wird sich ihre Sicht der Dinge wandeln.

Obwohl diese Grundprinzipien generell die Kommunikation zwischen Beziehungspartnern erleichtern, sind sie doch beim Austausch über den sexuellen Heilungsprozess besonders wichtig (s. Kasten).

Das Gelernte umsetzen

Wichtig ist, dass die Partner mitbekommen, was in den Überlebenden vorgeht, damit sie sich nicht von dem Heilungsgeschehen abgeschnitten fühlen. Wenn sie die Fortschritte nicht mitvollziehen können, werden sich ihre Wut-, Verzweiflungs- oder Ohnmachtsgefühle verstärken. Kommunikation ist für die Überlebenden die beste Möglichkeit, den Partner auf dem Laufenden zu halten und einzubeziehen.

Gesprächsthemen für Beziehungspartner im Heilungsprozess

Hier einige Vorschläge für Themen, über die Sie mit Ihrem Partner sprechen können, um Ihre Zusammenarbeit während der Heilung zu verbessern. Denken Sie daran, die oben aufgeführten Ratschläge für eine produktive Kommunikation in der Beziehung zu befolgen. Das Ziel ist, Vertrauen und Verständnis herzustellen. Falls Ihnen ein solches Gespräch von Angesicht zu Angesicht noch zu schwierig erscheint, können Sie und Ihr Partner einander schreiben. Das ist ein erster Schritt zu einer direkteren Kommunikation.

Stellen Sie einander abwechselnd die folgenden Fragen. Konzentrieren Sie sich jeweils nur auf eine oder zwei davon. Sie können getrost eine schwierige Frage überspringen und später auf sie zurückkommen.

1. Was glaubst du, welche Folgen der Missbrauch für dich persönlich hat?
2. Was glaubst du, wie sich der sexuelle Missbrauch auf unsere Beziehung auswirkt?
3. Was ist deine größte Befürchtung für unsere Zukunft?
4. Was bedeutet Sex für dich?
5. Wie hättest du unsere sexuellen Kontakte am liebsten?
6. Wie siehst du dich als sexuelles Wesen?
7. Was brauchst du von mir, damit der sexuelle Heilungsprozess für dich leichter verläuft? (Eine gute Einleitung für die Antwort auf diese Frage ist die Formel: »Es wäre hilfreich für mich, wenn …«)

Denken Sie daran, dass es keine richtigen oder falschen Antworten gibt. Das Ziel ist, dass jeder von Ihnen mehr über die Bedürfnisse des anderen erfährt, wie immer sie aussehen mögen, und dass Sie gemeinsam Vorstellungen von Ihrer zukünftigen Intimbeziehung entwickeln.

Ein Partner, der die Einzelheiten der Missbrauchserfahrung kennt, kann leichter dazu beitragen, dass sich der andere Teil in Situationen körperlicher Nähe wohler fühlt. Eine Überlebende berichtet:

> *Seit ich meinem Partner genau erzählt habe, was bei dem Missbrauch geschah, versteht er, weshalb die Berührung bestimmter Körperzonen bei mir bestimmte Reaktionen auslöst. Er berührt meine Brüste nicht, ohne mich vorher zu fragen, und er achtet immer auf meine Gefühle und Reaktionen.*

Viele Partner klagen, dass sie nicht wissen, was sie tun können, um zu helfen. Sie brauchen Anleitung. Die Überlebenden können ihren Partnern helfen, indem sie ihnen sagen, was sie tun und lassen sollen.

Ich empfehle, dass die Beziehungspartner mehrmals in der Woche über die Fortschritte oder Rückschläge sprechen. Was und wie viel die Überlebenden mitteilen, bleibt ihnen überlassen. Eine Betroffene erklärt:

> *Bis ins mittlere Stadium des Heilungsprozesses erfolgten die meisten Veränderungen in meinem Kopf. Mein Verhalten blieb ziemlich gleich. Obwohl das schwierig war, erklärte ich meinem Partner, wie sich mein Denken veränderte.*

Die Überlebenden müssen sich davor hüten, zu unterstellen, dass der Partner alle Fortschritte von selbst mitbekommt. Die Veränderungen sind von außen oft nicht erkennbar. Die Überlebenden sollten mitteilen, mit welchen Problemen sie sich beschäftigen, auf welche kurzfristigen Ziele sie hinarbeiten, womit sie bereits besser zurechtkommen, worin ihre Bedenken und Hoffnungen für die Zukunft bestehen. Ein solcher Austausch wirkt der Tendenz entgegen, sich in Schweigen und einsames Leiden zurückzuziehen. Halten Sie sich vor Augen, dass Ihr Partner auch mitbetroffen ist und dass es ihm helfen kann, mehr darüber zu wissen, was vorgeht. Teilen Sie sich auch dann mit, wenn Sie Angst haben. Schweigen wirft Sie nur zurück.

Bei solchen regelmäßigen Gesprächen können die Partner direkt, aber ohne zu drängen, nachfragen, was die Überlebenden bewegt und wie sie selbst helfen können. Der Partner kann oft wertvolle Beobachtungen zur Herkunftsfamilie des betroffenen Teils, Vermutungen zu früheren Ereignissen oder Wahrnehmungen aktueller Verhaltensweisen beisteuern. Ein Partner, der einen solchen Beitrag anzubieten hat, sollte ihn nur dann einbringen, wenn er weiß, dass der andere Teil daran interessiert ist. »Ich habe eine Vermutung dazu«, könnte der Partner etwa sagen. »Möchtest du sie hören?« Wenn Sie Beiträge in dieser Form anbieten, respektieren Sie das Bedürfnis des betroffenen Teils, den Genesungsprozess selbst zu steuern.

Die Überlebenden sollten ihrerseits auch mehr über die Gefühle und Bedürfnisse des Partners erfahren, sobald sie dazu bereit sind. Viele Partner halten ihre Gefühle zurück. Sie befürchten, dass sie den anderen Teil nur belasten, obwohl diese Zurückhaltung ihre eigenen Isolationsgefühle verstärkt. Wenn der Partner nicht mitteilt, was in ihm vorgeht, läuft er Gefahr, sich nicht nur körperlich, sondern auch emotional zurückgewiesen zu fühlen.

Die Überlebenden müssen immer wieder mit dem Partner Rücksprache halten und Fragen stellen wie: »Welche Gefühle hat die Heilungsarbeit bei dir hervorgerufen?« »Welche Ängste hast du?« »Welche Bedenken hast du?« »Was sind deine Bedürfnisse?« Halten Sie sich vor Augen, dass *die Fähigkeit, zuzuhören, was der Partner sagt, wichtiger ist, als in einer bestimmten Weise zu reagieren.* Es kann sein, dass Sie die Bedürfnisse und Wünsche Ihres Partners nicht sofort erfüllen können, aber Ihre Aufmerksamkeit und Ihr Mitgefühl sind als solche schon ein Geschenk.

Robert machte sich ernste Sorgen, weil seine Frau Jane zuließ, dass ihr Vater, der sie missbraucht hatte, zu Besuch kam, wenn er nicht da war. Robert befürchtete, der Vater könnte sich Jane gegenüber manipulativ verhalten, ohne dass er in der Lage wäre, einzuschreiten und ihn daran zu hindern. Aber er zögerte, mit Jane über seine Gefühle zu sprechen und sie zu bitten, den Kontakt mit ihrem Vater anders zu handhaben.

Als seine Besorgnis immer größer wurde, erkannte Robert, dass er *um seiner selbst willen* Jane diese Gefühle und Bedürfnisse mitteilen musste. Er redete mit Jane und achtete darauf, zu sagen, wie er sich fühlte und was er brauchte, statt über ihr Verhalten zu sprechen. Obwohl Jane anfangs abwehrend reagierte, konnte sie doch erkennen, dass es ein *Bedürfnis von Robert* war, das auf seinen Befürchtungen und seinem positiven Wunsch beruhte, seine Familie zu schützen. Mit seiner Bitte beabsichtigte er nicht, sie zu kontrollieren. Sie fragte sich, ob es ihren Genesungsprozess entscheidend beeinträchtigen würde, wenn sie seiner Bitte nachkam, und befand, dass das nicht der Fall war. Sie einigten sich, dass sie ihren Vater künftig nur dann ins Haus lassen würde, wenn Robert auch da war.

Mit der Zeit fördert offene, effektive Kommunikation das wechselseitige Verstehen. Je besser die Partner einander zuhören können, ohne in Selbstvorwürfe zu verfallen oder von eigenen Prinzipien abzurücken, desto leichter wird sich jeder von ihnen offen und ehrlich mitteilen können. Die Kommunikation wird das wichtigste verbindende Element in ihrer Partnerschaft. Später kann dann gesunder Sex für das Paar eine weitere Form der Kommunikation werden.

Die Partner als aktives Heilungsteam

Beide Beziehungspartner können in einigen Kernpunkten des Heilungsprozesses aktiv Zusammenarbeiten, etwa wenn es darum geht, Gefühle zu verarbeiten, die mit dem Missbrauch zusammenhängen, neue Einstellungen zum Sex zu entwickeln, sich mit automatischen Reaktionen auf Berührung und Sex auseinanderzusetzen und kör-per-liche Intimität neu zu erfahren.

Wenn beide in diesen Bereichen aktiv zusammenarbeiten, ist die Wahrscheinlichkeit größer, dass der Heilungsprozess sanft und stetig verläuft. Wenn die Partner nicht kooperieren und sich nicht gegenseitig unterstützen, kann das leicht dazu führen, dass die emotionale Distanz zwischen ihnen noch größer wird und die Heilungsbemühungen des betroffenen Teils stagnieren. Viele Überlebende führen ihren Heilungserfolg auf die besondere Beziehung zurück, die sie mit dem Partner aufbauen konnten. Weil die Krise für beide

Beziehungspartner Probleme schafft, nützt es sowohl dem Überlebenden wie auch dem Partner, gemeinsam Lösungen zu suchen.

Der Partner kann letztlich nur so viel helfen, wie der betroffene Teil zulässt. Überlebende können enorm davon profitieren, wenn sie den Partner einladen, sich aktiv am Genesungsprozess zu beteiligen. Wenn beide zusammenarbeiten, hat der missbrauchte Teil die Möglichkeit, herauszufinden, ob er unbewusst dazu neigt, den Partner als Missbrauchs-Täter zu sehen. Zudem hilft die Teamarbeit, beim Partner Frustration und das Gefühl des Ausgeschlossenseins zu verhindern.

Die indirekt betroffenen Partner erweisen sich selbst einen Gefallen und der Beziehung einen Dienst, wenn sie sich konstruktiv am sexuellen Heilungsprozess beteiligen. Es hilft ihnen, ihre Gefühle der Ohnmacht, Frustration und Depression zu überwinden, und es fördert die wechselseitige Nähe und Verbundenheit.

Auf den Missbrauch zurückgehende Gefühle aufarbeiten

Der Partner kann dem betroffenen Teil bei der Aufarbeitung der aus dem Missbrauch resultierenden Gefühle helfen. Er kann eine sichere, stützende, akzeptierende Atmosphäre schaffen, die es dem anderen Teil möglich macht, offener über das Missbrauchsgeschehen, die Beziehungen zu den Mitgliedern der eigenen Herkunftsfamilie und die aus dem Missbrauch resultierenden Gefühle zu sprechen. Indem er offen und mitfühlend zuhört, bestätigt der Partner die Wahrnehmungen und Gedanken des betroffenen Teils, und dieser wiederum wird durch die gesunde Liebe in der gegenwärtigen Beziehung gestützt.

Der Partner kann bestimmte Dinge tun, um seine Unterstützung auch in Zeiten zu zeigen, in denen der betroffene Teil von den Problemen und Gefühlen, die aus dem Missbrauch resultieren, völlig in Anspruch genommen ist. Er kann dem anderen Teil Mut zusprechen oder für ihn kochen. Ein Partner putzte das Haus, um seine Unterstützung zu zeigen, als seine Frau in einer besonders labilen Verfassung war, nachdem sie mit ihrer Mutter über den Missbrauch gesprochen hatte. Er wusste, dass sich seine Frau immer besser fühlte, wenn das Haus sauber war. Sie war begeistert.

Konfrontation
Wenn Überlebende Mitgliedern ihrer Herkunftsfamilie von dem Missbrauch erzählen oder den Täter selbst zur Rede stellen wollen, können die Partner ihnen dabei helfen. Zwar ist es die Aufgabe der Überlebenden, solche Gespräche oder Konfrontationen in die Wege zu leiten und zu gestalten, aber der Partner kann sich die Bedenken und Ängste des anderen Teils anhören, ihn zu dem Treffen mit einem Familienmitglied oder dem Täter begleiten, in der Nähe warten und hinterher da sein, um emotionale Unterstützung zu geben. Die ruhige und gelassene Präsenz des Partners in einer so schwierigen Situation kann entscheidend dazu beitragen, dass in der Beziehung Vertrauen und Nähe wachsen.

Neue Einstellungen zur Sexualität entwickeln
Überlebende und Partner können zusammen neue sexuelle Einstellungen entwickeln. Beide können etwa Materialien – Gedichte, Geschichten oder Zeitschriftenartikel – austauschen, in denen ein gesundes Modell von Sex präsentiert wird, das auf beiderseitigem Einverständnis, Gleichberechtigung, Respekt, Vertrauen und Sicherheit beruht. Wenn sie miteinander über Sex sprechen, können sie es vermeiden, Ausdrücke oder Formulierungen zu benutzen, die der Gleichsetzung von Sex und Missbrauch Vorschub leisten.

Die Partner können den Überlebenden helfen, ein positiveres sexuelles Selbstbild zu entwickeln, indem sie sie daran erinnern, dass ihr eigentliches sexuelles Selbst gut und gesund ist. Kent, der zwanghaften sexuellen Praktiken nachging, seit er als Kind missbraucht worden war, erzählte seiner Frau, dass er sich »wie Dreck« fühle und nicht glauben könne, dass irgendjemand ihn wirklich liebe. Seine Frau antwortete: »Du kannst weiter so über dich denken, wenn du willst. Aber ich will, dass du weißt, dass ich denke, dass du ein wundervoller Mensch bist, und dass ich dich aufrichtig liebe.« Obwohl Kent in dem Moment nicht in der Lage war, wirklich anzunehmen, was seine Frau sagte, halfen ihm ihre Worte langfristig sehr.

Mit automatischen Reaktionen umgehen lernen
Wie im siebten Kapitel besprochen, können die Partner den Überlebenden helfen, die Auslöser für automatische Reaktionen, die mit dem Missbrauch zusammenhängen, zu identifizieren. Beide Beziehungspartner können gemeinsam Strategien dafür entwerfen, mit automatischen Reaktionen wie Panikattacken, plötzlichen Rückblenden oder Dissoziation umzugehen. Dazu gehört, dass sie darüber sprechen, was der betroffene Teil in einer solchen Situation vom Partner braucht: zärtlichen Halt, beruhigendes Zureden, die Ermutigung, Gefühle herauszulassen, etc. Beide Partner können ihre Kreativität mobilisieren, um Auslöser zu vermeiden oder zu verändern.

Eine Überlebende berichtet, sie habe mit ihrem Freund abgemacht, dass er den Sex unterbricht und mit ihr spricht, sobald er merkt, dass sie »in eine andere Welt abgetaucht« ist. Diese Strategie macht es der Überlebenden leichter, beim Sex anwesend zu bleiben und die emotionale Nähe zum Partner aufrechtzuerhalten.

Ein anderer Partner erklärte, nachdem er mit seiner Frau über Auslöser und automatische Reaktionen gesprochen hatte: »Ich habe sehr viel darüber gelernt, warum meine Frau so empfindlich auf bestimmte Laute und Berührungen reagiert und was ich tun kann, um in kleinen Schritten mehr sexuelle Nähe zwischen uns möglich zu machen.« Seine Frau antwortete: »Mein Mann hilft mir, zu lernen, dass Berührung etwas Schönes sein kann und dass die Lust am Berührtwerden ein Schlüssel zur Überwindung meiner sexuellen Probleme ist.«

Berührung neu erfahren
Die Partner können den Überlebenden helfen, zu lernen, dass Berührung nicht zwangsläufig auf Sex abzielt, sondern als solche lustvoll sein kann. Eine Partnerin sagte: »Ich achte darauf, oft mit meinem Freund zu schmusen und ihn in den Armen zu halten, ohne dass es zum Sex führt. Ich möchte, dass er begreift, dass nicht immer hinter allem die Aufforderung zum Sex steckt.«

Die Partner können sich an Berührungsübungen beteiligen und den Überlebenden helfen, sexuelle Funktionsstörungen abzubauen. Wenn die Überlebenden bestimmte Übungen allein machen müssen, können die Partner sie unterstützen, indem sie ihnen helfen, Zeit und Raum dafür zu finden. Sie können sie vor Störungen durch Anrufe oder Kinder bewahren. Später, bei den Partnerübungen, können sie gemeinsam mit den Überlebenden darangehen, neue Fähigkeiten zu erlernen und positive Erfahrungen mit Berührung und später mit Sex zu machen. Ihre Unterstützung vermittelt den Überlebenden, dass es gut ist, wenn sie Neuland erkunden, und sie ermöglicht es ihnen, zusammen mit einem liebevollen Partner auf ihre Entdeckungsfahrt zu gehen.

Besteht ein Paar aus zwei Überlebenden, kann die Zusammenarbeit bei beiden Gefühle auslösen, die auf die Missbrauchssituation zurückgehen. Das kann dazu führen, dass wie auf einer Wippe der eine unten ist, wenn der andere oben ist, da jeder Heilungsschritt des einen den anderen unter Druck setzt. Solche Paare müssen besonders viel Kreativität mobilisieren, um Heilungsaktivitäten zu finden, die beide weiterbringen.

Der Lohn der gemeinsamen Arbeit

Durch den sexuellen Heilungsprozess kann eine tiefe emotionale Verbindung zwischen den Partnern entstehen. Die Fähigkeiten, die sie bei der Heilungsarbeit entwickeln, stärken zugleich ihre Beziehung. Ein Partner berichtet:

> *Der sexuelle Heilungsprozess war für uns, gelinde gesagt, eine große Herausforderung. Unsere Beziehung ist dadurch gestärkt worden, weil wir gezwungen waren, uns ehrlich Rechenschaft darüber abzulegen, wie wir uns eine intime Beziehung wünschen. Wir kommunizieren offen. Jeder von uns respektiert sich selbst. Es war eine wichtige Lektion in Verstehen und Vertrauen.*

Die Beteiligung am sexuellen Heilungsprozess kann dem Partner auch persönlichen Gewinn bringen. Ein Partner erklärt:

> *Ich bin jetzt in der Lage, zwischen Intimität und Sex zu unterscheiden, und ich habe erkannt, dass ich Sex als Mittel*

> *benutzt habe, um mich »ganz« zu fühlen. Es war schwierig, aber ich habe gelernt, nicht alles persönlich zu nehmen und mich immer wieder darauf zu besinnen, dass ich okay bin. Ich habe gelernt, mich nicht über meine Freundin zu ärgern, wenn sie sich zurückzieht und es nicht ertragen kann, wenn ich mich öffne und sexuell verletzlich bin. Ich habe mehr Geduld, Vertrauen und Selbstbewusstsein entwickelt.*

»Vielleicht war das alles ja im Grund ein Segen«, sagte ein anderer Partner. »Wir wissen jetzt ganz sicher, dass unsere Beziehung nicht nur auf Sex gründet.« Der sexuelle Heilungsprozess hat viele positive Nebeneffekte. Er kann beiden Partnern zu einem besseren Selbstwertgefühl verhelfen und dazu beitragen, dass sie besser kooperieren lernen, und er wird die Beziehung bereichern und vertiefen. Eine Überlebende berichtet:

> *Bei uns war es so, dass wir uns beide sehr verändert haben. Wir lesen gemeinsam Sachen über Missbrauch und seine Auswirkungen, wir reden darüber, schreiben darüber. Wir experimentieren langsam, behutsam und achtsam mit Berührung. Wir versuchen, einander zu verstehen, und gehen liebevoll miteinander um. Wir bieten uns gegenseitig einen geschützten Raum, um uns auszutauschen, und einen Boden, auf dem gesunde Sexualität und Liebe wachsen können.*

Die Anforderungen, die der sexuelle Heilungsprozess an beide Partner stellt, sind in der Tat groß, aber die Veränderungen, die daraus resultieren, kommen der Beziehung auf Dauer zugute.

Nachdem wir uns bisher auf einer allgemeineren Ebene damit beschäftigt haben, wie wichtig es ist, sich vom Partner verstanden und unterstützt fühlen zu können und ihn in den Heilungsprozess einzubeziehen, möchte ich Ihnen jetzt einige spezielle Techniken und Übungen vorstellen, die Sie allein und gemeinsam nutzen können, um auf Ihrem Weg zu gesunder Sexualität, Lust und Nähe voranzukommen.

Dritter Teil
Dem Ziel entgegen – positive Erfahrungen schaffen

10. Neue Berührungserfahrungen sammeln

Jemanden sexuell zu berühren oder mich berühren zu lassen – das heißt für mich, meine schutzlosen Weichteile preiszugeben, so wie ein Stachelschwein, das seinen Bauch entblößt. Ich fühle mich verletzlich. Ich muss Schritt für Schritt lernen, an die Stelle des Schmerzes, der sich mit dem Missbrauch verbindet, die Freude darüber zu setzen, dass ich lebe und ein sinnliches Wesen bin.

Eine Überlebende

Wenn ich als kleines Mädchen nicht schlafen konnte, pflegte ich mich im Bett aufzusetzen und zu rufen: »Daddy, ich will Wasser trinken!« Mein Vater kam mit einem Glas Wasser zu mir ins Zimmer, setzte sich auf die Bettkante und wartete, bis ich ein paar Schlucke getrunken hatte. Dann kroch ich wieder unter die Decke, und er streichelte mir noch ein bisschen den Kopf. Er strich sachte mit den Händen über meine Ohren, fuhr mir mit den Fingerspitzen durchs Haar. Ich entspannte mich auf der Stelle und schlief oft sofort ein. Mehr noch als das Wasser brauchte ich seine Berührung.

Durch angenehme Erlebnisse wie dieses lernen wir als Kinder, Berührung zu genießen. Wir merken schon sehr früh, dass sie Trost und Sicherheit gibt. Wir erfahren Berührung als eine Form, Verlässlichkeit und Liebe auszudrücken und Vertrauen zu erzeugen. Wenn sie nichts Beängstigendes, Beunruhigendes oder Unangenehmes hat, lernen wir Berührung als Quelle von Sicherheit und sinnlichem Vergnügen schätzen.

Sexueller Missbrauch kann diesen Lernprozess stören oder verhindern. Viele Missbrauchs-Überlebende haben Berührung nie als gesunde Form der Kommunikation kennengelernt. Beim Missbrauch wird Berührung zum Mittel dafür, Macht und Kontrolle über einen anderen Menschen auszuüben. Wer missbraucht wurde, hat Berührung oft als mechanische, gefühllose und nicht selten schmerzhafte Manipulation des eigenen Körpers erlebt und wird sie deshalb mit Schmerz, Angst und Verrat assoziieren. Für die betreffende Person wird es schwer, wenn nicht gar unmöglich sein, Berührung als etwas Gesundes und Erstrebenswertes zu sehen. »Wie kann sich irgendjemand wünschen, auf erotische Weise berührt zu werden?«, fragte eine Überlebende. »Fühlen sich denn nicht alle Menschen automatisch ausgenutzt?«

Vielen Überlebenden geht es so. Wer nicht selbst darüber bestimmen konnte, von wem, wann, wie und wo er sexuell berührt wurde, wird später oft automatisch davon ausgehen, dass jede Berührung in Sex mündet. Viele Missbrauchsopfer vermeiden Berührungen, die sinnlich und intim, aber nicht sexuell sind: die freundschaftliche Umarmung, den nett gemeinten Händedruck, die Heilmassage. Eine Frau, die als Kind von ihrer Mutter, ihrem Vater und ihrem Bruder missbraucht wurde, schildert dieses Dilemma:

> *Ich bin ohne liebevollen Körperkontakt, aber mit einer Menge sexueller Berührungen aufgewachsen. Heute bin ich verwirrt, was Berührungen angeht. Ich kann mich nicht vertrauensvoll darauf einlassen, wenn mich jemand berührt, und es fällt mir schwer, davon auszugehen, dass jemand anders es angenehm findet, von mir berührt zu werden.*

Missbrauchs-Überlebende können die Vergangenheit nicht ausradieren. Sie wurden sexuell missbraucht und hatten vielleicht nie die Chance, Berührung genießen zu lernen. Aber es ist nie zu spät, diesen Lernprozess nachzuholen. Es ist möglich, einen neuen Erinnerungsfundus anzulegen, neue, angenehme Berührungserfahrungen zu sammeln und aufzubewahren wie Fotos von einer schönen Reise. Durch solche positiven Erfahrungen können Missbrauchs-Überlebende zu völlig neuen Genussmöglichkeiten finden.

Wir sind jetzt in eine entscheidende Etappe des Heilungsweges eingetreten. Im ersten und zweiten Teil dieses Buches lag der Schwerpunkt darauf, früheres und gegenwärtiges Erleben zu verstehen, negative Überzeugungen im Hinblick auf Sex aufzulösen, die Kontrolle über automatische Reaktionen zu erlangen und die aktuellen sexuellen Verhaltensmuster und Beziehungen zu verändern. Auf dieser Grundlage können Sie jetzt darangehen, Veränderungen auf der körperlichen Ebene einzuleiten – durch praktische Berührungserfahrungen. Sie können sich neuen, positiven Erfahrungen zuwenden, statt Berührung verzweifelt zu meiden oder um jeden Preis zu suchen. Sie können lernen, Berührung als Quell von Trost und Lust und als Ausdruck von Liebe zu begreifen.

Zunächst werde ich Sie auffordern, sich einmal genauer mit dem Verhältnis zwischen Berührung und Sex zu beschäftigen. Im zweiten Schritt werden Sie dann verschiedene wichtige Techniken kennenlernen, die Ihnen helfen können, Berührung neu erleben zu lernen. Und schließlich werde ich Ihnen eine Abfolge von 17 praktischen Übungen vorstellen, die Ihnen konkrete Möglichkeiten an die Hand geben, auf sichere, behutsame und spielerische Art Ihre eigene Sinnlichkeit zu erkunden. In kleinen Schritten werden Sie lernen, sich unter der Berührung eines anderen Menschen zu entspannen und präsent zu bleiben und das Geschehen Ihren individuellen Empfindungen und Bedürfnissen entsprechend zu beeinflussen. Viele dieser Übungen können Sie auch allein machen, falls Sie derzeit keinen Intimpartner haben oder es vorziehen, für sich zu arbeiten.

Diese Techniken und Übungen werden es Ihnen ermöglichen, Lernerfahrungen nachzuholen, die Ihnen durch den Missbrauch versperrt wurden. Das gibt Ihnen die Chance, Berührung positiv zu besetzen und sinnliche Lust neu genießen zu lernen.

Sex einordnen lernen

Zwischen Menschen gibt es die vielfältigsten Berührungsformen. Die meisten Berührungen sind überhaupt nicht sexuell. Umgekehrt ist die sexuelle Berührung nur eine unter vielen möglichen sinnlichen Berührungserfahrungen. Um das Verhältnis zwischen den verschiedenen Berührungsformen zu illustrieren, denkt man sich am besten eine Skala der sinnlichen Berührung, auf der die verschiedenen Formen nach dem Grad ihrer sexuellen Qualität angeordnet sind.

Im Idealfall lernen wir Berührung schrittweise kennen. Erst wenn wir mit den primären, wohltuenden und beruhigenden Berührungsformen vertraut sind, erfahren wir die Berührung im sexuellen Kontext. Jede Erfahrung, die in sich selbst befriedigend ist, bereitet uns auf die nächste Stufe vor. Allmählich sammeln wir einen Fundus angenehmer Berührungserlebnisse an.

Die meisten Missbrauchs-Überlebenden haben jedoch Berührung nicht in dieser idealen Abfolge erfahren. Ihnen wurde die sexuelle Berührung in einem viel zu frühen Stadium aufgezwungen, noch ehe sie Gelegenheit hatten, ein Fundament aus anderen, weniger sexuellen Berührungserfahrungen zu legen.

Um den Heilungsprozess voranzutreiben, können Sie zurückgehen und noch einmal von vorn ein gesundes Kontinuum an Berührungserfahrungen aufbauen. Ganz wichtig ist es dabei, sich vor Augen zu halten, dass *sexuelle Lust erst dann kommt, wenn Sie gelernt haben, sich bei nichtsexuellen Berührungen sicher und wohl zu fühlen.*

Missbrauchs-Überlebende müssen zuerst die Sicherheit erlangen, entspannt und präsent bleiben und die Berührungsaktivität selbst steuern zu können, ehe sie die besondere Lustqualität der sexuellen Berührung genießen können. Fangen Sie also mit Berührungserfahrungen an, die Ihnen leichter erscheinen und die in Ihrem Berührungskontinuum an einer frühen Stelle stehen. Es kann sein, dass Sie sich sicherer fühlen, wenn Sie sich zunächst auf eine Umarmung und dann erst auf einen Kuss einlassen. Oder vielleicht möchten Sie zuerst im Kino Händchen halten, ehe Sie eine Rückenmassage genießen können.

Berührung neu erleben zu lernen bedeutet, sich schrittweise sexuelleren Berührungsformen zu nähern. Sex zu haben und sexuelle Bindungen einzugehen sind Schritte, die sich im Zuge des Heilungsprozesses von selbst ergeben, aber Sie sollten sich erst dann auf solche Berührungsformen einlassen, wenn Sie bereits ein Fundament an angenehmen Berührungserfahrungen gelegt haben. Wenn Sie meinen, dass Sie ein sicheres Fundament haben, können Sie Ihre/-n Partner/-in einladen, sich mit Ihnen Schritt für Schritt voranzuwagen und so allmählich gemeinsam neue sexuelle Erfahrungen zu sammeln.

Grundtechniken

Ehe Sie mit den Berührungsübungen beginnen, noch kurz ein paar Worte über die drei wichtigen Grundtechniken, die Ihnen helfen können, eventuell auftretende Probleme zu überwinden.

1. Entspannung
2. Aktive Selbstbeobachtung
3. Kreatives Problemlösen

Entspannung

Eine wichtige Grundvoraussetzung für alle folgenden Übungen ist, dass Sie sich zugestehen, im Bedarfsfall jederzeit innezuhalten und sich erst einmal zu entspannen. Beginnen Sie nie mit einer Übung, wenn Sie nicht das Gefühl haben, dass Sie nötigenfalls die Berührungserfahrung abbrechen und erst einmal Ihre Ruhe und Sicherheit wiederfinden können.

Vorbereitung durch Entspannung

Wie können Sie sich am besten vorbereiten? Versuchen Sie, sich vor Beginn einer Übung zuerst einmal zu entspannen. Nehmen Sie ein schönes Bad. Lesen Sie sich die Übungsanweisungen durch. Nehmen Sie sich ein paar Minuten Zeit, um sich die Erfahrung vorzustellen.

Vielleicht hilft es Ihnen, Entspannungsübungen zu machen oder nach und nach die einzelnen Muskelgruppen Ihres Körpers zu dehnen und zu massieren. Manche Betroffenen profitieren auch von Yoga, Tanzgymnastik oder Selbstmassage.

Hier eine recht simple Übung, die darin besteht, einzelne Muskelgruppen nacheinander anzuspannen und wieder locker zu lassen: Nehmen Sie sich ein wenig Zeit, und legen Sie sich auf den Rücken. Atmen Sie ruhig. Beginnen Sie, wenn Sie sich bereit fühlen, die Muskeln Ihrer Füße anzuspannen und wieder zu lockern. Gehen Sie von den Füßen weiter zu Beinen, dem Bauch, der Brust, den Händen, Armen, Schultern, Hals und Nacken usw. Atmen Sie langsam und tief. Beenden Sie diesen Teil der Übung damit, dass Sie alle Muskeln Ihres Körpers gleichzeitig anspannen und wieder lockern. Atmen Sie langsam. Stellen Sie sich vor, wie Ihre Muskeln schwer werden, Ihr ganzer Körper in den Fußboden einsinkt. Entspannen Sie sich, und atmen Sie ruhig weiter.

Es gibt kein Patentrezept, wie man sich am besten entspannt. Jeder muss für sich selbst die geeignetste Methode finden. Probieren Sie verschiedene Techniken aus.

Ruhepausen

Nehmen Sie sich während der Übungen, sobald Ihnen danach ist, ein paar Minuten, um einfach nur zu atmen. Atmen Sie tief ein und aus, halten Sie sich vor Augen, dass Sie selbst das Heft in der Hand haben, dass Sie alles aus freien Stücken tun und jederzeit aufhören können. Die im siebten Kapitel beschriebenen Techniken zur Überwindung automatischer Reaktionen können Ihnen auch bei diesen Übungen helfen.

Meine Klientin Dee benutzte ein bestimmtes Handsignal, um ihrem Partner anzuzeigen, wann ihr die sinnliche Erfahrung zu viel wurde und sie eine Pause brauchte.

> *Ich höre einfach kurz auf, bis mir wieder klar ist, dass es nicht die alte Missbrauchssituation ist. Ich konzentriere mich auf meine Bedürfnisse. Das hilft mir, die automatischen Reaktionen zu überwinden.*

Durch das nonverbale Signal konnte Dee sich selbst und ihrem Partner anzeigen, dass sie eine Pause wollte. Ignorieren Sie es nicht, wenn der Punkt kommt, die Übung zu unterbrechen.

Vielleicht möchten Sie sich bewegen, aufs Klo gehen, etwas Alkoholfreies trinken oder über Ihre Gefühle sprechen, wenn Sie die Übung mit einem Partner zusammen machen. Eine andere Überlebende schildert eine konkrete Situation:

> *Einmal haben wir uns gerade geküsst. Wir haben kurz aufgehört und uns einen Moment besonnen. Dabei habe ich gemerkt, dass ich beim Küssen gar nicht richtig »da« war. Ich habe die Augen aufgemacht und meinen Partner angeguckt und mir klargemacht, wen ich da küsse. Das hat mir geholfen. Es hat mir ein Gefühl der eigenen Macht gegeben.*

Eine kurze Pause bestärkt Sie in der Sicherheit, dass Sie selbst entscheiden und die Kontrolle haben. Es kann aber auch gut sein, wenn Sie die Übung manchmal unterbrechen, obgleich Sie sich wohl fühlen. Das verhindert, dass Unterbrechungen als solche zu etwas Negativem werden. Das sind sie nicht. Sich ausruhen zu wollen ist ein ganz natürliches Bedürfnis und besser, als die Dinge zu forcieren. Gehen Sie es langsam an, gönnen Sie sich bei jeder Übung zwei bis drei Pausen. Folgen Sie Ihrem eigenen Rhythmus.

Wenn Sie allerdings eine Übung so oft unterbrechen müssen, dass Sie gar nicht vorankommen, kann es sein, dass Sie für die betreffende Übung noch nicht bereit sind. Wenn Sie merken, dass Sie heftiger Zorn oder Panik überkommt, sollten Sie sich zuerst mit diesen Gefühlen auseinandersetzen. Ziehen Sie sich ein Stückchen aus der Situation zurück, und besinnen Sie sich noch einmal auf die im zweiten Teil dieses Buches erörterten Heilungsschritte. Zwingen Sie sich nicht, weiterzumachen, ehe Sie sich nicht wirklich bereit fühlen.

Wenn Sie eine Übung abbrechen, sollten Sie etwas Beruhigendes tun. Finden Sie selbst heraus, was für Sie das Beste ist. Vielleicht hilft es Ihnen, die Hand aufs Herz zu legen, Musik zu hören, zu meditieren, einen Plüschteddy im Arm zu halten, mit Ihrer Katze zu schmusen oder einfach nur zu atmen und ein bisschen zu schlafen.

Der sichere Fixpunkt

Wenn Sie die Übungen mit einem Partner machen, wird es Ihnen helfen, sich zuerst einen sicheren Fixpunkt zu suchen – irgendeine Stelle am Körper des Partners, die zu berühren Ihnen Sicherheit gibt und Ihnen hilft, sich klarzumachen, dass der andere Ihr Partner ist und nicht Ihr Peiniger von früher. Diese Körperstelle ist Ihr Fixpunkt, zu dem Sie immer wieder zurückkehren und wo Sie Halt und Sicherheit finden können.

Charlotte beruhigte es, die glatte, weiche Unterseite des Arms ihres Partners zu streicheln. Das war ein Teil des männlichen Körpers, den sie überhaupt nicht mit gewaltsamen Übergriffen assoziierte. Einen solchen Fixpunkt zu berühren kann oft beruhigend wirken, wenn jede andere Berührung unangenehm ist.

Auf den Herzschlag hören

Manche Missbrauchs-Überlebenden beruhigt es, dem Herzschlag des Partners zu lauschen. Für fast alle Menschen ist dieses Geräusch eine positive Urerfahrung. Wir haben es im Mutterleib gehört, lange ehe wir missbraucht wurden, und es kann uns auch später noch Sicherheit geben.

Aktive Selbstwahrnehmung

Das Wichtigste ist, dass Sie sich präsent und sicher fühlen und wissen, dass Sie selbst die Kontrolle über das Geschehen haben. Es geht bei diesen Übungen nicht darum, »wie weit Sie kommen«, sondern darum, dass Sie sich wohl fühlen. Sie müssen jederzeit in der Lage sein, sich Ihre Gefühle zu vergegenwärtigen. Diese Selbstwahrnehmung während der Berührungserfahrungen aufrechtzuerhalten ist nicht leicht. Es braucht Zeit und Übung.

Üben Sie, indem Sie den Satz »Ich registriere ...« vervollständigen. Was kommt Ihnen dazu in den Sinn? Es gibt in diesem Fall keine »richtige« Antwort. Was immer Ihnen einfällt, ist richtig. Sagen Sie jetzt noch einmal »Ich registriere ...« Was fällt Ihnen diesmal ein? Aktive Selbstwahrnehmung heißt, sich ständig seine Gedanken und Gefühle zu vergegenwärtigen.

Ich will es Ihnen einmal exemplarisch vorführen: »Ich registriere, dass meine Finger auf meine Computer-Tastatur eintippen. Jetzt registriere ich, dass ich mich vertippt habe. Jetzt registriere ich, dass das komisch aussehen wird, wenn es so gedruckt wird. Jetzt registriere ich, dass ich mich auf diese Übung konzentrieren will. Jetzt registriere ich, dass mir die Schulter weh tut. Jetzt registriere ich den Lärm, den meine Kinder draußen beim Spielen machen. Jetzt registriere ich, wie herrlich es draußen ist. Jetzt registriere ich, dass es mich traurig macht, hier drinnen zu sitzen. Jetzt registriere ich, dass ich nach draußen gehen möchte ...«

Sie werden bemerkt haben, dass meine Selbstwahrnehmung alle möglichen Erlebens-Ebenen umfasst: Bewegungen (meine Finger auf der Tastatur), Gedanken (dass der Tippfehler im Druck komisch aussehen wird, dass ich nach draußen gehen möchte), körperliche Empfindungen (Schmerzen in der Schulter), Sinneswahrnehmungen (Lärm meiner spielenden Kinder, schönes Wetter), Gefühle (Traurigkeit, weil ich drinnen sitzen muss) und Wünsche (dass ich nach draußen möchte). Üben Sie Selbstwahrnehmung. Fragen Sie sich spezifischer:

- Was sehe, höre, taste, schmecke und rieche ich gerade?
- Was tue ich?
- Wie fühle ich mich körperlich (Muskeltonus, Herzschlag, Magen, Schmerzen, Ruhe)?
- Was will und brauche ich im Moment?
- Falls Sie mit einem Partner zusammen sind: Was fühle ich im Hinblick auf meinen Partner? Was macht mein Partner? Was fühle ich im Hinblick auf uns beide?

Aktive Selbstwahrnehmung verhindert, dass wir uns innerlich aus der Situation davonstehlen. Sie ist eine Fähigkeit, die man trainieren kann, und zwar vor, während und nach der jeweiligen Übung. Zunächst wird es Ihnen vielleicht schwerfallen, sich auch nur selbst einzugestehen, was Sie fühlen. Üben Sie. Vielleicht möchten Sie es laut aussprechen. Das bekräftigt Ihr Erleben. Wenn Sie mit einem Intimpartner zusammen sind, möchten Sie ihm vielleicht mitteilen, was Sie an sich wahrnehmen. Wenn Sie allein sind, könnten Sie es vielleicht vor einem Therapeuten, einer Selbsthilfegruppe oder einer

Freundin artikulieren. Fällt es Ihnen schwer, sich das vorzustellen? Denken Sie daran: Sie selbst haben es in der Hand. Teilen Sie sich nur so weit mit, wie Sie es im Moment möchten. Je umfassender Sie Ihren Partner an Ihrem Erleben teilhaben lassen, desto enger kann Ihre Beziehung dadurch werden.

Gehen Sie nicht wertend an Ihre Gefühle heran. Fragen Sie sich nicht: Wie kann ich nur so empfinden? Wie komme ich dazu, so etwas zu denken? Urteilen Sie nicht. Akzeptieren Sie einfach nur, was in Ihnen vorgeht. Es sind reale und legitime Gefühle. Es ist das, was sich in einem bestimmten Moment in Ihnen abspielt.

Mit zunehmender Übung in aktiver Selbstwahrnehmung werden Sie feststellen, dass Sie sich nicht mehr bewusst auf Ihre Gefühle zu konzentrieren brauchen. Sie werden sie nach und nach automatisch wahrnehmen. Es ist wie beim Erlernen einer Fremdsprache. Zuerst geht es nicht ohne bewusste Anstrengung, aber mit der Zeit beginnen Sie, ganz natürlich in der »Sprache« der bewussten Selbstwahrnehmung zu denken.

Kreatives Problemlösen

Jede/-r Betroffene wird ganz individuell auf die folgenden Übungen reagieren. Es ist normal, dass Missbrauchs-Überlebende Probleme damit haben, Berührung neu und anders zu erfahren. Vielleicht werden Sie bei der einen oder anderen Übung plötzlich auf eine innere Blockade wie etwa Unruhe oder Angst stoßen. Geben Sie in diesem Fall nicht auf. Sehen Sie sich die jeweilige Blockade genauer an. Zu verstehen, warum Sie sich in einer bestimmten Situation unwohl fühlen, kann Ihnen helfen, herauszufinden, was Sie an der Situation ändern müssen, um sich sicherer zu fühlen. Das ist ein wichtiger Teil des Prozesses. Lassen Sie sich von Ihren Gefühlen leiten. Nehmen Sie sie ernst, und versuchen Sie, die Berührungserfahrungen so zu gestalten, dass Sie sie positiv erleben können.

Kreatives Problemlösen bedeutet, *die Übungen Ihren individuellen Bedürfnissen anzupassen*. Fragen Sie sich, wenn Sie auf eine innere Blockade stoßen: »Was kann ich tun, um mich bei dieser Übung wohler zu fühlen?« Indem Sie die Übung abwandeln, ermöglichen Sie, dass der Heilungsprozess weitergeht, während Sie gleichzeitig Ihre eigenen Gefühle respektieren. Hier ein paar Techniken, die Ihnen von Nutzen sein können, wenn Sie eine innere Blockade bemerken:

Zurückgehen
Da die folgenden Übungen nach dem Schwierigkeitsgrad gestaffelt sind, kann eine innere Blockade anzeigen, dass Sie zu schnell vorangegangen sind. Sie brauchen vielleicht noch mehr positive Erfahrung in vertrauten Berührungssituationen. Indem Sie zu einer früheren Übung zurückkehren, können Sie Ihr Tempo selbst regulieren und sich das Gefühl der Sicherheit und Selbstbestimmung bewahren.

Die 27-jährige Jenna hatte geübt, ihren eigenen Körper zu berühren. Sie hatte sich zunächst darauf konzentriert, beim Duschen ruhig und präsent zu bleiben. Diese Waschübung war ihr relativ leicht gefallen. Dann beschloss sie, eine andere Übung auszuprobieren, bei der sie sich auf ihr Bett legen und mit Körperlotion einreiben sollte. Plötzlich überkam sie Angst. Jenna fühlte sich entblößt und ausgeliefert.

Am nächsten Tag setzte sie wieder beim Duschen an. Als sie diese Waschübung zum dritten Mal wiederholte, merkte sie, dass sie neugierig auf die nächste Übung war und sich jetzt auch zuversichtlicher fühlte. Sie duschte zu Ende, trocknete sich ab und ging sofort ins Schlafzimmer. Diesmal konnte sie ganz locker bleiben, während sie sich einrieb. Indem sie noch einmal zu der Waschübung zurückkehrte, nahm sich Jenna die Zeit, die sie brauchte, um entspannt ihren eigenen Körper berühren zu lernen.

Diese Technik des Zurückgehens zu einfacheren Übungen können Sie auf Ihre persönlichen Bedürfnisse zuschneiden. Nehmen wir an, Jenna hätte sich wohl dabei gefühlt, ihre Arme und Beine einzuschmieren, aber Angst bekommen, als sie es mit der Brust versuchte. In diesem Fall hätte sie erst noch ein paarmal nur Arme und Beine einreiben und dann erst zum Oberkörper übergehen können. Finden Sie selbst heraus, was für Sie sinnvoll ist, und regulieren Sie Ihr Tempo selbst.

Brücken bauen
Eine andere kreative Problemlösungstechnik ist das Einführen von

Zwischenschritten, die eine Brücke von einer Berührungserfahrung zur nächsten schlagen. Stellen Sie sich vor, Sie wandern durch den Wald und kommen an einen Fluss, den Sie überqueren wollen. Im Wasser liegen ein paar große Steinbrocken, aber Ihre Beine sind nicht lang genug, um von einem zum anderen zu springen. Was tun Sie? Sie schaffen weitere Steine heran, um die Zwischenräume zu verkleinern. Jetzt können Sie bequem hinüberhüpfen.

Wenn Sie beim Erkunden neuer Berührungserfahrungen auf eine Blockade stoßen, können Sie sich fragen: »Welche Steine kann ich einfügen, um hinüberzugelangen?« Vielleicht können Sie ja die Übungszeit verkürzen, also etwa statt 20 Minuten nur drei Minuten üben. So brauchen Sie sich der Erfahrung zunächst immer nur kurz auszusetzen. Oder Sie können etwas anders machen als vorgeschlagen – *die Situation abwandeln oder eine andere Stellung einnehmen.* Jenna hätte zur Überbrückung vielleicht nach dem Duschen und Abtrocknen im Bad bleiben und sich hier mit der Lotion einreiben können statt im Schlafzimmer. So hätte sie die gleiche Stellung und Umgebung wie beim Duschen beibehalten können. Vielleicht hätte ihr die positive Erfahrung bei der Waschübung als Brücke zur Einreibübung dienen können.

Die kalifornische Therapeutin Jill Kennedy schildert, wie eine ihrer Klientinnen das Modellieren mit Ton als Brücke zum Überwinden ihrer Angst vor dem Geküsstwerden benutzte. Die Frau, die als Kind von ihrem Vater missbraucht worden war, hatte bereits eine ganze Reihe von Heilungsschritten durchlaufen und erreicht, dass sie den Geschlechtsverkehr angenehm fand. Sie fühlte sich dabei so lange sicher, bis ihr Mann in der Erregung begann, sie auf die Schlüsselbeingegend zu küssen. Genau so hatte sie ihr Vater geküsst. Sie sprach mit ihrem Mann über ihre Gefühle, und er versprach, auf diese Berührungsform zu verzichten. Aber sie fand diese Einschränkung schade und beschloss, ihre Angst vor dem Geküsstwerden zu überwinden. Jill Kennedy schreibt:

> *Die Frau war Töpferin. Sie erstand Modellierton und startete ihre – wie sie es nannte – »Mund- und-Lippen-Aktion«. Sie modellierte zunächst während der Sitzungen Münder*

und Lippen, um sie dann mit der Faust plattzuschlagen oder auf den Boden zu schmettern. Dann kam eine Phase, in der sie sich positiv zusprach: »Das ist nicht der Mund meines Vaters ... das ist ein anderer Mund.« Nach und nach ging sie dazu über, mit den Ton-Mündern zu experimentieren, indem sie sie auf ihren Hals und die Schlüsselbeingegend drückte und sich dabei immer wieder vorsagte, dass sie selbst es war, die diese Berührungen steuerte. Schließlich nahm sie die modellierten Münder mit nach Hause. Im Rahmen kontrollierter Übungen gestattete sie ihrem Mann, sie damit zu berühren. Mit der Zeit gelangte sie dahin, es schön zu finden, wenn ihr Mann sie auf den Hals küsste.

Diese kreative Problemlösungsmethode bewährte sich. Mit Hilfe der Ton-Münder konnte die Klientin ihre alten Missbrauchs-Assoziationen löschen. Sie lernte, das Geküsstwerden als gesunde, selbstbestimmte und angenehme Berührungsform zu begreifen.

Eine wichtige Brücke bei der Annäherung an neue Berührungserfahrungen kann *die Kleidung* sein. Amy war es extrem unangenehm, nackt ins Bett zu gehen. Sie sprach mit ihrem Partner darüber, und sie beschlossen, während der Übungen zunächst die Kleider anzubehalten. Das machte die Berührung für Amy weniger bedrohlich. Nach einigen Übungs-Sessions schlug Amy vor, sie sollten ab jetzt jedes Mal ein Kleidungsstück mehr ablegen. Dann gingen sie eine Zeitlang in der Unterwäsche ins Bett. Zu ihrem Erstaunen stellten sie schließlich fest, dass das Letzte, was sie auszogen, ihre Socken waren!

Tanya, eine andere Klientin, nahm einen Khol-Stift zu Hilfe. Sie und ihr Partner experimentierten damit, sich gegenseitig zu massieren. Dabei überkam Tanya plötzlich Angst, und sie brach die Übung ab. Tanya erkannte, dass sie ihrem Partner klar zeigen musste, wo er sie berühren konnte, ohne dass es ihr unangenehm war. Sie fand in ihrer Handtasche einen Khol-Stift, mit dem sie sich normalerweise die Augen schminkte, und zog damit eine Linie um ihre Brüste und den Genitalbereich. Was innerhalb dieser Linie lag, war verbotenes Terrain. Mit der Zeit konnte Tanya auf den Stift verzichten. Es genügte ihr, mit dem Finger eine imaginäre Grenze zu ziehen. Die Sperrzonen wurden immer kleiner und verschwanden schließlich ganz. Diese erfinderische Überbrückungstechnik ermöglichte es Tanya, sich zu entspannen.

Viele meiner Klienten haben für sich solche kreativen Überbrückungshilfen gefunden. Ein paar Beispiele: Eiweiß zwischen den Fingern verreiben, um sich auf das Berühren von Vaginalsekreten oder Samenflüssigkeit vorzubereiten; sich zunächst nur an den kleinen Fingern und dann erst an den Händen halten; als Vorstufe des Küssens zunächst »Schmetterlingsküsschen« tauschen (mit den Wimpern die Wange des Partners kitzeln); sich unter der Dusche mit Wasserpistolen bespritzen, um sich auf die Ejakulation des Mannes einzustellen.

Solche kreativen Problemlösungsmethoden ermöglichen oft wichtige Fortschritte und können auch, wie etwa im Fall der Spritzpistolenschlacht, großen Spaß machen.

Berührung neu zu erlernen ist ein Prozess, der Zeit braucht und Kreativität und sanfte Beharrlichkeit erfordert. Man kann ihn nicht forcieren, weil sonst nur Anspannung, Angst und Übererregung provoziert werden. Eine Missbrauchs-Überlebende, die langsam übte, sich selbst zu befriedigen, schildert ihr Vorgehen:

> *Ich berühre mich so, wie ich es gern möchte, und zwinge mich nie zu etwas, was mir zu viel ist. Ich höre auf meine innere Stimme, die mir sagt, was ich im jeweiligen Augenblick will und brauche.*

Wer zu schnell vorgeht, riskiert, von Gefühlen überrollt zu werden und dann womöglich den Erfahrungsprozess ganz abzubrechen. Sie müssen darauf gefasst sein, dass dieser Lernvorgang Probleme und Ängste mit sich bringt. Veränderung erzeugt immer auch Unbehagen. Vielleicht kann Ihnen der folgende Ratschlag einer Betroffenen helfen, das rechte Maß zu finden:

Tun Sie das, was Ihnen angenehm ist, aber schieben Sie die Grenze jedes Mal ein bisschen weiter hinaus. Es lohnt sich, weiterzumachen, auch wenn Sie zwischendurch das Gefühl haben, dass es einfach zu schwer ist und Sie es nie schaffen werden.

Berührungsübungen

Denken Sie sich den Umlernprozess als steten Übergang von unproblematischeren zu schwierigeren Berührungserfahrungen. Viele Betroffene verwenden mindestens eine Woche auf jede Übung. Sie experimentieren in dieser Zeit drei- bis viermal mit einer Berührungserfahrung, ehe sie zum nächsten Schritt übergehen. Zu sämtlichen Übungen sind Varianten angegeben, die Ihnen eventuell als Brücke zur nächsten Erfahrung dienen können. Stellen Sie sich aus den Übungen und den Varianten ein Programm zusammen, das Ihnen entspricht, aber handhaben Sie es immer flexibel. Ihre Bedürfnisse werden sich wahrscheinlich mit fortschreitender Berührungserfahrung ändern.

Bei Partnerübungen müssen Sie sich stets vor Augen halten, dass es der Partner mit der Missbrauchserfahrung ist, der das Vorgehen und das Tempo bestimmt und den Prozess steuert. Aber natürlich können beide Partner die Übungen abbrechen oder hilfreiche Abwandlungen vorschlagen.

Wichtig ist, dass Sie die Übungen ganz aus dem sexuellen Kontext lösen, d. h. mit keinerlei sexuellen Erwartungen verbinden. Natürlich kann sich auch sexuelle Erregung einstellen, aber darum geht es nicht. Wenn Sie nicht ohnehin gerade (wie im achten Kapitel beschrieben) Ferien vom Sex machen, sollten Sie unbedingt für die Tage, an denen Sie die Übungen machen, ein absolutes Sex-Verbot verhängen. Die Übungen dürfen nicht als Vorspiel zum Sex betrachtet werden. Es darf keine Forderung und kein Druck dahinterstehen. Halten Sie sich vor Augen, dass es im Moment darum geht, Berührung als solche und ohne die alten sexuellen Assoziationen zu erleben. Neue Berührungserfahrungen zu machen kann Ihnen auf lange Sicht helfen, Ihr Sexualleben positiv zu verändern, aber Sie müssen Geduld haben. Lassen Sie sich von Ihrer Neugier leiten, und nehmen Sie das Ganze von der spielerischen und humorvollen Seite. Hier zunächst eine kurze Übersicht über die Übungsabfolge, untergliedert nach den einzelnen Lernbereichen:

Spielerische Berührungen:

Das Sinnenreiz-Körbchen
Klatsch-Übung
Auf den Rücken schreiben

Sicherheit aufbauen:

Das sichere Nest
Die sichere Umarmung
Berühren aus der sicheren Umarmung
Hand aufs Herz

Berührung initiieren und steuern:

Der Zauberstift
Rotes Licht – grünes Licht

Körperbewusstsein:

Haarewaschen
Waschen
Den eigenen Körper in Besitz nehmen
Die eigenen Geschlechtsorgane erkunden
Wechselseitiges Erkunden der Geschlechtsorgane

Lust schenken und empfangen:

Partner-Massage
Lustvolles Berühren der eigenen Geschlechtsorgane
Wechselseitiges lustvolles Berühren der Geschlechtsorgane

Wenn Sie ohne Partner üben wollen, können Sie sich eine Übungsauswahl zusammenstellen. Diese könnte etwa so aussehen:

Berührungsübungen ohne Partner:

Das Sinnenreiz-Körbchen
Das sichere Nest Waschen
Den eigenen Körper in Besitz nehmen
Die eigenen Genitalien erkunden
Lustvolles Berühren der eigenen Genitalien

Jetzt möchte ich Ihnen die Übungen im Einzelnen vorstellen.

Spielerisches Berühren

Das Sinnenreiz-Körbchen

Zweck: Die Sinne wecken, bei Berührungsreizen entspannt und präsent bleiben, Vorlieben erkennen, spielerisch mit Berührung experimentieren
Dauer: 10 bis 20 Minuten

Sammeln Sie in einem Körbchen verschiedene Gegenstände, die dazu angetan sind, Ihre Sinne zu wecken. Wählen Sie Dinge, von denen Sie meinen, dass sie Sie zum Betasten, Riechen, Schmecken, Horchen oder Anschauen animieren. Ein solches Sinnenreiz-Körbchen könnte zum Beispiel Samtreste, Federn, Rasseln, Glöckchen, Früchte, Gewürze, Schmuckstücke, glatte Steine, Gummibänder und Stofftiere enthalten.

Widmen Sie sich jedem Gegenstand ein paar Minuten. Versuchen Sie, mit Hilfe von Entspannungstechniken und aktiver Selbstwahrnehmung ruhig und präsent zu bleiben. Halten Sie den jeweiligen Gegenstand ans Ohr. Schütteln Sie ihn. Führen Sie ihn an die Nase, und riechen Sie daran. Streichen Sie damit über Ihre Wange oder Ihren Handrücken; fühlen Sie ihn. Legen Sie alle Gegenstände in eine Reihe, angefangen mit denen, die Ihnen am besten gefallen, bis hin zu denen, die Sie am wenigsten mögen. Legen Sie Muster oder Gesichter aus allen Gegenständen. Spielen Sie, experimentieren Sie. Sie können nach Belieben Gegenstände aus dem Körbchen entfernen oder neue hinzufügen.

Spätere Variante: Halten und streicheln Sie ein Tier wie etwa einen Hund, eine Katze oder einen Hamster. Spielen Sie mit ihm.

Klatsch-Übung

Zweck: Spielerische Berührungsabläufe erfinden und ausführen, Kooperation und Kommunikation mit dem Partner trainieren
Dauer: unterschiedlich

Setzen Sie sich einander gegenüber, entweder auf Stühlen oder im Schneidersitz auf dem Boden. Der Abstand sollte so sein, dass Sie bequem Ihre Handflächen gegen die des Partners pressen können. Denken Sie sich eine Klatsch-Abfolge aus, die Sie Ihrem Partner beibringen wollen, ähnlich wie bei den Klatsch-Spielen, die Sie früher gespielt oder bei anderen Kindern gesehen haben. Ich habe als kleines Mädchen eins gelernt, das so aussah: beide Hände gegen die des Partners, selbst in die Hände klatschen, rechte Hand einmal gegen rechte Hand des Partners, wieder in die Hände klatschen, linke Hand gegen linke Hand des Partners, noch mal in die Hände klatschen. Dazu wurde im Rhythmus ein Kinderlied gesungen.

Wenn Sie sich eine Abfolge ausgedacht haben, sollen Sie sie Ihrem Partner beibringen. Üben Sie sie ein paarmal gemeinsam. Die Übung ist abgeschlossen, wenn Sie mit Ihrem Partner dreimal die ganze Abfolge durchklatschen und dazu singen können, ohne dass einer von Ihnen einen Fehler macht.

Spätere Variante: Machen Sie die Übung auf dem Bett sitzend, zuerst im Badeanzug und später ganz unbekleidet.

Auf den Rücken schreiben

Zweck: Berührung als Form der Kommunikation erfahren
Dauer: unterschiedlich

Setzen Sie sich hinter den Rücken des Partners. Übermitteln Sie jetzt dem Partner eine Botschaft, indem Sie ihm mit dem Zeigefinger einen Buchstaben nach dem anderen auf den Rücken malen. Der Partner bleibt ruhig sitzen und versucht, die einzelnen Buchstaben zu erraten. Am Schluss sagt er laut, was er mitbekommen hat. Sie können schreiben, was Sie möchten: »Ich mag dich« oder auch »Du bist dran mit Abwaschen«. Wenn Sie sich dazu bereit fühlen, tauschen Sie die Plätze. Jetzt lassen Sie sich von Ihrem Partner eine Botschaft auf den Rücken schreiben.

Spätere Varianten: 1. Schreiben Sie Botschaften auf andere Körperteile des Partners, etwa auf die Handflächen oder die Fußsohlen (meistens ein Heiterkeitserfolg). 2. Machen Sie die Übung mit bloßem Rücken.

Sicherheit aufbauen

Das sichere Nest

Zweck: Einen sicheren Ort für das Erfahren sinnlicher Berührung schaffen, die eigenen emotionalen und physiologischen Bedürfnisse erkennen und berücksichtigen lernen

Dauer: 20 bis 30 Minuten

Schaffen Sie sich einen sicheren, warmen Ort, wo Sie sich für sich allein körperlich und seelisch entspannen können. Sorgen Sie dafür, dass Sie Ihre Ruhe haben: Nehmen Sie den Telefonhörer ab, sagen Sie Ihren Mitbewohnern, dass Sie nicht gestört werden wollen, usw. Ziehen Sie weiche, lockere Kleidung an. Bauen Sie sich unter Zuhilfenahme von Decken, Kissen etc. ein gemütliches Nest. Wenden Sie Entspannungstechniken an, um ruhig zu werden, und achten Sie auf aktive Selbstwahrnehmung, um ganz bei sich und in der gegenwärtigen Situation zu sein. Atmen Sie bewusst. Konzentrieren Sie sich auf Ihren Körper und Ihre Umgebung. Ihr Ziel ist es, sich zu entspannen und wohl zu fühlen. Fragen Sie sich, was Sie tun können, um die Situation noch behaglicher zu gestalten: vielleicht die Heizung höher stellen, das Fenster öffnen, die Tür abschließen, einen Freund oder eine Freundin bitten, sich ins Nachbarzimmer zu setzen, leise Musik anstellen? Horchen Sie auf Ihre Bedürfnisse und nehmen Sie sie ernst, auch wenn sie Ihnen zunächst albern oder unwichtig vorkommen. Bleiben Sie ein Weilchen ruhig und gemütlich liegen.

Spätere Varianten: 1. Umarmen Sie sich selbst. Wiegen Sie sich sanft. 2. Lassen Sie nach und nach die Kleidung weg.

Die sichere Umarmung

Zweck: Sich in der körperlichen Nähe des Partners entspannen und sicher fühlen können

Dauer: 20 bis 30 Minuten

Laden Sie Ihren Intimpartner zu sich in Ihr sicheres Nest ein. Tragen Sie beide weiche, lockere Kleidung. Suchen Sie sich eine sitzende oder liegende Stellung, in der Sie auf angenehme Weise Körperkontakt mit dem Partner haben können. Vielleicht möchten Sie den Kopf auf die Brust des Partners legen und seinen Herzschlag hören. Oder möchten Sie den Partner in den Armen halten bzw. von ihm gehalten werden? Oder ist Ihnen eine sanfte wechselseitige Umarmung am liebsten? Atmen Sie gemeinsam ruhig vor sich hin. Liegen Sie ein Weilchen entspannt zusammen da. Teilen Sie einander ab und zu mit, wie Sie sich fühlen. Sanftes Wiegen ist erlaubt, aber vermeiden Sie Streicheln und Betasten.

Spätere Variante: Sie können nach und nach die Kleidung weglassen.

Berühren in der sicheren Umarmung

Zweck: Aktive Berührung in einer entspannten, sicheren Situation erfahren

Dauer: 10 bis 20 Minuten

Beginnen Sie mit der sicheren Umarmung. Experimentieren Sie mit leichten Berührungen in einem kleinen Radius, während der Partner passiv bleibt. Berühren Sie den Körper des Partners, erkunden Sie, wie sich der Stoff der Kleidung anfühlt, ertasten Sie, wie weich oder hart die verschiedenen Körperzonen in der Nähe der Stelle sind, wo Ihre Hand liegt. Gehen Sie in kleinen Schritten vor, und achten Sie darauf, dass Sie entspannt und präsent bleiben. Sie können jederzeit aufhören und sich darauf konzentrieren, den Partner zu halten oder von ihm gehalten zu werden.

Spätere Varianten: 1. Weiten Sie die Berührungszone aus. 2. Sie können nach und nach die Kleidung weglassen.

Hand aufs Herz

Zweck: Berührung mit dem Austausch positiver, zärtlicher und achtungsvoller Gefühle assoziieren lernen

Dauer: 10 bis 20 Minuten

Sie sollten sich beide in weicher, bequemer Kleidung auf Stühlen oder auf dem Boden gegenübersitzen, und zwar so nahe, dass Sie einander mühelos die rechte Hand auf die Schulter legen können. Der Arm sollte dabei leicht gebeugt sein. Sehen Sie sich in die Augen. Atmen Sie ein paarmal tief und langsam durch. Bei dieser Übung geht es um einen stummen Austausch, es sei denn, einer von Ihnen hat das Bedürfnis, etwas zu sagen. Nehmen Sie jetzt beide die Hand von der Schulter des Partners, und legen Sie die Handfläche locker und sanft auf sein Herz. Schauen Sie sich wieder in die Augen. Betrachten Sie dann den geschlossenen Kreis von Herz zu Hand und Hand zu Herz, den Sie beide bilden.

Bleiben Sie in dieser Stellung, und richten Sie Ihre Aufmerksamkeit auf die Gefühle, die Sie Ihrem Partner entgegenbringen. Konzentrieren Sie sich auf die Dinge, die Sie an Ihrem Partner mögen und schätzen. Denken Sie an gemeinsame Situationen, die Ihnen Spaß gemacht haben und die Sie als schön erlebt haben. Lassen Sie diese Gedanken zusammenfließen und zu liebevollen Gefühlen in Ihrem Herzen werden.

Stellen Sie sich jetzt vor, wie diese Gefühle von Ihrem Herzen in Ihre rechte Schulter fließen und von da Ihren Arm entlang und über Ihre Handfläche ins Herz Ihres Partners. Ihr Partner empfängt Ihre Liebe, ergänzt sie durch seine eigenen liebevollen Gefühle für Sie und schickt sie durch seine Schulter, seinen Arm und seine Hand wieder zu Ihnen zurück. Sie empfangen sie, fügen weitere Gefühle hinzu, schicken sie zurück usw. Gemeinsam erzeugen Sie einen Kreislauf von liebevollen Gefühlen, von Herz zu Hand und von Hand zu Herz.

Spätere Varianten: 1. Legen Sie einander die rechte Hand auf die Schulter, die Wange, das Knie etc., und erzeugen Sie einen Gefühlsstrom zwischen diesen Körperteilen. Auf der fortgeschrittensten Stufe werden auch die Genitalien einbezogen. 2. Lassen Sie nach und nach die Kleidung weg.

Kontakt initiieren und steuern

Der Zauberstift

Zweck: Kontakte initiieren und gemeinsame Bewegungen steuern lernen, Bedürfnisse mitteilen

Dauer: 5 bis 10 Minuten

Setzen Sie sich Ihrem Partner im Abstand von einem guten halben Meter gegenüber, entweder an einem Tisch oder auf dem Boden. Legen Sie einen Stift zwischen sich. Fassen Sie das eine Ende des Stifts fest, aber unverkrampft. Wenn Sie sich bereit fühlen, bitten Sie den Partner, das andere Ende zu nehmen. Bewegen Sie den Stift auf und ab und im Kreis herum. Führen Sie den Partner, und erfinden Sie verschiedene Bewegungen. Denken Sie etwa an einen Dirigenten oder ein Kind, das mit einer Wunderkerze Figuren in die Luft malt. Bewegen Sie Ihre Hand so, dass der Partner gut folgen kann, ohne dass ihm der Stift entgleitet. Der Partner hält fest, bestimmt aber nicht selbst die Bewegung, sondern lässt sich führen.

Wenn Sie genug haben (was beim ersten Mal schon nach ein paar Sekunden der Fall sein kann), bitten Sie den Partner, den Stift loszulassen. Lassen Sie nicht zuerst los. Ein wichtiges Lernziel bei dieser Übung ist es, dem Partner zu sagen, wann Sie den Kontakt herstellen und wieder beenden möchten.

Spätere Varianten: 1. Verzichten Sie auf den Stift. Wenn Sie möchten, können Sie den Partner Ihren Zeigefinger so halten lassen wie vorher den Stift, oder aber Sie fassen einander einfach locker an der Hand. 2. Verzichten Sie nach und nach auf die Kleidung.

Rotes Licht – grünes Licht

Zweck: Berühren und Berührtwerden als angenehm und selbstbestimmt erfahren

Dauer: 15 Minuten

Beginnen Sie die Übung in einer entspannten, gemütlichen Position wie etwa der sicheren Umarmung oder dem bequemen Gegenübersitzen. Verwenden Sie ein paar Minuten darauf, den Partner anzuschauen. Machen Sie sich bewusst, wie alle Teile des Körpers Ihres Partners zusammenhängen. Betrachten Sie den einen Arm. Machen Sie sich klar, wie die Hand zum Arm gehört, der Arm zum Körper, der Körper zum Kopf. Sehen Sie dem Partner in die Augen. Entspannen Sie sich. Atmen Sie.

Signalisieren Sie dem Partner, wann Sie bereit sind, mit der Übung zu beginnen. Vergewissern Sie sich, dass der Partner ebenfalls bereit ist. Wenn Sie beide so weit sind, sagt der Partner: »Grün.« Beginnen Sie, den Arm des Partners zu berühren, den Sie eben betrachtet haben. Erkunden Sie, wie er sich anfühlt. Wenn Sie möchten, können Sie ihn auch sanft reiben oder massieren. Inzwischen zählt der Partner langsam auf zehn. Wenn er bei zehn angelangt ist, sagt er: »Rot«. Hören Sie daraufhin sofort mit der aktiven Berührung auf, und halten Sie den Arm einfach nur. Machen Sie das Ganze dreimal, und tauschen Sie dann die Rollen: Jetzt berührt der Partner Ihren Arm, und Sie geben die Signale »Grün« und »Rot.« Achten Sie darauf, die Übung sofort abzubrechen, wenn Sie es möchten – indem Sie einfach schon früher »Rot« sagen.

Wenn Sie sich dazu bereit fühlen, dehnen Sie die Zeit auf 20 Sekunden aus. Tauschen Sie wieder die Rollen. Verlängern Sie die Dauer der aktiven Berührung immer weiter, bis Sie bei einer Minute angelangt sind.

Spätere Varianten: 1. Verzichten Sie auf das Zählen, und zeigen Sie einander einfach mit den Worten »Grün« und »Rot« an, wann die aktive Berührung beginnen und enden soll. (Wichtig: Lassen Sie nie mehr als eine Minute oder höchstens zwei verstreichen, ohne »Rot« zu sagen. Besser, Sie sagen es zu früh, als zu spät.) 2. Mit der Zeit können Sie auf Kleidungsstücke verzichten und die erkundende Berührung und die Massage auf andere Körperzonen wie Kopf, Gesicht, Rücken und Beine ausdehnen.

Körperbewusstsein

Haarewaschen

Zweck: Erfahren einer für beide Beteiligten angenehmen und vergnüglichen Berührung in Verbindung mit Feuchtigkeit
Dauer: 10 bis 20 Minuten

Bei dieser Übung sollen Sie in Ihrer Wohnung (oder auch im Garten) »Friseur« spielen. Der Partner sitzt mit einem Handtuch um die Schultern auf einem Stuhl. Feuchten Sie das Haar des Partners mit warmem Wasser gut an, geben Sie Shampoo darauf, und massieren Sie das Shampoo ein, bis es ordentlich schäumt. Experimentieren

Sie mit verschiedenen Arten von Massage, formen Sie Haar und Schaum zu unterschiedlichen Gebilden. Fahren Sie sanft mit den Fingern über die Kopfhaut, und achten Sie darauf, dass Sie auch die schwerer zugänglichen Stellen berücksichtigen. Erforschen Sie die verschiedenen Berührungsempfindungen an Ihren Fingerspitzen. Finden Sie heraus, wie Ihnen das Shampoonieren am meisten Spaß macht. Wenn Sie fertig sind, helfen Sie dem Partner beim Ausspülen, Kämmen und Trocknen des Haars.

Spätere Varianten: 1. Tauschen Sie die Plätze, und lassen Sie sich von Ihrem Partner die Haare shampoonieren. 2. Verzichten Sie beide nach und nach auf Kleidung.

Waschen

Zweck: Den eigenen Körper und die eigene Haut bewusster wahrnehmen

Dauer: 20 bis 30 Minuten

Sorgen Sie dafür, dass Sie eine Zeitlang allein und ungestört sind. Nehmen Sie ein ausgiebiges, entspannendes Bad, oder gehen Sie unter die warme Dusche. Seifen Sie einen Schwamm oder Waschlappen ein, und waschen Sie damit Ihren ganzen Körper. Experimentieren Sie damit, an verschiedenen Stellen Schaum anzuhäufen und Muster und Kringel damit zu malen. Probieren Sie unterschiedliche Waschbewegungen aus: lange, kurze, leichte, festere. Halten Sie sich vor Augen, dass dies Ihr Körper ist – dass er allein *Ihnen* gehört.

Betrachten Sie Ihre Haut genauer. Wussten Sie schon, dass sie ein Organ Ihres Körpers ist? Ist Ihnen bewusst, dass Sie ständig die Zellen der obersten Hautschicht abstoßen? Die Haut, die Sie jetzt fühlen, ist nicht dieselbe wie vor Wochen, Monaten oder Jahren, als Sie missbraucht wurden. Sie ist frisch und neu. Ihre Haut verfügt über enorme Selbstheilungskräfte. Denken Sie beim Reinigen Ihrer Haut daran, wie frisch und neu sie ist. Verlassen Sie, wenn Sie so weit sind, die Wanne oder Dusche, und trocknen Sie sich mit einem weichen Badetuch ab. Ziehen Sie sich entweder gleich an, oder schlüpfen Sie zuerst noch für ein Weilchen unter die warme Bettdecke.

Spätere Varianten: 1. Benutzen Sie statt des Schwamms oder Waschlappens Ihre Hand zum Einseifen, und achten Sie auf die Berührungsempfindungen. 2. Waschen Sie Ihren Partner, oder lassen Sie sich von Ihrem Partner waschen.

Den eigenen Körper in Besitz nehmen

Zweck: Den eigenen Körper bewusster spüren und in Besitz nehmen

Dauer: 10 bis 20 Minuten

Beginnen Sie mit der Waschübung. Stellen Sie sich nackt vor einen großen Spiegel, und betrachten Sie Ihren ganzen Körper. Drehen Sie sich so, dass Sie auch Körperregionen im Blick haben, die Sie normalerweise nicht sehen. Was empfinden Sie im Hinblick auf die verschiedenen Körperteile? Welche gefallen Ihnen am besten? Welche würden Sie eher negativ beurteilen oder ignorieren? Benennen Sie die einzelnen Körperteile, indem Sie laut sagen: »Das ist mein Haar«, »Das ist mein Arm«. Berühren Sie Ihren Körper mit Ausnahme der Brustwarzen und der Geschlechtsteile. Wie fühlen sich die verschiedenen Körperteile an? Welche Stellen sind besonders weich? Welche besonders rau? Welche besonders empfindsam? Machen Sie sich bewusst, dass Ihr Körper Ihnen gehört.

Reiben Sie sich mit Körperlotion ein. Achten Sie darauf, wie die Haut weicher und feuchter wird. Experimentieren Sie mit verschiedenen Arten von Berührung: leichtem, sanftem Auftragen, festem Einmassieren, Kreisbewegungen, federleichtem Streicheln usw.

Spätere Varianten: 1. Berühren Sie sich mit dem Ziel, sich immer angenehmere Empfindungen zu verschaffen. 2. Beziehen Sie zuletzt auch die Brustwarzen und Geschlechtsteile ein.

Die eigenen Genitalien erkunden

Zweck: Die eigenen Genitalien bewusst in Besitz nehmen

Dauer: 20 bis 30 Minuten

Beginnen Sie mit der Sicheres-Nest-Übung. Schauen Sie sich bei guter Beleuchtung Ihre Genitalien mit Hilfe eines Spiegels genau an. Können Sie die einzelnen Teile benennen? Als Frau sehen Sie die äußeren Schamlippen, die inneren Schamlippen, die Klitoris, die Harnröhrenöffnung, den Scheideneingang und den After. Als Mann sehen Sie den Hodensack mit den Hoden, die Eichel, den Penisschaft und den After. Berühren Sie jeden Teil sanft, während Sie ihn laut benennen. Achten Sie auf die unterschiedliche Beschaffenheit und Farbe der Haut. Nehmen Sie aufmerksam wahr, was Sie fühlen. Denken Sie ans Atmen. Experimentieren Sie mit verschiedenen Berührungsarten wie etwa Druck, sanftem Zupfen, Tätscheln, Streicheln, Massieren. Welche Teile sind am sensibelsten? Welche am wenigsten sensibel? Konzentrieren Sie sich darauf, ganz im Hier und Jetzt zu sein und sich zu entspannen. Es geht nicht um Erregung. Halten Sie sich vor Augen, dass Ihre Genitalien allein Ihnen gehören.

Beenden Sie die Übung mit dem »liebevollen Halten«: Lassen Sie Ihre Hand fest, aber unverkrampft auf Ihren Geschlechtsteilen ruhen. Denken Sie an die Liebe und den Schutz, die Sie dieser besonderen Körperregion geben können.

Spätere Varianten: 1. Malen Sie ein Bild von Ihren Genitalien. Verwenden Sie verschiedenfarbige Buntstifte, um darzustellen, wie berührungssensibel die einzelnen Teile sind (also etwa Rot für besonders intensive und Blau für schwache Empfindungen). 2. Bilden Sie Ihre Genitalien aus Ton nach, und achten Sie aufmerksam auf Form und Beschaffenheit.

Wechselseitiges Erkunden der Genitalien

Zweck: Mehr über die Geschlechtsteile erfahren und mitteilen
Dauer: 30 Minuten

Ehe Sie mit dieser Übung beginnen, sollten sowohl Sie selbst als auch Ihr Partner die Übung zur Erkundung der eigenen Genitalien gemacht haben. Beginnen Sie beide gemeinsam mit der Waschübung und der sicheren Umarmung. Der Partner mit der Missbrauchserfahrung entscheidet, wer anfängt, d. h. zuerst eine Stellung einnimmt, in der der andere Partner die Genitalien gut sehen kann, und diesem dann die einzelnen Teile zeigt und benennt. Tauschen Sie aus, was Sie über die verschiedenen Teile Ihrer Genitalregion erfahren haben, also etwa, welche Stellen für welche Art von Berührung besonders empfänglich sind. Fragen Sie sich gegenseitig, was Sie gern wissen möchten. Beschließen Sie die Übung wieder mit der sicheren Umarmung.

Spätere Variante: Berühren und benennen Sie die verschiedenen Teile der Genitalregion Ihres Partners.

Lust schenken und empfangen

Partner-Massage

Zweck: Berührungsempfindungen gemeinsam mit dem Partner erkunden

Dauer: 20 bis 40 Minuten

Machen Sie die Übung in lockerer Kleidung und in einem warmen Raum. Beginnen Sie mit der sicheren Umarmung. Lassen Sie Ihren Partner wissen, wann Sie bereit sind, ihn zu massieren. Bitten Sie den Partner, sich so weit auszuziehen, wie Sie es möchten, also etwa bis auf die Unterwäsche oder auch ganz. Bedeuten Sie dem Partner, sich auf einer bequemen Unterlage – dem Bett oder einer auf dem Fußboden ausgebreiteten Decke – auszustrecken. Bringen Sie den Partner in Bauch- oder Rückenlage, je nachdem, was Ihnen angenehmer ist. Sie sollen jetzt den Körper des Partners berühren, und zwar vom Scheitel bis zur Sohle, aber mit Ausnahme der Brüste und der Geschlechtsteile. Beginnen Sie mit den Körperregionen, die Ihnen am vertrautesten sind. Berühren Sie sie so, wie es Ihnen angenehm ist. Bitten Sie den Partner nach einer gewissen Zeit, sich umzudrehen, und berühren Sie die andere Körperseite.

Die Rolle des Partners ist, die Berührungen offen und entspannt anzunehmen. Allerdings soll der Partner etwas sagen, wenn ihm eine Berührung unangenehm ist. Dann sollte er am besten eine andere Art von Berührung vorschlagen. Der Partner könnte also etwa sagen: »Es ist mir unangenehm, wenn du mich am Ellbogen berührst. Ich finde es schöner, wenn du mir den Arm weiter oben massierst.« Der Partner drückt aus, was er empfindet, und gibt dann *konkrete Anweisungen*, wie Sie die Berührung für ihn angenehmer machen können. Wenn diese Kommunikation klappt, können Sie sich ganz auf Ihre eigenen Berührungsempfindungen konzentrieren, ohne sich Gedanken darüber zu machen, was der Partner empfindet.

Konzentrieren Sie sich auf das Empfinden Ihrer Hände. Experimentieren Sie mit verschiedenen Arten von Berührung wie Massieren, Reiben, Streicheln etc. Achten Sie darauf, wie sich die verschiedenen Körperstellen anfühlen – haarig, glatt, hart, weich. Welche Stellen berühren Sie am liebsten?

Beenden Sie die Übung, wie es Ihnen am angenehmsten ist. Möchten Sie den Partner zudecken? In die sichere Umarmung zurückkehren? Oder einfach noch ein Weilchen dasitzen und reden?

Spätere Varianten: 1. Tauschen Sie nach einiger Zeit die Rollen, indem Sie sich hinlegen und der Partner Sie berührt. Geben Sie »Rot«- und »Grün«-Signale, um das Gefühl zu behalten, dass Sie den Ablauf steuern. Unterbrechen Sie die Übung häufig, und sprechen Sie miteinander über Ihre Empfindungen. Als Brücke könnten Sie zunächst Ihre Hand leicht auf die des Partners legen, während dieser Sie berührt. So können Sie für den Anfang dic Hand des Partners lenken. (Beziehen Sie auch die Brüste und die Genitalregion ein, aber berühren Sie diese Zonen auf die gleiche Weise wie alle anderen.) 2. Massieren Sie einander gleichzeitig. Sie selbst bestimmen, was Sie beide anhaben und wann die Berührung beginnen und enden soll.

Lustvolles Berühren der eigenen Geschlechtsteile

Zweck: Möglichkeiten erkunden, die eigene Genitalregion lustvoll zu berühren

Dauer: 20 bis 30 Minuten

Beginnen Sie mit der Sicheres-Nest-Übung und der Erkundung der eigenen Geschlechtsteile. Experimentieren Sie mit verschiedenen Möglichkeiten, Ihre Genitalregion zu berühren. Verwenden Sie ein Gleitgel, um die Berührung angenehmer zu machen und sich neue Empfindungsmöglichkeiten zu erschließen. Experimentieren Sie mit kreisenden Bewegungen, Reiben, leichten und festen Berührungen. Achten Sie auf Ihre Atmung. Nehmen Sie bewusst wahr, was Sie fühlen. Bleiben Sie präsent und innerlich entspannt. Gehen Sie langsam vom Experimentieren zu solchen Berührungen über, die Sie als besonders lustvoll empfinden. Es macht nichts, wenn Sie zum Orgasmus kommen, aber das ist im Augenblick nicht das Ziel. Beenden Sie die Übung mit dem »liebevollen Halten« Ihrer Genitalregion.

Spätere Variante: Machen Sie die Übung, während Ihr Intimpartner Sie in den Armen hält.

Wechselseitiges lustvolles Berühren der Genitalien

Zweck: Genitale Berührungsempfindungen erkunden und lustvolle Berührungsmöglichkeiten entdecken

Dauer: 30 bis 60 Minuten

Beginnen Sie mit der Partner-Waschübung und der sicheren Umarmung. Gehen Sie über zur Partner-Massage, Variante 2, bei der Sie Brüste und Geschlechtsteile in die Erkundung einbeziehen. Entscheiden Sie, ob Sie zuerst die Genitalregion Ihres Partners berühren möchten oder ob es Ihnen umgekehrt lieber ist.

Wenn Sie sich berühren lassen möchten, legen Sie zunächst eine Zeitlang Ihre Hand auf die des Partners, und bedeuten Sie ihm, wo und wie Sie berührt werden möchten. Sprechen Sie immer wieder mit dem Partner. Zeigen Sie ihm, welche Berührungen Sie am liebsten mögen. Hören Sie sofort auf, wenn Sie es möchten. Wenn Sie wollen, können Sie die Übung beenden, indem Sie Ihre Hand auf die des Partners legen, während dieser Ihre Genitalregion liebevoll hält.

Wenn Sie die Genitalregion Ihres Partners berühren, können Sie dabei ruhig Fragen stellen wie: »Fühlt sich das schön an? Wie fest kann ich drücken, ehe es unangenehm wird? Wie fühlt es sich an, wenn ich hier an der Haut ziehe?« Berühren Sie den Partner jedes Mal nur so lange, wie es Ihnen angenehm ist.

Spätere Variante: Experimentieren Sie damit, wechselseitig Ihre Genitalien mit anderen Körperteilen wie etwa den Füßen, den Wangen, dem Mund oder der Zunge zu berühren.

Die Berührungsübungen geben Ihnen die Möglichkeit, allmählich von spielerischen, freundschaftlichen Berührungen zur sexuellen Berührung überzugehen. Sie bleiben präsent, entspannt und in Kontakt mit Ihren Gefühlen. Wenn Sie auf innere Blockaden stoßen, können Sie bestimmte Techniken wie Entspannungsübungen, aktive Selbstwahrnehmung und kreative Problemlösungsverfahren anwenden. Außerdem können Sie auch auf die im siebten Kapitel beschriebenen vier Schritte zur Überwindung automatischer Reaktionen zurückgreifen. Die neuen Erfahrungen tragen zum Abbau alter Ängste bei. Ein Klient, der ohne Partner übte, berichtet:

> *Es hat Spaß gemacht, das Körbchen mit Spielsachen und anderen animierenden Gegenständen zusammenzustellen und damit zu experimentieren. Ich habe mir ein Schaumbad und eine Körperlotion gekauft. Damit habe ich mich richtig verwöhnt. Das Kind in mir hatte eine schöne, wohltuende Zeit. Mir ist klar geworden, dass da ein ziemlich großer Teil von mir ist, der einfach in den Armen gehalten werden will. Diese Übungen sind eine nette Erholungspause in diesem ganzen Kampf mit den Missbrauchsfolgen.*

Missbrauchs-Überlebenden, die eine intime Beziehung haben, bieten die Berührungsübungen die Möglichkeit, einerseits sich selbst immer bewusster wahrzunehmen und andererseits zu neuen Formen der körperlichen Intimität und des gemeinsamen Erlebens mit dem Partner zu finden. Eine Klientin beschreibt ihre Erfahrungen:

> *Anfangs hatte ich in unserer Beziehung mit jeder Art von Berührung Probleme. Es war für mich etwas völlig Neues, dass Berührung auch einfach etwas Schönes sein kann. Ich hatte immer gedacht, wenn mich jemand berührt, und vor allem, wenn er mich »da« berührt, dann bedeutet das Sex, und Sex war für mich nichts Schönes. Berührung als solche war für mich ein völlig neues Feld. Es war schwer und beängstigend, aber es hat sich gelohnt.*

Ein anderer Missbrauchs-Überlebender berichtet von seinen Fortschritten:

Ich war immer total verkrampft. Ich hatte Angst, wenn ich meine Frau berühre, wirft sie mir vor, dass ich nicht weiß, was ich mache. Die Übungen waren für mich die Erlaubnis, ihren Körper langsam zu erforschen. Jetzt überwinde ich meine Ängste allmählich, und mir wird klar, wie ähnlich wir uns sind, obwohl wir verschiedene Körper haben. Es ist schon seltsam, dass ich zehn Jahre mit meiner Frau zusammengelebt habe und jetzt erst all die Sommersprossen und Härchen auf ihrem Körper bemerke. Es ist, als hätte ich die ganze Zeit nur im Dunkeln herumgemacht, eingeschlossen in meine Angst und meine Phantasien. Jetzt habe ich die Tür aufgemacht, und ich erfahre etwas ganz Neues.

Und eine andere Betroffene erklärt:

Wenn ich früher an den Körper meines Mannes gedacht habe, dann habe ich ihn mir immer mit einem großen Loch in der Genitalgegend vorgestellt. Es war mir schrecklich, an seinen Penis zu denken. Sein Penis war wie ein Barometer meiner Angst. Wenn er klein war, war meine Angst auch klein. Wenn er größer wurde, wurde meine Angst es auch. Wenn sein Penis mich berührte, fühlte ich mich sofort ganz klein und ängstlich, und ich dachte nur, dass Sex von mir gefordert wird. Jetzt, nachdem ich diese Übungen gemacht habe, ist die Angst vor seinem Penis weg. Er ist ein Teil seines Körpers, und er gehört zu dem Menschen, der mich liebt.

Wenn Sie Berührung neu erfahren, wächst Ihre Fähigkeit, Lust zu empfinden, allein und schließlich auch mit einem Partner, dem Sie, vertrauen. Eine Klientin berichtet nach mehrmonatigem Üben:

Ich bin jetzt so weit, dass mein Wunsch, Spaß zu haben, größer ist als meine Angst. Ich kann mich sicher fühlen, ohne meine Empfindungen abzuschalten oder mich abzuschotten.

Ich kann jetzt besser lustvolle Empfindungen zulassen. Wenn ich es tue, und es geht gut, dann lerne ich, jedes Mal ein bisschen fester zu glauben, dass nichts Schlimmes passiert, wenn ich Lust empfinde.

Wenn Sie diese Übungen gemacht haben, dann haben Sie den Grundstock zu einem neuen, gesünderen Fundus an Berührungs-Erinnerungen gelegt. Künftig können Ihnen diese Übungen dabei helfen, spezielle sexuelle Probleme anzugehen oder auch einfach nur zu festigen, was Sie gelernt haben – dass Berührung ein Quell von Trost, Sicherheit und Lust ist.

Vielleicht haben Sie auch Lust, selbst neue Übungen zu erfinden, um diese gesunden Gefühle weiter zu stärken. Denken Sie daran: Wichtig sind Sicherheit, spielerisches Erkunden ohne jeden Druck und kleine Schritte. Halten Sie sich auf Ihrer weiteren Reise stets an diese Prinzipien.

11. Spezielle sexuelle Probleme

Herkömmliche sexualtherapeutische Methoden zur Behandlung sexueller Störungen können für Missbrauchs-Überlebende sogar schädlich sein, es sei denn, diese Klienten haben bereits ein gutes Stück des Wegs zur Überwindung des Missbrauchstraumas zurückgelegt.

Miriam Smolover, Therapeutin

Fast jeder Mensch sieht sich irgendwann im Leben mit einem störenden sexuellen Problem konfrontiert. Manche dieser Probleme sind vorübergehender Natur und legen sich von selbst wieder. Andere halten sich. Die Probleme, die auf sexuellen Missbrauch zurückgehen, sind meistens hartnäckig. Sie zu lösen erfordert aktives Bemühen.

Missbrauchs-Überlebende leiden oft über viele Jahre unter sexuellen Funktionsstörungen, Mangel an sexuellem Interesse oder Schwierigkeiten, Beziehungen einzugehen. Manche haben gar nie ein stärkeres Interesse an Sex entwickelt. Bei anderen treten die Probleme vielleicht erst zutage, nachdem sie angefangen haben, ihr Missbrauchstrauma zu bearbeiten. So kann es etwa sein, dass ein Missbrauchsopfer Probleme mit dem Aufbau sexueller Erregung bekommt, nachdem es seine Missbrauchsphantasien aufgegeben hat.

Wir sind jetzt an dem Punkt, an dem wir uns spezifischen sexuellen Problemen zuwenden. Wenn Sie diesem Buch bis hierher gefolgt sind, haben Sie neue Einsichten in das Verhältnis zwischen Sex und sexuellem Missbrauch gewonnen, wichtige Verhaltensänderungen eingeleitet und neue Erfahrungen mit Berührung und Sex gesammelt. Viele Betroffene haben, wenn sie erst einmal so weit gelangt sind, weniger Angst vor Sex, weil sie gelernt haben, dass die sexuelle Berührung nur eine Ausdrucksform körperlicher Intimität ist.

In diesem Kapitel werden wir den Ursachen verschiedener sexueller Probleme nachgehen und spezifische Möglichkeiten zur Überwindung dieser Probleme kennenlernen.

Die Ursache aufspüren

Sexuelle Probleme können durch eine Vielzahl von Faktoren bedingt sein. Manchmal haben sie körperliche Ursachen wie etwa Krankheiten, Verletzungen oder Folgeerscheinungen bestimmter Drogen. In anderen Fällen beruhen sie auf psychischen Ursachen oder äußeren Umständen wie Stress, unzureichender sexueller Aufklärung, sexualfeindlicher Erziehung, Beziehungsproblemen oder traumatischen Erlebnissen wie etwa Missbrauchserfahrungen. Es ist zwar sicher begründet, aktuelle Probleme auf frühere Missbrauchserfahrungen zurückzuführen, aber es wäre unklug, von vornherein im Missbrauch die alleinige Wurzel oder auch nur die Hauptursache aller sexuellen Probleme zu sehen.

Ein vernünftiger erster Schritt ist es, einen Arzt und vielleicht auch noch einen qualifizierten Sexualtherapeuten aufzusuchen, um zunächst einmal festzustellen, ob das Problem vielleicht eine andere Ursache als das Missbrauchstrauma hat. Ohne eingehende Diagnose riskieren Sie, dass Ihre Heilungsbemühungen ins Leere laufen.

Ein Beispiel: Die 25-jährige Wanda litt unter Schmerzen beim Geschlechtsverkehr. Sie nahm automatisch an, dass dieses Problem auf ihrer Missbrauchserfahrung beruhte. Sie ging damit um, indem sie sich beim Sex bewusst zu entspannen versuchte und sich sagte, dass ihr jetziger Partner nicht ihr Peiniger von damals war. Sie und ihr Freund leiteten den Geschlechtsverkehr langsam und vorsichtig ein, und Wanda hielt immer wieder inne, um sich klarzumachen, dass sie das Geschehen selbst kontrollierte. Aber die Schmerzen hörten nicht auf. Schließlich ging Wanda zu ihrem Gynäkologen, der sie untersuchte und meinte, das Problem gehe vermutlich auf eine leichte Hefepilzinfektion zurück. Wanda behandelte die Infektion und bemerkte zu ihrem Erstaunen, dass sie den Geschlechtsverkehr genießen konnte.

Als der 35-jährige Chuck, der als Kind sexuell missbraucht worden war, einer Selbsthilfegruppe beitrat, bekam er plötzlich Schwierigkeiten mit der Erektion und Ejakulation. Sein Penis wurde nicht mehr so steif wie früher, er ejakulierte manchmal vorzeitig, und ein paarmal spürte er Schmerzen an der Peniswurzel. Chuck ging davon aus, dass diese Symptome Ausdruck unaufgearbeiteter Gefühle in Zusammenhang mit dem Missbrauch waren. Die sexuellen Probleme hielten über Monate an. Chuck las sexualtherapeutische Bücher und probierte es mit den darin aufgeführten Techniken und Übungen, aber nichts half. Schließlich ließ Chuck sich urologisch untersuchen. Er hatte eine leichte Prostata-Entzündung. Nach einer Antibiotika-Behandlung verschwanden die sexuellen Probleme.

Viele Missbrauchs-Überlebende neigen dazu, wie Wanda und Chuck sexuelle Probleme automatisch auf den Missbrauch zurückzuführen. Aber ein solches Problem kann auch durch eine Kombination von Faktoren bedingt sein. Es ist oft nicht leicht, diese verschiedenen Anteile zu erkennen.

Nehmen wir Jesse, die Schwierigkeiten hat, zum Orgasmus zu kommen. Als Jesse klein war, wurde ihr von ihren Eltern vermittelt, dass Selbstbefriedigung schmutzig und sündig sei. Deshalb hat Jesse nie damit experimentiert, sich selbst genitale Lust zu verschaffen. Als Jesse auf der Highschool war, wurde sie von einem jungen Mann vergewaltigt, mit dem sie ausgegangen war. Während der Vergewaltiger über sie herfiel, beschimpfte er sie als Schlampe. Inzwischen ist Jesse in den Zwanzigern und mit einem Mann verheiratet, den sie sehr liebt. Sie möchte Orgasmen erleben. Jesses gegenwärtiges Problem beruht auf einer Kombination aus sexuellem Missbrauch und sexualfeindlicher Erziehung. Um orgasmisch zu werden, muss Jesse nicht nur das Vergewaltigungstrauma überwinden, sondern auch die negativen Auswirkungen ihrer Erziehung.

Angst und Anspannung verschlimmern die sexuellen Probleme

Sexuelle Probleme erzeugen oft ängstliche Anspannung, Schuldgefühle oder Depressionen und werden dadurch noch zusätzlich verstärkt. Die Betroffenen sagen sich: »Ich bin nicht normal«, »Ich bin sexuell minderwertig«, »Niemand würde mit mir zusammen sein wollen, wenn er es wüsste«, »Ich habe meinen Partner enttäuscht« oder »Es wird sich nie ändern«.

Lonnie, der als Junge von seiner Mutter missbraucht worden war, machte sich selbst verrückt, als er ein paar Tage lang Erektionsprobleme hatte. Die Erektionsstörungen begannen nach einem schrecklichen Alptraum, in dem seine Mutter an seinem Bett stand und ihn auslachte, während er mit seiner Freundin Sex hatte. Obgleich Lonnie vorher nie Erektionsprobleme gehabt hatte, redete er sich nach diesem Traum ein, dass alles hoffnungslos sei, dass er nie wieder eine Erektion haben und dass seine Freundin ihn verlassen würde. Die Angst steigerte sich immer weiter und führte dazu, dass sich das Problem hielt. Lonnie konnte seine Angst schließlich überwinden, indem er sich klarmachte, dass seine Erektionsschwierigkeiten eine zwar unangenehme, aber völlig normale Reaktion auf den Alptraum waren. In dem Maß, wie die Angst nachließ, nahm seine Erektionsfähigkeit wieder zu.

Barry McCarthy, Sexualtherapeut aus Washington, D.C., schreibt: »Für den Mann ist es der beste Schutz gegen sexuelle Funktionsstörungen, gelegentliche unbefriedigende Erlebnisse akzeptieren zu können, ohne sie als Bedrohung des sexuellen Selbstwertgefühls zu empfinden.« Die innere Einstellung zu sexuellen Problemen zu verändern ist schon ein großer Schritt zu ihrer Überwindung.

Sexuelle Probleme und ihre Überwindung

Sehen wir uns jetzt einige häufige sexuelle Probleme an, die durch sexuellen Missbrauch bedingt sein können. Einige werden Sie vielleicht betreffen, andere nicht.

Mangel an sexuellem Interesse

Gehemmtes sexuelles Verlangen

Angst vor Sex

Schwierigkeiten, Erregung aufzubauen und Lustgefühle zu empfinden
Mangelnde Scheidensekretion bei der Frau
Erektionsschwäche (Impotenz) beim Mann

Schwierigkeiten, zum Orgasmus zu kommen
Ausbleiben des Orgasmus bei der Frau
Ejakulationshemmung beim Mann

Schwierigkeiten, den Orgasmus hinauszuzögern
Vorzeitige Ejakulation beim Mann
Vorzeitiger Orgasmus bei der Frau

Schwierigkeiten beim Geschlechtsverkehr
(bei Frauen mit Missbrauchserfahrung)
Scheidenkrämpfe, Schmerzen, Unbehagen
Penetrationsangst

Viele Probleme erleben Männer und Frauen in ganz ähnlicher Form. Beide Geschlechter gleichen sich in ihren sexuellen Reaktionsmustern und physiologischen Abläufen. Diese Gemeinsamkeiten gehen auf die frühe Embryonalzeit zurück. Etwa in der sechsten Schwangerschaftswoche veranlassen männliche Sexualhormone die männlichen Embryonen, Penis und Hodensack auszubilden, und zwar aus dem gleichen Gewebe, aus dem bei der Frau die Klitoris und die äußeren Schamlippen entstehen. Bei männlichen wie bei weiblichen Erwachsenen enthalten diese Organe reizempfindliches Gewebe, das sich im Erregungszustand mit Blut füllt, und außerdem Muskeln, die sich beim Orgasmus in Intervallen von acht Zehntelsekunden zusammenziehen.
Beim ungestörten sexuellen Ablauf besteht der Reaktionszyklus beim Mann wie bei der Frau aus vier Stadien: der Erregungsphase (in der die Erregung aufgebaut wird), der Plateau-Phase (in der ein hohes Erregungsniveau gehalten und noch weiter gesteigert wird), dem Orgasmus (bei dem sich die sexuelle Spannung in Kontraktionen der Beckenbodenmuskulatur entlädt) und der Lösungsphase (in der der Körper zum nicht erregten Zustand zurückkehrt).

Aber zu befriedigenden, gesunden Intimbeziehungen gehört viel mehr als nur das erfolgreiche Durchlaufen dieser vier Stadien. Der sexuelle Ablauf ist nur ein kleiner Teil der körperlichen Intimität. Wir können zärtlich und liebevoll zu uns selbst sein oder mit einem Partner zärtliche Umarmungen und Berührungen genießen und Liebesworte wechseln, ganz unabhängig davon, ob bestimmte sexuelle Funktionen ablaufen und ob wir Sex wollen oder nicht. *Durch ein spezielles sexuelles Problem brauchen wir uns nicht am Genuss warmer, lustvoller Gefühle und intimer Nähe hindern zu lassen.*

Zu sexuellen Funktionsstörungen kommt es dann, wenn wir uns dafür entscheiden, Sex zu haben, aber den Reaktionszyklus nicht mühelos und befriedigend durchlaufen können, oder aber, wenn wir unser Erleben nicht mit dem Intimpartner teilen können. Solche Probleme belasten uns, und obwohl uns trotzdem die Möglichkeit bleibt, körperliche Intimität zu genießen, wollen wir doch in der Lage sein, Erregung zu verspüren, zum Orgasmus zu kommen oder uns auf sexuelle Beziehungen und auf den Geschlechtsverkehr einzulassen.

In den letzten Jahren wurden wirksame Techniken entwickelt, um Männern und Frauen bei der Überwindung sexueller Probleme zu helfen. Diese Techniken basieren auf verhaltenstherapeutischen Methoden zum Abbau von Angst und zum Neu-Erlernen sexueller Reaktionen. Sie beruhen auf der Grundannahme, dass Sexualverhalten erlernt ist und daher auch wieder verlernt und neu gelernt werden kann.

Sexualtherapeutische Techniken können von Missbrauchs-Überlebenden mit Erfolg genutzt werden, aber nur dann, wenn diese Techniken – so wie in diesem Buch – auf die besonderen Ängste der Betroffenen zugeschnitten sind. Missbrauchsopfer müssen die Möglichkeit haben, langsam vorzugehen, sich jederzeit sicher zu sein, dass sie selbst die Kontrolle über das Geschehen haben, automatische Reaktionen zu überwinden und mit Gefühlen umzugehen, die mit dem Missbrauch in Zusammenhang stehen und während der Übungen hochkommen. Wenn die Techniken diesen besonderen Bedürfnissen nicht angepasst sind, besteht die Gefahr, dass die Betroffenen von negativen Gefühlen überrollt werden und entmutigt wieder in alte, schädliche sexuelle Verhaltensmuster zurückfallen.

Außerdem birgt eine nicht auf diese Bedürfnisse abgestellte Therapie das Risiko, dass die Betroffenen sich auf sexuelle Beziehungen einlassen, ehe sie dazu bereit sind, oder dass sie psychisch dissoziieren. Das bedeutet, dass der Gesundungsprozess stagniert oder es sogar zu Rückschlägen kommt.

Sexuelle Probleme zu überwinden braucht Zeit, genau wie das neue Erlernen von Berührung. Der Heilungsprozess setzt voraus, dass man sich regelmäßig die Zeit für die Übungen nimmt und für einen sicheren Ort sorgt, an dem man allein und ungestört ist. Mit Hilfe der im zehnten Kapitel beschriebenen Grundtechniken – Entspannung, aktiver Selbstwahrnehmung und kreativem Problemlösen – werden Sie nach und nach Veränderungen herbeiführen. Sie sollen dabei in kleinen Schritten vorgehen. Im Lauf der Zeit werden Sie lernen, sexuell reaktionsfähig zu sein und Sex auf neue Weise zu erleben, frei von den negativen Missbrauchs-Assoziationen.

Sexuelle Funktionsabläufe sind unwillkürlich. Das heißt, dass sich Erregung oder ein Orgasmus nicht durch schiere Willenskraft herbeiführen lässt, ebenso wenig, wie man per Willensanstrengung einschlafen kann. Alles, was man tun kann, ist, Situationen zu schaffen, in denen mit großer Wahrscheinlichkeit das passiert, was man möchte. Dann kann man sich entspannen und die Reaktionen von selbst kommen lassen.

Vielleicht haben Sie ja im Augenblick kein spezifisches sexuelles Problem, das Sie angehen möchten. Dennoch werden Ihnen die Erläuterungen, Fallbeispiele und Vorschläge in diesem Kapitel sicher helfen, Ihr sexuelles Erleben zu intensivieren.

Wir wollen jetzt einige spezifische sexuelle Probleme näher betrachten und uns ansehen, wie Missbrauchs-Überlebende wirksam damit umgehen können.

Mangelndes sexuelles Interesse

Mangel an sexuellem Interesse ist offenbar das verbreitetste sexuelle Problem bei Missbrauchsopfern. Manchmal ist einfach das sexuelle Verlangen gehemmt: Die Betroffenen spüren fast nie den Wunsch nach Sex. In anderen Fällen steht dem sexuellen Interesse die Angst vor Sex oder vor möglichen automatischen Reaktionen entgegen.

Missbrauchs-Überlebende, die zunächst in einer zwanghaften Weise auf Sex fixiert sind, werden oft feststellen, dass ihr sexuelles Interesse rapide nachlässt, sobald sie diesen zwanghaften Sex aufgeben. Hinter übermäßigem sexuellen Interesse können sich Hemmungen und Ängste verbergen.

Wenn man bedenkt, wie viel Leid und Schmerz aus sexuellem Missbrauch erwachsen, kann man verstehen, dass viele Überlebende kein Interesse an Sex haben. Wenn Sex weh tut, ist es nur natürlich, ihn zu vermeiden. Die eigenen Gefühle während des Missbrauchs abzuschalten ist eine angemessene Selbstschutzmaßnahme. Dabei kann man unbewusst lernen, die natürlichen sexuellen Impulse abzublocken oder nur sehr gedämpft wahrzunehmen. Man kann sich äußerlich und innerlich so intensiv mit anderen Dingen beschäftigen, dass sich sexuelle Regungen gar nicht erst entwickeln können.

Wenn Sie dieses Muster jedoch auch jetzt noch beibehalten, bringen Sie sich selbst um die Chance, körperliche Intimität zu genießen. Inzwischen haben Sie ja gelernt, dass gesunder Sex etwas anderes ist als sexueller Missbrauch. Vielleicht sind Sie ja inzwischen in einer Situation, in der Sex ungefährlich und lustvoll sein könnte. Das mangelnde sexuelle Interesse schützt Sie nicht mehr, sondern beschneidet Ihre Möglichkeiten, Lust zu empfinden, und beraubt Sie der beglückenden Erfahrung, eine besondere Beziehung zu einem Intimpartner aufzubauen.

Um das sexuelle Interesse zu wecken, müssen Sie davon überzeugt sein, dass Sex gut ist und dass Sie sich in sexuellen Situationen wohl und gut fühlen können. Außerdem müssen Sie sicher wissen, dass Sie mit allen eventuellen unangenehmen Reaktionen umgehen können: mit Angst, Unbehagen, Übererregung und plötzlichen Rückblenden.

Beziehungsprobleme können das sexuelle Interesse ebenfalls drosseln. Missbrauchsopfer sind manchmal wegen unangenehmer sexueller Erfahrungen zornig oder ärgerlich auf den Partner. Manchmal wird ihnen auch vermittelt, dass Sex etwas ist, was sie dem Partner schulden. In diesem Fall kann sich ein Machtkampf entspinnen, der in ein verhärtetes »Du kannst mich nicht zwingen!« mündet. Solange der Partner als Gegner und nicht als Verbündeter gesehen wird, ist es unwahrscheinlich, dass das sexuelle Verlangen wächst.

Es kann auch sein, dass die Betroffenen Angst haben, dass sich der Partner auf sie stürzt, sobald sie das geringste sexuelle Interesse zeigen. Sie fürchten, dass der Partner enttäuscht ist, wenn sie dieses Interesse nicht in Sex umsetzen wollen. Oder sie denken, dass der Partner es dauernd von ihnen erwarten wird, wenn sie es einmal tun. Wenn Sie jedoch lernen, sich selbst zu behaupten und Ihre Wünsche klar mitzuteilen, werden Sie sich sicher genug fühlen, um Ihr aufkeimendes sexuelles Interesse zu erkunden und damit so umzugehen, wie es Ihnen entspricht.

Wichtig ist auch das erotische Werben. Wir vergessen leicht, dass auch wir Menschen unsere Balzrituale haben. Es ist töricht, anzunehmen, wenn man den Partner den ganzen Tag nicht gesehen hat, könnte man einfach abends ins Bett gehen und Sex wollen. Verlangen erwächst aus dem Zusammensein. Es entwickelt sich durch Blicke, Reden, Spaß und nichtsexuellen Kontakt. Wahrscheinlich wird Ihr sexuelles Interesse aufleben, wenn Sie Zugang zu dem Kind in sich finden, eine Vertrauensbeziehung zu Ihrem Partner aufbauen und gemeinsam mit ihm die im zehnten Kapitel aufgeführten Berührungsübungen machen.

Damit die Angst geringer und das sexuelle Interesse stärker werden kann, muss eine gemeinsame Basis zwischen den Partnern da sein. Ich halte die beiden folgenden Grundregeln für unerlässlich:

1. Wer sexuelles Interesse bekundet, verpflichtet sich damit nicht zum Sex.
2. Wer nein zum Sex sagt, weist damit nicht den Partner als Person zurück.

Diese Grundregeln sind so wichtig, dass es sich lohnt, Zeit darauf zu verwenden, sie in der Praxis beherzigen zu lernen. Die folgende Übung kann Ihnen und Ihrem Partner helfen, Probleme mit dem Initiieren von Sex und mit dem Neinsagen zu erkennen und zu überwinden. Durch den Abbau von Stress und Druck geben Sie dem sexuellen Interesse den Raum, sich zu entfalten (s. Kasten).

Ein solches Training im Initiieren von Sex und im Neinsagen fördert das Verständnis zwischen Partnern, von denen vorher überwiegend der eine den initiativen Part innehatte. Eine Klientin, die bisher in der Beziehung zu ihrem Mann nie selbst die sexuelle Initiative übernommen hatte, staunte selbst über ihre Reaktion, als sie zum ersten Mal die aktive Rolle übernahm und ihr Mann nein sagte.

Übung zum Initiieren von Sex und zum Neinsagen

Zweck: Trainieren der Kommunikationsfähigkeit, Förderung des wechselseitigen Verstehens und Abbau von Erwartungsdruck

Bei diesem Rollenspiel sollen Sie und Ihr Partner sich darin abwechseln, sexuelle Aktivitäten zu initiieren und nein zu sagen. Es geht ausschließlich um das Training dieser Rollen. Aus der Übung soll sich keine sexuelle Aktivität entwickeln.
Setzen Sie sich einander im Abstand von etwa einem Meter bequem gegenüber. Der Partner mit der Missbrauchserfahrung entscheidet, welche Rolle er als erste übernehmen möchte. Es gibt den »Initiator« und den »Neinsager«. Sie sollen jetzt wie Schauspieler diese beiden Rollen spielen. Was Sie sagen, braucht nicht Ihrem wirklichen Gefühl zu entsprechen.
Der Initiator beginnt und füllt etwa drei Minuten. Er äußert zunächst sein sexuelles Interesse – »Ich möchte Sex mit dir« – und nennt dann mindestens drei Gründe, weshalb.
Der Initiator könnte zum Beispiel sagen: »Ich achte dich und mag dich als Person. Ich finde dich sexuell attraktiv. Ich finde unser Zusammenleben schön und möchte dir gern auf besondere Weise nahe sein …«
Dann beschreibt der Initiator, was er gern hätte: »Ich würde gern eine Weile mit dir schmusen und reden. Dann hätte ich gern, dass wir uns ausziehen und uns sanft berühren. Dann möchte ich, dass wir uns küssen« usw.
Während der Initiator redet, hört der Neinsager einfach nur zu. Es ist klar, dass es sich nicht um einen echten Antrag handelt, sondern um eine Übungsmöglichkeit. Sagen Sie ehrlich und

genau, was Sie an Ihrem Partner attraktiv finden und wie Sie sich den Verlauf der sexuellen Begegnung vorstellen.
Dann ist der Neinsager für drei Minuten an der Reihe. Er beginnt damit, dem Initiator dafür zu danken, dass er sexuelles Interesse bekundet hat. Dann lehnt der Neinsager den Antrag offen und direkt ab. Er könnte zum Beispiel sagen: »Ich freue mich über dein sexuelles Interesse an mir, aber ich habe im Moment keine Lust auf Sex.«
Als Nächstes geht der Neinsager weiter positiv auf die netten Dinge ein, die der Initiator gesagt hat, etwa: »Es macht mich froh, dass du mich sexuell attraktiv findest. Es ist schön, zu wissen, dass du mich achtest und mir deine Liebe auf der sexuellen Ebene zeigen willst. Mir gefällt die Vorstellung, dass wir zuerst miteinander schmusen, ehe wir uns ausziehen« usw. Während der Neinsager spricht, hört der Initiator zu.
Der Neinsager konzentriert sich darauf, den sexuellen Antrag freundlich und respektvoll zurückzuweisen. Die Hauptbotschaft ist, dass er sich über das Interesse freut, aber im Moment einfach nicht möchte.
Wenn der Neinsager fertig ist, nehmen sich beide Partner ein paar Minuten Zeit, um ihren Gefühlen nachzuhorchen. Dann wird die Übung mit vertauschten Rollen wiederholt. Anschließend reden die Partner eine Weile darüber, wie sie sich in den verschiedenen Rollen gefühlt haben. Welche ist Ihnen leichtergefallen? Was haben Sie dabei über sich selbst und den Partner gelernt? Haben Sie in der Rolle des Initiators Ihre eigenen Gefühle zum Ausdruck gebracht – »Ich fände es schön, mit dir zu schlafen« –, oder ist der Antrag als Forderung herausgekommen – »Ich möchte, dass du mit mir schläfst«? Wenn Sex in Form von Forderungen initiiert wird, wird sich der Neinsager eher unter Druck gesetzt fühlen.

Wiederholen Sie die Übung ein paarmal. Sie werden merken, dass Sie sich in jeder der beiden Rollen umso wohler fühlen, je öfter Sie sie üben.

Ich hätte es nie gedacht, aber ich fühlte mich zurückgewiesen. Ich hatte geglaubt, es würde mich nur erleichtern, wenn er mal nein sagen würde, aber es war nicht so – ich war traurig. Jetzt weiß ich, wie er sich manchmal fühlen muss.

Der Mann dieser Klientin genoss es, selbst einmal in der Rolle zu sein, nein zu sagen. Es gefiel ihm, zu hören, wie seine Frau sexuelles Interesse an ihm äußerte. Das war noch nie da gewesen. Es freute ihn, dass sie sagte, seine glatte Haut und seine Wärme wirkten auf sie sehr anziehend. Er konnte sich jetzt besser dabei fühlen, keinen Sex zu haben, weil er wusste, dass seine Frau positive Gefühle für ihn hegte.

Wenn Sie sich auf Sex einlassen, sollten Sie ihn um Ihrer selbst willen wollen, nicht in erster Linie, um Ihren Partner zu befriedigen. Sie können Ihrem sexuellen Interesse Raum zur Entfaltung geben, indem Sie mit dem Partner reden und sich mit ihm gemeinsam darüber klar werden, auf welche Weise Sie sexuelle Möglichkeiten erkunden wollen. Eine Überlebende berichtet:

Ich spreche offen mit meinem Partner über die Ängste, die mich überkommen, wenn er sich mir erotisch nähert – dass ich dann fürchte, er erwartet Sex von mir. Er hört mir zu, und dann reden wir darüber, was wir tun können, um uns wohler und sicherer zu fühlen. Wir berühren uns sanft, massieren und streicheln uns. Manchmal führt das zum Sex und zum beiderseitigen Orgasmus, aber wenn nicht, ist es auch gut.

Der Beziehungsaspekt ist jedoch nicht der einzige Ansatzpunkt. Nehmen Sie sich einmal die Zeit, darüber nachzudenken, was sexuelles Verlangen für Sie ist. Sehen Sie es als etwas Heftiges und Drängendes wie etwa Hunger oder eher als etwas Prozesshaftes, so wie das Reifen einer Frucht? Wenn es um die Entfaltung von sexuellem Interesse geht, möchte ich Ihnen die zweite Sichtweise nahelegen. Sexuelles Interesse ist etwas, das wir kultivieren und reifen lassen können. (Das wird besonders im Alter wichtig, wenn wir uns nicht mehr darauf verlassen können, dass hormonelle Wallungen unser sexuelles Verlangen entfachen.)

Erlauben Sie sich, Ihr sinnliches Empfinden zu kultivieren. Die Entfaltung der Sinnlichkeit führt oft von ganz allein zur Entfaltung der sexuellen Empfindungsfähigkeit. Achten Sie darauf, welche sinnlichen Erfahrungen Sie genießen. Macht es Ihnen Freude, in der Sonne zu liegen? Über einen weichen Teppich zu gehen? Ein warmes Bad zu nehmen? Räumen Sie sinnlichen Erfahrungen einen wichtigen Platz in Ihrem Leben ein.

Wenn Sie Ihr sexuelles Interesse intensivieren wollen, können Sie Ihre Sinnlichkeit auch auf direkterem Weg wecken und fördern. Wenn Sie oft Dinge tun, die Sie sexuell erregen oder auf lustvolle Weise genital stimulieren, wird das wahrscheinlich Ihr sexuelles Verlangen stärken. Hier ein paar Vorschläge:

1. Machen Sie Berührungsübungen.
2. Stellen Sie sich sexuelle Aktivitäten vor, die Ihnen gefallen würden.
3. Genießen Sie mit Ihrem Partner Vorspiel-Aktivitäten wie Umarmen, Küssen und Streicheln.
4. Stimulieren Sie Ihre Genitalregion beim Baden, Ruhen oder Schmusen mit dem Partner.

Sexuelles Interesse kann man kultivieren, aber nicht erzwingen. Es geht um den richtigen Mittelweg zwischen Ihrer inneren Stimme, die sagt: »Ich will das nicht«, und der anderen, die sagt: »Ich will es mal versuchen.« Denken Sie daran, dass Sie jederzeit nein sagen können und dass Sie auch in kleinen Schritten vorankommen. Sie haben ein Recht auf sexuelle Lust. Gesunder, achtungsvoller Sex ist etwas Gutes.

Schwierigkeiten beim Aufbau von Erregung und beim Empfinden von Lustgefühlen

Sexuelle Erregung macht Lust auf Sex und bereitet den Körper physiologisch auf den Geschlechtsverkehr oder andere sexuelle Aktivitäten vor. Schwierigkeiten beim Erregungsaufbau können sehr belastend sein. Bei Frauen führen sie oft zur mangelnden Produktion von Vaginalsekreten, die normalerweise die Scheide feucht werden lassen und als natürliches Gleitmittel dienen. Die Scheidenwände dehnen sich nicht weit genug. Das kann den Geschlechtsverkehr und andere Formen vaginaler Penetration sehr unangenehm, wenn nicht gar schmerzhaft machen. Beim Mann sind die Folgen mangelnder Erregung noch offensichtlicher. Er hat dann meist Probleme, eine Erektion zu bekommen und zu halten. Unter diesen Umständen wird Sex oft schwierig oder gar unmöglich.

Es gibt viele mögliche Zusammenhänge zwischen Missbrauchserfahrungen und Erregungsstörungen. In der Missbrauchssituation lernt das Opfer oft, die sexuell empfindsamen Zonen zu betäuben, um verwirrende, ungewollte Lustempfindungen abzustellen oder Gewalt und Schmerz besser ertragen zu können. Diese Reaktion, die in der Missbrauchssituation lebenserhaltend ist, kann dem Opfer so sehr in Fleisch und Blut übergehen, dass sie die sexuelle Reaktionsfähigkeit auf Dauer beschneidet. Um solche Betäubungsprobleme zu überwinden, müssen sich die Betroffenen klarmachen, dass der Missbrauch vorbei ist und sie das sexuelle Geschehen jetzt selbst kontrollieren. Die eigenen Gefühle und Bedürfnisse artikulieren, Grenzen setzen, Berührungen lenken und nötigenfalls die sexuelle Aktivität beenden zu lernen hilft Missbrauchs-Überlebenden, ihre Sinnlichkeit zu bejahen, statt sie zu verleugnen.

Mangelndes Lustempfinden lässt sich aber auch mit Hilfe einer Technik angehen, bei der die Empfindungsfähigkeit gezielt trainiert wird. Nehmen wir an, eine Missbrauchs-Überlebende empfindet nichts oder wenig bei klitoraler Stimulation, auch dann, wenn sie sich über längere Zeit selbst berührt. Sie spürt aber lustvolle Empfindungen, wenn ihre Brustwarzen stimuliert werden. Diese Frau könnte die Empfindungsfähigkeit ihrer Klitoris trainieren, indem sie immer wieder zuerst ihre Brustwarzen und dann zusätzlich die Klitoris stimuliert. Mit dieser Technik kann sie allmählich lernen, die klitorale Berührung mit den angenehmen Empfindungen in den Brustwarzen zu assoziieren. Nach mehrmaligem Üben wird sie dann wahrscheinlich ein lustvolles, warmes Kribbeln in der Klitorisgegend spüren, und irgendwann wird diese Empfindung auch eintreten, wenn sie nur ihre Klitoris berührt.

Bei manchen Missbrauchs-Überlebenden löst die eigene Erregung negative Gefühle aus, die auf die Missbrauchssituation zurückgehen. Solche automatischen Reaktionen rühren (wie im siebten Kapitel erörtert) daher, dass es in der Missbrauchssituation zu einer Kristallisation des traumatischen Erlebens kommt: Heftige emotionale Reaktionen verbinden sich unterbewusst mit Erregtheitsgefühlen. Später kann die Vermeidung von Erregung der unbewusste Versuch sein, Gefühle wie Angst, Zorn, Ekel oder Verwirrung in Schach zu halten.

Viele Missbrauchs-Überlebende blocken die Erregung aber auch deshalb ab, weil sie Sex immer noch als etwas Schlechtes sehen und sexuelles Verlangen für sie mit Schuldgefühlen verbunden ist. Ein Betroffener berichtet:

> *Wenn ich manchmal masturbiere, um Spannung zu entladen, kommt es vor, dass meine Erektion nachlässt, weil ich denke, dass Sex schmutzig ist und dass ich nicht tun dürfte, was ich gerade tue. Dann muss ich mir ganz gezielt sagen, dass diese Form der Selbststimulierung gesund ist und nichts mit sexuellem Missbrauch zu tun hat.*

Manche Betroffenen glauben, dass sie durch sexuelle Erregung genauso werden wie die Person, die sie missbraucht hat. Schließlich war der Täter während des Missbrauchs auch sexuell erregt. Für diese Menschen bedeutet sexuelle Erregung die Verwandlung in eine Person, die schlecht ist, sich nicht unter Kontrolle hat oder sexuelle Forderungen stellt. Ein Mann, der als Junge von seinem Vater missbraucht wurde, erklärt:

> *Manchmal kann ich beim Sex meine Erektion nicht halten, weil ich an die sexuellen Forderungen denken muss, die mein Vater an mich gestellt hat. Ich bekomme dann Angst, dass ich meiner Frau gegenüber genauso rücksichtslos werde. Man fühlt sich verdammt einsam, wenn man sich als sexuell fordernd empfindet und nicht genau weiß, ob die Frau wirklich will. Meine Frau muss mir*

dann erst versichern, dass sie es auch möchte, ehe ich weitermachen kann.

Vielen Missbrauchs-Überlebenden fällt es schwer, die Anzeichen eigener sexueller Erregung von der Erinnerung an den Missbrauch und den Täter zu trennen. In diesem Fall werden Erregungssymptome wie schweres Atmen, Wärmeempfindungen, beschleunigter Puls und das Anschwellen der Genitalorgane nicht als lustvoll, sondern als bedrohlich empfunden. Den Mann beunruhigt die eigene Erektion, die Frau das Feuchtwerden der Scheide oder das Anschwellen und die Erektion der Klitoris.

Mattie, die als Kind von ihrem Vater missbraucht wurde, merkte, dass sie das Schwellen ihrer Klitoris beim Masturbieren an den Penis ihres Vaters erinnerte. Dann ließ ihre Erregung schlagartig nach. Mattie benutzte die im siebten Kapitel beschriebenen Techniken, um sich zu beruhigen, sich klarzumachen, dass sie jetzt in einer anderen Situation war, und ihre Klitoris mit neuen Assoziationen besetzen zu lernen. Sie stellte sich vor, ihre Klitoris strahle ein reines, heilendes weißes Licht aus, das Ausdruck ihrer Liebe zu sich selbst und zu ihrem Partner war. Indem sie sich auf diese Weise neue, positive Assoziationen schuf, lernte sie schließlich, lustvolle Empfindungen über längere Zeit zulassen zu können.

Manchmal ist es hilfreich, sich vor Augen zu führen, dass Erregung eine gesunde menschliche Reaktion ist, die nichts mit Missbrauch zu tun hat. Sexuelle Erregung ist Ausdruck des Wunsches nach Lust und liebevollem Zusammensein. Wie Mae West fragte: »Ist das eine Pistole da in Ihrer Tasche, oder freuen Sie sich nur, mich zu sehen?«

Wichtig für die Überwindung von Erregungsproblemen ist es, die eigene Einstellung zur sexuellen Erregung zu prüfen und gegebenenfalls in Frage zu stellen. Dennis, den der Anblick seiner eigenen Erektion verunsicherte, berichtet:

Beim Sex habe ich mir gesagt, dass ich ganz anders bin als mein Onkel, der mich missbraucht hat. Mein Onkel benutzte seinen Penis als Waffe, um mich auszunutzen und mir weh zu tun. Ich betrachte meinen Penis als einen besonderen Teil von mir, der meiner Partnerin und mir Lust bereitet. Und ich sage mir auch, dass meine Erregung anders ist als die meines Onkels. Seine Erregung richtete sich auf sexuellen Missbrauch. Meine richtet sich auf gesunden, von beiden Partnern gewollten und liebevollen Sex.

Auch schrittweise aufbauende Übungen wie etwa die im zehnten Kapitel beschriebene Erkundung und lustvolle Stimulierung der Genitalien können helfen, die Empfindungsfähigkeit zu wecken und nach und nach intensivere Erregung zu erleben. Bei diesen Übungen können sich die Betroffenen sicher fühlen und sich allmählich an stärkere Empfindungen gewöhnen. Später kann dann der Partner in diese Übungen einbezogen werden, damit nach und nach die Erfahrung mit Erregung in Gegenwart des Partners wachsen kann.

Männliche Missbrauchs-Überlebende können die Übungen zur lustvollen genitalen Stimulation in Verbindung mit anderen Techniken nutzen, um Erektionsprobleme zu überwinden. Sie können allein und in aller Ruhe eine schrittweise aufbauende Übungsfolge durchmachen, um sich an Lustempfindungen zu gewöhnen und ihre Erektionsfähigkeit zu trainieren. Zu einer solchen Übungsserie gehört es, sich selbst zu streicheln, wenn der Penis schlaff ist, dann bis zur Erektion zu masturbieren, gezielt aufzuhören und den Penis wieder erschlaffen zu lassen und sich dabei vorzustellen, dass man Sex mit einem Partner hat, dass die Erektion im Zusammensein mit dem Partner nachlässt und wieder zustande kommt und dass man Formen von Sex praktiziert, für die gar keine Erektion nötig ist.

Eine weitere Möglichkeit, Erregungsprobleme zu überwinden, ist der gezielte Abbau von Angst. Eros wohnt im Kopf. Bei einem körperlich gesunden Menschen hat die Erregungsfähigkeit viel mehr mit dem zu tun, was sich im Kopf abspielt, als mit dem Geschehen im Genitalbereich. Angst und Anspannung potenzieren Erregungsprobleme. Umgekehrt kann Erregung leichter eintreten, wenn Angst abgebaut wird.

Männer können Angst abbauen, indem sie lernen, die Partnerin oder den Partner unabhängig von ihrer Erektionsfähigkeit zu befriedigen: mit der Hand, dem Mund oder einem Vibrator. Ohne sexuellen Leistungsdruck können sie sich Erfahrungen verschaffen, die ihre Erregungs- und Empfindungsfähigkeit steigern und es ihnen ermöglichen, beim Sex spontaner und spielerischer zu sein.

Frauen können vor allem die Angst vor mangelnder Scheidensekretion abbauen. Obgleich die Sekretion von Scheidenflüssigkeit und die Weitung der Scheidenwände meist Erregungszeichen sind, bedeutet umgekehrt mangelnde Sekretion nicht zwangsläufig, dass die Frau nicht erregt ist. Die Menge der Sekrete schwankt im Lauf unseres Lebens und wird im Alter geringer. Außerdem ist die Sekretion auch zyklusabhängig. Um die Zeit des Eisprungs wird sie oft intensiver.

Da die Scheidensekretion kein zuverlässiger Maßstab für sexuelle Erregung ist, tun Sie am besten daran, nicht viel Aufhebens darum zu machen. Befeuchten Sie den Genitalbereich für die Stimulierung und Penetration mit etwas Speichel, oder halten Sie ein Gleitgel bereit, und wenden Sie es vor und während jeder Form von manueller Stimulierung oder vaginaler Penetration großzügig an. Machen Sie die Frage, ob Sie Sex wollen oder nicht, vor allem davon abhängig, was Sie fühlen und denken, und nicht davon, wie feucht Sie sind.

Sexuelle Erregung zulassen und angenehm finden zu lernen stärkt die Selbstachtung und das Selbstwertgefühl. In einer sicheren, stützenden Atmosphäre können Sie die lustvollen Empfindungen und die Erregungswellen genießen, die ein Geschenk der Natur sind. Sexuelle Erregung ist ein Aspekt des Lebendigseins.

Schwierigkeiten, zum Orgasmus zu kommen

Manche Missbrauchs-Überlebenden haben generell Schwierigkeiten, zum Orgasmus zu kommen. Andere haben das Problem nur in bestimmten Situationen, etwa mit einem Partner.

Sexueller Missbrauch hemmt oft die natürliche Neugier, die uns sonst den eigenen Körper und die genitalen Empfindungen erkunden lässt. Die Betroffenen können nicht lernen, wie sich ihre sexuellen Empfindungen bis zum Höhepunkt steigern lassen. Eine Klientin berichtet:

Meine Orgasmusprobleme kamen daher, dass ich nicht genug über meine eigene Sexualität wusste und nicht sagen konnte, welche Art von Stimulierung mich zum Orgasmus bringt. Wegen der Missbrauchserfahrung glaubte ich nicht an mein Recht auf Lust und sexuelle Befriedigung. Ich glaubte nicht, dass ich das Recht hatte, zu sagen, was ich wollte, und herumzuprobieren und herauszufinden, was mir beim Sex gefiel. Ich habe mich davon abhängig gemacht, dass mein Partner zufällig das Richtige tat.

Wenn die Orgasmusprobleme auf mangelnder Selbstkenntnis beruhen, bringt es oft große Fortschritte, sich Zeit zu nehmen, den eigenen Körper und die eigenen genitalen Empfindungen zu erkunden.

Ich hatte nie einen Orgasmus, bis ich vor ein paar Jahren anfing zu masturbieren. Ich hatte ein Buch über Masturbation gelesen und dachte mir, ich probiere es einmal aus. Bis dahin hatte ich Sex in jeder Form für schmutzig und ekelhaft gehalten. Es hat mir sehr geholfen, eine Form von Sex zu praktizieren, die mich befriedigte und bei der ich mich als stark und sexuell genussfähig erlebte. Je besser ich mich dabei fühle, mich selbst zu lieben, desto eher kann ich mir vorstellen, dass Sex zu zweit auch schön sein kann.

Menschen, die missbraucht wurden, vermeiden oft sexuelle Lernerfahrungen, und manchmal hinterlässt der Missbrauch auch falsche Vorstellungen. In diesem Fall kommen sie vielleicht deshalb nicht zum Orgasmus, weil sie es falsch angehen. Eine heterosexuelle Missbrauchsüberlebende, die beim Geschlechtsverkehr Orgasmusprobleme hat, weiß vielleicht einfach nicht, dass die meisten Frauen die direkte Stimulierung der Klitoris brauchen, um zum Höhepunkt zu kommen. Ehe sie nicht lernt, sich beim Geschlechtsverkehr selbst zu berühren oder den Partner zu bitten, sie manuell zu stimulieren, wird sich an ihrem Problem vermutlich nichts ändern. Vaginale Stimulation durch den Penis genügt den meisten Frauen nicht, um zum Orgasmus zu kommen.

Manchmal wissen die Betroffenen auch nicht, welche Rolle die Beckenbodenmuskulatur beim Orgasmus spielt. Diese Muskeln müssen in guter Verfassung sein, damit wir einen Orgasmus spüren können. Kräftige Beckenbodenmuskeln befördern nicht nur das Eintreten des Orgasmus, sondern intensivieren auch ganz unmittelbar das Lustempfinden beim Höhepunkt. Männer wie Frauen können diese Muskeln durch sogenannte *Kegel-Übungen* stärken. Bei diesen Übungen werden dieselben Muskeln angespannt, die man auch aktivieren muss, um den Urinstrahl abzuklemmen. Spannen Sie die Muskeln langsam fest an, halten Sie sie einen Moment angespannt, und lassen Sie dann langsam wieder locker. Täglich zehn Minuten Kegel-Übungen über sechs Wochen genügen normalerweise, um die Beckenbodenmuskulatur in Form zu bringen.

Manchmal liegen Orgasmusprobleme auch daran, dass die Missbrauchserfahrung das Verständnis von Sex und sexuellen Beziehungen verzerrt hat. Ein Betroffener berichtet, wie es ihm gelang, seine Orgasmusprobleme zu überwinden:

> *In den ersten Monaten unserer Ehe litt ich darunter, dass ich mit meiner Frau nicht zum Orgasmus kommen konnte. Wir hatten stundenlang Sex, oder zumindest schien es mir so, aber ich kam einfach nicht. Eines Tages hatte ich plötzlich einen Geistesblitz: Sex ist gleich Macht. Meine Gedankenkette ging so: Wenn ich keinen Orgasmus habe, kann ich den Sex in die Länge ziehen und immer weiter Macht ausüben. Mir wurde klar, dass ich gar keine Macht über die Frau haben wollte, die ich liebte. An dem Abend lief es im Bett zwischen uns ganz anders. Nachdem das Machtmoment entfallen war, kam ich zum Orgasmus, und ich fühlte mich ihr viel näher.*

Unverarbeitete Gefühle, die sich auf die Missbrauchssituation oder die missbrauchende Person beziehen, können die Orgasmusfähigkeit ebenfalls einschränken. Ein Betroffener, der unter einer Ejakulationshemmung litt, erkannte den Zusammenhang zwischen seinem Orgasmusproblem und seiner Angst vor dem Verlassenwerden, die auf den Missbrauch durch seine Mutter zurückging.

Sex rührt manchmal an mein Verlassenheitsproblem. Dann kriege ich Angst, dass meine Freundin mich auch verlassen will, genau wie meine Mutter. Das Ganze ist so verwirrend, weil meine Freundin es manchmal gernhat, wenn ich lange kann. Aber für mich ist es eine Qual. Ich fange vor Angst an zu schwitzen. Ich habe das Gefühl, dass ich meinen Orgasmus und mich zurückhalte, um mich zu schützen. Aber dabei ziehe ich erst recht den Kürzeren.

Verzerrte Denkmuster kann man korrigieren, indem man sich selbst positiv zuspricht. Diese Denkmuster haben sich vielleicht als Reaktion auf den Missbrauch oder als Mittel des Selbstschutzes herausgebildet, können aber, wenn sie weiterbestehen, die Orgasmusfähigkeit beeinträchtigen. Sich selbst positiv zuzusprechen ist eine Möglichkeit, die eigene Einstellung zum Sex und die Missbrauchserfahrung zu entwirren. Hier ein Beispiel, wie eine Frau mit Missbrauchserfahrung ihre negativen und hemmenden Denkmuster hinsichtlich des Orgasmus auflösen könnte:

Hemmendes Denkmuster: Wenn mein Partner mich stimuliert, versucht er mich zum Orgasmus zu bringen.
Alternativ-Denkmuster: Egal, ob ich mich selbst berühre oder ob mich mein Partner berührt – meine Erregung empfinde ich für mich selbst und nicht für jemand anderen.

Hemmendes Denkmuster: Es ist furchtbar beschämend, wenn ich vor den Augen meines Partners erregt werde oder einen Orgasmus habe.
Alternativ-Denkmuster: Meine sexuellen Reaktionen sind natürlich und normal. Mein Partner hat mich gern und freut sich, wenn ich Lust empfinde.

Hemmendes Denkmuster: Einen Orgasmus haben heißt kapitulieren und unterliegen. Es heißt, dass mir etwas angetan wird.
Alternativ-Denkmuster: Sex ist etwas, was ich suche, weil ich es möchte. Ich mag die Gefühle beim Sex. Ich bestimme, wann, wo, wie

und mit wem ich Sex habe. Der Orgasmus ist eine simple biologische Reaktion und kann mir nichts tun. Er erwächst aus meinen eigenen Gefühlen und Empfindungen und wird mir nicht von außen zugefügt. Mein Orgasmus ist ein Teil von mir. Er kommt aus mir selbst. Orgasmen sind ein intensiver Ausdruck meiner Lebendigkeit. Sie sind eine natürliche Möglichkeit Lust zu empfinden.

Die Orgasmusfähigkeit kann auch dadurch gesteigert werden, dass man die Auslösereize für Missbrauchs-Assoziationen möglichst reduziert und eine Form von Sex praktiziert, die sich nicht mit der Missbrauchssituation verbindet. Wenn man im Liegen missbraucht wurde und in dieser Position Schwierigkeiten hat, zum Orgasmus zu kommen, kann man es mit Sex in einer halb liegenden Stellung versuchen. Wenn der Missbrauch manuelle Stimulation einschloss, empfiehlt es sich, es mit oraler Stimulation zu probieren. Wenn Sie erst einmal durch eine bestimmte Form von Stimulation zum Orgasmus kommen, können Sie mit Hilfe von Überbrückungstechniken dahin gelangen, auch bei anderen Formen von Sex orgasmisch zu reagieren. Ein Mann, der bei oraler Stimulation zur Ejakulation kommt, kann eine Brücke zum Vaginalverkehr schlagen, indem er beim oralen Sex Beischlafsituationen phantasiert. Später kann er dann zum Vaginalverkehr übergehen, sobald er ein hohes Erregungsniveau erreicht hat.

Ebenso kann eine Frau, die mühelos zum Orgasmus kommt, wenn sie sich selbst stimuliert, eine Brücke zum Sex mit dem Partner schlagen, indem sie sich zunächst selbst berührt, während der Partner sie in den Armen hält, und dann im zweiten Schritt den Partner die Hand auf ihre Hand legen lässt, während sie sich stimuliert. Später kann sie sich abwechselnd selbst berühren und vom Partner manuell stimulieren lassen, bis sie die nötige Sicherheit erreicht hat, um sich nur vom Partner bis zum Orgasmus stimulieren zu lassen.

Vibratoren können bei der Steigerung der Orgasmusfähigkeit ebenfalls hilfreich sein, da sie eine Form von Stimulation ermöglichen, die im Allgemeinen anders ist als die in der Missbrauchssituation. »Der Vibrator hat mir geholfen, mich von den Schuldgefühlen frei zu machen, die für mich mit dem Empfinden von Lust verbunden waren«, berichtet eine Missbrauchs-Überlebende.

Manchmal erwachsen die Orgasmusschwierigkeiten auch aus den Phantasien, die die Betroffenen heranziehen, um »die Kurve zu kriegen« und zum Orgasmus zu kommen. Ein heterosexueller Mann kommt vielleicht mit seinen homosexuellen Phantasien nicht zurecht, oder eine lesbische Frau hat Probleme mit ihren heterosexuellen Phantasien. Viele Missbrauchs-Überlebende schämen sich ihrer Missbrauchs-Phantasien. In einem solchen Fall ist es oft hilfreich, die Phantasien zu akzeptieren und zu lernen, sie »an- und abzuschalten«. Eine Frau, die beim Sex mit ihrem Partner Orgasmusprobleme hatte, erklärt, wie sie damit umging:

> *Ich zog Phantasien heran, um bis kurz vor den Orgasmus zu kommen. Wenn ich dann erst mal so weit war, dass es kein Zurück mehr gab, wandte ich mich der realen Situation mit meinem Partner zu. Bei jedem Mal verlegte ich diesen Übergang ein bisschen weiter vor, bis ich schließlich die meiste Zeit in der Situation selbst sein konnte.*

Es ist wichtig, sich vor Augen zu halten, dass ein Orgasmus zwar bedeutet, sich lustvollen Empfindungen zu überlassen, dass er jedoch keinen Kontrollverlust mit sich bringt. Das Empfinden beim Orgasmus reicht von kaum merklichen Muskelkontraktionen bis zu einem intensiven Entladungsgefühl. Die Kontrolle verlieren wir dabei ebenso wenig wie beim Niesen. Wir bleiben die ganze Zeit wir selbst. Die Intensität des Orgasmus zulassen und genießen zu lernen ist ein ähnlicher Vorgang, wie ungehemmt und herzhaft lachen zu lernen. Beides sind ganz natürliche Reaktionen, die uns guttun.

Schwierigkeiten, den Orgasmus hinauszuschieben

Manche Missbrauchs-Überlebenden haben das umgekehrte Problem: Der Orgasmus kommt zu schnell. Vielleicht war in der Missbrauchssituation der rasche Orgasmus eine Möglichkeit, um mit unangemessenen Reizen, Spannung oder schmerzlichen Emotionen fertigzuwerden. Manchmal war er auch ein Mittel, das Missbrauchsgeschehen möglichst schnell zu beenden, da das Opfer nach dem Orgasmus in Ruhe gelassen wurde.

Vor einem solchen Hintergrund kann die sexuelle Berührung einen vorzeitigen Höhepunkt auslösen. Irgendetwas an der gegenwärtigen Situation erinnert vielleicht an den Missbrauch, und es baut sich ein hohes Maß an Angst und Anspannung auf, das in einem plötzlichen Orgasmus Abfuhr findet. Ein Betroffener berichtet:

> *Schon nach unserem ersten Treffen fand ich mich plötzlich mit dieser Frau im Bett, die Sex wollte. Wir waren beide erregt. Sie ergriff die Initiative, und ich hörte mich innerlich schreien: »Nein!« Ich war wie gelähmt. Ich flüchtete aus meinem Körper. Noch bevor ich in ihr war, ejakulierte ich. Ich war am Boden zerstört. Ich kam mir so idiotisch vor und schämte mich. Sie ging einfach darüber hinweg. Ich fühlte mich betrogen. Ich war total fertig.*

In einem anderen Fall führte der Missbrauch zu zwanghafter Masturbation, die mit einer raschen Ejakulation endete. Der Betroffene lernte, rasch zu ejakulieren, um den Schuldgefühlen zu entgehen, die mit der Selbstbefriedigung verbunden waren. »Beim Masturbieren trieb ich mich an, möglichst schnell zu machen, damit ich nicht erwischt wurde und in Teufels Küche kam«, erklärte er.

Der vorzeitige Höhepunkt kann aber auch mit Angst vor Nähe zusammenhängen. Der rasche Orgasmus ermöglicht es, die Entstehung einer tieferen emotionalen Bindung zum Partner zu vermeiden. Die Betroffenen meinen unbewusst, wenn sie keine engere Bindung eingehen, sind sie davor geschützt, sich verraten und verzweifelt zu fühlen, wenn die Beziehung kaputtgeht.

Rasch zu kommen kann auch der Versuch sein, das sexuelle Geschehen zu beenden. Manchen Missbrauchs-Überlebenden ist Sex überhaupt so unangenehm, dass sie ihn möglichst schnell hinter sich bringen wollen. Vielleicht möchte der betroffene Teil es auch vermeiden, den Orgasmus des Partners mitzubekommen, weil er ihn an die sexuelle Reaktion der Person erinnert, von der er missbraucht wurde.

Wenn der vorzeitige Orgasmus ein Problem ist, kann es sehr hilfreich sein, Anspannung abzubauen, indem man Entspannungstechniken praktiziert oder mit dem Partner oder einem Therapeuten über die eigenen Ängste spricht. Es gibt auch schrittweise aufbauende Übungsprogramme, die speziell auf das Problem der vorzeitigen Ejakulation zugeschnitten sind und durch die der Übende lernt, intensivere Stimulation entspannt zu genießen, die körperlichen Signale für das Herannahen des Höhepunkts zu erkennen, den Ablauf zu verlangsamen und den Orgasmus hinauszuschieben.

Wenn es zum vorzeitigen Orgasmus kommt, ist es am besten, ihn möglichst leicht zu nehmen. Setzen Sie die sexuelle Interaktion trotzdem fort. Lassen Sie sich durch den raschen Orgasmus nicht davon abhalten, emotionale Nähe zum Partner zu suchen. Wenn Sie entspannt mit verschiedenen Berührungsformen experimentieren, werden Sie irgendwann merken, wie sich neue Erregung einstellt. Diese führt manchmal zu einem zweiten Orgasmus, der sich langsamer anbahnt und befriedigender ist.

Versuchen Sie nicht, Sex zu meiden. Je öfter Sie spielerische sexuelle Situationen erleben, desto eher werden Sie Angst und Übererregtheit abbauen können.

Schwierigkeiten beim Geschlechtsverkehr bei weiblichen Überlebenden

Weibliche Überlebende können chronische Schwierigkeiten bei der vaginalen Penetration haben, weil sie unter Dyspareunie leiden, oder, um es einfach auszudrücken, weil Geschlechtsverkehr für sie schmerzhaft ist. In diesem Zustand empfinden Frauen Schmerzen, wie Brennen, Krämpfe oder Schärfe, während sexueller Erfahrungen, die eine Penetration beinhalten. Frauen mit Dyspareunie haben typischerweise auch Schwierigkeiten mit anderen Arten der vaginalen Penetration, wie z. B. dem Einführen eines Fingers, Sexspielzeugs oder medizinischen Instruments.

Eine Form der Dyspareunie, der sogenannte Vaginismus, zeichnet sich durch eine reflexartige Verkrampfung der Vaginalmuskulatur aus. Sobald eine Penetration versucht wird, verspürt die Betroffene eine automatische Verengung des äußeren Drittels ihrer Vagina. Vaginismus tritt oft bei weiblichen Opfern von Vergewaltigungen und anderen hochgradig unangenehmen oder traumatischen sexuellen Erfahrungen auf. Der erlernte Muskelkrampf verschließt den Scheidenkanal in einem unbewussten Versuch, die Frau vor weiteren Angriffen oder Schmerzen zu schützen.

Ein weiterer Grund für das Erleben von schmerzhaftem Geschlechtsverkehr bei weiblichen Überlebenden ist die Reizung des Gewebes im Vaginalkanal. Viele medizinische Probleme, wie undiagnostizierte Infektionen, unzureichende Gleitfähigkeit, Hormonmangel, straffes Bindegewebe, Nervenentzündungen, Drüsenprobleme und Allergien, können die Ursache für chronische Vaginalbeschwerden sein. In einigen Fällen kann der schmerzhafte Geschlechtsverkehr in direktem Zusammenhang mit der tatsächlichen physischen Schädigung von Vaginalgewebe, Nerven und inneren Organen stehen, die während eines brutalen sexuellen Übergriffs verursacht wurde. Psychische Belastungen, einschließlich unangenehmer Erinnerungen an sexuellen Missbrauch und der Tendenz, den Geschlechtsverkehr automatisch mit körperlichen Traumata und Schmerzen in Verbindung zu bringen, können ebenfalls zu vaginalen Beschwerden beitragen.

Verständlicherweise versuchen Frauen, die beim Geschlechtsverkehr unter Schmerzen leiden, meist, Sex zu meiden. Diese Vermeidung kann dazu führen, dass die Angst noch größer wird. Der natürliche Erregungsaufbau wird gehemmt, die Scheidensekretion geringer, und wenn es dann doch einmal zum Geschlechtsverkehr kommt, sind die Schmerzen noch größer.

Umgekehrt können betroffene Frauen aber auch einen Teufelskreis in Gang setzen, indem sie sich zwingen, schmerzhaften Geschlechtsverkehr über sich ergehen zu lassen. Das ist eine Wiederholung der Missbrauchssituation, und die negative Besetzung des Geschlechtsverkehrs wird noch verstärkt. Eine Betroffene berichtet:

> *Ich habe immer gedacht, ich müsste um der Lust des Mannes willen die Schmerzen ertragen. Ich habe mich gezwungen, Sex auszuhalten, auch wenn es wahnsinnig weh tat. Dann wurde ich wütend auf meinen Partner und auf mich selbst. Es war wieder die alte Vergewaltigungssituation.*

Keine Frau sollte von sich verlangen, solche Schmerzen oder unangenehmen Gefühle auszuhalten. Aber es gibt eine ganze Reihe von Dingen, die die Betroffenen tun können, um Sex und schließlich auch die vaginale Penetration genießen zu lernen. Ein Ansatz ist es, zu einer positiveren Einstellung zum Geschlechtsverkehr und zur Penetration zu finden. Wenn Sie die Penetration als ein gewaltsames Eindringen begreifen – als etwas, was Ihnen angetan wird –, ist damit die negative Erfahrung schon vorprogrammiert. (Bei einem Seminar für Missbrauchs-Überlebende, das ich leitete, wies mich eine Frau darauf hin, dass schon das Wort *Penetration* beängstigend sei. Sie schlug vor, stattdessen *Umfangen* zu sagen. Eine ausgezeichnete Idee! Stellen Sie sich vor, dass Sie den Partner aufnehmen und umfangen, ihn gewissermaßen innerlich umarmen. Das nimmt dem Vorgang seine Bedrohlichkeit und erinnert Sie gleichzeitig daran, dass Sie selbst die Kontrolle über das Geschehen haben.)

Das eigene Denken zu verändern kann auch ganz direkt helfen, die Vaginalmuskulatur zu entspannen. Welches Bild haben Sie vor Augen, wenn Sie sich das Innere Ihrer Scheide vorstellen? Wenn Sie es als einen steinernen kleinen Tunnel mit einer Stahltür am Eingang sehen, werden Sie ganz anders an den Geschlechtsverkehr herangehen, als wenn Sie an eine warme, feuchte, erdige Höhle mit weichem Moos und schönen Blumen denken oder an einen glatten, nachgiebigen Ballon, der sich auf das Vielfache seiner Größe ausdehnen kann.

Sehr hilfreich sind auch Entspannungstechniken. Außerdem können Ihnen die bereits beschriebenen Kegel-Übungen das Gefühl der Kontrolle über Ihre Vaginalmuskeln geben. Wenn Sie mit diesen Übungen vertraut sind, können Sie vor dem Einführen des Penis die Scheidenmuskeln gezielt anspannen und dann ganz locker lassen. Zur Entspannung beim Verkehr lassen sich auch Atemübungen einsetzen, wie man sie bei der Geburtsvorbereitung lernt.

Ich weiß von Missbrauchs-Überlebenden, die zur Überwindung ihrer Probleme beim Vaginalverkehr mit gutem Erfolg Vaginal-Dilatatoren benutzt haben. Das sind glatte, runde, stabförmige Instrumente mit unterschiedlichem Durchmesser, von einem Zentimeter bis zur durchschnittlichen Penisdicke. Es gibt sie in verschiedenen

Ausführungen: Manche sind aus Gummi und sehen aus wie ein kleiner Penis, andere sind aus unzerbrechlichem Glas und wieder andere aus glattem weißen Kunststoff. Vaginal-Dilatatoren ermöglichen es, sich langsam und in eigener Regie an die vaginale Penetration zu gewöhnen. Hier ein paar Vorschläge, wie Sie solche Dilatatoren nutzen können:

1. Stellen Sie ein Glas heißes Wasser neben Ihr Bett, und stellen Sie den kleinsten Dilatator zum Anwärmen hinein. Nehmen Sie ein entspannendes warmes Bad. Trocknen Sie sich ab, und setzen Sie sich, bequem gegen ein paar Kissen gelehnt, aufs Bett.
2. Nehmen Sie den vorgewärmten Dilatator, trocknen Sie ihn ab, und geben Sie etwas Gleitgel auf das vordere Ende. Geben Sie einen großen Klacks Gleitgel auf Ihre Scheidenöffnung.
3. Entspannen Sie sich. Atmen Sie tief und stetig durch. Machen Sie ein paar Kegel-Übungen, bei denen Sie die Muskeln des Scheideneingangs anspannen und wieder locker lassen. Führen Sie, wenn Sie bereit sind, das Vorderende des Dilatators langsam in die Scheidenöffnung ein. Halten Sie den Dilatator leicht abwärtsgeneigt, zu Ihrem Steißbein hin. So gleitet der Dilatator leichter in Ihre Scheide und unter dem Schambein hindurch. Führen Sie den Dilatator nur so weit ein, wie Sie möchten, und lassen Sie ihn dann ein Weilchen ruhig drinnen, während Sie mit Hilfe von Entspannungstechniken weiterhin versuchen, möglichst ruhig zu bleiben und Ihre Scheidenmuskeln locker zu lassen.
4. Arbeiten Sie darauf hin, den Dilatator ca. zehn Zentimeter tief einführen und täglich etwa 20 Minuten drinnen behalten zu können. Wenn Sie ihn regelmäßig einführen, wird es immer leichter gehen.
5. Wenn Sie den kleinsten Dilatator ohne Probleme in sich behalten können, beginnen Sie, damit zu experimentieren, ihn ein wenig zu bewegen. Halten Sie sich vor Augen, dass der Dilatator Ihnen hilft, Ihre Scheidenmuskeln an eine gewisse Dehnung zu gewöhnen. Bewegen Sie ihn behutsam auf und ab und hin und her.
6. Wiederholen Sie diese Übung mindestens eine Woche lang mit dem kleinsten Dilatator. Wenn Sie sich dazu bereit fühlen, gehen Sie zum nächstgrößeren über. Behalten Sie jede Größe so lange

bei, bis Sie den Dilatator entspannt und problemlos einführen und bewegen können. Wichtig ist, dass Sie erst mit einer Größe wirklich gut zurechtkommen, ehe Sie die nächste nehmen.

7. Üben Sie weiter, bis es auch mit dem größten Dilatator problemlos klappt. Wiederholen Sie dann die ganze Übungsreihe, indem Sie Ihren Partner den Dilatator einführen und bewegen lassen und dabei seine Hand führen. Schließlich können Sie dann dazu übergehen, Ihren Partner den Finger oder den Penis einführen zu lassen.

Wenn Sie merken, dass Sie sich beim Einführen eines Dilatators verkrampfen oder innerlich sträuben, können Sie versuchen, die Blockade durch Entspannungsübungen, Atmen, Visualisierung oder kreative Problemlösungsmethoden zu überwinden. Sie können auch zunächst noch für eine Weile zu einer kleineren Größe zurückkehren oder innerhalb der 20-minütigen Übungs-Session langsam von einer Größe zur nächsten übergehen.

Bei Einführungsschwierigkeiten hilft oft auch Selbststimulierung. Stimulieren Sie vor und während der Dilatator-Übungen Ihre Klitoris. Sexuelle Erregung fördert die Vaginalsekretion und die Weitung der Scheide. Diese Variation ermöglicht es Ihnen auch, lustvolle Empfindungen mit der Ausgefülltheit der Scheide assoziieren zu lernen, und fördert langfristig die Fähigkeit, beim Geschlechtsverkehr zum Orgasmus zu kommen.

Wenn Sie Ihren Partner in die Übungen einbeziehen und ihm zeigen wollen, wie er den Dilatator auf für Sie angenehme Weise einführen und bewegen soll, ist es natürlich wichtig, dass Sie über Ihre Empfindungen sprechen.

Ginny, die von ihrem Bruder missbraucht worden war, machte gemeinsam mit ihrem Mann Ron die Dilatator-Übungen gegen ihre Schmerzen beim Geschlechtsverkehr und ihre Penetrationsangst.

> *Ginny: Nachdem ich selbst mit den Dilatatoren gut zurechtkam, bat ich Ron, sie einzuführen. Wir kamen so weit, dass er den Dilatator drinnen lassen und auch ein bisschen bewe-*

gen konnte. Beim gemeinsamen Üben merkte ich, dass er nichts tun würde, was ich nicht wollte. Seine Mitwirkung war für mich und auch für ihn sehr positiv.
Ron: Ich fühlte mich einbezogen. Ginny teilte etwas sehr Wichtiges mit mir. Aber obwohl ich froh war, war es manchmal auch frustrierend: Ich habe mir gewünscht, es wäre nicht das Stück Plastik, sondern ich. Die Übungen haben uns einen Rahmen gesteckt. Wir wussten, was wir tun sollten und wie lange, und es war klar, dass wir nicht darüber hinausgehen würden. Dadurch konnte ich locker bleiben und Ginny auch.

Vaginal-Dilatatoren ermöglichen es, sich an Empfindungen zu gewöhnen, die denen beim Geschlechtsverkehr ähnlich sind. Die Übende lernt, dass die Penetration nicht immer hundertprozentig angenehm ist. Es kommt vor, dass es am Anfang ein bisschen »klemmt«. Wenn es wirklich nur ein leicht unbehagliches Gefühl ist, sollten Sie ruhig versuchsweise weitermachen. Haben Sie dagegen eindeutige Schmerzen, dürfen Sie sie nicht ignorieren – hören Sie auf.

Der Übergang vom Plastikdilatator zum Penis des Partners ist für viele Paare ein aufregender Schritt. Der Partner dient jetzt gewissermaßen als »menschlicher Dilatator«. Eine Betroffene berichtet:

Als wir schließlich das erste Mal mit dem »menschlichen Dilatator« übten, war ich nervös und verlegen. Ich spürte einen inneren Konflikt zwischen dem Wunsch, die lustvollen Empfindungen abzustellen, und dem Wunsch, sie zuzulassen. Ich befand, dass es okay war, wenn ich sie einfach genoss, und das habe ich dann auch getan!

Wenn der männliche Partner die Rolle des menschlichen Dilatators übernimmt, muss er lernen, sich auf den passiven Part zu beschränken, die Partnerin das Einführen des Penis steuern zu lassen und einfach nur ein Weilchen ruhig in ihrer Vagina zu bleiben. Der Partner einer meiner Klientinnen war besorgt, ob er dabei seine Erektion halten könnte und was passieren würde, falls er zum Orgasmus käme.

Ich erklärte ihm in der Beratungssitzung, dass er sich so weit bewegen dürfe, wie er es brauche, damit die Erektion nicht nachließe, und dass es nicht schlimm sei, wenn er zum Orgasmus käme, obgleich es besser sei, wenn es nicht geschähe. Er sagte: »Ich verstehe. Ich werde mein Möglichstes tun.« Ich erwiderte: »Es geht eher darum, möglichst wenig zu tun.« Wir haben alle miteinander herzlich gelacht.

Mit der Zeit kann die Übung dahingehend erweitert werden, dass der Mann die Penetration selbst übernimmt, die Klitoris der Partnerin stimuliert und ein paar Beckenstöße probiert und dass beide Partner mit verschiedenen Stellungen experimentieren. Und schließlich kann das Paar das, was es gelernt hat, in regulären Vaginalverkehr umsetzen. Eine Frau berichtet:

> *Wir gehen den Geschlechtsverkehr sehr langsam an. Mein Freund ist sehr darauf bedacht, sich Zeit zu lassen und langsam und stückchenweise in mich einzudringen und sich sofort wieder zurückzuziehen, wenn es mir weh tut. Ich habe mich daran gewöhnt und deshalb keine Angst vor möglichen Schmerzen mehr. Für mich ist es wichtig, mich bewegen und die Stellung wechseln zu können. Ich sage ihm offen, was ich möchte.*

Auch wenn sich die sexuellen Probleme legen, sollten Sie nicht vergessen: Das Wichtigste sind die emotionale Nähe, die Liebe und Achtung, die zwischen Ihnen und dem Partner oder der Partnerin wachsen. Das ist das Ziel des Heilungsprozesses.

12. Freude am Sex

> *Der sexuelle Heilungsprozess dauert lange, aber nach und nach stellt sich der Erfolg ein.*
>
> Ellen Bass und Laura Davis, *Trotz allem*

> *Ich habe zum ersten Mal im Leben das Gefühl, meine Sexualität bewusst zu erleben und selbst über mein Sexualleben entscheiden zu können.*
>
> Eine Missbrauchs-Überlebende

Ja, der Heilerfolg stellt sich tatsächlich ein. Mit der Zeit erlernen Missbrauchs-Überlebende ein neues Verhältnis zu Berührung und Intimität. Sie können aus ihren Ferien vom Sex zurückkehren und sexuelle Aktivitäten lustvoll erleben. Ich bezeichne dieses letzte Stadium des sexuellen Heilungsprozesses gern als Dauerferien vom Missbrauchs-Sex.

Viele Missbrauchs-Überlebende sind verblüfft darüber, wie positiv sich ihre Einstellung zum Sex und ihr sexuelles Erleben verändert haben:

> *Früher habe ich masturbiert, um sexuelle Spannung zu entladen, und mich verfolgte dabei ständig die Erinnerung an den Missbrauch. Heute erlebe ich die Selbstbefriedigung als einen gesunden, lustvollen, wichtigen Teil meines Sexuallebens. Ich sehe Sex jetzt als einen zentralen Aspekt meines Selbstbilds und meines Selbstwertgefühls.*

> *Ich habe einen langen Weg hinter mir. Ich empfinde Sex nicht mehr als etwas Schmutziges oder als eine Pflicht, die ich erfüllen muss. Ich schäme mich nicht mehr, wenn ich masturbiere. Heute ist Sex für mich eine natürliche und*

gesunde Art und Weise, meiner Partnerin und mir selbst nahe zu sein.

Sex war für mich etwas, wovor ich Angst hatte. Würde ich richtig funktionieren, mit meinen Gefühlen fertigzuwerden, zum Orgasmus kommen? Oder würde mich die Scham überrollen? Heute bin ich ganz zuversichtlich, dass es schön sein wird, egal, was passiert, und dass ich in der Situation selbst anwesend bleiben kann.

Ich kann inzwischen beim Sex präsent bleiben und ihn genießen. Mein Mann und ich, wir betrachten uns jetzt als Freunde, die einander schätzen und lieben und sich gegenseitig Lust schenken wollen. Dadurch ist unser Sexualleben viel entspannter, problemloser und selbstverständlicher geworden.

Auch die Partner der Betroffenen machen wichtige Veränderungen durch. »Ich habe gelernt, *mit* meiner Frau Sex zu erleben, statt ihn an ihr zu vollziehen«, berichtet ein Mann. Und ein anderer Partner sagt: »Ich denke nicht mehr, dass man zum Orgasmus kommen muss, um ein sexuelles Wesen zu sein. Ich habe gelernt, Sinnlichkeit und Berührung zu genießen, egal, ob dabei Sex herauskommt oder nicht.«

Wenn Sie dieses letzte Stadium des sexuellen Heilungsprozesses erreicht haben, liegt der Hauptteil der Arbeit schon hinter Ihnen: Sie haben zu einem neuen Verständnis von Sex gefunden, sich selbst als sexuelles Wesen akzeptieren gelernt und Ihre automatischen Reaktionen und sexuellen Verhaltensmuster in den Griff bekommen. Außerdem haben Sie gelernt, beim Sex präsent und bewusst zu bleiben, Berührung zuzulassen und zu genießen und Ihre Gefühle und Bedürfnisse zum Ausdruck zu bringen.

Sie wissen, dass sich traumatische sexuelle Erlebnisse nachhaltig auf die Sexualität auswirken und dass Sie deshalb bestimmte Grundregeln einhalten müssen, um sich beim Sex wohl fühlen zu können. Sex muss immer Ihre eigene freie Entscheidung sein. Sie müssen das Gefühl haben, das Geschehen selbst in der Hand zu haben und keinerlei Erwartungsdruck oder Forderungen ausgesetzt zu sein. Sie haben neue Techniken und Fähigkeiten gelernt, die es Ihnen ermöglichen, sexuelle Nähe lustvoller zu erleben. Von jetzt an geht es darum, das Gelernte zu üben, damit Sie es nicht wieder vergessen oder in alte Verhaltensmuster zurückfallen.

Aber der sexuelle Heilungsprozess ist damit nicht beendet. Eine Betroffene sagt:

> *Wir haben den Riesenberg erklommen und sind auf der anderen Seite wieder heruntergestiegen. Jetzt wandern wir auf der Ebene dahin. Aber ich glaube, wir haben immer noch ein paar kleine Hügel vor uns.*

Wie Sie den sexuellen Heilungsprozess weiter fördern können

Viele Missbrauchs-Überlebende möchten den Weg der Heilung noch weiter gehen, das Erreichte kultivieren und verfeinern und auch noch neues Terrain erkunden. Wichtig sind dabei vor allem drei Aspekte:

- Ein realistisches Verhältnis zum eigenen Gesundungsprozess finden
- Neue, lustvolle sexuelle Erfahrungen machen
- Dem Intimpartner mehr Freiheit lassen, sexuell initiativ zu werden und die eigenen Bedürfnisse auszuleben

Ein realistisches Verhältnis zum eigenen Gesundungsprozess finden

Der sexuelle Heilungsprozess eröffnet Ihnen neue Erlebensmöglichkeiten, an die Sie sich vielleicht erst einmal gewöhnen müssen. Sex ist jetzt für Sie nicht mehr dasselbe wie vorher. Zwar sind die meisten Betroffenen glücklich über diese Entwicklung, aber wie bei allen einschneidenden Veränderungen im Leben können zwischendurch auch Enttäuschung oder Traurigkeit aufkommen. Es kann sein, dass uns im Zuge des Heilungsprozesses Dinge verlorengehen, an denen wir hängen, obgleich sie schlecht für uns waren. Wer sich dem Sex immer passiv entzogen hat, wird vielleicht erst verkraften müssen, dass es jetzt nicht mehr so leicht ist, sexuelle Situationen zu meiden. Es kann auch als Belastung empfunden werden, einem Partner offen sagen zu müssen, dass man keinen Sex will. Und wenn jemand an sexuelle Übererregung und zwanghaften Sex gewöhnt war, wird er vielleicht den damit verbundenen Rauschzustand vermissen.

> *Sex ist für mich jetzt nicht mehr so ein Suchtmittel wie früher. Ich werfe mich nicht mehr so total hinein. Sex macht mir zwar immer noch Spaß, aber ich habe jetzt irgendwie mehr Distanz. Ich weiß, dass es mir jetzt alles in allem besser geht. Es war selbstzerstörerisch, aber manchmal vermisse ich trotzdem die Intensität.*

Vielleicht müssen Sie Ihre Erwartungen auf ein realistisches Maß herunterschrauben. Sexuelle Heilung meint dauerhafte, endgültige Veränderungen. Wenn das, was Sie erreicht haben, von Dauer sein soll, dürfen Sie nicht wieder in alte Denk- und Verhaltensmuster zurückfallen.

Terry musste sich damit auseinandersetzen, dass beim Sex mit ihrem Mann nach wie vor die Vorstellung auftauchte, dass ihr Bruder sich ihr sexuell zu nähern versuchte. Sie brauchte etliche Monate, um zu akzeptieren, dass es vielleicht immer so bleiben würde. Aber sie begriff, dass es unrealistisch war, zu erwarten, dass diese Vorstellungen für immer verschwinden würden.

> *Manchmal kommen die alten Gefühle wieder, und das frustriert mich sehr. Aber ich denke, das ist ganz normal. Früher habe ich mir immer gewünscht, ich könnte diese schlimmen Gefühle, die von dem Missbrauch herrühren, einfach ausknipsen. Aber sie gehen nicht weg. Ich muss mich ihnen jedes Mal stellen, wenn sie wieder auftauchen.*

Terry kann sich jedoch damit trösten, dass sie im Zuge des sexuellen Heilungsprozesses Möglichkeiten gefunden hat, mit diesen Gefühlen umzugehen. Sie kann sich entspannen und beruhigen, die jetzige Situation von der früheren trennen und mit ihrem Mann reden. Wenn die alten Gefühle jetzt wiederkommen, verderben sie nicht mehr das ganze sexuelle Erlebnis, und sie hindern Terry auch nicht mehr am Glücklichsein. Als Terry ihren Heilungsfortschritt in dieser Weise realistisch sehen konnte, wurden die negativen Reaktionen seltener und weniger heftig.

Manchen Missbrauchs-Überlebenden fällt es schwer, sich darauf einzustellen, dass sie jetzt sehr viel direkter reagieren, mit authentischen *Gefühlen*. Da sie ihre Empfindungen nicht mehr betäuben und ihre Gefühle nicht mehr abspalten, erleben sie Zorn, Trauer, Angst und Freude in voller Intensität. Es ist, als ob sie bisher eine Augenbinde getragen hätten und jetzt zum ersten Mal das Licht sähen. Sie empfinden viel mehr, und ihre Gefühle sind jetzt viel wichtiger als vorher. Deshalb sehen sie jetzt vielleicht viel genauer hin, ob sie wirklich Sex wollen. Eine Betroffene erklärt:

> *Für mich ist Sex jetzt viel stärker von meinen Gefühlen abhängig. Früher war ich immer bereit, es sei denn, mir war schlecht. Heute ist mein Verlangen nach Sex viel enger mit meinen übrigen Gefühlen verknüpft und deshalb viel labiler. Aber das bedeutet auch, dass ich beim Sex viel mehr Gefühle habe und ausdrücke.*

Sex ist befriedigender, wenn er von den eigenen Gefühlen getragen ist. Auch wenn Sie sich freuen, dass sich die Qualität Ihres sexuellen Erlebens verbessert hat, kann es doch sein, dass Sie beunruhigt sind, weil Sie nicht so oft Lust auf Sex haben, wie Sie es sich erhofft hatten. Diese Schwankungen sind ein Meilenstein auf dem Weg zur sexuellen Heilung: *Ihr Sexualverhalten ist jetzt davon abhängig, was Sie wirklich fühlen.*

Damit kann es aber auch sein, dass Sex für Sie einfach unmöglich wird, wenn Sie Belastungen ausgesetzt sind, die in irgendeiner Weise mit der Missbrauchserfahrung zu tun haben: wenn Sie an dem Ort sind, wo der Missbrauch stattfand, oder wenn Sie mit der Person zu tun haben, die Sie damals missbraucht hat, wenn es zwischen Ihnen und Ihrem Intimpartner Probleme gibt oder wenn Sie sich bei der Arbeit ausgenutzt fühlen. Machen Sie sich darauf gefasst, dass solche Situationen eintreten werden. Begegnen Sie ihnen, indem Sie Stress und Druck abbauen. Solche Phasen sind unvermeidlich, und sie gehen vorbei. Überstehen Sie sie, indem Sie auf das zurückgreifen, was Sie gelernt haben: Schaffen Sie sich Sicherheit, und tasten Sie sich in kleinen Schritten voran.

Viele Missbrauchs-Überlebende müssen sich auch erst daran gewöhnen, dem Partner klar zu zeigen, was sie fühlen und wollen. Sie sehen zwar ein, dass es nötig ist, um Missverständnisse und Enttäuschungen zu vermeiden, aber die ständige Kommunikation erscheint ihnen mühsam und wenig attraktiv. Rita fand die Vorstellung belastend, ihrem Mann Ian jedes Mal sagen zu müssen, sie wolle »körperliche Nähe und spielerische Berührungen ohne jeden sexuellen Erwartungsdruck.« Aber sie hatte Angst, wenn sie es nicht sagte, würde Ian aus ihrer Lust am Schmusen und Massieren schließen, dass sie auch bereit sei, mit sexuellen Berührungsformen zu experimentieren. Zur Abhilfe erfand Rita das Kürzel »Kuschelschmusen«. Wenn sie sagt, sie will kuschelschmusen, versteht Ian sofort, was sie meint.

Eine weitere Realität des sexuellen Heilungsprozesses liegt darin, dass sich das Verhältnis zum Sex und das sexuelle Erleben permanent weiterverändern. Das bedeutet, dass die Partner in der Regel Zeit und Energie für die Vorbereitung körperlicher Nähe und den Sex selbst brauchen. Emotionale Nähe herzustellen und aufrechtzuerhalten kostet Zeit. Sicherheit und Vertrauen herzustellen und einen entspannten Rahmen für die sexuelle Intimität zu schaffen kostet ebenfalls Zeit. »Ich brauche zuerst das Gefühl, auf anderen Ebenen als der sexuellen gemocht und geschätzt zu werden, ehe ich an Sex auch nur denken kann«, erklärt eine Betroffene.

Beim Sex müssen beide Partner stets bereit sein, innezuhalten, langsam zu machen, zu anderen Berührungsformen überzugehen und alte Gefühle aufzuarbeiten. Eine Missbrauchs-Überlebende berichtet von ihrem inneren Wachstumsprozess:

Es kostet Zeit, jedes Mal, wenn ich mit einem Partner Lust verspüre, zuerst mit den inneren Stimmen umzugehen, die sagen: »Du bist schlecht, du bist böse«, und in mich hineinzuhorchen, was ich sexuell will und brauche. Inzwischen kann ich die Stimmen hören und mich ihnen entziehen. Mir ist jetzt bewusster, was wirklich passiert, und ich kann mir selbst Raum lassen, die Stimmen zu überwinden, die von der alten Missbrauchserfahrung kommen.

Ein Partner beschreibt die sexuelle Realität in der Beziehung:

Wir achten darauf, dass wir beim Sex immer in engem Austausch bleiben, damit wir reagieren können, falls alte Erinnerungen wieder hochkommen. Wir versuchen, keine unrealistischen Erwartungen zu haben. Wir wissen, dass Vertrauen und Sicherheit das Wichtigste sind. Wie lieben sich die Stachelschweine? Ganz, ganz vorsichtig!

Es kann auch sehr wichtig sein, die sexuelle Begegnung liebevoll zu beenden. Auch das kostet Zeit. Wenn der Partner nach dem Sex sofort aufsteht oder sich wortlos umdreht, kann das negative Gefühle wecken. Dina meinte sogar, der kritischste Moment sei für sie der nach dem Sex. In dieser Situation gleite sie am ehesten in die alte Opferrolle ab. Zum Teil konnte Dina diese Gefühle selbst in den Griff bekommen, indem sie sich vor Augen hielt, wie es zu der sexuellen Situation gekommen war, dass sie eingewilligt hatte und dass sie selbst bestimmte, was geschah. Am meisten half es ihr jedoch, nach dem Sex noch eine Weile mit ihrem Partner zu schmusen und von ihm in den Armen gehalten zu werden. Das half ihr, sich von dem alten Opfer-Täter-Muster frei zu machen.

Manche Missbrauchs-Überlebenden setzen sich selbst unter unnötigen Stress und Druck, indem sie ihr wiedergewonnenes Sexualleben an ihren Vorstellungen von »normaler« (nicht durch Missbrauchserfahrungen belasteter) sexueller Aktivität messen. Sie hadern mit sich, weil sie nicht so frei und locker oder so aktiv sind, wie sie es anderen unterstellen. Solche Vergleiche sind hemmend und können sogar die erreichten Fortschritte gefährden. Wer so denkt, orientiert sich an einem verzerrten Bild, weil in Wahrheit auch viele Menschen, die nie sexuell missbraucht wurden, sexuelle Probleme haben. Missbrauchs-Überlebende haben, was sexuelle Beziehungen angeht, eine andere Ausgangsbasis als andere Leute, und wahrscheinlich wird ein gewisser Unterschied immer bleiben, aber er ist oft keineswegs so gravierend, wie die Betroffenen meinen.

Die etwaigen Verluste, die der Heilungsprozess mit sich bringt, werden jedoch durch die positiven Aspekte mehr als aufgewogen. Die Heilung beschränkt sich ja nicht nur auf die Sexualität, sondern wirkt sich auch auf andere Bereiche aus: die Selbstachtung, das Selbstwertgefühl und die Fähigkeit, enge emotionale Beziehungen einzugehen, um nur einige zu nennen. Ein Missbrauchs-Überlebender meint:

Ich frage mich, ob wir, die wir an unserer Heilung arbeiten, am Ende nicht sexuell und emotional gesünder sind als die Mehrheit der Leute, die von sich glauben, dass sie »keine sexuellen Probleme haben«.

Neue lustvolle sexuelle Erfahrungen schaffen

Im Zuge des sexuellen Heilungsprozesses erschafft sich jede/-r Missbrauchs-Überlebende eine bestimmte sexuelle Wohlbefindens-Zone. Bestimmte sexuelle Praktiken werden als angenehm erlebt, andere nicht. Vielleicht können sexuelle Beziehungen als positiv erlebt werden, solange der Sex jedes Mal in der gleichen Position stattfindet. Oder die manuelle Stimulation wird als lustvoll erlebt, oraler Sex dagegen abgelehnt.

Solche Grenzen abzustecken ist für den sexuellen Heilungsprozess unerlässlich, aber mit der Zeit fühlen sich manche Betroffenen dadurch selbst eingeengt. In diesem Fall stellt sich die Aufgabe, die Grenzen der Wohlbefindens-Zone zu verschieben, um Raum für neue Erlebensformen zu schaffen.

Maureen, die sich früher jeder Form von Sex entzogen hatte, wollte wissen, wie es sich anfühlte, sexuelles Verlangen zu verspüren und »scharf« auf ihren Mann zu sein.

Ich möchte so weit kommen, Sex genauso sehr zu wollen wie mein Mann. Ich möchte auch mal zu ihm sagen können: »Ich will auf der Stelle mit dir ins Bett gehen«, statt immer nur: »Ich glaube, es wird gehen, mal sehen, wie es läuft.«

Das Spektrum der sexuellen Möglichkeiten ist unendlich. Es gibt unzählige Formen von Sex und viele verschiedene Arten, sie zu praktizieren. Sex kann spielerisch, leidenschaftlich, heftig oder spirituell sein. Wenn wir auf einen bestimmten Teil des Spektrums begrenzt sind, kann unser Sexualleben eintönig und langweilig werden, was schließlich unsere Lust und unser Gefühl der Lebendigkeit beschneidet. Woody Allen sagte: »Sex ist wie Essen: Manchmal witzelt man über die verschiedenen Speisen, manchmal nimmt man seine Mahlzeit ganz ernsthaft ein.« Es ist gut, zu wissen, dass man sich viele verschiedene Arten von sexuellen »Menüs« gönnen kann.

Wie lässt sich die sexuelle Wohlbefindens-Zone ausweiten? Vertrauen Sie auf die Fortschritte, die Sie bereits gemacht haben, und spornen Sie sich an, langsam Neuland zu erkunden. Halten Sie sich an die erlernten Techniken, um entspannt und präsent zu bleiben. Hören Sie auf, wenn Ihnen danach ist, schlagen Sie Brücken von einer Erlebensform zur anderen, und teilen Sie dem Partner mit, was Sie fühlen und möchten.

Überlegen Sie sich, welchen neuen Erfahrungsbereich Sie erkunden möchten. Vergewissern Sie sich, dass damit für Sie keine Gefahr und kein Missbrauchsrisiko verbunden ist. Sexuelle Praktiken, die in der Nähe des Missbrauchs stehen, wie etwa Sklavensex oder auch physisch gefährliche Praktiken, müssen für Sie immer tabu bleiben.

Fragen Sie sich: Muss ich erst noch mehr über diese Form von Sex wissen, ehe ich mich daran wage? Welche Ängste habe ich? Was muss ich tun, um sicherzustellen, dass es eine positive Erfahrung wird?

Katheryne hatte immer Angst davor, beim Sex auf ihrem Partner zu sitzen und ihm ins Gesicht zu sehen. Sie erkannte, dass diese Angst direkt auf den Missbrauch durch ihren Onkel zurückging, der sie gezwungen hatte, auf seinem Schoß zu sitzen und sich von ihm berühren zu lassen. Sie besprach mit ihrem Partner Jeff, dass sie vorsichtig darangehen wollte, neue Positionen auszuprobieren. Um ihre Wohlbefindens-Zone auszudehnen, beschloss Katheryne, Brücken zwischen den bereits vertrauten Berührungserfahrungen und der Frau-oben-Position beim Sex zu schlagen.

Katheryne und Jeff besannen sich auf die im zehnten Kapitel beschriebene Händeklatsch-Übung, die sie schon aus einer früheren

Übungsphase kannten. Sie machten sie mehrmals in verschiedenen Variationen: zuerst angezogen und auf dem Fußboden sitzend, dann auf dem Bett sitzend, dann nackt auf dem Bett sitzend, dann in der Frau-oben-Position mit Kleidern und schließlich ohne Kleider. Sie hörten auf, um zu reden, sobald Katheryne ängstlich wurde oder nicht mehr wollte.

Katheryne mochte die Übung sehr und assoziierte sie mit Spaß, Vergnügen und spielerischem Kontakt zu Jeff. Sie konnte sich dabei entspannen und wohl fühlen und deshalb die Übung als Brücke benutzen, um diese positiven Gefühle auf die neue Sex-Position zu übertragen. Zu Katherynes Überraschung wurde diese Position bald zu einer ihrer Lieblingsstellungen. »Das einzige Problem ist«, witzelt sie heute, »dass Jeff und ich gar nicht mit Klatschen aufhören wollen.«

Brad, der als Kind sexuell missbraucht wurde, wollte die spirituelle Seite der Sexualität erkunden. Nachdem er mit seinen sexuellen Funktionsabläufen im Reinen war und seine Beziehung als gut empfand, wollte er herausfinden, inwiefern Sex eine Möglichkeit sein kann, Verbundenheit mit dem Leben und der Natur zu erfahren. Er merkte, dass er zunächst noch mehr darüber wissen wollte. In einer Buchhandlung fand Brad ein Buch über spirituelle Sexualität. Beim Lesen stieß er auf eine Form von sexuellem Beisammensein, die er gern mit seiner Freundin ausprobieren wollte. Dazu gehörten das fast bewegungslose Ruhen in der Vagina, langsames Atmen und die innere Konzentration auf die tiefe Vereinigung beider Partner. Brad befürchtete, dass seine Freundin Emily vielleicht keine Lust dazu hätte oder das Ganze albern finden könnte. Um sicherzustellen, dass die Erfahrung positiv verlaufen würde, sprach er zuerst mit Emily, wobei sich herausstellte, dass auch sie Lust hatte, diese Art von Sex auszuprobieren. Sie beschlossen, es einfach im Rahmen ihrer üblichen sexuellen Aktivitäten ein paar Minuten lang zu versuchen. Es war zwar zuerst ein bisschen komisch, aber Brad und Emily beschlossen, beim nächsten Mal ein bisschen länger dabeizubleiben. Einige Monate später berichtete Brad: »Sexuelle Lust geht jetzt für mich über das rein Physische hinaus. Sie schließt auch die gemeinsame spirituelle Erfahrung ein.«

Ein anderer Weg, das sexuelle Erleben zu bereichern, ist, die eigene Empfänglichkeit zu steigern und sich stärker für lustvolle Empfindungen zu öffnen, die einem von außen geschenkt werden. Ein wichtiger Aspekt des sexuellen Heilungsprozesses besteht darin, dass die Betroffenen darin unterstützt werden, das sexuelle Geschehen selbst zu steuern und zu kontrollieren. Aber Sie können auch lernen, sich entspannt dem Geschehen des Augenblicks zu überlassen. Diese Art von Hingabe ist eine Fähigkeit, die Sie trainieren können, keine Kapitulation oder Selbstaufgabe. Indem Sie lernen, sexuell empfänglicher zu werden, gewinnen Sie im Gegenteil an Stärke. Sie erlangen die Fähigkeit, loszulassen und körperliche Anspannung, die Ihr Lustempfinden einschränkt, zu lockern. Um diese gesunde Hingabe zu erlernen, empfiehlt die Gestalttherapeutin Stella Resnick, sich täglich Zeit für die folgende Übung zu nehmen:

Halten Sie für ein paar Minuten inne: Schließen Sie die Augen, atmen Sie tief ein, bis Ihr Brustkorb ganz gefüllt ist, und atmen Sie vollständig aus. Stellen Sie sich vor, dass Sie mit der Atemluft alle Spannung und alle unangenehmen Gefühle aus sich herauslassen, die Sie unterwegs angesammelt haben. Kreisen Sie ein paarmal mit dem Kopf, und dehnen Sie Hals, Arme und Rücken. Gähnen Sie und entspannen Sie den Kiefer. Reaktivieren Sie jetzt Ihre Sinne – indem Sie langsam Ihre Umgebung mit den Augen aufnehmen, die Luft riechen, auf entfernte Geräusche horchen, bewusst fühlen, was Ihre Haut berührt, die Geschmacksempfindungen in Ihrem Mund wahrnehmen.

Hingabe im Kleinen und für kurze Momente zu üben macht die sexuelle Hingabe leichter. In dem Maß, wie Widerstand und Angst nachlassen, entwickeln sich Offenheit und Vertrauen und auch Gefühle der Liebe und Zärtlichkeit. Wenn wir uns hingeben können, werden wir liebevoller, und das führt dazu, dass wir mehr von dem zeigen, was an Liebenswertem in uns steckt. Ich empfehle Ihnen, diese Übung zur sinnlichen Öffnung zunächst im Rahmen der im zehnten Kapitel beschriebenen Übungen *Sicheres Nest* und *Sichere Umarmung* zu machen. Im Lauf der Zeit können Sie die gezielte sinnliche Öffnung nutzen, um beim Sex körperliche Anspannung zu lösen, tiefer zu atmen und intensiver zu empfinden.

Die Bereicherung, die Ihnen die Erweiterung Ihres sexuellen Horizonts bringt, lohnt die Bemühungen. Ein Missbrauchs-Überlebender berichtet:

> *Sex ist schön und macht Spaß. Ich habe das früher nie so empfunden. Ich bin jetzt beim Sex viel offener und expressiver. Ich lache. Ich fühle intensiv.*

Missbrauchs-Überlebende sollten sich die Freiheit zugestehen, mit vielen verschiedenen Formen von Sex zu experimentieren und Lust daraus zu ziehen. »Ich habe gelernt, dass sexuelle Lust nichts ist, wofür man sich schämen muss«, sagt eine Betroffene. »Es ist okay, sich gut zu fühlen und Sex zu genießen. Es steht mir zu.«

Dem Partner beim Sex mehr Freiheit lassen

Kürzlich rief mich Marla an, eine ehemalige Klientin, die vor zwei Jahren gemeinsam mit ihrem Mann Rhett zur sexualtherapeutischen Beratung bei mir gewesen war. Marla war von ihrem Vater missbraucht worden und hatte deshalb in ihrer Ehe mit sexuellen Problemen zu kämpfen gehabt. Sie erklärte mir am Telefon, sie sei so deprimiert und brauche unbedingt wieder therapeutischen Rat. Ich fragte mich, was los sein mochte. Ich hatte vor ein paar Monaten das letzte Mal von ihr gehört, und da hatte sie mir am Telefon gesagt, es gehe alles prima, sie und Rhett hätten etwa einmal in der Woche Sex miteinander, sie könne es genießen und habe sogar bereits ein paarmal so heftiges sexuelles Verlangen gespürt, dass sie von sich aus sexuelle Aktivitäten initiiert habe.

Als Marla in meinem Sprechzimmer saß, erklärte sie mir, was ihr zu schaffen machte. Vor ein paar Tagen hatte Rhett sie abends im Bett gefragt: »Wird das jetzt für den Rest unseres Lebens so bleiben? Muss ich immer warten, bis du sagst, dass du Sex willst, ehe ich mich dir sexuell nähern kann? Wirst du immer bestimmen, was wir machen und was nicht? Ich will es nur wissen, damit ich nicht mehr erwarte, als tatsächlich möglich ist.«

Seine Worte hatten Marla schwer getroffen. »Warum kann Rhett nicht mit dem zufrieden sein, was ich geschafft habe? Wir hatten vorher solche Probleme mit Sex. Reicht es denn nicht, dass ich jetzt Sex haben und genießen kann?« Als Marla sich ihre Gefühle von der Seele geredet hatte und ihr Zorn nachließ, begann sie selbst, über die Grenzen ihres sexuellen Heilungsprozesses nachzudenken.

Marla verstand Rhetts Gefühl, dass ihm die Hände gebunden waren. Er konnte seine eigenen sexuellen Impulse und Wünsche nicht frei zum Ausdruck bringen. Ihr Sexualleben war einseitig, und es fehlte ihm an Spontaneität. Marla wollte Wege finden, ihr Kontrollbedürfnis zu lockern und Rhett mehr sexuelle Initiative zuzugestehen, ohne deshalb in alte Angst- und Hassgefühle zurückzufallen.

Vor diesem Dilemma finden sich viele Paare in der Endphase des sexuellen Heilungsprozesses. Manches von dem, was der/die Missbrauchs-Überlebende tut, um für sich Sicherheit zu schaffen – etwa selbst die sexuelle Initiative und die Kontrolle über das Geschehen zu beanspruchen –, schränkt den Partner ein und hemmt ihn. Der Partner bekommt dann leicht das Gefühl, dass der andere Teil *zu viel* Kontrolle ausübt.

Die Tatsache, dass der Partner beginnt, seine eigenen Bedürfnisse offener zu artikulieren, ist ein Zeichen dafür, dass ein Heilungsprozess stattgefunden hat. Ein anderer Partner fragte im gleichen Stadium: »Können wir denn nicht ein Mal ohne vorgegebenes Drehbuch Sex haben?« Und ein dritter Partner erklärte: »Ich möchte meiner Frau sagen können, dass sie toll aussieht, und mit ihr flirten und sexuell anspringen können, ohne dass sie gleich denkt, ich will sie unter Druck setzen.«

Auf Dauer brauchen in einer Beziehung beide Partner Raum dafür, ihre sexuellen Wünsche und Energien zum Ausdruck zu bringen, und beide brauchen Bestätigung und Unterstützung.

Ich fragte Marla, ob sie vor und beim Sex ihre Bedürfnisse und Grenzen klarstellen könne. Sie bejahte. Dann fragte ich sie, ob sie Rhett vertraue, dass er jederzeit mit der jeweiligen sexuellen Aktivität aufhören würde, wenn sie ihn darum bäte. Sie sagte wieder ja. Ihre Fähigkeit, sich selbst zu behaupten, war inzwischen sehr stabil, und ebenso das Vertrauen, die Achtung und die Kommunikationsfähigkeit zwischen den Partnern. Maria begriff, dass ihr Kontrollanspruch inzwischen in dieser umfassenden Form nicht mehr nötig war. Trotzdem machte ihr die Vorstellung Angst, die Kontrolle zu lockern.

Um den nächsten Heilungsschritt in Angriff nehmen zu können, müssen sich beide Partner einig sein, dass das Sicherheitsbedürfnis des/der Missbrauchs-Überlebenden in jeder Situation Vorrang hat. Der Partner mit der Missbrauchserfahrung gibt die Kontrolle nicht ab, sondern kann davon ausgehen, dass er sie auf einer tieferen Ebene stets hat. Auf dieser Grundlage kann der/die Missbrauchs-Überlebende sich selbst das Ziel setzen, dem Partner schrittweise mehr Leidenschaftlichkeit und Aktivität zuzugestehen. Denken Sie immer daran, dass Sie jederzeit Stopp sagen können. Offene Kommunikation, gegenseitige Achtung und emotionale Nähe sind auch weiterhin wichtiger als das sexuelle Geschehen.

Denise und Robert ersannen ein System, das ihnen gleichberechtigter und angenehmer erschien. Sie beschlossen, einander abwechselnd die sexuelle Initiative zu überlassen. Einmal ist es Denises Sache, die nächste sexuelle Begegnung zu initiieren, dann ist Robert dran. Jede Initiative zählt, egal, ob der andere darauf eingeht oder nicht. Denise erklärt:

Wenn wir uns abwechseln, fühle ich mich sicherer, und ich tappe nicht so schnell in die alte Falle des »Jetzt kommt er schon wieder an« und »Immer will er nur das eine«. Wenn Robert dran war, weiß ich, dass nichts passiert, bis ich selbst es möchte. Dieses Arrangement gibt mir Raum dafür, aktiv über meine Lust zu bestimmen – wenn ich Spaß haben will, muss ich mich selbst dafür entscheiden. So übe ich, mich für meine eigene Lust zu entscheiden. Und Robert hat jetzt endlich das Gefühl, mitzubestimmen. Während der langen Zeit, in der wir gar keinen Sex hatten, hat niemand irgendetwas initiiert. Bei den Berührungsübungen haben wir uns nach dem gerichtet, was ich verkraften konnte und was mir gefiel. Jetzt hat Robert auch mal die Möglichkeit, seine Wünsche zu zeigen.

Wenn Sie sich das Ziel setzen, sich schrittweise auf das einzulassen, was vom Partner ausgeht, werden Sie vielleicht eine wunderbare Erfahrung machen. Sie werden merken, wie Sie die neuen Energien genießen, die Ihr Partner in Ihr Sexualleben einbringt. Vielleicht lernen Sie dabei ja etwas Neues kennen, was Ihnen gefällt! Und wahrscheinlich wird es Ihnen Freude machen, zu erleben, wie sich Ihr Partner freier und lebendiger fühlt. »Ich fange an, seine sexuelle Energie als seine Lust zu sehen und nicht mehr als meine Verpflichtung«, erklärt eine Betroffene. Mit der Zeit kann so die intime Beziehung ausgewogener werden, obgleich die Bedingungen für den weiteren sexuellen Heilungsprozess gewahrt bleiben.

> *Sex ist etwas, was mein Partner und ich gemeinsam erleben, wenn wir es beide möchten. Wir kommunizieren jetzt miteinander, und wir lassen uns Zeit. Wir gehen achtsam und spielerisch miteinander um. Sex ist schön und macht Spaß.*

Je entspannter und vertrauensvoller Sie beim Sex sein können, desto öfter werden Sie feststellen, dass Sie ihn in einer Weise genießen, wie Sie sich das früher nie hätten vorstellen können.

> *Wenn wir Sex haben, ist das jetzt oft wie ein Tanz. Wir berühren uns leicht und sanft. Wir bewegen uns im selben Rhythmus. Keiner von uns sträubt sich oder will den nächsten Schritt erzwingen. Wir gehen beide einfach mit. Ich kann mich dem ganzen Geschehen wirklich öffnen. Seit ich keine Angst mehr habe, kann ich beim Sex auch viel mehr Liebe für meinen Partner empfinden.*

Der Lohn

Es ist ein wunderbares Gefühl, alte Verletzungen zu überwinden und sich die eigene Sexualität als etwas Gutes und Gesundes anzueignen. Ich staune oft darüber, wie stark und ausdauernd Missbrauchs-Überlebende sind. »Durch all die Angst und Panik und die harte

Arbeit habe ich so viel Stärke, Hoffnung und heitere Gelassenheit gewonnen«, erklärt ein Betroffener.

Der sexuelle Heilungsprozess mag manchmal schmerzlich, verwirrend und anstrengend sein, und er kann lange dauern. Aber am Ende steht ein Lohn, der alle Mühe aufwiegt.

> *Es war ein hartes Stück Arbeit, und vielleicht werde ich es nie ganz »schaffen«. Aber ich habe erfahren, was wahre Sexualität sein kann, und dafür hat sich die ganze Anstrengung gelohnt. Sex ist wunderbar und aufregend – ein Geschenk der Natur. Und es wäre dumm, nicht lernen zu wollen, die eigene Sexualität zu akzeptieren, zu erleben und zu bejahen. Als Missbrauchs-Überlebender bin ich für den größten Teil meines Lebens um dieses Geschenk betrogen worden, aber jetzt bin ich dabei, diese Dynamik aufzuheben. Ich habe begonnen, mir meine Sexualität anzueignen.*

Denken Sie auf dem Weg zur sexuellen Heilung immer daran, dass Sie nicht allein sind. Eine große und ständig weiter wachsende Zahl von Missbrauchs-Überlebenden und ihren Partnern sind Ihre Weggefährten. Es gibt therapeutische Hilfen, die Sie in Anspruch nehmen, und Selbsthilfegruppen, wo Sie Unterstützung finden können. Gemeinsam lernen wir, den Schmerz und die Angst in der Missbrauchssituation von der Lust und Freude an gesunder Sexualität zu unterscheiden. Auf diesem Weg füllen wir Sex mit einer neuen, individuellen Bedeutung, die für den Rest unseres Lebens tragfähig bleibt, weil sie gesund und positiv ist.

Nachwort

So lange und so hart man auch an der Überwindung der Missbrauchsfolgen arbeiten mag, die grundlegende Empörung über das erlittene Unrecht bleibt. Sexueller Missbrauch ist ein persönliches Problem, das nach einer gesellschaftlichen Lösung schreit. Es ist unser aller Pflicht, zu sprechen und aktiv zu werden.

Eine Missbrauchs-Überlebende

Ich bin wieder am Fluss. Es ist Frühling, eineinhalb Jahre nachdem ich hier war und beschlossen habe, dieses Buch zu schreiben. Das Flussufer strotzt von neuem Leben. Blumen malen gelbe und rosa Lichtpunkte ins Gras, Vögel singen und vollführen ihren alljährlichen Balztanz, und der Fluss schwillt vom Schmelzwasser. Es ist ein guter Ort, um darüber nachzudenken, wie sich Missbrauchs-Überlebende von den sexuellen Auswirkungen ihrer traumatischen Erfahrungen erholen.

Aber während ich die lieblichen Uferwege entlanggehe, bleibt meine Freude gedämpft. Ich weiß, dass es hier, auf diesen Wegen, immer wieder zu Vergewaltigungen kommt. Sexueller Missbrauch geschieht überall. Täglich wird eine große Zahl von Menschen missbraucht. Es macht mich traurig, einsehen zu müssen, dass die Opfer rascher nachwachsen, als die Überlebenden zur Heilung gelangen können.

Unsere Gesellschaft muss endlich aufwachen und erkennen, was vor sich geht. Der sexuelle Missbrauch ist wie eine Krebsgeschwulst im Organismus der Menschheit. Er breitet sich immer weiter aus und perpetuiert sich selbst. Und obgleich das Problembewusstsein wächst, werden wir weiterhin durch Film und Fernsehen, Zeitschriften und Bücher mit Denkmustern bombardiert, die dem sexuellen Missbrauch Vorschub leisten. Die allgegenwärtigen Bilder und Vorstellungen assoziieren Sex immer noch mit Gewalt, Macht, Zorn und Herrschaft. Nach wie vor werden Menschen als Sexualobjekte dargestellt, wird uns Sex als Instant-Intimität vorgeführt. Nicht einverständlicher und gefährlicher Sex wird weiterhin als legitim, aufregend und amüsant propagiert. Die Werbung benutzt den menschlichen Körper und verführt uns durch sexuelle Stimulation zum Kaufen. Kaum je begegnen wir Bildern oder Vorstellungen, die uns helfen könnten, ein gesundes Verhältnis zur Sexualität zu entwickeln und zu bewahren.

Unsere Gesellschaft produziert Sexualtäter wie am Fließband. Die Gerichte sind mit Missbrauchsfällen überlastet, aber nach wie vor spazieren unzählige Täter frei herum. Die menschenverachtenden sexuellen Werte und Denkmuster, die unsere Gesellschaft hervortreibt, vermitteln nach wie vor, dass Gewalt und Ausbeutung in der Sexualität akzeptabel seien. Aber solches Verhalten ist nicht akzeptabel, und jede Botschaft, die uns etwas anderes suggerieren will, ist es ebenso wenig.

Wenn die Gesellschaft wirklich versuchen will, dem sexuellen Missbrauch ein Ende zu setzen, muss sie sich als ganze einem ernsthaften sexuellen Heilungsprozess unterziehen. Wir müssen die Quellen des Missbrauchs abstellen, d. h. unter anderem Pornographie, Filme, die sexuellen Missbrauch und sexuelle Gewalt verherrlichen, und sexualisierte Werbung. Wir müssen aufhören, sexuellen Missbrauch durch unsere Sprache und unsere tägliche Interaktion zu perpetuieren – wir dürfen verächtliche sexuelle Anspielungen oder sexuelle Belästigung in jeder Form nicht länger dulden. Wir müssen Formen von Sex überwinden, die uns dem anderen Menschen entfremden: anonymen Sex, ausbeuterischen Sex und Sex, den ein Partner nicht wirklich will. Wir müssen lernen, zu Formen von Sex zu finden, die Liebe und Achtung beinhalten – auch uns selbst gegenüber.

Als Missbrauchs-Überlebende stellen wir ein wichtiges gesellschaftliches Veränderungspotential dar. Wir können unser Umfeld auf dem Weg zur sexuellen Heilung führen, weil wir diesen Prozess selbst durchlaufen haben. Indem wir den Mund aufmachen und mitteilen, was wir durchgemacht haben, können wir verhindern, dass andere das Gleiche erleiden müssen.

Arbeiten wir gemeinsam auf eine Zukunft hin, in der sexuelle Heilungsprozesse nicht mehr nötig sind, weil Kinder und Erwachsene frei von sexueller Gewalt und Missbrauch leben können. Auf diesem Weg können wir uns an das tröstliche Wissen halten, dass Heilung für die, die sie nötig haben, auch jetzt schon möglich ist.

Ressourcen

Dieser Abschnitt umfasst Bücher, Artikel, Videos, Audioaufnahmen und CDs, die Ihnen bei der sexuellen Heilung helfen können. Die verschiedenen Ressourcen enthalten Informationen über sexuellen Missbrauch, Sexualität und andere relevante Themen. Da die sexuelle Heilung ein besonderer Schwerpunkt in der Genesung nach sexuellem Missbrauch ist, gehen nur wenige Referenzen direkt oder sehr detailliert darauf ein. Sie werden das für Sie relevante Material aus den vorliegenden Quellen auswählen müssen.

Bücher

Leben mit sexuellem Missbrauch

Adams, Caren, and Jennifer Fay. *Free of the Shadows: Recovering from Sexual Violence.* Oakland, CA: New Harbinger Publications 1990

Adams, Kenneth. *Silently Seduced: When Parents Make Their Children Partners.* Revised edition. Deerfield Beach, FL: HCI 2011

Bass, Ellen, and Laura Davis. *Beginning to Heal: A First Book for Men and Women Who Were Sexually Abused as Children.* Revised edition. New York: Harper Perennial 2003

Bass, Ellen, und Laura Davis. *Trotz allem. Wege zur Selbstheilung für Frauen, die sexuelle Gewalt erfahren haben.* Berlin: Orlanda 2014

Bear, Euan, and Peter Dimock. *Adults Molested as Children: A Survivor's Manual for Women and Men.* Orwell, VT: Safer Society Press 1988

Brohl, Kathryn, and Joyce Case Potter. *When Your Child Has Been Molested: A Parents' Guide to Healing and Recovery.* Revised edition. San Francisco: Jossey-Bass 1998

Butler, Sandra. *Conspiracy of Silence: The Trauma of Incest.* San Francisco: Volcano Press 1996

Caruso, Beverly. *The Impact of Incest.* City Center, MN: Hazelden Foundation 1987

Cori, Jasmin Lee. *Healing from Trauma: A Survivor's Guide to Understanding Your Symptoms and Reclaiming Your Life.* New York: Marlowe & Co. 2007

Daugherty, Lynn B. *Why Me? Help for Victims of Child Sexual Abuse (even if they are adults now).* 4th edition. Roswell, NM: Cleanan Press 2007

Davis, Laura. *Allies in Healing: When the Person You Love Was Sexually Abused as a Child.* New York: William Morrow 1991

Davis, Laura. *The Courage to Heal Workbook: For Women and Men Survivors of Child Sexual Abuse.* New York: William Morrow 1990

Dolan, Yvonne. *One Small Step: Moving Beyond Trauma and Therapy to a Life of Joy.* Lincoln, NE: Authors Choice Press 2000

Dorais, Michel. *Don't Tell: The Sexual Abuse of Boys.* Montreal, Canada: McGill-Queen's University Press 2002

Engel, Beverly. *The Right to Innocence: Healing the Trauma of Childhood Sexual Abuse.* New York: Ivy Books 1990

Estrada, Hank. *UnHoly Communion: Lessons Learned from Life among Pedophiles, Predators, and Priests.* Santa Fe, NM: Red Rabbit Press 2011

Evert, Kathy, and Inie Bijkerk. *When You're Ready: A Woman's Healing from Childhood Physical and Sexual Abuse by Her Mother.* Walnut Creek, CA: Launch Press 1987

Forward, Susan, und Craig Buck. *Vergiftete Kindheit: Vom Mißbrauch elterlicher Macht und seinen Folgen.* Gütersloh: C. Bertelsmann Verlag 1990

Gartner, Richard. *Beyond Betrayal: Taking Charge of Your Life after Boyhood Sexual Abuse.* Hoboken, NJ: Wiley 2005

Gil, Eliana. *Dem Schmerz entwachsen: Ein Buch für und über Missbrauchsopfer.* Mainz: Matthias Grünewald Verlag 2000

Gil, Eliana. *Outgrowing the Pain Together: A Book for Spouses and Partners of Adult Survivors.* New York: Dell Books 1992

Gil, Eliana. *United We Stand: A Book for Individuals with Multiple Personalities.* Walnut Creek, CA: Launch Press 1990

Hansen, Paul. *Survivors and Partners: Healing the Relationships of Sexual Abuse Survivors.* Longmont, CO: Heron Hill Publishing 1991

Hunter, Mic. *Abused Boys: The Neglected Victims of Sexual Abuse.* New York: Ballantine Books 1991

King, Neal. *Speaking Our Truth: Voices of Courage and Healing for Male Survivors of Childhood Sexual Abuse.* New York: Harper Perennial 1995

Kleinleder, PeggyEllen, and Kimber Evensen. *The Thursday Group: A Story and Information for Girls Healing from Sexual Abuse*. Holyoke, MA: Neari Press 2009

Ledray, Linda. *Recovering from Rape*. 2nd edition. New York: Henry Holt, 1994.

Lehman, Carolyn. *Strong at the Heart: How It Feels to Heal from Sexual Abuse*. New York: Farrar, Straus and Giroux 2005

Levine, Peter. *Vom Trauma befreien. Wie Sie seelische und körperliche Blockaden lösen.* München: Kösel 2011

Lew, Mike. *Victims No Longer: The Classic Guide for Men Recovering from Sexual Child Abuse*. 2nd edition. New York: Harper Perennial 2004

Maltz, Wendy, and Beverly Holman. *Incest and Sexuality: A Guide to Understanding and Healing*. Lexington, MA: Lexington Books 1987

Die erste Veröffentlichung, die sich speziell mit den sexuellen Auswirkungen des Inzests befasst. Spezielle Abschnitte über Familiendynamik, Selbstverständnis, sexuelle Auswirkungen, intime Partner und das Finden therapeutischer Hilfe.

Mather, Cynthia, with Kristina Debye. *How Long Does It Hurt? A Guide to Recovering from Incest and Sexual Abuse for Teenagers, Their Friends, and Their Families*. Revised edition. San Francisco: Jossey-Bass 2004

Matsakis, Aphrodite. *The Rape Recovery Handbook: Step-by-Step Help for Survivors of Sexual Assault*. Oakland, CA: New Harbinger Publications 2003

Matsakis, Aphrodite. *Trust After Trauma: A Guide to Relationships for Survivors and Those Who Love Them*. Oakland, CA: New Harbinger Publications 1998

Oksana, Chrystine. *Safe Passage to Healing: A Guide for Survivors of Ritual Abuse*. Bloomington, IN: iUniverse 2001

Parrot, Andrea. *Coping with Date Rape and Acquaintance Rape*. Revised edition. New York: Rosen Publishing Group 1998

Poston, Carol, und Karen Lison. *Weiterleben nach dem Inzest. Traumabewältigung und Selbstheilung*. Frankfurt am Main: Fischer Taschenbuch Verlag 1996

Rafanello, Donna. *Can't Touch My Soul: A Guide for Lesbian Survivors of Child Sexual Abuse*. Los Angeles: Alyson Books 2004

Robinson, Lori S. *I Will Survive: The African-American Guide to Healing from Sexual Assault and Abuse*. Emeryville, CA: Seal Press 2003

Rosenbloom, Dena, and Mary Beth Williams. *Life After Trauma: A Workbook for Healing*. 2nd edition. New York: Guilford Press 2010

Sanford, Linda. *Strong at the Broken Places: Building Resiliency in Survivors of Trauma*. Holyoke, MA: NEARI Press 2005

Simkin, Penny, und Phyllis Klaus. *Wenn missbrauchte Frauen Mutter werden: Die Folgen früher sexueller Gewalt und therapeutische Hilfen.* Stuttgart: Klett-Cotta 2015

Sonkin, Daniel Jay. *Wounded Boys, Heroic Men: A Man's Guide to Recovering from Child Abuse.* Cincinnati, OH: Adams Media 1998

Sperlich, Mickey, and Julia Seng. *Survivor Moms: Women's Stories of Birthing, Mothering, and Healing after Sexual Abuse.* Eugene, OR: Motherbaby Press 2008

Stone, Robin. *No Secrets, No Lies: How Black Families Can Heal from Sexual Abuse.* New York: Broadway Books 2005

Thomas, T. *Men Surviving Incest: A Male Survivor Shares on the Process of Recovery.* Walnut Creek, CA: Launch Press 1989

Van Derbur, Marilyn. *Tagkind – Nachtkind: Das Trauma sexueller Gewalt. Überlebenswege, Heilungsgeschichten, Hilfen zur Prävention.* Heidelberg: Asanger 2011

Vermilyea, Elizabeth. *Growing Beyond Survival: A Self-Help Toolkit for Managing Traumatic Stress.* Baltimore, MD: Sidran Press 2007

Warshaw, Robin. *I Never Called It Rape: The Ms. Report on Recognizing, Fighting, and Surviving Date and Acquaintance Rape.* New York: Harper Perennial 1994

Williams, Mary Beth, und Soili Poijula. *Das PTBS-Arbeitsbuch: Wirksame Techniken zur Überwindung von Symptomen traumatischer Belastung.* Lichtenau: G. P. Probst 2017

Sexuelle Sucht und Zwanghaftigkeit

Black, Claudia. *Deceived: Facing Sexual Betrayal, Lies, and Secrets.* Center City, MN: Hazelden Foundation 2009

Carnes, Patrick. *Contrary to Love: Helping the Sexual Addict.* Center City, MN: Hazelden Foundation 1994

Carnes, Patrick. *Don't Call It Love: Recovery from Sexual Addiction.* New York: Bantam Books 1992

Carnes, Patrick. *Facing the Shadow: Starting Sexual and Relationship Recovery.* 2nd edition. Carefree, AZ: Gentle Path Press 2006

Carnes, Patrick. *Out of the Shadows: Understanding Sexual Addiction.* 3rd edition. Center City, MN: Hazelden Foundation 2001

Carnes, Patrick, David Delmonico, and Elizabeth Griffin, with Joseph Moriarity. *In the Shadows of the Net: Breaking Free of Compulsive Online Sexual Behavior.* 2nd edition. Center City, MN: Hazelden Foundation 2007

Carnes, Stefanie. *Mending a Shattered Heart: A Guide for Partners of Sex Addicts.* Carefree, AZ: Gentle Path Press 2008

Chamberlain, Mark, and Geoff Steurer. *Love You, Hate the Porn: Healing a Relationship Damaged by Virtual Infidelity.* Salt Lake City UT: Shadow Mountain 2011

Corley, M. Deborah, and Jennifer P. Schneider. *Disclosing Secrets: When, to Whom, and How Much to Reveal.* Carefree, AZ: Gentle Path Press 2002

Earle, Ralph, and Gregory Crow. *Lonely All the Time: Recognizing, Understanding, and Overcoming Sexual Addiction, for Addicts and Co-dependents.* New York: Pocket Books, 1998.

Hunter, Mic. *Hope and Recovery: A Twelve-Step Guide for Healing from Compulsive Sexual Behavior.* Center City, MN: Hazelden Foundation 1994

Kasl, Charlotte. *Women, Sex and Addiction: A Search for Love and Power.* New York: William Morrow 1990

Maltz, Wendy, and Larry Maltz. *The Porn Trap: The Essential Guide to Overcoming Problems Caused by Pornography.* New York: William Morrow 2009

Beleuchtet den Zusammenhang zwischen sexueller Abhängigkeit und sexuellem Missbrauch. Bietet effektive Heilmethoden und -techniken, um Pornokonsum zu beenden, Beziehungen zu reparieren, die durch den Konsum geschädigt werden, und eine zutiefst befriedigende sexuelle Intimität zu erfahren.

Mura, David. *A Male Grief: Notes on Pornography and Addiction.* Minneapolis, MN: Milkweed Editions 1987

Reid, Rory C., and Dan Gray. *Confronting Your Spouse's Pornography Problem.* Sandy, UT: Silverleaf Press 2006

Sbraga, Tamara Penix, and William T. O'Donohue. *The Sex Addiction Workbook: Proven Strategies to Help You Regain Control of Your Life.* Oakland, CA: New Harbinger Publications 2004

Schneider, Jennifer. *Wieder Vertrauen finden. Wenn ein Seitensprung die Beziehung gefährdet.* München: Heyne Verlag 1990

Schneider, Jennifer P., and Burt Schneider. *Sex, Lies, and Forgiveness: Couples Speak on Healing from Sex Addiction.* 3rd edition. Tucson, AZ: Recovery Resources Press 2004

Steffens, Barbara, and Marsha Means. *Your Sexually Addicted Spouse: How Partners Can Cope and Heal.* Far Hills, NJ: New Horizon Press 2009

Stoltenberg, John. *Refusing to Be a Man: Essays on Sex and Justice.* 2nd edition. New York: Routledge 2000

Weiss, Robert. *Cruise Control: Understanding Sex Addiction in Gay Men*. New York: Alyson Books 2005

Weiss, Robert, and Jennifer Schneider. *Untangling the Web: Sex, Porn, and Fantasy Obsession in the Internet Age*. New York: Alyson Books 2006

Sexualaufklärung und -bereicherung

Anand, Margot. *Tantra: oder Die Kunst der sexuellen Ekstase*. München: Goldmann Verlag 1995

Barbach, Lonnie. *For Yourself: Die Erfüllung weiblicher Sexualität*. Berlin: Ullstein Taschenbuch Verlag 2002

Barbach, Lonnie. *Mehr Lust: Gemeinsame Freude an der Liebe*. Reinbek: Rowohlt Verlag 2017

Carnes, Patrick, with Joseph M. Moriarity. *Sexual Anorexia: Overcoming Sexual Self-Hatred*. Center City, MN: Hazelden Foundation 1997

Chia, Mantak, und Douglas Abrams. *Öfter, länger, besser: Der multiorgastische Mann*. München: Knaur Verlag 2009

Chia, Mantak, Maneewn Chia, Douglas Abrams, and Rachel Carlton Abrams. *Die multiorgasmische Beziehung: Taoistische Geheimnisse erfüllter Sexualität und Intimität*. München: Goldmann Verlag 2001

Corwin, Glenda. *Sexual Intimacy for Women: A Guide for Same-Sex Couples*. Berkeley, CA: Seal Press 2010

Crooks, Robert, and Karla Baur. *Our Sexuality*. 11th edition. Belmont, CA: Wadsworth 2010

Hall, Kathryn. *Reclaiming Your Sexual Self: How You Can Bring Desire Back into Your Life*. Hoboken, NJ: Wiley 2004

Heiman, Julia, und Joseph LoPiccolo. *Gelöst im Orgasmus. Entwicklung des sexuellen Selbst-Bewußtseins für Frauen*. Frankfurt am Main: Verlag für humanistische Psychologie 1978

Henderson, Julie. *Die Erweckung des Inneren Geliebten. Ein praktisches Arbeitsbuch der Energielenkung allein oder zu zweit*. Interlaken: Ansata 1997

Kaplan, Helen Singer. *How to Overcome Premature Ejaculation*. New York: Brunner/Mazel 1989

Kennedy, Adele, and Susan Dean. *Touching for Pleasure: A Guide to Massage and Sexual Intimacy*. 2nd edition. Chatsworth, CA: Chatsworth Press 1995

Kerner, Ian. *Mehr Lust für Sie: Was Frauen beim Sex verrückt macht.* München: Goldmann Verlag 2013

Lee, Victoria. *Ecstatic Lovemaking: An Intimate Guide to Soulful Sex.* Berkeley, CA: Conari Press 2002

Loulan, JoAnn. *Lesben, Liebe, Leidenschaft.* Berlin: Orlanda 1992

Love, Patricia, und Jo Robinson. *Heiße Liebe in festen Partnerschaften.* München: Knaur Verlag 1995

Maltz, Wendy. *Intimate Kisses: The Poetry of Sexual Pleasure.* Novato, CA: New World Library 2001

Dies ist Wendys zweite Gedichtsammlung, die die Freuden einer gesunden sexuellen Intimität feiert. Die Gedichte beschreiben verschiedene Aspekte des sexuellen Vergnügens, von Antizipation, Erregung und Ekstase bis hin zur Erinnerung.

Maltz, Wendy. *Passionate Hearts: The Poetry of Sexual Love.* Novato, CA: New World Library 1997

Eine preisgekrönte Anthologie, die die Freuden des gesunden sexuellen Teilens während des gesamten Verlaufs einer Beziehung feiert, vom ersten Kennenlernen bis zur reifen Liebe. Sehr lehrreich und heilsam für die Überlebenden und ihre engen Partner.

Maltz, Wendy, and Suzie Boss. *Private Thoughts: Exploring the Power of Women's Sexual Fantasies.* Reissued edition. Charleston, SC: BookSurge 2008

Dieses Buch erschien früher unter dem Titel In the Garden of Desire: The Intimate World of Women's Sexual Fantasies. Private Thoughts *enthält Kapitel darüber, wie sexueller Missbrauch die Entstehung sexueller Phantasien beeinflusst, wie man problematische Phantasien bewertet und wie man unerwünschte sexuelle Phantasien heilt, die durch früheren Missbrauch verursacht wurden.*

Masters, William, Virginia Johnson und Robert Kolodny. *Liebe und Sexualität.* Berlin: Ullstein Taschenbuch Verlag 1993

McCarthy, Barry, und Emily McCarthy. *Das Verlangen entfachen: Hilfe für Paare, die wenig oder keinen Sex haben.* Göttingen: Hogrefe Verlag 2013

McCarthy, Barry, and Emily McCarthy. *Sexual Awareness: Couple Sexuality for the Twenty-First Century.* Revised edition. New York: Carroll & Graf 2002

Metz, Michael, and Barry McCarthy. *Coping with Premature Ejaculation: Overcome PE, Please Your Partner, and Have Great Sex.* Oakland, CA: New Harbinger Publications 2004

Montague, Ashley. *Körperkontakt. Die Bedeutung der Haut für die Entwicklung des Menschen.* Stuttgart: Klett-Cotta 2015

Moore, Thomas. *The Soul of Sex: Cultivating Life as an Act of Love.* New York: Harper Perennial 1999

Newman, Felice. *Sie liebt sie: Das Lesbensexbuch.* Berlin: Orlanda Frauenverlag 2008

Ogden, Gina. *The Heart and Soul of Sex: Making the ISIS Connection.* Boston: Trumpeter 2006

Ogden, Gina. *The Return of Desire: A Guide to Rediscovering Your Sexual Passion.* Boston: Trumpeter 2008

Ogden, Gina. *Women Who Love Sex: Ordinary Women Describe Their Paths to Pleasure, Intimacy, and Ecstasy.* Boston: Trumpeter 2007

Stanway, Andrew. *Sinnliche Liebe, Sex und Partnerschaft.* Gütersloh: Bertelsmann 1989

Zilbergeld, Bernie. *Die neue Sexualität der Männer: Was Sie schon immer über Männer, Sex und Lust wissen wollten.* Tübingen: dgvt Verlag 2000

Zoldbrod, Aline P. *Sex Smart: How Your Childhood Shaped Your Sexual Life and What to Do about It.* Oakland, CA: New Harbinger Publications 1998

Intimität und Paarkommunikation

Brotherson, Laura. *And They Were Not Ashamed: Strengthening Marriage through Sexual Fulfillment.* Oceanside, CA: Inspire Book 2004

Chapman, Gary. *Die 5 Sprachen der Liebe: Wie Kommunikation in der Partnerschaft gelingt.* Marburg: Verlag der Francke Buchhandlung 2005

Covington, Stephanie. *Immer wieder glaubst du, es ist Liebe: Wege aus der Beziehungssucht.* München: Droemer Knaur 1997

Doherty, William. *Zusammenbleiben: Wie Paare ihre Beziehung retten können in einer Welt, die sie auseinander reißt.* Göttingen: Hogrefe Verlag 2003

Gorski, Terence T. *Getting Love Right: Learning the Choices of Healthy Intimacy.* New York: Fireside 1993

Gottman, John, und Nan Silver. *Die 7 Geheimnisse der glücklichen Ehe.* Hamburg: Marion von Schröder Verlag 2000

Grayson, Henry. *Mindful Loving: 10 Practices for Creating Deeper Connections.* New York: Gotham Books 2004

Hendrix, Harville. *Getting the Love You Want: A Guide for Couples.* 20th anniversary edition. New York: Henry Holt 2007

Johnson, Susan. *Halt mich fest. Sieben Gespräche zu einem von Liebe erfüllten Leben.* Paderborn: Junfermann Verlag 2011

Lerner, Harriet. *Wohin mit meiner Wut. Neue Beziehungsmuster für Frauen.* Frankfurt am Main: Fischer Taschenbuch Verlag 2001

Lerner, Harriet. *Zärtliches Tempo. Wie Frauen ihre Beziehungen verändern, ohne sie zu zerstören.* Frankfurt am Main: Fischer Taschenbuch Verlag 2004

Love, Patricia, und Steven Stosny. *Schatz, wir müssen gar nicht reden! Wie Sie Ihre Beziehung in weniger als 5 Minuten täglich verbessern.* Frankfurt am Main: Campus Verlag 2009

Markman, Howard, Scott Stanley, and Susan Blumberg. *Fighting for Your Marriage: A Deluxe Revised Edition of the Classic Best Seller for Enhancing Marriage and Preventing Divorce.* San Francisco: Jossey-Bass 2010

Real, Terrence. *Was kann ich tun, dass du mich hörst? Wie Männer und Frauen sich wieder nahe kommen.* Frankfurt am Main: Fischer Scherz 2002

Scarf, Maggie. *Autonomie und Nähe. Grundkonflikte in der Partnerschaft.* Zürich: Oesch 1991

Schnarch, David. *Intimität und Verlangen: Sexuelle Leidenschaft in dauerhaften Beziehungen.* Stuttgart: Klett-Cotta 2019

Schnarch, David. *Passionate Marriage: Keeping Love and Intimacy Alive in Committed Relationships.* New York: W. W. Norton 2009

Woititz, Janet. *Sehnsucht nach Liebe und Geborgenheit. Wie erwachsene Kinder von Suchtkranken Nähe zulassen können.* München: Kösel 2000

Allgemeines Interesse

Beattie, Melody. *Die Sucht gebraucht zu werden.* München: Heyne 2004

Black, Claudia, and Laurie Zagon. *»It's Never Too Late to Have a Happy Childhood«: Inspirations for Inner Healing.* New York: Ballantine 1989

Bradshaw, John. *Wenn Scham krank macht. Verstehen und Überwinden von Schamgefühlen.* München: Knaur Verlag 2006

Brooks, Gary R. *The Centerfold Syndrome: How Men Can Overcome Objectification and Achieve Intimacy with Women.* San Francisco: Jossey-Bass 1995

Burns, David D. *Feeling Good: Depressionen überwinden, Selbstachtung gewinnen: Sich wieder wohl fühlen.* Paderborn: Junfermann Verlag 2006

Carnes, Patrick. *The Betrayal Bond: Breaking Free of Exploitive Relationships*. Deerfield Beach, FL: HCI 1997

Davis, Martha, Elizabeth Robbins Eshelman und Matthew McKay. *Stressabbau-Training: Die besten Methoden zur Steigerung Ihrer Leistungsfähigkeit*. Augsburg: Bechtermünz 1999

Fisher, Helen. *Warum wir lieben: Die Chemie der Leidenschaft*. Freiburg: Walter Verlag 2005

Ford, Clyde. *Wo Körper und Seele sich begegnen: Somatosynthese – ein neuer Weg der Heilung*. Kirchzarten: VAK Verlag 1992

Fossom, Merle A., und Marilyn J. Mason. *Aber keiner darf's erfahren: Scham und Selbstwertgefühl in Familien*. München: Kösel 1992

Gannon, J. Patrick. *Soul Survivors: A New Beginning for Adults Abused as Children*. New York: Prentice Hall Press 1990

Jeffers, Susan. *Selbstvertrauen gewinnen: Die Angst vor der Angst verlieren*. München: Kösel 2017

Klausner, Mary Ann, and Bobbie Hasselbring. *Aching for Love: The Sexual Drama of the Adult Child*. San Francisco: Harper San Francisco 1990

Kushner, Harold. *Wenn guten Menschen Böses wiederfährt*. Gütersloh: Gütersloher Verlagshaus 2014

Love, Pat, and Jon Carlson. *Never Be Lonely Again: The Way Out of Emptiness, Isolation, and a Life Unfulfilled*. Deerfield Beach, FL: HCI 2011

McKay, Matthew, und Patrick Fanning. *Selbstwert – die beste Investition Ihres Lebens: Entwickeln Sie Schritt für Schritt mehr Lebensqualität. Ein Trainingsbuch*. Paderborn: Junfermann Verlag 2000

McKay, Matthew, Jeffrey Wood, and Jeffrey Brantley. *The Dialectical Behavior Therapy Skills Workbook: Practical DBT Exercises for Learning Mindfulness, Interpersonal Effectiveness, Emotion Regulation, and Distress Tolerance*. Oakland, CA: New Harbinger Publications 2007

Mellody, Pia. *Verstrickt in die Probleme anderer. Über die Entdeckung und Auswirkung von Co-Abhängigkeit*. München: Kösel 1991

Miller, Alice. *Das Drama des begabten Kindes und die Suche nach dem wahren Selbst*. Frankfurt am Main: Suhrkamp 2012

Miller, Alice. *For Your Own Good: Hidden Cruelty in Child-Rearing and the Roots of Violence*. 3rd edition. New York: Farrar, Straus and Giroux 1990

NiCarthy, Ginny. *Getting Free: You Can End Abuse and Take Back Your Life*. 4th edition. Seattle: Seal Press 2004

Paul, Pamela. *Pornified: How Pornography Is Transforming Our Lives, Our Relationships, and Our Families*. New York: St. Martin's Griffin 2006

Potter-Efron, Ronald, und Patricia Potter-Efron. *Schamgefühle verstehen und überwinden*. München: Heyne Verlag 1992

Real, Terrence. *Mir geht's doch gut: Männliche Depressionen – warum sie so oft verborgen bleiben, woran man sie erkennt und wie man sie heilen kann*. Frankfurt am Main: Fischer Scherz 1999

Schaeffer, Brenda. *Wenn Liebe zur Sucht wird*. München: Heyne Verlag 1992

Sonkin, Daniel Jay, and Michael Durphy. *Learning to Live Without Violence: A Handbook for Men*. Revised edition. Volcano, CA: Volcano Press 1997

Spring, Janis Abrahms. *Nach dem Seitensprung: Wie Sie den Schmerz bewältigen, Selbstvertrauen zurückgewinnen und die richtigen Entscheidungen treffen*. München: mvg Verlag 2016

Whitfield, Charles. *Heilen des inneren Kindes: Hilfe für Erwachsene aus gestörten Familien*. Essen: Synthesis Verlag 1993

Wurtele, Sandy. *Out of Harm's Way: A Parent's Guide to Protecting Young Children from Sexual Abuse*. Seattle, WA: Parenting Press 2010

Fachbücher und Artikel

**Die markierten Artikel in diesem Abschnitt enthalten Informationen, die im Vorwort zitiert werden.*

Bachmann, Gloria, T. P. Moeller, and J. Benett. *Childhood Sexual Abuse and the Consequences in Adult Women*. Obstetrics & Gynecology 71, no. 4 (1988): 631–642.

Barnes, M. *Sex Therapy in the Couples Context: Therapy Issues of Victims of Sexual Trauma*. American Journal of Family Therapy 23, no. 4 (1995): 351–360.

Becker, Judith, et al. *The Incidence and Types of Sexual Dysfunctions in Rape and Incest Victims*. Journal of Sex & Marital Therapy 8, no. 1 (Spring 1982): 65–74.

Briere, John. *Therapy for Adults Molested as Children: Beyond Survival*. 2nd edition. New York: Springer 1996

Briere, John, and Catherine Scott. *Principles of Trauma Therapy: A Guide to Symptoms, Evaluation, and Treatment*. Thousand Oaks, CA: Sage 2006

Briere, John, K. Smiljanich, and D. Henschel. *Sexual Fantasies, Gender, and Molestation History*. Child Abuse & Neglect 18, no. 2 (1994): 131–137.

Butler, Sandra. *Conspiracy of Silence: The Trauma of Incest*. Revised edition. Volcano, CA: Volcano Press 1996

Caffaro, John, and Allison Conn-Caffaro. *Sibling Abuse Trauma: Assessment and Intervention Strategies for Children, Families, and Adults.* New York: Routledge 1998

Carnes, Patrick. *Sexual Addiction and Compulsion: Recognition, Treatment and Recovery.* CNS Spectrums 5, no. 10 (2000): 63–72.

Carnes, Patrick, and Kenneth Adams, editors. *Clinical Management of Sex Addiction.* New York: Routledge 2002

Cooper, Alvin, and David Marcus. *Men Who Are Not in Control of Their Sexual Behavior.* In Stephen B. Levine and Candace B. Risen, editors. Handbook of Clinical Sexuality for Mental Health Professionals. 2nd edition. New York: Routledge 2010

Cooper, Alvin, Dana E. Putnam, Lynn A. Planchon, and Sylvain C. Boies. *Online Sexual Compulsivity: Getting Tangled in the Net.* Sexual Addiction & Compulsivity 6, no. 2 (1999): 79–104.

Corley, M. Deborah, and Jennifer P. Schneider. *Disclosing Secrets: Guidelines for Therapists Working with Sex Addicts and Co-addicts.* Sexual Addiction & Compulsivity 9, no. 1 (2002): 43–67.

Courtois, Christine. *Healing the Incest Wound: Adult Survivors in Therapy.* Revised edition. New York: W. W. Norton 2010

Courtois, Christine. *Recollections of Sexual Abuse: Treatment Principles and Guidelines.* New York: W. W. Norton 1999

Cunningham, Jean, T. Pearce, and P. Pearce. *Childhood Sexual Abuse and Medical Complaints in Adult Women.* Journal of Interpersonal Violence 3, no. 2 (1988): 131–144.

DiLillo, David. *Interpersonal Functioning Among Women Reporting a History of Childhood Sexual Abuse: Empirical Findings and Methodological Issues.* Clinical Psychology Review 21, no. 4 (June 2001): 553–576.

Dimock, Peter. *Adult Males Sexually Abused as Children: Characteristics and Implications for Treatment.* Journal of Interpersonal Violence 3, no. 2 (June 1988): 203–221.

Dines, Gail. *Pornland: How Porn Has Hijacked Our Sexuality.* Boston: Beacon Press 2011

Dolan, Yvonne. *Resolving Sexual Abuse: Solution-Focused Therapy and Ericksonian Hypnosis for Adult Survivors.* New York: W. W. Norton 1991

Earl, Ralph, and Marcus Earle. *Sex Addiction: Case Studies and Management.* New York: Routledge 1995

Farley, Melissa, editor. *Prostitution, Trafficking, and Traumatic Stress.* New York: Routledge 2004

Felitti, Vincent. *The Relationship of Adverse Childhood Experiences (ACE) to Adult Health: Turning Gold into Lead.* The Permanente Journal (Winter 2002): xnet.kp.org/permanentejournal/winter02/goldtolead.html

Finkelhor, David. *Child Sexual Abuse: New Theory and Research.* New York: Free Press 1984

Finkelhor, David, and Angela Brown. *The Traumatic Impact of Child Sexual Abuse: A Conceptualization.* American Journal of Orthopsychiatry 55, no. 4 (October 1985): 530–541.

Gannon, Theresa A., and Franca Cortoni, editors. *Female Sexual Offenders: Theory, Assessment, and Treatment.* Hoboken, NJ: Wiley 2010

Garnets, Linda, Gregory M. Herek, and Barrie Levy. *Violence and Victimization of Lesbians and Gay Men: Mental Health Consequences.* Journal of Interpersonal Violence 5, no. 3 (September 1990): 366–383.

Gelinas, Denise. *The Persisting Negative Effects of Incest.* Psychiatry 46, no. 3 (1983): 312–332.

Gibbs, Nancy. *Sexual Assaults on Female Soldiers.* Time, March 2010

Dieser Bericht gibt an, dass im Geschäftsjahr 2008 ein Anstieg von neun Prozent bei den gemeldeten sexuellen Übergriffen im Militär verzeichnet wurde.

Gil, Eliana. *Treatment of Adult Survivors of Childhood Abuse.* 2nd edition. Walnut Creek, CA: Launch Press 1988

Gilbert, Barbara, and Jean Cunningham. *Women's Post-Rape Sexual Functioning: Review and Implications for Counseling.* Journal of Counseling and Development 65 (October 1986): 71–73.

Herman, Judith. *Die Narben der Gewalt: Traumatische Erfahrungen verstehen und überwinden.* Paderborn: Junfermann 2018

Hindman, Jan. *Just Before Dawn: From the Shadows of Tradition to New Reflections in Trauma Assessment and Treatment of Sexual Victimization.* Ontario, OR: Alexandria Associates 1989

Human Rights Watch. *US: Soaring Rates of Rape and Violence Against Women.* December 18, 2008

Jehu, Derek. *Beyond Sexual Abuse: Therapy with Women Who Were Childhood Victims.* London: John Wiley & Sons 1990

Jehu, Derek. *Sexual Dysfunctions among Women Clients Who Were Sexually Abused in Childhood.* Behavioral Psychotherapy 17 (1989): 53–70.

Johnson, Susan. *Emotionally Focused Couple Therapy with Trauma Survivors: Strengthening Attachment Bonds.* New York: Guilford Press 2005

Kleinplatz, Peggy J., editor. *New Directions in Sex Therapy: Innovations and Alternatives.* New York: Routledge 2001

Enthält ein Kapitel von Wendy Maltz, M.S.W., über Sexualtherapie mit Überlebenden sexuellen Missbrauchs.

Koop, C. Everett. *Report of the Surgeon General's Workshop on Pornography and Public Health.* American Psychologist 42, no. 10 (October 1987): 944–945.

Koss, Mary P., and Mary R. Harvey. *The Rape Victim: Clinical and Community Interventions.* 2nd edition. Thousand Oaks, CA: Sage 1991

*Laumann, Edward, Anthony Paik, and Raymond C. Rosen. *Sexual Dysfunction in the United States: Prevalence and Predictors.* Journal of the American Medical Association 281 (1999): 537–544.

*Leonard, L., and V. Follette. *Sexual Functioning in Women Reporting a History of Child Sexual Abuse: Review of the Empirical Literature and Clinical Implications.* Annual Review of Sexuality Research 13 (2002): 346–388.

*Leonard, L., K. Iverson, and V. Follette. *Sexual Functioning and Satisfaction among Women Who Report a History of Childhood and/or Adolescent Sexual Abuse.* Journal of Sex & Marital Therapy 34 (2008): 375–384.

Levenkron, Steven. *Stolen Tomorrows: Understanding and Treating Women's Childhood Sexual Abuse.* New York: W. W. Norton 2008

Lieblum, Sandra, editor. *Treating Sexual Desire Disorders: A Clinical Casebook.* New York: Guilford Press 2010

*Lutfey, K., C. Link, H. Litman, R. Rosen, and J. McKinlay. *An Examination of the Association of Abuse (Physical, Sexual, or Emotional) and Female Sexual Dysfunction: Results from the Boston Area Community Health Survey.* Fertility and Sterility 90, no. 4 (2008): 957–964.

MacIntosh, H., and S. Johnson. *Emotionally Focused Therapy for Couples and Childhood Sexual Abuse Survivors.* Journal of Marital & Family Therapy 34, no. 3 (2008): 298–315.

Maltz, Wendy. *Identifying and Healing the Sexual Repercussions of Incest: A Couples Therapy Approach.* Journal of Sex and Marital Therapy 14, no. 2 (Summer 1988): 142–170.

Beschreibt Themen und Strategien der Sexualheilung mit Paaren.

Maltz, Wendy. *The Maltz Hierarchy of Sexual Interaction.* Sexual Addiction & Compulsivity 2, no. 1 (1995): 5–18. Also available at the web site: www.HealthySex.com

Maltz, Wendy. *Out of the Shadows (aka »Is Porn Bad for You?«).* Psychotherapy Networker, Nov/Dec 2009. Also available at the web site: www.HealthySex.com

Masters, William. *Sexual Dysfunction as an Aftermath of Sexual Assault of Men by Women*. Journal of Sex & Marital Therapy 12, no. 1 (Spring 1986): 35–45.

McCarthy, Barry. *Childhood Sexual Trauma and Adult Sexual Desire: A Cognitive-Behavioral Perspective*. In Rosen, Raymond. C., and Sandra R. Leiblum, editors. Case Studies in Sex Therapy. New York: Guilford Press (1995): 148–160.

McCarthy, Barry, and Susan Perkins. *Behavioral Strategies and Techniques in Sex Therapy*. In Brown, Robert A., and Joan Roberts Field, editors. Treatment of Sexual Problems in Individual and Couples Therapy. Costa Mesa, CA: PMA Publishing 1988

*Meston, Cindy, Alessandra Rellini, and Julia Heiman. *Women's History of Sexual Abuse, Their Sexuality, and Sexual Self-Schemas*. Journal of Consulting Clinical Psychology 74 (2006): 229–236.

Miller, W., A. Williams, and M. Berstein. *The Effects of Rape on Marital and Sexual Adjustment*. The American Journal of Family Therapy 10, no. 1 (Spring 1982): 51–58.

Molnar, B., L. Borkman, and S. Buka. *Psychopathology, Childhood Sexual Abuse and Other Childhood Adversities: Relative Links to Subsequent Suicidal Behaviour in the United States*. Psychological Medicine 31 (2001): 965–977.

Najman, J., M. Dunne, D. Purdie, F. Boyle, and P. Coxeter. *Sexual Abuse in Childhood and Sexual Dysfunction in Adulthood: An Australian Population-Based Study*. Archives of Sexual Behavior 34, no. 5 (2005): 517–526.

Naparstek, Belleruth. *Invisible Heroes: Survivors of Trauma and How They Heal*. New York: Bantam Books 2005

Porter, Eugene. *Treating the Young Male Victim of Sexual Assault: Issues & Intervention Strategies*. Syracuse, NY: Safer Society Press 1986

Posmontier, Bobbie, Tiffany Dorydaitis, and Kenneth Lipman. *Sexual Violence: Psychiatric Healing with Eye Movement Reprocessing and Desensitization*. Health Care for Women International 31, no. 8 (2010): 755–768.

Russell, Diana E. H. *The Secret Trauma: Incest in the Lives of Girls and Women*. Revised edition. New York: Basic Books 1987

Salter, Anna. *Dunkle Triebe: Wie Sexualtäter denken und ihre Taten planen*. München: Goldmann Verlag 2006

Sarrel, Philip, and William Masters. *Sexual Molestation of Men by Women*. Archives of Sexual Behavior 11, no. 2 (1982): 117–131.

Schepp, Kay Frances. *Sexuality Counseling: A Training Program*. New York: Routledge 1986

Senn, Theresa, Michael Carey, and Peter Vanable. *Childhood Sexual Abuse and Sexual Risk Behavior Among Men and Women Attending a Sexually Transmitted Disease Clinic*. Journal of Consulting Clinical Psychology 74, no. 4 (August 2006): 720–731.

Sprei, Judith, and Christine Courtois. *The Treatment of Women's Sexual Dysfunctions Arising from Sexual Assault.* In Brown, Robert A., and Joan Roberts Field, editors. Treatment of Sexual Problems in Individual and Couples Therapy. Costa Mesa, CA: PMA Publishing 1988

Steffens, Barbara A., and Robyn L. Rennie. *The Traumatic Nature of Disclosure for Wives of Sexual Addicts.* Sexual Addiction & Compulsivity 13, no. 2/3 (2006): 247–267.

Stuart, Irving, and Joanne Greer. *Victims of Sexual Aggression: Treatment of Children, Women and Men.* New York: Van Nostrand Reinhold 1984

*U.S. Department of Health and Human Services. *Fourth National Incidence Study of Child Abuse and Neglect (NIS-4),* Report to Congress, Executive Summary (2005–2006 study year)

*U.S. Department of Justice. *2007 National Crime Victimization Survey*

Ventegodt, S., I. Kandel, S. Neikrug, and J. Merric. *Clinical Holistic Medicine: Holistic Treatment of Rape and Incest Trauma.* The Scientific World Journal 5 (April 2005): 288–297.

Weeks, Gerald, and Larry Hof, editors. *Integrating Sex and Marital Therapy: A Clinical Guide.* New York: Routledge 1987

Westerlund, Elaine. *Women's Sexuality After Childhood Incest.* New York: W. W. Norton 1992

Woznitzer, Robert, et al. *Aggression and Sexual Behavior in Best-Selling Pornography: A Content Analysis.* Submitted to: International Communication Association Mass Communication Division. November 1, 2006

Zitzman, Spencer T., and Mark H. Butler. *"Attachment, Addiction, and Recovery: Conjoint Marital Therapy for Recovery from a Sexual Addiction."* Sexual Addiction & Compulsivity 12, no. 4 (2005): 311–337.

Videoaufnahmen, DVDs, Tonbänder und CDs

Relearning Touch: Healing Techniques for Couples. Produziert von Wendy Maltz, Steve Christiansen und Gerald Joffee. Dieses 45-minütige Video (auch auf DVD erhältlich), moderiert von Wendy Maltz, demonstriert einfühlsam Berührungstechniken, die in *The Sexual Healing Journey* beschrieben sind. Es beinhaltet Interviews mit drei Paaren, die Techniken zur Verbesserung der Kommunikation, zur Vertiefung der emotionalen Intimität und zur Schaffung positiver sexueller Erfahrungen eingesetzt haben. Kostenlos zugänglich auf Wendy Maltz' HealthySex.com-Website: http://healthysex.com/booksdvdsposters/videos/relearning-touch/

Partners In Healing: Couples Overcoming the Sexual Repercussions of Incest. Produziert von Wendy Maltz, Steve Christiansen und Gerald Joffee. Moderiert von Wendy Maltz. Diese 43-minütige DVD von drei Paaren, eines davon mit einem männlichen

Überlebenden, behandelt die sexuelle Heilung. Es ist besonders hilfreich für Partner, die die Auswirkungen von Missbrauch auf ihre Beziehung verstehen und wissen, wie sie mit dem Überlebenden zusammenarbeiten können, um zu heilen. Kostenlos zugänglich auf Wendy Maltz' HealthySex.com-Website: http://healthysex.com/booksdvdsposters/videos/partners-in-healing/

Recovering from Traumatic Events: The Healing Process. Diese 20-minütige Lehr-DVD präsentiert genesene Überlebende und Therapeuten, die ihre Erfahrungen mit dem Heilungsprozess nach traumatischen Ereignissen diskutieren. Der Film vermittelt einfühlsam Einblicke in die Auswirkungen von Traumata auf das Leben der Überlebenden und was ihnen während ihres Heilungsprozesses geholfen hat oder nicht. Erhältlich bei Gift from Within, 16 Cobb Hill Road, Camden, ME 04843, (207) 236-8858, www.giftfrom within.org

The Healing Years: Surviving Incest and Sexual Abuse. Diese hoch gelobte, emotional kraftvolle Dokumentation erzählt die Geschichten von drei starken weiblichen Überlebenden von sexuellem Kindesmissbrauch, die die Auswirkungen ihrer verwundeten Kindheit anerkannt und mutig überwunden haben. Sie feiert die Kraft der Genesung und die Überwindung des Schamgefühls. Erhältlich bei Kathy Barbini & Big Voice Pictures, www.bigvoicepictures.com

Boys and Men Healing. Diese kraftvolle und bewegende Dokumentation erzählt die Geschichten einer Vielzahl mutiger männlicher Überlebender von sexuellem Missbrauch, die Heilung für sich selbst gefunden haben und die auch geholfen haben, zu heilen. Der mitfühlende und inspirierende Film balanciert Geschichtenerzählen und Nachdenken über Themen wie den Kampf mit der Intimität und den Kreislauf der Gewalt. Erhältlich bei Kathy Barbini & Big Voice Pictures, www.bigvoicepictures.com

To a safer place. Dieses preisgekrönte, 58-minütige Video zeigt die Genesungsreise einer Frau vom Inzest. Es enthält eine kurze Beschreibung der sexuellen Auswirkungen. Produziert und erhältlich beim National Film Board of Canada, (800) 542-2164, www.nfb.ca

Contrary to Love: Help the Sexual Addict. In dieser zwölfteiligen PBS-Videoserie diskutiert der bekannte Suchtpsychologe Dr. Patrick Carnes das Spektrum des kompulsiven/süchtig machenden Verhaltens und der Genesungsbehandlung. Erhältlich als komplettes Set oder einzeln, als Videokassette oder DVD von Gentle Path Press, Postfach 3172, Carefree, AZ 85377, (800) 708-1796, www.gentlepath.com

Relaxation/Affirmation Techniques und *Relax – Quick!*, Produziert von Nancy Hopps. Diese beiden hilfreichen Audiokassetten (auch auf CD erhältlich) bieten eine Vielzahl von einfachen Möglichkeiten, die Entspannung zu erleichtern und die Verbindung zwischen Körper und Geist zu stärken. Erhältlich bei Synergistic Systems, Postfach 5224, Eugene, OR 97405, (541) 683-9088, www.relaxintohealing.com

Letting Go of Stress: Vier effektive Techniken zur Entspannung und zum Stressabbau. Produziert von Dr. Emmett E. Miller und Dr. Steven Halpern. Ein beliebter Klassiker. Erhältlich als Tonband und CD beim Dr. Miller Fulfillment Center, Postfach 803, Nevada City, CA 95959, (800) 52-TAPES, drmiller.pinnaclecart.com

Enhancing Intimacy. Produziert von Steven Halpern. Diese Musik mit unterschwelligen Botschaften hilft Ihnen, offener für Berührung und sinnliche Freuden zu werden. Erhältlich auf Tonband und CD. Steven Halpern's Inner Peace Music, Postfach 2644, San Anselmo, CA 94979, (800) 909-0707, www.innerpeacemusic.com

A Story of Hope und *Once Can Hurt a Lifetime.* In diesen beiden Videos erzählt Marilyn Van Derbur, eine ehemalige Miss America, ihre Geschichte von Inzest und Genesung in der Kindheit und klärt die Öffentlichkeit über die intimen Folgen von sexuellem Missbrauch im Kindesalter auf. Erhältlich unter www.missamericabyday.com

Opening the Heart of the Womb von dem begabten Lehrer Stephen Levine. Diese Aufnahme wurde speziell für Frauen entwickelt, die sexuelle Traumata und andere Verletzungen ihrer Sexualität erlebt haben. Sie hilft, Körper und Geist zurückzugewinnen und Freude wiederzuerwecken. Verfügbar als digitaler Download unter Sounds True, 413 S. Arthur Avenue, Louisville, CO 80027, (800) 333-9185, www.soundstrue.com

Sexual Healing: Transforming the Sacred Wound von Peter Levine. Erhältlich als CD und digitaler Download bei Sounds True, 413 S. Arthur Avenue, Louisville, CO 80027, (800) 333-9185, www.soundstrue.com

Organisationen, Programme und Webseiten

Viele der hier aufgeführten Organisationen vermitteln professionelle und andere Hilfen, die Sie bei der Heilung unterstützen können. Wenn Sie einen Therapeuten, eine Selbsthilfegruppe oder ein Behandlungsprogramm in Betracht ziehen, können Sie Ärzte und Überweisungsstellen für psychische Gesundheit konsultieren, um weitere Informationen über die Angebote in Ihrer Nähe zu erhalten. Befragen Sie Therapeuten und erfahren Sie Details über die Behandlungsphilosophie, Erwartungen und Vorgehensweisen, bevor Sie Ihre Wahl treffen.

Die Aufnahme in diese Liste stellt keine Empfehlung oder Billigung durch die Autorin oder Verlag dar. Es liegt in Ihrem eigenen Ermessen, ob Sie sich an eine dieser Organisationen oder Websites wenden.

Deutschland bundesweit

Anonyme Alkoholiker Interessengemeinschaft e. V.
www.anonyme-alkoholiker.de
Postfach 1151
84122 Dingolfing

Anonyme Esssüchtige
www.overeatersanonymous.de

Deutsche Hauptstelle für Suchtfragen e. V.
www.dhs.de/start.html
Westenwall 4
59065 Hamm
Tel.: 02381-90 150

FENESTRA – praxisorientierte Forschung für Prävention gegen sexuelle Gewalt
www.institut-fenestra.de/pages/index.php
Rabenkopfweg 25
83671 Benediktbeuern
E-Mail: christine.klein@institut-fenestra.de

Baden-Württemberg

Selbsthilfenetzwerk Neckar-Odenwald
www.selbsthilfe-nok.de
Diakonisches Werk
Dr.-Konrad-Adenauer-Str. 1
74722 Buchen
Tel.: 06281 56243 22
E-Mail: sandel@diakonie-nok.de

Wildwasser & Frauennotruf Karlsruhe – Verein gegen sexuelle Gewalt an Mädchen und Frauen e. V.
www.wildwasser-frauennotruf.de
Kaiserstr. 235 (3. OG)
76133 Karlsruhe
Tel.: 0721-85 91 73
Fax: 0721-85 91 74
E-Mail: info@wildwasser-frauennotruf.de

Bayern

Anonyme Alkoholiker Interessengemeinschaft e. V.
www.anonyme-alkoholiker.de
Landwehrstr. 9
80336 München
Tel.: 089-19295

Kinderschutz München
www.kinderschutz.de/Angebote/Beratung-bei-sexuellem-Missbrauch/KIBS
Liebherrstr. 5
80538 München
Tel.: 089-231716 9910
E-Mail: info@kinderschutz.de

Wildwasser Augsburg e. V.
www.wildwasser-augsburg.de/home.html
Fachberatungsstelle für sexualisierte Gewalt an Mädchen und Frauen
Schießgrabenstr. 2
86150 Augsburg
Tel.: 0821-1544 44
E-Mail: beratung@wildwasser-augsburg.de

Berlin

Innocence in Danger e. V. – Verein gegen sexuellen Missbrauch von Kindern, insbesondere die Verbreitung von Kinderpornographie durch die neuen Medien
https://www.innocenceindanger.de
Holtzendorffstr. 3
14057 Berlin
Tel.: 030-3300 75 38
E-mail: info@innocenceindanger.de

Lara – Fachstelle gegen sexualisierte Gewalt an Frauen*
www.lara-berlin.de/angebote/willkommen
Fuggerstr. 19
10777 Berlin
Tel.: 030-216 88 88
E-Mail: beratung@lara-berlin.de

Strohhalm e. V. – Fachstelle für Prävention von sexuellem Missbrauch an Mädchen und Jungen
www.strohhalm-ev.de
Luckauer Str. 2
10969 Berlin
Tel.: 030-614 18 29

Wildwasser Berlin e. V. – Arbeitsgemeinschaft gegen sexuellen Missbrauch an Mädchen
www.wildwasser-berlin.de

Brandenburg

Dreist e. V. – Geschlechtsspezifische Bildungs-, Sozial- und Beratungsarbeit
www.dreist-ev.de/angebote
Eisenbahnstr. 18
16225 Eberswalde
Tel.: 03334-22 66 9

Bremen

Schattenriss e. V. – Beratungsstelle gegen sexuellen Missbrauch an Mädchen
www.schattenriss-onlineberatung.de/~run
Waltjenstr. 140
28237 Bremen
Tel.: 0421-617 188

Hamburg

Allerleirauh e. V. – Beratung bei sexueller Gewalt
https://allerleirauh.de
Hammer Steindamm 44
22089 Hamburg
Tel.: 040-2983 4483
E-Mail: info@allerleirauh.de

Zündfunke e. V.
Verein zur Prävention und Intervention zu sexuellem Missbrauch an Kindern und Frauen
www.zuendfunke-hh.de
Max-Brauer-Allee 134
22765 Hamburg
Tel.: 040-890 1215

Hessen

Wildwasser Frankfurt e. V.
www.wildwasser-frankfurt.de
Böttgerstr. 22
60389 Frankfurt am Main
Tel.: 069-955 02910
E-Mail: kontakt@wildwasser-frankfurt.de

Mecklenburg-Vorpommern

CORA – Contra Gewalt gegen Frauen und deren Kinder in Mecklenburg-Vorpommern
www.cora-mv.de/angebote.html
Heiligengeisthof 3
18055 Rostock
Tel.: 0381-401 0229
E-Mail: cora@fhf-rostock.de

MISS. Beratungsstelle für Betroffene sexualisierter Gewalt
http://miss-beratungsstelle.de
Ringstr. 114
18528 Bergen auf Rügen
Tel.: 03838-25 4545
E-Mail: kontakt@miss-beratungsstelle.de

Niedersachsen

Beratungsstelle gegen sexuelle Gewalt Salzgitter e. V.
www.beratung-bei-sexueller-gewalt-sz.de/beratungsstelle.html
Berliner Str. 80
38226 Salzgitter
E-Mail: beratungsstelle.sz@t-online.de

Frauentreffpunkt – Anlauf- und Beratungsstelle
https://frauentreffpunkt-hannover.de/beratung.html
Jakobistr. 2
30163 Hannover
Tel.: 0511-3321 41
E-Mail: info@frauentreffpunkt-hannover.de

Wildwasser Oldenburg e. V.
www.wildwasser-oldenburg.de
Lindenallee 23
26122 Oldenburg
Tel.: 0441-16 65 6
E-Mail: info@wildwasser-oldenburg.de

Nordrhein-Westfalen

Wildwasser Bochum e. V.
www.wildwasserbochum.de
Auf den Scheffeln 34
44894 Bochum
Tel.: 0234-29 76 66

Trotz Allem e. V. – Beratung für Frauen mit sexualisierten Gewalterfahrungen
www.trotzallem.de
Unter den Ulmen 8
33330 Gütersloh

Zartbitter Köln e. V.
www.zartbitter.de/gegen_sexuellen_missbrauch/Aktuell/100_index.php
Sachsenring 2
50677 Köln
Tel.: 0221-31 20 55

Rheinland-Pfalz

Frauennotruf Mainz e. V. – Fachstelle zum Thema sexualisierte Gewalt
www.frauennotruf-mainz.de
Kaiserstr. 59–61
55116 Mainz
Tel.: 06131-22 12 13
E-Mail: info@frauennotruf-mainz.de

Warbede Frauenzentrum e. V.
http://frauenzentrumworms.de
Lutherring 21
67547 Worms
Tel.: 06241-412 595
E-Mail: warbede@frauenzentrumworms.de

Saarland

Nele – Verein gegen sexuelle Ausbeutung von Mädchen e. V.
www.nele-saarland.de/wir.html
Dudweilerstr. 80
66111 Saarbrücken
Tel.: 0681-320 58
E-Mail: nele-sb@t-online.de

Sachsen

Shukura – Fachstelle zur Prävention sexualisierter Gewalt an Mädchen und Jungen
www.awo-shukura.de/index.php
Königsbrücker Str. 62
01099 Dresden
Tel.: 0351-479 44 44
E-Mail: info22@awo-kiju.de

Wildwasser Chemnitz, Erzgebirge und Umland e. V.
www.wildwasser-chemnitz.de/index.html
Uferstr. 46
09126 Chemnitz
Tel.: 0371-35 05 36
E-Mail: org@wildwasser-chemnitz.de

Sachsen-Anhalt

Wildwasser Magdeburg e. V.
www.wildwasser-magdeburg.de
Ritterstr. 1
39124 Magdeburg
Tel.: 0391-251 54 17
E-Mail: info@wildwasser-magdeburg.de

Schleswig-Holstein

Petze – Institut für Gewaltprävention gGmbH
https://petze-kiel.de
Dänische Str. 3
24103 Kiel
Tel.: 0431-911 85
E-Mail: petze@petze-kiel.de

Wilma – Frauenberatungsstelle
www.fin-flensburg.de/wilma
Nikolaikirchhof 5
24937 Flensburg
Tel.: 0461-90 90 8220
E-Mail: wilma@fin-flensburg.de

Thüringen

Kinder- und Jugendschutzdienst HaUt-NaH
http://mmev.de/vereinseinrichtungen/kinder-und-jugendschutzdienst-hautnah.html
Mainzerhofplatz 3
99084 Erfurt
Tel.: 0361-736 0124
E-Mail: hautnah@mmev.de

Österreich

Clean – Beratung und Hilfe bei Drogenproblemen
Montfortstr. 3
6900 Bregenz
Tel.: (+43) 05574 45400-0
E-Mail: clean.bregenz@mariaebene.at

Hazissa – Prävention sexualisierter Gewalt
www.hazissa.at/index.php/willkommen
Karmeliterhofplatz 2/2
8010 Graz
Tel.: (+43) 0316-90 370 160
E-Mail: office@hazissa.at

Verein Notruf für vergewaltigte Frauen und Mädchen
www.frauenberatung.at
Rötzergasse 13/8
1170 Wien
Tel.: (+43) 01523-22 22
E-Mail: notruf@frauenberatung.at

Schweiz

Castagna – Beratungs- und Informationsstelle für sexuell ausgebeutete Kinder, Jugendliche und in der Kindheit ausgebeutete Frauen und Männer
www.castagna-zh.ch
Universitätsstr. 86
8006 Zürich
Tel.: (+41) 044-360 90 40
E-Mail: mail@castagna-zh.ch

Frauenberatung sexuelle Gewalt
www.frauenberatung.ch
Langstr. 14
8004 Zürich
Tel.: (+41) 044-291 46 46
E-Mail: info@frauenberatung.ch

Ausbildungsstätten

Deutsches Institut für Ortho-Bionomy
www.ortho-bionomy.de
Metzelplatz 5
72108 Rottenburg
Tel.: 07472-1021
E-Mail: organisation@ortho-bionomy.de

HAKOMI Institute of Europe e. V. – Erfahrungsorientierte Körperpsychotherapie
www.hakomi.de
Weißgerbergasse 2a
90403 Nürnberg
Tel.: 0911-30 7007
E-Mail: info@hakomi.de

Integralis akademie
www.integralis-akademie.de/integrale-koerpertherapie
Fahrenheitstr. 15
28359 Bremen
Tel.: 0421-408978-50
E-Mail: info@integralis-akademie.de

Rosen-Methode Deutsches Zentrum
www.rosenmethode.de
Juliane Maria Knoop
Obere Windeckstr. 20
77815 Bühl-Waldmatt
Tel.: 07223-250460
E-Mail: rosenmethode@gmx.de

Zeitschriften und Onlinemagazine

Curve Magazine
www.curvemag.com
Meistverkauftes Magazin für Lesben in den USA

Diva Magazine
www.divamag.co.uk
Europas größtes Magazin für lesbische und bisexuelle Frauen

Phenomenelle – Das Onlinemagazine für Lesben, Bisexuelle und alle Frauen, die Frauen lieben
www.phenomenelle.de
Neuhöfferstr. 6
50679 Köln
Tel.: 0221-9800 107
E-Mail: redaktionelle@phenomenelle.de

Libertine Magazin
http://libertine-mag.com
Waldstr. 37
10551 Berlin
Tel.: 0176-239 70 886
E-Mail: hello@libertine-mag.com

L.MaG – Das Magazin für Lesben
www.l-mag.de
Ritterstr. 3
10969 Berlin
Tel.: 030-2355 390
E-Mail: redaktion@l-mag.de

Sexuologie – Zeitschrift für Sexualmedizin, Sexualtherapie und Sexualwissenschaft
http://sexuologie-info.de
Institut für Sexualwissenschaft und Sexualmedizin
Rainer Alisch
Luisenstr. 57
10117 Berlin
E-Mail: sexuologie@dgsmtw.de

Straight
www.straight-universe.com
Jungstr. 24
10247 Berlin
E-Mail: redaktion@straight-mag.com

Lehrvideos

„Better Orgasms. Better World"
Betty Dodson und Carlin Ross. https://dodsonandross.com/videos

„Female pleasure"
Barbara Miller. Dokumentarfilm über die transnationale Unterdrückung weiblicher Sexualität. Schweiz/Deutschland, 2018, 97 Min.

„Orgasm Inc."
Liz Canner. USA, 2009, 78 Min.

„Venus – Nackte Wahrheiten"
Lea Glob und Mette Carla Albrechtsen. Dokumentarfilm über das sexu- elle Selbstverständnis von Frauen. Dänemark, 2016, 84 Min.

TED Talks

„A motion for masturbation – the naked truth"
www.youtube.com/watch?v=ZvSJE9n0GfA&vl=en – Jane Langton, TEDxSFU

„Cliteracy“
www.youtube.com/watch?v=dg2RoARuAHM – Sophia Wallace, TEDxSalford

„It's time for porn to change“
www.youtube.com/watch?v=Z9LaQtfpP_8 – Erika Lust, TEDxVienna

„Orgasm: the cure for hunger in the western woman“
www.youtube.com/watch?v=s9QVq0EM6g4 – Nicole Daedone, TEDxSF

„Reclaiming female sexual desire“
www.youtube.com/watch?v=0Sn_UhcXZm4 – Pam Costa, TEDxPaloAlto

„Why sex as we know it doesn't matter“
www.youtube.com/watch?v=G7IAppMXHfU – Dr. Bella Ellwood-Clayton, TEDxSouthBank

„Women's sexuality isn't ‚complicated'“
www.youtube.com/watch?v=cQqmMVOsriI – Sarah Barmak, TEDxToronto

Internetseiten

Feel Free
www.feel-free.org
Online-Plattform und Workshop-Reihe mit Fokus auf weibliche Masturbation

Frauenbuchladen Thalestris
www.frauenbuchladen.net/index.html
Bursagasse 2
72070 Tübingen
Tel.: 07071-2 65 90
E-Mail: info@frauenbuchladen.net

Löwenherz
www.loewenherz.at/index.php
Buchhandlung für Schwule und Lesben

Sexclusivitäten
www.sexclusivitaeten.de/service_alle.html
Shop, Filmverleih, Workshops, Vorträge, Seminare zur weiblichen Sexualität

Verlag Krug & Schadenberg
www.krugschadenberg.de
Verlag für lesbische Literatur

Viva la Vulva
www.vivalavulva.at/blog
Blog/Meinungsplattform für feministische Themen, Freiheit, Selbstbestimmung und Lust

Weibliche Quelle
http://weiblichequelle.de/?page_id=2
Online-Plattform mit Informationen, Beratung und Workshops zum Thema weibliche Ejakulation

Queer.de
www.queer.de
Deutschlands reichweitenstärkstes LGBTI-Onlinemedium

Safer-Sex-Adressen

Aids-Hilfe Schweiz
www.aids.ch/de
Stauffacherstr. 101
Postfach 9870
8036 Zürich
Tel.: (+41) 044-447 11 11
E-Mail: aids@aids.ch

Bundeszentrale für gesundheitliche Aufklärung
www.bzga.de
Maarweg 149–161
50825 Köln
Tel.: 0221 8992-0
E-Mail: poststelle@bzga.de

Deutsche Aidshilfe e. V.
www.aidshilfe.de
Wilhelmstr. 138
10963 Berlin
Tel.: 030-69 00 87 0
E-Mail: dah@aidshilfe.de

Österreichische Aidshilfen
www.aidshilfen.at
Innsbrucker Bundesstr. 47
5020 Salzburg
Tel.: (+43) 0662-881488
E-Mail: salzburg@aidshilfen.at

Pro Familia Bundesverband
www.profamilia.de
Mainzer Landstr. 250–254
60326 Frankfurt am Main
Tel.: 069-269 577 90
E-Mail: info@profamilia.de

Adressen sexuelle Aufklärung

Deutsche Gesellschaft für Sexualforschung e. V.
http://dgfs.info
Universitätsklinikum Hamburg-Eppendorf
Zentrum für Psychosoziale Medizin
Institut für Sexualforschung und Forensische Psychiatrie
Martinistr. 52
20246 Hamburg
E-Mail: info@dgfs.info

Informationszentrum für Sexualität und Gesundheit e. V.
www.isg-info.de
Geschäftsstelle c/o Uniklinik Freiburg
Hugstetterstr. 55
79106 Freiburg
Tel.: 0180-555 8484
E-Mail: info@isg-info.org

Loveline – Das Jugendportal der Bundeszentrale für gesundheitliche Aufklärung
www.loveline.de/startseite.html
E-Mail: redaktion@loveline.de

Portal Sexualaufklärung, Verhütung und Familienplanung
www.sexualaufklaerung.de
E-Mail: sexualaufklärung@bzga.de

Wege zur sexuellen Heilung …

Die Autorin dieses psychologisch fundierten Buches betrachtet sexuelles Heilen als den Eckpfeiler seelischer und körperlicher Gesundheit für Überlebende sexueller Gewalt. Staci Haines zeigt, wie Frauen sich Schritt für Schritt von dem erlebten Trauma befreien und zu einer selbstbestimmten Sexualität finden können. Mit einem umfangreichen, komplett überarbeiteten Serviceteil.

Staci Haines ist leitende Lehrerin im Bereich Somatik. Außerdem ist sie Gründerin von generationFIVE, einer Organisation für soziale Gerechtigkeit, deren Aufgabe es ist, den sexuellen Missbrauch von Kindern zu beenden.

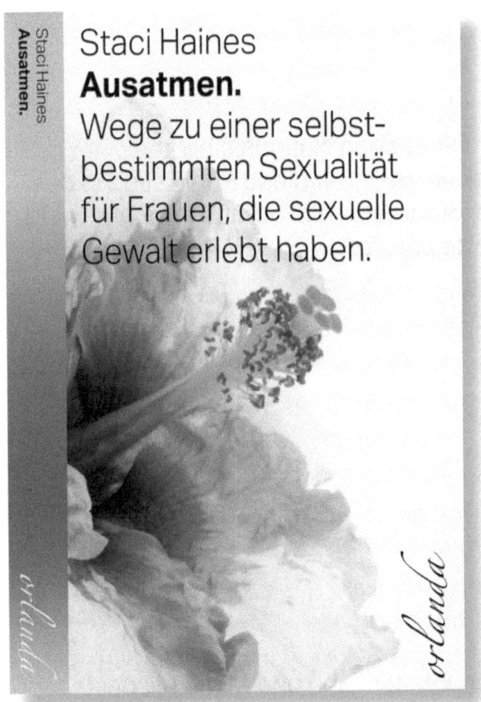

Übersetzung: Anke Mai, Christine Mauch, Penelope Dützmann

ISBN 978-3-944666-51-8
380 Seiten, Broschur
€ 24,50

Originaltitel: The Sexual Healing Journey,
Harper Collins Publishers, New York
© 1991/2001/2012 Wendy Maltz

1. deutschsprachige Ausgabe, Sexual Healing. Ein sexuelles Trauma überwinden., Rohwolt Verlag, Reinbeck bei Hamburg, 1993

Bibliografische Information der Deutschen Nationalbibliothek
Die Deutsche Nationalbibliothek verzeichnet diese Publikation in der Deutschen Nationalbibliografie; detaillierte bibliografische Daten sind im Internet über http://dnb.d-nb.de abrufbar.

1. Auflage, 2020

© 2020 Orlanda Verlag GmbH, Berlin
www.orlanda.de
Alle Rechte vorbehalten

Übersetzung: Cornelia Holfelder von der Tann und Marie Michael
Lektorat: Heike Wilhelmi
Redaktionelle Überarbeitung: Marie Michael
Umschlag: Reinhard Binder, Berlin
Umschlagfoto: Shutterstock
Satz: brama Studio, Wien
Druck: CPI-Print, Leck
Printed in Germany
ISBN 978-3-944666-59-4